全国高职高专药学类专业规划教材

实用中药鉴定学

（第二版）

主　编　黄达芳
副主编　曲寿河
编　者　（以姓氏笔画为序）
曲寿河　沈阳药科大学高等职业技术学院
江尚飞　重庆医药高等专科学校
何立华　沈阳药科大学高等职业技术学院
黄达芳　中国药科大学高等职业技术学院
主　审　李　萍　袁玉业

科学出版社
北　京

内 容 简 介

本书是全国医药高等学校高职高专药学类专业系列教材之一。全书充分吸收当今职业教育改革发展成果,以2005年版《中国药典》为指南,在第1版使用的基础上修订完善而成。本次再版突出职业教育重实践少理论的技能培养新特点,强调中药鉴定知识与技能的科学性、实用性及适用性。

本书内容丰富,包括中药鉴定基本理论、实验指导、目标检测题及答案、演示文稿(ppt)等。理论部分在第1版基础上,增加学习目标、知识链接、小结等新内容,使本书的实用性更强。理论部分分总论和各论两大部分,共15章。总论共3章,分述实用中药鉴定学的研究对象与主要任务、中药资源与道地产区、科学采收与产地加工、中药鉴定的依据及常用方法等;各论共12章,分植物药类、动物药类、矿物药类、中成药类等4部分,共收载常用中药304种,附图200多幅,图文并茂,实用方便。重点品种(带★)载有来源、产地、采收加工、性状鉴别(药材及饮片)、化学成分、显微鉴别、理化鉴别、含量测定或浸出物测定、检查、应用(传统功效及现代应用)、附注等;了解品种列表记载品名、来源、性状特征及功效,有些常用中药还载有处方别名、商品规格,易混品种还附有性状比较鉴别表。

本教材为中药类专业的高职教材,也可供参加全国执业中药师资格考试的人员、药学类专业师生、基层中药生产收购人员及中药爱好者参考使用。

图书在版编目(CIP)数据

实用中药鉴定学/黄达芳主编.—2版.—北京:科学出版社,2009
全国高职高专药学类专业规划教材
ISBN 978-7-03-026021-5

Ⅰ.实… Ⅱ.黄… Ⅲ.中药鉴定学-高等学校:技术学校-教材 Ⅳ.R282.5

中国版本图书馆CIP数据核字(2009)第207013号

策划编辑:魏雪峰　责任编辑:魏雪峰/责任校对:包志虹
责任印制:徐晓晨/封面设计:黄　超

科学出版社出版
北京东黄城根北街16号
邮政编码:100717
http://www.sciencep.com
北京中科印刷有限公司 印刷
科学出版社发行　各地新华书店经销
*
2004年9月第　一　版　　开本:787×1 092　1/16
2009年12月第　二　版　　印张:27
2020年7月第十九次印刷　　字数:637 000

定价: 59.80元

(如有印装质量问题,我社负责调换)

第2版编写说明

本教材是为了适应我国药学高等职业技术教育改革发展和全国执业中药师资格考试以及自学考试的需要，以2005年版《中国药典》一部为指南，参考了全国执业中药师资格考试《中药鉴定学考试大纲》，由长期从事中药鉴定教学科研工作的专业教师，在《实用中药鉴定学》第1版的基础上修订而成。

新版教材包括中药鉴定基本理论、实验指导、目标检测题及答案、演示文稿（ppt）等。理论部分在第1版基础上，将有关章节进行适当删减或合并，并增加学习目标、知识链接、本章小结、目标检测等新内容，使本书的实用性更强。

理论部分分总论和各论两大部分，共15章。总论共3章，分述实用中药鉴定学的研究对象与主要任务、中药资源与道地产区、科学采收与产地加工、中药鉴定的依据及常用方法等；各论共12章，分植物药类、动物药类、矿物药类、中成药类等4部分，共收载常用中药304种，其中掌握品种106种，熟悉品种107种，了解品种91种。重点品种（带★）载有来源、产地、采收加工、性状鉴别（药材及饮片）、化学成分、显微鉴别、理化鉴别、含量测定或浸出物测定、检查、应用（传统功效及现代应用）、附注等；了解品种列表记载品名、来源、性状特征及功效，有些常用中药还载有处方别名、商品规格，易混品种还附有性状比较鉴别表。

本教材编写分工为：黄达芳副教授负责编写总论第1～3章、第4章根及根茎类中药（丹参～天麻）、第9章果实种子类中药、第11章藻菌地衣类中药、第12章树脂类及其他类中药理论与实验指导、教学基本要求及演示文稿；曲寿河副教授负责编写第4章根及根茎类中药（狗脊～紫草）、第10章全草类中药、第11章藻菌地衣类中药理论与实验指导及演示文稿；江尚飞老师负责编写第5章茎木类中药、第6章皮类中药、第7章叶类中药、第8章花类中药理论与实验指导及演示文稿；何立华副教授负责编写第13章动物类中药、第14章矿物类中药、第15章中成药的鉴定理论与实验指导及演示文稿。

全书文稿由黄达芳副教授负责统稿，并邀请中国药科大学中药学院生药学博士生导师李萍教授和我院袁玉业副教授对全书进行了审阅。此外，在本书修订过程中，著名生药学专家徐珞珊教授对全书的编写也提出了许多指导性意见，同时还得到了中国药科大学和其他兄弟院校领导及有关部门的大力支持和帮助，得到了科学出版社的鼎立支持。第1版编委的辛勤开拓为本教材修订提供了良好的工作基础，本书引用了许多中药鉴定学或生药学的研究资料及相关图片，在此一并致以衷心的感谢。

本书供高职高专中药类专业学生作为教材使用，也可供药学类专业学生使用。另外，本教材还可作为基层中药生产收购人员、参加全国执业中药师资格考试和自学考试中药类专业的备考人员以及中医药爱好者的参考用书。

由于时间仓促和水平有限，书中难免存在缺点和错误，敬请读者提出宝贵意见，以便再版时修订完善。

编　者

2009年7月10日

第1版编写说明

本教材是为了适应我国药学高等职业技术教育改革和发展以及全国执业中药师资格考试的需要,以2000年版《中国药典》一部为指南,参考了全国执业中药师资格考试《中药鉴定学考试大纲》,由长期从事中药鉴定教学和科研工作的专业教师编撰而成。

本教材编写的指导思想是以适应我国药学高等职业技术教育改革和发展的需要为目标,以全面推进素质教育为目的,力求体现中医药特色,注重教材整体内容的优化和创新,同时反映高等中医药职业技术教育和中药鉴定学科发展的最新成果,突出药学高职人才岗位的职业性、服务的社会性和技能的高级性。本书编写的原则:文字简练,图文并茂,表述准确,内容浅显易学,实用方便。

本教材分总论和各论两大部分,共19章。总论共6章,分述实用中药鉴定学的定义、研究对象、任务及发展简史,中药的资源、采收加工、贮藏保管,中药鉴定的依据、内容、方法及程序;各论共13章,以植物药类、动物药类、矿物药类及中成药类分类,共收载常用中药320种,其中重点品种120种,一般品种200种,附图300多幅。每味中药均载有来源、产地、性状、成分、功能与主治等,重点品种还有显微鉴别、理化鉴别、含量测定或浸出物测定、检查等鉴别项,有些还附有别名、伪品或混淆品及其鉴别。

本教材以正确执行国家药品标准为目标,所选技术和方法标准实用,既注重中药传统鉴别经验的继承与总结,又注意吸收现代中药检验新技术和新方法,突出实践技能的培养,力求符合全国医药企业各岗位和全国执业中药师资格考试对专业知识与技能的要求。

本教材编写分工为:黄达芳副教授负责编写总论第1~6章、第7章根及根茎类中药(三棱~白及)、第11章花类中药、第12章果实及种子类中药及第19章中成药的鉴定;袁玉业副教授负责编写第7章根及根茎类中药(狗脊~紫菀)、第15章树脂类中药、第16章其他类中药、第17章动物类中药、第18章矿物类中药;吴德康教授和邵芸讲师负责编写第8章茎木类中药、第9章皮类中药、第10章叶类中药;张丹雁副教授和段国峰讲师负责编写第13章全草类中药、第14章藻菌地衣类中药。全书文稿由黄达芳副教授和袁玉业副教授负责统稿和校对,并邀请李萍教授对全书进行了审阅。此外,在本书编写过程中,著名生药学专家徐珞珊教授对全书的编写也提出了许多指导性意见,同时还得到了中国药科大学高等职业技术学院领导及南京中医药大学、广州中医药大学等兄弟院校的大力支持和帮助,汤建清老师对本书插图的处理给予了很大帮助,在此一并致以衷心的感谢。

本教材为中药类专业的高职教材,也可供参加全国执业中药师资格考试的人员、药学类专业师生、基层中药生产收购、饮片加工人员及中药爱好者参考使用。

由于时间仓促和水平有限,书中难免存在缺点和错误,敬请读者提出宝贵意见,以便再版时修订完善。

黄达芳

2004年6月

目　　录

总　　论

各　　论

总　　论

第1章　绪　　论

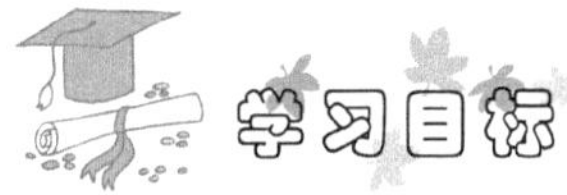

1. 掌握中药鉴定的含义及中药命名的方法
2. 掌握本草的含义及历代重要本草的主要内容和学术价值
3. 掌握天然中药资源的分布概况及主要道地药材产地
4. 了解中药鉴定的任务及中药的分类方法

第1节　实用中药鉴定学的定义与研究对象

实用中药鉴定学(Practical Authentication of Chinese Medicines)是以中医临床常用中药(包括中药材、饮片和中成药)为研究对象,鉴定和研究中药的品种、质量,制定中药的质量标准,寻找和扩大新药源,解决实际应用中中药品种混乱、质量低劣问题的一门应用性学科。它是在继承祖国中医药学遗产和传统鉴别经验的基础上,运用现代自然科学的理论知识和技术方法,系统地整理和研究常用中药的来源、品种鉴别特征、质量评价方法、资源开发利用等方面的知识。

实用中药鉴定学与普通中药鉴定学以及中药商品学有所不同。实用中药鉴定学主要强调中药实际应用中常用的鉴定技术和方法,而普通中药鉴定学重点在于中药鉴定方法和质量标准的研究和制定以及中药新资源的寻找和开发;中药商品学则重点在于研究中药商品的质量和经营管理。本学科的开设为高职高专药学类专业学生掌握中药鉴定的实用技术和方法奠定基础,有助于他们从事中药的加工炮制、制剂调剂和质量控制。

在了解了实用中药鉴定学的含义及研究对象后,还必须正确理解"药品"、"中药"、"中药材"及"中成药"等基本概念。所谓"药品"(Medicines, Drugs)是指用于预防、治疗、诊断人的疾病,有目的地调节人的生理机能并规定有适应证或者功能主治、用法和用量的物质,包括中药材、中药饮片、中成药、化学原料药及其制剂、抗生素、生化药品、放射性药品、血清、疫苗、血液制品和诊断药品等。"中药"(Chinese materia medica)指在中医药理论和临床经验指导下,用于防治疾病和医疗保健的药物,包括中药材、饮片和中成药,其中绝大多数来自于自然界,故又称天然药物(Natural Medicine)。中药材(Chinese crude drugs)指取自野生的或人工栽培养殖的,未经加工或只经简单的产地初加工的原料药,又称为"药材"或"生药",按其来源可分为植物药、动物药、矿物药。据统计全国中药材总数已多达12807种,如人参、鹿茸、朱砂等。中药饮片

(Decoction pieces)指中药材经过净制、切制、炮炙、干燥后获得的符合临床医疗要求的不同规格的加工制品,如川芎片、酒大黄、盐附子等。中成药(Chinese patent medicine)指根据中医临床处方的要求,以中药材或饮片为原料,采用一定的制备工艺和加工方法而制成的随时可以应用的一类药物,绝大多数为复方中成药,如六味地黄丸、牛黄解毒片等。"草药"通常指草医(民间医生)用于治病或地区性口碑相传的民间药物,多为历代本草未记载的天然药物,如金荞麦、垂盆草等。"中草药"是中药和草药的统称。"民族药"指我国少数民族聚居区使用的民间药物,包括藏药、苗药、蒙药、维药等。由于中成药较传统的中药汤剂携带和服用方便,在现今中药市场中占有较大的份额,常用中成药有数千种。因此,准确理解药品、中药材、饮片、中成药、草药或中草药、民族药等不同类别药物的含义,有助于掌握相互之间的联系及其鉴别特征。

中药掌握品种记载大纲为名称(中文名、拉丁名)、来源、产地、采收加工、性状鉴别(包括饮品及品质规格)、显微鉴别、化学成分、理化鉴别(包括检查、浸出物、含量测定)、应用(传统功效及现代应用)、附注(混淆品鉴别);熟悉品种则记述名称、来源、性状鉴别、化学成分、理化鉴别、功效;一般品种仅列表简述其名称、来源、性状及功效。

第2节　实用中药鉴定学的目的与任务

实用中药鉴定学是一门解决常用中药品种和质量问题的应用性学科,其目的是为确保临床用药的安全与有效提供科学依据,为中药的生产与流通提供鉴定技术和方法,为中药的开发提供技术支撑。实用中药鉴定学的主要任务是根据《中国药典》、《部颁药品标准》等药品标准及中药研究资料来鉴定和评价中药品种的真伪和品质的优劣,参与研究和制定中药规范化质量标准,通过继承前人药材生产与用药经验,开展古方药物的品种考证,寻找和扩大新的中药资源,确保临床用药安全有效。

一、首要任务——中药品种的真伪鉴定

中药品种的真伪鉴定包括中药的来源鉴定、性状鉴定、显微鉴定及理化鉴定,是实用中药鉴定学的首要任务。所谓"真"即为正品,凡是国家药品标准所收载的品种均为正品;所谓"伪"即为伪品,凡是不符合国家药品标准规定以及以非药品冒充中药或以其他种药品冒充正品的品种均为伪品。中药品种混乱直接影响到临床用药的安全与有效。据不完全统计,全国常用的7000多种中药商品中有一半左右的品种存在混用问题,其中尤以中药材及其饮片问题居多,究其原因主要有:

(1) 多来源品种数量繁杂。仅《中国药典》(2005年版)一部收载的常用中药就有不少来源于2种(如地骨皮、海螵蛸、土鳖虫等)、3种(如大黄、麻黄、砂仁、桑螵蛸等)、4种(如苦杏仁)、5种(如海马)、6种(如石决明)原植物或原动物,有的中药甚至来源于不同科(如小通草)或同科不同属(如老鹳草、水蛭)的数种植物或动物。

(2) "同名异物"、"同物异名"现象普遍存在。例如,全国各地以贯众之名药用的原植物多达11科18属58种,名贵中药人参历代使用的别名多达三十余个。"同名异物"是指同一个中药名称同时表示多种不同的来源物,如天麻包括来自于兰科植物天麻(*Gastrodia elata* Bl.)的干燥块茎的正品天麻以及分别用旋花科植物马铃薯(*Solanum tuberosum* L.)的块茎、菊科植物大丽菊(*Dahlia pinnata* Cav.)的块根等冒充的伪品天麻。"同物异名"是指同一种中药有多种不同的名称,如益母草有坤草(东北)、田芝麻(江苏)、三角胡麻(浙江)、血母草(四川)、透骨草(云南)、红花艾(广东)等数十个名称。

(3) 本草记载不详或品种发生历史变迁而误传误用。如毛茛科、石竹科、蔷薇科、菊科等二十多种根头部长有白色毛茸的植物均混作白头翁药用;又如白附子历代本草均以毛茛科植物黄花乌头[*Aconitum coreanum* (Levl.) Rap.]的块根药用,而近代主要以天南星科植物独角莲(*Typhonium giganteum* Engl.)的块茎入药,两者差异显著。

(4) 形态相似(如苦杏仁与桃仁,海金沙与蒲黄),名称相近(如木香与川木香,天南星与虎掌南星),药材生产和采供部门缺乏专业知识,造成误种、误收、误售、误用。例如,种大黄误种为河套大黄,将聚花过路黄误收为金钱草,有人曾将天仙子(有毒)误作菟丝子出售,致他人因误服假药酒而死亡。

(5) 有意掺伪作假,以假充真,以次充优。如有人故意用淀粉等制假蕲蛇研粉出售,以马铃薯加工伪充天麻,以马皮熬制伪充阿胶,以幼小的柚或甜橙伪充香橼,以中华大蟾蜍或黑斑蛙的输卵管伪充蛤蟆油,以劣质石斛染色伪充优质石斛,天麻和冬虫夏草插入铁钉或铅丝增重,薏苡仁掺入高粱米作假,青黛掺染料作假,海金沙、蒲黄掺入黄土作假,以人参伪充西洋参,以红芪伪充黄芪,以平贝母或东贝母的小鳞茎冒充松贝,以水半夏伪充半夏,以大叶木兰冒充厚朴,等等。

(6) 地方用药习惯不同。如金钱草在北方习用报春花植物过路黄(*Lysimachia christinae* Hance)的全草,四川、福建等地则用旋花科植物马蹄金(*Dichondra repens* Forst.)的全草,俗称"小金钱草",江西等地用的"江西金钱草"则来源于伞形科植物天胡荽(*Hydrocotyle sibthorpioides* Lam.)的全草,江苏用的"江苏金钱草"则为唇形科植物活血丹[*Glechoma longituba* (Nakai) Kupr.]的全草即"连钱草",广东用的"广东金钱草"则来源于豆科植物广金钱草[*Desmodium styracifolium* (Osb.) Merr.]的干燥地上部分。又如将地区习用药材盐生肉苁蓉、沙苁蓉当作肉苁蓉,理枣仁当作酸枣仁流入外地市场;也有将地区习用药材伪充药典正品,如大菟丝子用作菟丝子,以光皮木瓜用作木瓜等。

解决中药品种混乱的方法有:

(1) 严格规范中药名称,力求一药一名,一名一药。如《中国药典》(2005年版)一部将五味子与南五味子、金银花与山银花、葛根(野葛)与粉葛、黄柏与关黄柏、金钱草与广金钱草及连钱草等分开各自成一药。

(2) 通过本草考证,结合深入产地专题调查,纠正误传品种,确定主流品种。如虎掌南星经本草考证发现并非天南星,实为同科不同属植物掌叶半夏(*Pinellia pedatisecta* Schott.)的干燥块茎。

(3) 查考地方史志,注意所载药材产销实录,了解当地用药习俗。

(4) 加强中药混乱品种活性成分和药理药效的比较研究,寻找药效实证,确定主流品种与非主流品种,排除混乱品种。

(5) 加强中药市场的专业监督管理,加大对假冒伪劣中药的处罚力度,确保人民群众用药的安全与有效。

中药材的品种与中成药的质量控制密切相关。只有通过对中药商品资源的调查,收集第一手资料,科学分类与鉴定,才能澄清混乱品种,从源头上控制中成药原料的质量。由于中药品种来源的多样性和复杂性,中药品种的真伪鉴定是一项长期而艰巨的任务。

二、基本任务——中药品质的优劣鉴定

中药品质的优劣鉴定即中药的质量鉴定。所谓"优"即质量优良,指符合国家药品标准规定的各项指标的中药;所谓"劣"即劣药,指虽品种正确,但质量不符合国家药品标准规定的中药。

中药品质的优劣鉴定直接关系到临床用药的有效性、安全性与稳定性，是实用中药鉴定学的基本任务。

中药内在质量的优劣主要取决于有效成分的种类及其含量。影响有效成分的种类及其含量的因素有药用的品种（种类混杂、种质退化、农药及重金属残留）、产地的分布（如广州石牌产广藿香含广藿香酮明显高于海南产者）、生长繁殖条件（土壤、光照、气候、降水量、海拔及栽培或养殖技术等）、采收季节（如茵陈幼苗期与花蕾期有效成分均较高）、加工方法（如金银花蒸后晒干绿原酸含量最高）、生产工艺（设备更新与流程设计）、药用部位（整形分类）、贮藏（如新鲜细辛镇咳作用强，贮藏半年后就失去镇咳作用）、运输（雨水淋湿、虫鼠危害、有毒有害易串味物质混装）和包装（是否破损）等。此外，实际生产流通和使用过程中，往往还发现中药质量控制标准不健全（如川贝母、山药、天冬、天南星等无量化指标），非药用部位超标（如山茱萸掺入大量果壳、沉香掺入不含树脂的木材等），某些药材（如五味子、黄柏等，尤其是名贵紧缺药材如人参、西洋参、三七等）常已被提取成分后再次流入市场作药，严重影响中药的质量、安全及声誉。科学地客观地评价中药的质量是一项重要任务，也是生产和使用中药的基础。目前，一般以中药中含有的有效成分种类及其数量、稳定性、毒性和生物效价等作为评价指标。但近年来兴起的能较全面地反映中药整体成分信息技术的“化学模式识别”（the chemical pattern recognition）和以定量药理学与分子生物学技术为基础的能客观反映中药效价或遗传特征等指标的“生物鉴定法”得到了初步研究和应用。

对于长期以来存在的中药质量问题，一方面要努力提高从业人员的职业道德和业务素质，大力发展道地药材的规范化种植；另一方面有关部门要抓紧制订和完善中药质量检验标准，药材的管理、研究、生产、使用、经营、检验等部门都应该密切配合，严格把关，深入调查研究，规范生产、流通、经营等各个环节，完善检验项目，提高质量标准，加强市场的监督、管理与执法力度，杜绝伪劣中药的生产和流通。

三、历史任务——古方中药的本草考证

考证不同历史时期中药品种的变迁情况，继承前人药材生产和用药经验，开展古方中药的本草考证是实用中药鉴定学的一项历史任务，是继承和弘扬祖国药学遗产的必然要求，也是现代开发和研制新的中药制剂的重要途径之一。目前市场上常用的数百种中药在四百多种历代本草中均有相关记载（某些未记载的道地药材可通过查考各地方志解决，如罗汉果、鸡血藤膏等），我们应该充分利用这一宝贵的药学资源，运用当代科学技术对历代本草进行多学科全面分析与综合考证，去粗取精，去伪存真，拨乱反正，正本清源，深入调查研究，系统整理和挖掘新品种、新功效，总结中药品种历史发展的基本规律，如中药品种的延续性、变异性、性效相似性与可变性、优良品种的地域性、基源的单一性与有限多元性等，为当今传统中药进一步开发利用提供科学依据，同时为解决实际应用中的中药名称混乱问题奠定基础。

四、战略任务——中药规范化质量标准的研究和制定

为了解决中药实际应用过程中存在的品种质量不稳定、不可靠的问题，参与研究和制定统一的国际通行的中药规范化质量标准是实用中药鉴定学的一项战略任务，同时也是中药出口进入国外市场进行质量控制的需要。随着中药现代化、标准化、国际化、产业化发展进程的加快，中药质量标准的研究和制定成为实用中药鉴定学在新的历史条件下具有战略性发展的任务。它的目的是为中药的生产、流通、检验、使用等提供科学依据，确保临床用药的安全有效、稳定可

控，同时也为中药国际贸易的发展奠定基础。

凡正式批准生产的中药，包括中药材、饮品及中成药，都要制定规范化的质量标准。目前所执行的法定中药质量标准是《中国药典》(2005 年版)一部和《部颁药品标准》中的中药标准。虽然在收载的中药品种数量、质量检测项目及手段、环保等方面较《中国药典》(2000 年版)，有明显的进步，但就整体而言，目前中药质量标准仍不够完善，亟待制定更加规范的中药质量标准。制定中药质量标准，要充分体现"安全有效、技术先进、经济合理"的原则。规范的中药质量标准必须具有科学性和先进性的特点。科学性强调中药质量标准的内容必须正确无误，先进性重点强调中药质量检验的技术和手段必须能反映当今自然科学技术发展的最新成果，尽量采用国际通行的质量检测标准和先进的仪器分析手段。规范的中药质量标准有利于指导中药的研制开发、生产使用，有利于中药市场的监督管理和出口创汇。

中药质量标准包括中药材、饮片和中成药的质量标准，要求中药的来源要正确，中成药的处方要固定，采收加工、炮制方法或生产工艺要固定，临床疗效要确定，对有害物质要有限量检查，对有效成分或有效部位要有定性鉴别和含量测定等。中药材(或饮片)的质量标准包括名称、汉语拼音、药材拉丁名、来源、性状、鉴别、检查、浸出物、含量测定、炮制、性味与归经、功能与主治、用法与用量、注意与贮藏等内容；中药制剂的质量标准包括名称、汉语拼音、处方、制法、性状、鉴别、浸出物、含量测定、功能与主治、用法与用量、注意、规格、贮藏、有效期等内容。

五、长期任务——中药资源的保护与开发

中药资源大多数是天然资源。为了有利于人类可持续地开发利用中药资源，就有必要加强中药资源的保护，做到合理利用。这既是中药产业可持续发展的必备条件，也是实用中药鉴定学的一项长期任务。

随着人们对医疗卫生资源需求的不断上升，同时野生动植物赖以生存的自然环境遭到人为破坏，致使野生中药资源逐年下降，有些物种濒临灭绝状态，中药商品供求矛盾日益突出。因此，我们只有通过对中药资源进行全面普查和专题调查，才能摸清中药资源的蕴藏量及分布规律，制定切实可行的保护和开发利用计划，使中药资源可持续利用。其具体对策有：

(1) 建立和完善药用动植物自然保护区。

(2) 积极开展野生转家种家养研究，加快道地药材 GAP(good agricultural practice，中药材生产质量管理规范)基地建设步伐。

(3) 建立中药优良品种的种质资源库，加强遗传育种研究。

(4) 多学科、多途径寻找和扩大新的中药资源。

(5) 应用细胞组织培养等生物技术，快速繁殖新药源和生产高含量有效成分的中药。

> 《中华人民共和国药品管理法》第 21 条规定：城乡集市贸易市场可以出售中药材，国务院另有规定的除外，但不得出售中药材以外的药品。
>
> 链接

第 3 节　中药鉴定学的发展简史

一、古代中药鉴定知识的传承

中药鉴定学是随着人类长期与自然做斗争的生产实践中寻找食物、发现药物的漫长过程中

而产生和发展起来的一门应用学科。远古时代，人们在寻找充饥的物质时即产生了食物，与此同时“神农尝百草，一日遇七十毒”，又发现了许多具有特殊作用的植物和动物，即产生了当时的药物，故有“食药同源”之说。初期的中药鉴定知识主要通过师承口授的方式流传后世，文字产生后则出现了古代记载药物的书籍，即“本草”(herbas)。从秦汉到清代流传下来的现存本草著作有四百多种。从历代本草中可以看到中药鉴定学逐步发展的历程以及以原始的经验鉴别和直观的形态描述为主要特征的发展阶段。

早在公元前11世纪左右，我国第一部诗歌总集《诗经》中就有蒿、参、芍药等五十多种药物的采集、形状、产地等记载和描述。战国时代的《山海经》中也有药用动物鹿、麝、犀、熊、牛等的记载。1973年，长沙马王堆发掘的三号汉墓中出土的医书《五十二病方》，共载有247种药物、283首中药处方以及丸、散、饼、曲、酒等中药剂型。

秦汉时期，我国已知最早的本草学专著《神农本草经》，共载药365种，分为上品、中品、下品，每药描述以药性和主治为主，它总结了汉代以前各个时期所积累的医药经验和有关中药学的基本理论，进入了中药经验鉴别的发展阶段。

南北朝时期(公元502～536年)，医药学家陶弘景所著的《本草经集注》，共7卷，载药730种，首次按药物的自然属性分类，分为玉石、草木、虫兽、果、菜、米食、有名未用七类，描述了各种药物的性味、产地、采集、形态、鉴别等。

唐朝时期，由李勣、苏敬等23人共同撰写的《新修本草》即《唐本草》，是我国历史上第一部国家颁行的药典，共54卷，载药850种，新增114种，其中有不少是外国输入的药物，如血竭、本偶姻等。此外，公元741年陈藏器所著《本草拾遗》，共10卷，收载了《唐本草》未载药物692种，每药均有性味、功效、生长环境、形态、产地、混淆品种考证等的描述，并根据药效提出了宣、通、补、泄、轻、重、燥、湿、滑、涩等十种分类方法。公元907～925年，李珣编著的《海药本草》，共6卷，主要载入外来药物124种。

宋朝时期，由苏颂等编著的《本草图经》是我国最早的版印墨线药图，共21卷，载有药图930余幅，且多为实地写生绘制而成，并注意药材的道地性，为现今本草考证的重要参考书之一。公元1108年，由唐慎微编著的《经史证类备急本草》(简称《证类本草》)，共31卷，载药1746种，新增药物500多种，是当今研究宋代以前本草发展和中药鉴定方法的保存最完备的重要文献。

明朝时期，刘文泰等编著的《本草精要》，共42卷，载药1815种，新增药物48种，附有彩色绘图。公元1566年，陈嘉谟编著的《本草蒙荃》，共12卷，载药742种，有关于道地药材及药物炮制方法的描述。公元1596年，李时珍编著的《本草纲目》，共52卷，载药1892种，新增药物374种，附药图1109幅，附方11096首，全书按药物的自然属性分类，分成16部(纲)60类，并对各种药物的形态鉴别方法有较完整的记载和描述。该书自出版发行后，于17世纪初流传到国外，曾译成多国文字，畅销世界各地，成为世界医药学重要的文献资料之一。因此，《本草纲目》系统总结了我国16世纪以前历代诸家本草的医药学成就，开创了自然分类系统的历史，记载的方药数量最多，形态描述较为逼真，注重药物的品质与产地、采制方法的关系，推动了我国和世界医药学向前不断发展。

清朝时期，赵学敏在《本草纲目》的基础上，编著了《本草纲目拾遗》，共10卷，载药921种，其中收载了《本草纲目》未记载的药物多达716种，新增药中首次记载了西洋参、冬虫夏草、浙贝母、鸦胆子、银柴胡等品种，丰富和发展了祖国药学。公元1840年，德玛尔·旦增彭措编著的藏药专著《晶珠本草》，共载青海、西藏东部、四川西部的药材2294种，主要描述了药材的来源、生境、性味、功效等，是历代收集藏药最多的典籍。公元1848年，由吴其浚编著的《植物名实图考》和《植物名实图考长编》，是一部考证药用植物的重要本草专著，共50卷，载药2552种，其中《植物名实图考》38卷，记载植物1714种，《植物名实图考长编》22卷，记载植物838种，所载植物均系作者亲自实践、实际考察所得。本书最大的特点是附有详尽的关于植物形态、产地、性味、用途的描述以及较为精确的插图。

二、现代中药鉴定技术的发展

1. 国外近代生药学的发展概况　生药学"pharmacognosie"一词最早见于 1815 年德国学者 C. A. Seydler 发表的《Analecta Pharmacognostica》一文，此词由 pharmakon（药物）和 gnosis（知识）构成，其中 pharmakon 即指当时所谓的生药。一般认为生药学科的奠基人是德国学者 T. W. C. Martius，他于 1832 年出版了《植物界的生药学基础》（Grundiss der Pharmakognosie des Pflanzenreiches）一书，并认为生药学是商品学的一部分，是研究自然界的药物及其来源和品质、试验及其纯度，以发现其混杂物或伪品的一门学科。

生药（crude drugs）是取自天然的、未经加工或只经简单加工的原生之药，主要包括植物药和动物药。生药学（pharmacognosy）是一门运用多学科（植物学、动物学、化学、中医学、药理学等）的理论知识和技术方法来研究生药的名称、来源、生产、采制、鉴定、化学成分、品质评价、医疗用途、资源开发与利用等方面的综合性应用学科。

国外生药学的发展，首先以两个文明古国古埃及与古印度为最早。公元前 1500 年左右，埃及的"纸本草"及其后印度的寿命吠陀经（Ajur Veda）中均有药物的记载。其次，古希腊、古罗马等也有学者研究药物并出版专著，如希腊医生 Dioscorides 编著的《De Materia Medica》（药物学），共载有生药 600 种。第三，日本也是研究生药学历史悠久的国家之一，虽然该国出版的一些本草书籍大多引用了我国历代本草，但对现代生药学的发展做出了重要贡献，代表性的本草专著有 1803 年小野籣山所著的《本草纲目启蒙》以及 1828 年岩崎常正所著的《本草图谱》；同时对现代生药学的发展有重大影响的还有 1890 年下山顺一郎编著并出版的《生药学》。第四，19 世纪上页，法国、德国等国的学者开始研究生药的化学成分和显微结构，从而开创了生药学沿着形态学和化学两个方向发展的历史。如 1803 年法国学者 Derosne 等发现了生物碱（Alkaloids）、1806 年德国药师 Sertürner 从阿片中分离得到了吗啡（Morphin）、1838 年德国学者 Schleiden 阐明了细胞（Cell）是构成植物体的基本单位。此后显微镜在生药显微鉴定方面得到了广泛应用。第五，1916 年英国生药学家 Wallis 创立了石松孢子法（Lycopodium spore method）用于生药多组分的显微定量分析，其后又相继产生了栅表比、气孔指数、脉岛数等显微定量常数测定法。第六，国外近年来对植物药的开发研究步伐加快，特别是对天然药物有效成分的研究，运用了当代最先进的仪器分析手段如紫外光谱（UV）、红外光谱（IR）、质谱（MS）、核磁共振（NMR）、X 射线衍射、气质联用（GC-MS）、酶及放射免疫、扫描电镜等的广泛应用，大大推进了生药化学成分及其定性定量分析的快速发展；与此同时，运用植物化学理论探索生药有效成分的生源及生物合成途径；运用遗传育种理论来筛选优质高产品种；运用细胞和组织培养技术来快速繁殖药用植物和生产高活性成分的中药；利用示踪原子来研究生药有效成分在植物体内的形成过程及影响因素。

2. 国内中药鉴定学的发展概况　1840 年鸦片战争后，国外生药学大量传入我国，使得中国学者在以传统形态学方法研究中药的同时，引进了化学鉴定方法，从而丰富和发展了中药鉴定学的内容。为了学习和推广国外生药学的先进技术和方法，为我国建立中药鉴定学科奠定基础，我国学者赵燏黄和徐伯鋆等于 1934 年编著了我国第一本《生药学》（上编）参考书，1937 年叶三多又接着编著了《生药学》（下编），虽然此书侧重于介绍国外常用的生药，但它为中药鉴定学的建立起着先导作用。

中华人民共和国成立之后，党和政府十分重视祖国医药事业。毛泽东主席曾指出"中国的医药学，是一个伟大的宝库，应当努力发掘，加以提高"。从此以后，中药鉴定学与其他自然科学一样,在六十多年的发展过程中,取得了显著进步和快速发展,在服务于经济建设和人类的健康事业中发挥着越来越重要的作用。

1956 年,我国相继成立了 4 所中医学院;1959 年各中医学院相继成立了中药系,开设了中药专业。1964 年开设了《中药材鉴定学》课程,后改为《中药鉴定学》,并确定为中药专业的专业课之一。1977 年、1980 年、1986 年、1996 年、2003 年先后出版了五版《中药鉴定学》全国统编教材,确保了《中药鉴定学》的教学质量。与此同时,20 世纪 80 年代成立了中国中医药学会中药鉴定分会,定期召开全国性中药鉴定学术研讨会,为中药鉴定学的发展奠定了基础。

在发展中医药教育的同时,国家又相继成立了中国药材公司、中国中医研究院(现改为中国中医科学院)中药研究所、中国药品生物制品检定所等各种中药生产经营、研究和检验的专门机构,从而使中药鉴定学真正服务于人类健康事业;与此同时,为了确保人们用药安全和有效,国家对中药的质量加强了监督管理,先后成立了国家医药管理局(现改为国家食品药品监督管理局)、国家中医药管理局等专门的药品监督管理部门,颁布并实施了《中华人民共和国药典》共 7 版、卫生部或国家药品监督管理局颁行的《部(局)版药品标准》以及各省、市、自治区出版的地方药品标准,而且新颁药品标准的技术手段越来越先进实用,中药的标准化、现代化研究逐步在全国启动,中药的研制、生产、流通等已逐步纳入法制化轨道,国家先后颁布了《中华人民共和国药品管理法》及其实施细则以及中药材生产质量管理规范(good agricultural practice,GAP)、药品生产质量管理规范(good manufacturing practice,GMP)、药品经营质量管理规范(good supplying practice,GSP)、药品非临床研究质量管理规范(good laboratory practice,GLP)、药品临床试验质量管理规范(good clinical practice,GCP)等法律法规,加强了中药的市场监督和法制化管理,使中药鉴定学在中药的质量控制方面发挥积极的作用。

中药鉴定的技术和方法不断提高。从 20 世纪 70 年代以前的性状鉴定法,发展到 80 年代开始应用的显微鉴定法和理化鉴定法以及到 20 世纪 90 年代末兴起的生物鉴定法。期间,新技术、新方法的广泛应用主要体现在各种先进的理化分析仪器设备的具体应用,如扫描电镜用于种子、叶、花冠等的表面超微结构以及花粉粒的形态结构的观察鉴定,薄层扫描法、高效液相色谱法、蛋白质电泳法等用于常用中药品种的品质鉴别。此外,PCR 鉴别技术、粉末 X 射线衍射法、傅里叶红外光谱法、DNA 分子遗传标记技术、中药指纹图谱质量控制技术以及计算机图像分析技术等新技术、新方法已得到了广泛应用。利用新技术、新设备、新方法来研究中药的品种和质量已取得了巨大的成就,如组织有关专家集体攻关研究了 200 多种常用中药材的品种和质量,包括本草考证、资源调查、品种鉴定、成分与理化分析等 11 项内容,确立了常用中药的主流品种,澄清了各地的混淆品种,建立了定性和定量分析的研究方法和质量标准。

中药鉴定学的发展还体现在中药鉴定学专著的大量出版和应用,如《中药鉴定参考资料》、《中药材手册》、《中药志》、《药材学》、《全国中草药汇编》、《中药大辞典》、《中草药学》《中国药材学》、《新编中药志》、《新华本草纲要》、《中国道地药材》、《中药材粉末显微鉴定》、《中成药显微分析》、《中国中药资源》、《中国中药资源志要》、《中国中药区划》、《中国常用中药材》、《中国药材地图集》、《中国民间单验方》、《中华本草》、《现代实用本草》、《中国药材商品学》、《中药材品种论述》、《中国中药材真伪鉴别》、《常用中药材组织粉末图解》、《中药鉴别紫外谱线组法及应用》、《中成药薄层色谱鉴别》、《中国药用动物志》、《动物药材鉴别》、《中国药用植物种子的形态鉴别》、《常用中药鉴定大全》、《中药材薄层色谱鉴别》、《中药材光谱鉴别》、《民族药志》、《常用中药材对照鉴别图谱》、《实用中药材经验鉴别》等。

中药鉴定学今后发展的方向是标准化、现代化和信息化。具体表现在下列 3 个方面:一是中药质量控制和评价的标准化。质量控制的标准化主要指中药有效成分必须能够定性定量分析,包括中药材、中药饮片以及中成药的质量控制。质量评价标准是指中药有效成分与药效之间的关系评价，其中最大的难题就是针对常用中药必须逐步建立一整套可进行有效成分含量测定、杂质及有害物质限量检查的质量标准。二是中药鉴定技术的现代化。中药鉴定学只有及时吸收当今自然科学最新成果和先进技术，才能使本学科飞速发展和广泛应用，如DNA分子遗传标记技术、放射免疫技术、热分析、X射线衍射分析、原子发射光谱分析、荧光分析以及随机扩增多态性DNA（RAPD）技术、聚合酶链式反应（PCR）技术、HPLC、MS、NMR、IR、UV、GC等分析技术以及计算机图像分析系统等分析鉴别技术的应用，大大提高了中药鉴定的质量和效率。三是中药鉴定的信息化发展，主要包括中药鉴定与计算机信息技术的结合应用，如利用计算机图像学、三维重建和图像分析系统等技术进行中药形态鉴定的三维化、可视化和定量化，也可用来建立中药品种的来源、性状、显微、理化鉴别特征数据库，从而应用于中药鉴定工作中。

中药鉴定学发展的重点在于标准化研究，尤其是中药饮片实行批准文号制度以后的质量标准研究和制订，中药材是基础，中成药是重点。中药材资源的开发利用、中药材GAP标准的研究和实施，都与中药鉴定学密切相关，从这个意义上说，又是中药鉴定学的另一研究侧重点。

案例1-1

药贩陈某自称是安徽某公司的业务员，在江苏南京某集贸市场推销麝香壮骨膏、枸杞子、八角茴香、小茴香、黄芪片等商品，一边向围观群众介绍功效价格，一边免费赠送患者当面品尝或使用。

思考题：

1. 药贩陈某能否在集贸市场推销上述商品？为什么？
2. 上述商品哪些属于中药材？哪些属于中药饮片？哪些属于中成药？
3. 何谓道地药材？为什么说宁夏枸杞质量最好？

第4节 中药的资源与产地

一、中药的资源

（一）基本概况

我国土地幅员辽阔，东西南北地理环境和气候条件各异，高山、丘陵、草原、湖泊等不同地形，以及寒带、温带、亚热带和热带等不同气候带，分别蕴藏着各种不同的天然动植物药资源，地下贮藏着丰富的矿物药资源。据全国中药资源普查报告统计，迄今为止我国已有中药资源12807种，其中植物药11146种，占87%；动物药1581种，占12%；矿物药80种，约占1%。这些种类包括传统中药、民族药以及民间药。许多名贵药材（如麻黄、五味子、冬虫夏草等）即采自野生的药用植物，蟾酥、斑蝥、蜈蚣、蕲蛇、羚羊角等即采自野生的药用动物，石膏、朱砂、磁石、芒硝等即采自天然矿石。

中药资源（resources of chinese medicinal materials）根据来源可分为天然资源（natural resources）和人工资源（artificial resources）。天然资源包括植物药资源、动物药资源和矿物药资源，其中植物药资源和动物药资源可随药用植物和药用动物的生长繁殖而进行自然更新，故又称为可更新资源（renewable resources），而矿物药资源则属于不可更新资源（non-renewable resources）。人工资源包括引种栽培的植物药、人工养殖的动物药、细胞组织培养产物、中药饮片及中成药等。

目前,供市场药用的资源主要以人工资源为主,但天然资源仍是开发新药源的主要领域。据不完全统计,我国经营的商品药材中,野生药材品种约占总数的80%,约占总收购量的60%,而人工种植和养殖的药材品种约占总数的20%,约占总收购量的40%。野生药材资源收购量总体趋势逐年减少,而人工种植和养殖的动植物药材品种和面积近年来有了较大发展,尤其是药材生产实行GAP规范管理以来,质量和产量均有了显著提高。引种栽培的植物药有200多种,全国共建立GAP药材生产基地六百多个,栽培面积约40万 m^2,年产药材3.5亿千克,大面积种植的品种达二百五十多种。人工养殖的动物药大约有40多种,如珍珠、蛤蚧、全蝎、土鳖虫、蜈蚣、地龙、金钱白花蛇、蕲蛇、乌梢蛇等已进行了人工养殖试验,同时在探索动物药取材新途径方面也有了较大进步,如人工养麝与活体取香、梅花鹿的驯化与鹿茸的生产、熊的人工饲养与活体引流取胆、牛黄的人工合成与活体培植等,缓解了动物药市场供求的矛盾,保护了野生动物濒危物种。利用药用植物的细胞或组织进行人工培养来快速繁殖优质高产药用植物新品种和生产高含量活性成分有了新突破,如山东怀地黄脱毒苗以及山西多倍体枸杞新品种的组织培养和生产,利用黄连、紫草、三尖杉等药用植物的细胞培养分别生产小檗碱、紫草素和三尖杉碱等有效成分,目前开展药用植物细胞组织培养的品种已有二百多种,如人参、三七、甘草、长春花、紫杉、黄连、石斛等。此外,中药饮片及中成药也是中药资源开发利用的重要体现。中药饮片生产设备的机械化、自动化更新,生产工艺的革新,生产厂房的GMP改造及论证、质量标准的制定和完善、包装材质与方式的改进、批准文号的逐步施行等均有了较大进步。全国生产的中成药品种达四千多种,剂型四十多个,产值四百多亿人民币,有些品种已开始出口创汇,远销欧美。

(二) 合理利用

合理开发利用中药资源,包含两方面的内容:一是中药资源的可持续利用(保护资源适度利用);二是中药资源的可持续发展(运用现代科技保存种质和寻找新药源)。

中药资源是自然资源的一部分,本身的总量是很有限的,人们只有适度开发利用,才能保证中药市场供应的长期稳定。中药资源通常具有下列特点:①再生性与生产性;②有限性与可解体性;③区域性与道地性;④时间性与空间性;⑤多样性与多用性。这些特点为我们合理利用和保护中药资源,提供了科学依据。

在中药资源的可持续利用方面,国家为了保护中药资源,先后制定并颁布实施了数部专门的中药资源保护法律法规,从而确立了依法保护中药资源可持续利用的指导思想。如1984年颁布实施的《珍稀濒危保护植物名录》,第一批共354种,1987年又颁布实施了第二批共400多种;1987年颁布实施的《野生药材资源管理条例》,重点保护野生药材珍稀濒危物种;同年颁布实施的《国家重点保护野生药材名录》,第一批76种,其中植物58种,动物18种,一级保护物种4种,二级保护物种27种,三级保护物种有45种;1989年颁布实施的《中华人民共和国野生动物保护法》和《国家重点保护野生动物名录》,其中药用动物共161种,如虎、五步蛇、乌梢蛇、中国林蛙等珍稀动物。中药资源保护的对策包括:制定药材资源利用与保护区规划,建立药用动植物自然保护区;建立珍稀濒危药用动植物园和种质基因库,采取就地保存和异地保存相结合的保护措施,如野生珍稀或濒危动植物药材物种的引种驯化、野生变家种家养,自然保护区的封山育林和草地围栏,有条件的动植物园积极收集珍稀濒危物种的植株、种子、花粉、器官、组织、细胞甚至染色体等种质;建立中药材现代化产业基地,大力发展优质道地药材生产;做到合理采收,采收野生药材要注意计划收购,挖大留小,轮采轮休,切忌盲目过量采收;禁止采猎国家一级保护野生药材物种,二级和三级野生药材物种计划采猎。此外,应加强遗传育种研究,利用现代生物技术和方法来保护和永续利用中药资源。

目前已有文献记载的药物资源有 1 万多种,而市场常用的中药品种约 1000 种,加之我国仅种子植物就有 3 万多种,因此寻找和扩大新的中药资源是完全可能的,也是十分必要的。不仅可以寻找新的中药品种,也可以探索同一种中药不同的药用部位及新的功效。

寻找和扩大新药源的主要方法及途径:

1. 开展中药资源普查及专题品种调查,结合本草考证、品种鉴定、化学成分分析及药理与临床试验来寻找新品种或新功效。例如,马钱子、胡黄连、苯偶姻、紫草、阿魏、大风子等进口药材的国产代用品,便是通过全国性中药资源普查所发现的。

2. 研究和发展民族药与民间药,从民族药或民间药的用药经验中寻找新的中药资源。例如,藏药或蒙药沙棘除果实入药以外,其叶富含黄酮类、维生素 C、胡萝卜素和氨基酸等活性成分;苗药灯盏细辛全草具有祛风散寒,活血通络止痛等功效;民间草药鱼腥草、肿节风的全草均被《中国药典》收载为常用中药。

3. 根据动植物的亲缘关系,在药用的同科或同属的动植物中寻找代用品。一般生物的亲缘关系相近的品种,往往含有相似的化学成分和生理药理作用。如与金银花同属忍冬属的灰毡毛忍冬(*Lonicera macranthoides* Hand. -Mazz.)和红腺忍冬(*L. hypoglauca* Miq.),其花蕾含活性成分绿原酸的含量远高于同属植物忍冬(*L. japonica* Thumb).(金银花正品),故《中国药典》(2005 年版)一部已将灰毡毛忍冬和红腺忍冬收载为山银花,与金银花分开。

4. 应用化学分类学原理寻找新药源。一般以中药所含有效成分为线索寻找相似的成分、不同药用部位及品种。如抗肝炎成分齐墩果酸主要存在于五加科植物的皮、叶、果实中,但近年来已发现葫芦科雪胆属植物曲莲(*Hemsleya amabilis Diels*)和雪胆(*H. chinensis Cogn. ex Forb. et Hemsl.*)的块根中含有齐墩果酸高达 7% ~9.5%,是齐墩果酸的重要资源植物;又如动物药麝香,其有效成分为麝香酮,经调查研究发现,麝鼠香和灵猫香均含有与麝香酮相似的化学成分及药理作用,故可作为麝香的代用品。

5. 以药理筛选结合临床疗效,寻找和扩大新药源。例如,在抗肿瘤药的药理筛选中发现唐松草新碱具有较好的抗肿瘤活性,后从 10 种东北产唐松草属植物中找到展枝唐松草(*Thalictrum squarrosum* Steph.),其根中唐松草新碱的含量高达 1.36%。

6. 从古代本草中寻找新药源。本草考证、品种整理、古今对照研究,可以发掘新品种、新功效。

7. 根据植物生长的地理位置和气候条件去寻找新的代用品。例如,国产沉香(白木香)就是根据与进口沉香所处地理位置和气候条件相似,且同科同属,化学成分与药理药效相似而被《中国药典》收载为沉香入药的。

8. 以新技术、新方法扩大新药源。例如,杜仲、黄柏、厚朴等皮类中药的环剥技术,麝的家养和活麝取香,黑熊家养和引流取胆,人工牛黄和体外培育牛黄,人参、紫草、三七、延胡索等的组织培养,水蛭素基因工程,羚羊角蛋白质基因工程等。

二、中药的产地

(一) 产地对药材质量的影响

药材产地与其质量密切相关。这是因为不同的产地,药材所处的地势(海拔)、土壤(性质、pH、无机盐和微量元素)、气候条件(包括光照、气温、降水量)、水质、生态环境等各异,以及环境温度的骤变、天然雷电、射线与土壤中微量元素引起的突变和种间杂交等,致使不同产地的同种药材所含有效成分的种类和数量差异显著，品质悬殊。如安徽合肥产薄荷(*Mentha haplocalyx* Briq.)的挥发油主含薄荷醇80.10%，而新疆塔城和阿勒泰产的则主含氧化胡椒酮，含量分别为68.47%和76.34%，吐鲁番产的则主含胡薄荷酮50.06%和薄荷酮26.05%。类似的例子还有甘草(甘草酸)、金银花(绿原酸)、丹参(丹参酮Ⅱa)、青蒿(青蒿素)、葛根(葛根素和总黄酮)等。

药材质量与其生长的自然环境密切相关，在引种栽培选址时，必须选择该药材生长最适宜的地方(与原产地相近的自然条件)建立种植基地，尽可能使栽培条件有利于药用植物生长和有效成分积累，同时还必须应用现代分析手段或通过药效试验对栽培产品的品质进行科学评价。

(二)道地药材与道地产区

所谓道地药材(authentic and superior medicinal herbals)是指特定的产地所出产的历史悠久、品质优良、生产与加工技术精良、优质高产、疗效显著、具有明显地域特色的著名药材。简言之，某一地区主产的、传统经验认为品质较优的药材。通常在药材名称前冠以产地，如川贝母、川黄柏、云三七、宁夏枸杞、西宁大黄、甘肃当归、山西党参、内蒙古黄芪、吉林人参、怀地黄、亳白芍、杭白菊、苏薄荷、广藿香、辽细辛、关龙胆、建泽泻、广西蛤蚧、凤丹皮、济银花等均为驰名中外的常用道地药材。据统计，我国现在比较公认的道地药材约有200多种。

所谓道地产区即出产道地药材的某一地区。根据我国地形地貌的自然特点和民族医药体系的中心来划分道地药材，将我国划分为川药、广药、云药、贵药、怀药、浙药、关药、秦药、淮药、北药、南药、蒙药、藏药、维药等14个道地产区。

1. 川药　指主产于四川、重庆的道地药材，如川贝母、川芎、黄连、附子、川乌、麦冬、丹参、干姜、郁金、姜黄、半夏、天麻、川牛膝、川楝皮、花椒、黄柏、厚朴、金钱草、青蒿、五倍子、冬虫夏草、银耳、麝香等。

2. 广药　指主产于南岭以南地区(包括广东、广西、海南)的道地药材，如砂仁、广藿香、穿心莲、广金钱草、槟榔、益智、肉桂、苏木、巴戟天、高良姜、八角茴香、胡椒、马钱子、罗汉果、陈皮、青蒿、石斛、钩藤、蛤蚧、金钱白花蛇、海龙、海马、珍珠、地龙等。

3. 云药　指主产于云南的道地药材，如三七、木香、重楼、茯苓、萝芙木、诃子、草果、儿茶等。

4. 贵药　指主产于贵州的道地药材，如杜仲、天麻、天冬、黄精、吴茱萸、五倍子、朱砂等。

5. 怀药　指主产于河南的道地药材，如地黄、牛膝、山药、菊花(以上四药习称“四大怀药”)、天花粉、瓜蒌、白芷、辛夷、红花、金银花、山茱萸等。

6. 浙药　指主产于浙江的道地药材，如浙贝母、白术、延胡索、山茱萸、玄参、杭白芍、杭菊花、杭麦冬(以上八药习称“浙八味”)、温郁金、莪术、栀子、乌梅、乌梢蛇等。

7. 关药　指主产于山海关以北地区包括辽宁、吉林、黑龙江以及内蒙古东北部的道地药材，如人参、细辛、五味子、防风、龙胆、平贝母、升麻、桔梗、鹿茸、鹿角、蛤蟆油等。

8. 秦药　指主产于陕西及周边地区(甘肃、宁夏)的道地药材，如大黄、当归、秦艽、羌活、银柴胡、枸杞子、南五味子、党参、槐米、槐角、茵陈、秦皮、猪苓等。

9. 淮药　指主产于淮河流域以及长江中下游地区包括湖北、安徽、江苏等省的道地药材，如半夏、葛根、苍术、射干、续断、南沙参、太子参、明党参、天南星、牡丹皮、木瓜、银杏、艾叶、薄荷、龟甲、鳖甲、蟾酥、斑蝥、蜈蚣、蕲蛇、珍珠、石膏等。

10. 北药　指主产于河北、山东、山西、陕西北部的道地药材，如党参、柴胡、白芷、北沙参、板蓝根、大青叶、青黛、黄芩、香附、知母、山楂、连翘、酸枣仁、桃仁、薏苡仁、小茴香、大枣、香加皮、阿胶、全蝎、土鳖虫、滑石、代赭石等。

11. 南药　指主产于长江以南、南岭以北地区(包括湖南、江西、福建、台湾)的道地药材，如威灵仙、泽泻、蛇床子、枳壳、枳实、莲子、紫苏、香薷、僵蚕、雄黄等。

12. 蒙药 指主产于内蒙古中西部地区的道地药材以及蒙古族聚居区蒙医所使用的药材，如锁阳、黄芪、甘草、麻黄、赤芍、肉苁蓉、淫羊藿、郁李仁、苦杏仁、蒺藜、冬葵果、金莲花、香青兰、瑞香狼毒等。

13. 藏药 指主产于青藏高原包括西藏、青海、四川等的道地药材以及藏族聚居区藏医所使用的药材，如冬虫夏草、雪莲花、甘松、胡黄连、藏木香、藏菖蒲、藏茴香、藏党参、余甘子、毛诃子、麝香、熊胆、硼砂等。

14. 维药 指主产于新疆的道地药材以及维吾尔族聚居区维医所使用的药材，如雪莲花、伊贝母、阿魏、紫草、甘草、锁阳、苁蓉、孜然、罗布麻等。

第5节 中药的分类及命名

一、中药的分类

由于中药品种繁多，来源不同，成分、功能及剂型各异，对中药进行科学的分类，便于学习、研究、生产和应用。

中药常用的分类方法有药用部位分类法、功效分类法、汉字笔画分类法、化学成分分类法、自然属性分类法、剂型分类法等6种，其中前5种是中药材及饮片常用的分类法，剂型分类法则为中成药常用的分类法。

（一）药用部位分类法

药用部位分类法是按动植物药材的药用部位类别而分类的，植物药通常可分为根及根茎类、茎木类、皮类、叶类、花类、果实种子类、全草类、藻菌地衣类、树脂类等；动物药可分为昆虫类、甲壳骨角胶类、皮肉脏器类、分泌物类、排泄物类等；矿物药可分为汞化合物类、铁化合物类、铅化合物类、铜化合物类、铝化合物类、砷化合物类、矽化合物类、镁化合物类、钙化合物类、钠化合物类等。这种分类方法有利于对中药商品的鉴定、经营管理和贸易。本教材即采用此法分类排列。

（二）功效分类法

功效分类法是按中药的功效进行分类的，如《神农本草经》将所载的365种中药分为上品、中品、下品等3类；又如大中专院校使用的《中药学》教材即采用功效分类法，将常用中药分为解表药、清热药、泻下药、祛风湿药、利水渗湿药、温里药、行气药、消食药、驱虫药、止血药、活血化瘀药、化痰止咳平喘药、安神药、平肝熄风药、开窍药、补虚药、收涩药、外用药等。这种分类方法主要便于临床应用。

（三）汉字笔画分类法

汉字笔画分类法是按中药名的首个汉字笔画顺序进行分类排列的，主要便于学习和查阅，如《中国药典》、《中药材手册》、《全国中草药汇编》、《中药大辞典》等即采用此法。

(四) 化学成分分类法

化学成分分类法是按中药所含化学成分进行分类排列的，通常可分为生物碱类、苷类、挥发油类、糖类、木脂素类、有机酸类、鞣质及多元酚类、甾体类、氨基酸多肽蛋白质及酶类、无机化合物类、脂类等，如徐国均主编的《生药学》规划教材第 2 版即采用此法。主要便于学习和研究中药的有效成分及其药理作用，寻找新药源和开发新中药。

(五) 自然属性分类法

自然属性分类法是按药用动植物的自然属性进行分类的，如《神农本草经集注》将 730 种药物分为玉石、草木、虫兽、果、菜、米食、有名未用等 7 类；《本草纲目》将 1892 种药物分为水、火、土、金、木、草、果、菜等 16 纲 60 类。这种分类方法便于对中药品种的基源鉴定，有利于根据生物的亲缘关系去开发和研制新药。

(六) 剂型分类法

剂型分类法是按中成药的剂型进行分类的，常可分为片剂、丸剂、散剂、颗粒剂、胶囊剂、栓剂、膜剂、膏剂、胶剂、合剂、酊剂、糖浆剂、注射剂、雾剂、丹剂、酒剂等，主要便于中成药的研究、生产、检验、贸易、运输和贮藏等。

二、中药的命名

古往今来，我国中药长期存在名称混乱，一药多名（一个正名多个别名或俗名），以致造成实际应用中难辨“同名异物”或“同物异名”，这是导致中药品种混乱的主要原因之一。一个规范的中药名称必须含义明确，特征单一，体现中医药特色，便于分类识别、临床应用、商品贸易和经营管理。因此，中药命名的规范化以及对名称易混中药的品种整理和更正，尽可能达到一药一名，是当前全面整顿中药市场，提高中药质量的重要内容和举措之一。

(一) 中文药名

1. 中药材名　中药材的命名方法有多种，包括根据产地（如川芎、怀地黄、杭白菊、苏薄荷、辽细辛等）、形状大小（如人参、钩藤、大黄、太子参等）、颜色（如红花、丹参、乌梅、紫草、黄芪、白芍、陈皮等）、气味（如五味子、苦杏仁、甘草、细辛等）、生长特性（如夏枯草、夏至草、款冬花等）、药用部位（如桂枝、羚羊角等）、功效（如防风、远志、泽泻、伸筋草、骨碎补、接骨木等）、人名（如徐长卿、何首乌、刘寄奴、杜仲、使君子等）、外文音译名（如诃子、胡黄连、胡椒、番泻叶等）、神话传说（如牵牛子、女贞子等）等而命名。

2. 中药饮片名　中药饮片是指中药材经过适当的加工炮制而制成具有一定规格的药材加工品，如盐附子、炙甘草、白附片、酒当归等。因此，加工炮制的饮片名通常在药材名前加制法或辅料名的缩写，如煅石膏、盐杜仲、酒当归等；如生用或鲜用则在药材名前分别加“生”或“鲜”字，如生川乌、生石膏、生地黄、鲜地黄、鲜芦根、鲜石斛等。

3. 中成药名　中成药的命名公式一般为药名加制剂名。具体有下列几种情形：

(1) 单味制剂：[药名] + [制剂名]，如三七片。

（2）复方制剂：主药名缩写 + 制剂名，如双黄连口服液；君药名 + 制剂名，如天麻丸；复方 + 君药名 + 制剂名，如复方丹参片；君药名 + 功效名 + 制剂名，如龙胆泻肝丸、黄连上清丸、牛黄清心丸等；方药数 + 君药名 + 制剂名，如六味地黄丸等；功效名 + 君药名 + 制剂名，如明目地黄丸等；功效名 + 制剂名，如急支糖浆、玉屏风口服液、补中益气丸等；君药名 + 服法 + 制剂名，如川芎茶调散等；方药剂量比 + 制剂名，如六一散等；主药名缩写 + 君药名 + 制剂名，如杞菊地黄丸、知柏地黄丸等；医籍名 + 功效名 + 制剂名，如金匮肾气丸等；产地名 + 制剂名，如云南白药等；有效成分名 + 制剂名，如齐墩果酸片等；中成药形状名，如紫金锭、一捻金等；比喻名 + 制剂名，如二仙膏等。

（二）拉丁药名

中药拉丁名是中药国际贸易和交流的需要，由于拉丁名词义确切，结构固定，有利于国际交流的统一。因此，《中国药典》（2005年版）一部所载中药材的名称均有拉丁药名，其命名公式为：药用部位名 + 药名，有时还附有修饰词等，如白芍（*Radix Paeoniae Alba*），书写时首字母必须大写，介词、连接词除外。

1. 植物药拉丁名　命名公式为：药用部位名（名词主格） + 药用植物属名/种名/属种名（名词属格）

常用中药材药用部位拉丁名详见表1-1。

表1-1　常用中药材药用部位拉丁名

药用部位名	拉丁名	药用部位名	拉丁名
根	*Radix*	柱头	*Stigma*
根茎/块茎	*Rhizoma*	花粉（粒）	*Pollen*
鳞茎	*Bulbus*	果实	*Fructus*
树皮/根皮	*Cortex*	种子	*Semen*
茎（藤）	*Caulis*	全草	*Herba*
茎枝	*Ramulus*	角	*Cornu*
木材（心材）	*Lignum*	甲/壳	*Concha*
叶	*Folium*	胶	*Colla*
花	*Flos*	嫩枝/枝梢	*Cacumen*
结石	*Calculus*	内壳	*Endoconcha*
背甲	*Carapax*	内囊	*Endothelium*
蜡	*Cera*	外果皮	*Exocarpium*
胆（汁）	*Fel*	骨	*Os*
虫	*Galla*	输卵管	*Oviductus*
卵	*Oötheca*	果皮	*Pericarpium*
血	*Sanguis*	皮壳	*Periostracum*
树脂	*Resina*	毒物	*Venenum*

如：马钱子 *Semen Strychni*（属名）

人参 *Radix et Rhizoma Ginseng*（种名）

当归 *Radix Angelicae Sinensis*（属种名）

附子 *Radix Aconiti*（属名）*Lateralis Praeparata*（附加修饰词）

钩藤 *Ramulus Uncariae*（属名） *Cum Uncis*（附加修饰词）

大黄 *Radix et Rhizoma*（两个药用部位并列）*Rhei*（属名）

此外，少数植物药拉丁名沿用习惯命名法，如冬虫夏草（*Cordyceps*），牡丹皮（*Cortex Moutan*）等。

2. 动物药拉丁名　命名方法与植物药拉丁名相似，由药用部位名和药用动物属名或种名构成，如牛黄（*Calculus Bovis*），羚羊角（*Cornu Saigae Tataricae*），阿胶（*Colla Corii Asini*），鹿茸（*Cornu Cervi Pantotrichum*），鹿角（*Cornu Cervi*）。

但也有少数动物药拉丁名沿用习惯命名法，如蛤蚧（*Gecko*），蜂蜜（*Mel*），全蝎（*Scorpio*），土鳖虫（*Eupolyphaga seu Steleophaga*），珍珠（*Margarita*）等。

3. 矿物药名　一般采用英文名，有时也用拉丁名，通常用矿物所含主要成分命名，如芒硝［*Natrii Sulfas*（$Na_2SO_4 \cdot 10H_2O$）］、玄明粉［*Natrii Sulfas Exsiccatus*（Na_2SO_4）］、硫磺［*Sulfur*（*S*）］、红粉［*Hydrargyri Oxydum Rubrum*（*HgO*）］等，少数用原矿物拉丁名，如炉甘石（*Calamina*）、朱砂（*Cinnabaris*）等。

4. 中成药名　现版药典所载中成药仅采用中文汉语拼音命名，如银翘解毒片（Yinqiao Jiedu Pian）、参茸保胎丸（Shenrong Baotai Wan）等，有时也有用剂型名加原料药名组成的拉丁药名，如甘草片（Tabellae Glycyrrhizae），远志酊（Tinctura Polygalae），颠茄浸膏（Extractum Belladonnae）等。

常用中成药剂型拉丁名详见表1-2。

表1-2　常用中成药剂型拉丁名

剂型名	拉丁名	剂型名	拉丁名
水剂	*Aqua*	滴鼻剂	*Naristilla*
气雾剂	*Aerosolum*	喷雾剂	*Nebula*
胶囊剂	*Capsulae*	眼药水	*Ocustilla*
硬膏剂	*Emplastrum*	眼膏	*Oculentum*
浸膏	*Extractum*	丸剂	*Pilulae*
滴剂	*Guttae*	散剂	*Pulvis*
冲剂	*Granula*	糖浆剂	*Syrupus*
注射剂	*Injectio*	醑剂	*Spiritus*
洗剂	*Lotio*	栓剂	*Suppositoria*
溶液	*Liquor*	茶剂	*Species*
合剂	*Mistura*	片剂	*Tabellae*
搽剂	*Linimentum*	酊剂	*Tinctura*
乳剂	*Emulsio*	软膏剂	*Unguentum*

小结

本章主要介绍了实用中药鉴定学的研究对象、主要任务、发展简史、资源与产地以及中药的分类和命名等内容。通过学习，应重点掌握下列知识点：药品、中药、中药材与生药、饮片、中成药、草药与中草药、民间药与民族药、本草、正品与伪品、同名异物与同物异名、道地药材、GAP、国家药品标准、道地药材、“四大怀药”；历代重要本草的基本内容及参考价值；中药鉴定的主要依据——《中国药典》、《部颁药品标准》；了解中药材品种混乱的原因及影响有效成分的种类及其含量的因素；熟悉中药质量标准的基本内容；掌握寻找和扩大新药源的主要方法和途径；熟悉道地药材产区及其代表性药材；了解中药拉丁名的命名公式，并熟记常用中药材的拉丁名。

目标检测

一、名词解释

1. 药品与中药　2. 中药材与饮片　3. 民族药与民间药　4. 本草　5. 正品与伪品　6. 道地药材　7. GAP　8. “四大怀药”

二、填空题

1. “浙八味”是指________、________、________、________、________、________、________、________等八种药材。

2. “同名异物”是指________，“同物异名”是指________。

3. 写出下列药材的拉丁名：人参________、冬虫夏草________、鹿茸________、苦杏仁________、朱砂________。

4. 我国现存最早的一部本草是________，共载药________种；比欧洲纽伦堡药典早 883 年问世的我国第一部药典性质的本草是________，共载药________种；宋代唐慎微编撰的________，共载药________种，是现代本草考证最完备的史料；《本草纲目》的作者是________，该书共载药________种，附方________首，将药物按自然属性分为________纲________类，是 17 世纪以前医药成就之集成。

三、选择题

A 型题

1. 保证中药质量的前提是
   A. 品种正确　B. 产地合宜　C. 栽培条件合理　D. 采收加工合理　E. 贮藏得当

2. 古代本草中收载藏药最多的典籍为
   A.《新修本草》　B.《证类本草》
   C.《本草纲目》　D.《晶珠本草》
   E.《本草纲目拾遗》

3. 砂仁主产于
   A. 四川　B. 广东　C. 贵州　D. 云南　E. 西藏

4. 我国现有中药资源
   A. 11 146 种　B. 12 807 种　C. 8 950 种　D. 6 000 种　E. 5 000 种

B 型题

5 ~ 8 题备选答案
   A. 国家药品标准所收载的中药

B. 国家药品标准未收载的中药
C. 不符合国家药品标准规定中药的品种以及以非药品冒充中药或以它种药品冒充正品的中药
D. 符合国家药品标准质量规定的各项指标的中药
E. 不符合国家药品标准质量规定的中药

5. “正品”指
6. “伪品”指
7. “优”指
8. “劣”指

X型题

9. 制定中药质量标准要求
A. 中药的来源要正确,处方要固定
B. 采收加工、炮制方法或生产工艺要固定
C. 临床疗效要确定
D. 对有害物质要限量检查
E. 对有效成分或有效物质群要有定性鉴别和含量测定

四、简答题

1. 简述影响中药质量的产地因素。
2. 举例说明寻找和扩大中药资源的主要方法和途径。

第 2 章　中药材的采收与产地加工

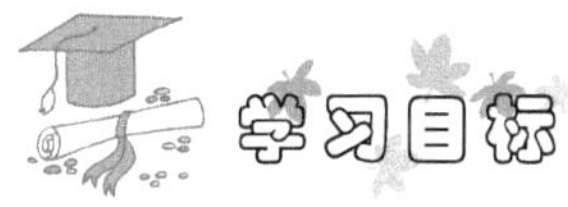

1. 掌握中药材的采收加工与品质的关系
2. 掌握各类药材合理采收的原则
3. 熟悉中药材产地加工的常用方法

第 1 节　中药材的采收

中药材的合理采收对保证中药品质，保护和扩大药物资源，具有重要意义。中药材质量与有效成分密切相关，而有效成分的种类及含量又取决于药材品种、药用部位、产地、生产技术、采收加工、贮藏、运输、包装等，其中与采收有关的因素是采收的年限、季节、时间、方法等。我国古代劳动人民在长期的生产实践中，积累了丰富的采药经验和智慧，如"三月茵陈四月蒿，五月六月当柴烧"，"春采茵陈夏采蒿"等。科学的采收应综合考虑药用部分中有效成分的积累动态（质量）和药用部分的单位面积产量变化（产量）这两个指标，同时对含毒性成分的药材还要注意以毒性成分含量最低时采收，以获得优质、高产、安全的中药材。因此，中药材的品质与其采收时间 、采收方法及药用部分密切相关。

中药谚语集锦

春采茵陈夏采蒿，根茎药材春秋刨；
三月茵陈四月蒿，五月六月当柴烧。
粗皮横纹菊花心，不问就是西洋参。
家中一碗绿豆汤，清热解毒赛神方。
打得满地爬，离不了祖师麻。
若要睡得好，常服灵芝草。
识得半边莲，不怕和蛇眠。
跌倒地上爬，快用八厘麻。
铁脚威灵仙，骨见软如棉。
九月中旬摘菊花，十月上山采连翘。
知母好刨，就怕拔毛。
冬吃萝卜夏吃姜，不劳医生开药方。
知母贝母款冬花，专治咳嗽一把抓。
家有刘寄奴，不怕刀砍头。
细辛不过钱，过钱命相连。
家有七叶一枝花，无名肿毒一把抓。
不怕到处痛得凶，吃了元胡就要松。
常山与草果，摆子无处躲。

链接

一、采收时间

有效成分在药用植物中的含量可随其生长发育阶段或季节的不同而有所差异。如薄荷的采收，一年两次，第 1 次在 7 月中下旬，主要供提取薄荷脑用；第 2 次在 10 月中下旬，主要作药材用。实验证明，薄荷在花蕾期叶片中含油量最高，原油的含脑量以盛花期为最高。而叶的产量则以花后期为最高。槐米含芦丁可达28.0%,如已开花、结果,则芦丁含量急剧下降。甘草在生长初期甘草甜素的含量为6.5%,开花前期为10.5%,开花盛期为4.5%,生长末期为3.5%,故甘草以开花前期采收为宜。穿心莲的有效成分穿心莲内酯和新穿心莲内酯的含量在8月(营养期)分别为6.5%和9.0%,在9月(花蕾期)分别为13.60%和18.50%,在10月(开花结果期)分别为13.20%和8.5%。显然,在9月份采收,其品质最佳。

中药的最佳采收期选择,要综合考虑以下两个方面:①有效成分含量有明显的高峰期而药用部分含量变化不显著,则含量高峰期即为最佳采收期;②有效成分含量高峰期与药用部分产量高峰期不一致时,则考虑有效成分的总含量,即有效成分的总量=单位产量×有效成分的百分含量,总值最大时,即为适宜采收期。也可利用绘制有效成分含量和产量曲线图,由两曲线的相交点直接找到合理的采收期。多因素影响质量的药材,可根据决定药材质量和产量的指标因素的数据测定,应用计算机软件进行多元方差分析处理,最终确定最佳采收期。

用有效成分含量高峰期或总含量来指导中药材的采收,虽然比较合理,但需作大量的研究工作,同时许多中药的有效成分尚未明了,当今中药材生产仍需借鉴传统的采收经验,并结合各种药用部分的生长特点,分别掌握合理的采收季节和时间。

> 案例2-1
>
> 我国古代劳动人民在长期的生产实践中,积累了丰富的采药经验和智慧,如"三月茵陈四月蒿,五月六月当柴烧","春采茵陈夏采蒿"等。
>
> **思考题:**
>
> 《中国药典》(2005年版)一部为什么要对中药茵陈的采收时间规定为春季幼苗期和秋季花蕾期?

(一)植物药

不同的药用部分,采收时间也各不相同。

1. 根及根茎类 一般在秋、冬季节植物地上部分将枯萎时以及春初发芽前或刚露苗时采收。此时根或根茎中所贮藏的营养物质最为丰富,通常有效成分和产量均较高,如怀牛膝、党参、黄连、大黄等。有些中药材入秋前倒苗,则宜在夏季采收,如浙贝母、半夏、太子参等。

2. 茎木类 一般在秋、冬两季采收,此时有效成分积累最多,如关木通、大血藤、忍冬藤等。有些木类中药材则全年可采,如苏木、降香、沉香等。

3. 皮类 一般在春末夏初采收,如黄柏、厚朴、秦皮等。此时树皮养分及液汁增多,形成层细胞分裂较快,皮部易从木部剥离,伤口较易愈合。采皮时可用条状、半环状剥取或砍树剥皮等。少数皮类药材于秋、冬两季采收,如川楝皮、肉桂等。根皮通常在挖根后剥取或趁鲜抽去木心,如牡丹皮、五加皮等。

4. 叶类 多在植物叶片生长旺盛期采收,开花前或果实尚未成熟前采收,此时有效成分含量较高,如艾叶、臭梧桐叶等,但桑叶需经霜后采收。

5. 花类 一般不宜在花完全盛开后采收。开放过久几近衰败的花朵,不仅影响药材的色泽、气味,且有效成分的含量也会显著减少。花蕾期采收的有金银花、槐米、丁香、辛夷等;花开初期采收的有洋金花等;在花盛开时采收的有菊花、番红花;红花则要求在花冠由黄变橙红时采收。对花期较长、花朵陆续开放的药材,应分批采摘,以保证质量。

6. 果实种子类 一般果实宜在完全成熟或将近成熟时采收,如瓜蒌、栀子、山楂、桑椹等;少数采收未成熟的果实(如枳壳)或幼果(如枳实)。种子类药材需在完全成熟后采收,如牵牛子、决明子、白芥子等。

7. 全草类　多在植株充分生长、茎叶茂盛时采收，如青蒿、穿心莲、淡竹叶等；有的在开花时采收，如益母草、荆芥、香薷等。全草类药材采收时大多割取地上部分，少数连根挖取，全株药用，如蒲公英、紫花地丁等。

8. 藻、菌、地衣类　药用部位不同则采收时间不一，如冬虫夏草在夏初子座出土孢子未散发时采挖；马勃宜在子实体刚成熟时采收；海藻则在夏、秋两季采捞；松萝全年均可采收。

绵茵陈与茵陈蒿

据有关文献报道，中药茵陈在春季幼苗期采收的"绵茵陈"含有有效成分对-羟基苯乙酮和绿原酸，在秋季花蕾期采收的"茵陈蒿"则含有有效成分茵陈二炔酮，两者经药理试验证实均有利胆退黄作用，故《中国药典》（2005 年版）一部将茵陈的采收期规定为上述两个。

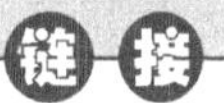

（二）动物药

不同的种类和药用部位，采收的时间也不同。

1. 昆虫类　入药部分含虫卵的则在虫卵孵化前采收，如桑螵蛸宜在 3 月中旬前采集，过时虫卵已孵化；成虫入药的宜在其活动期捕捉，如地鳖虫等；有翅昆虫，宜在清晨露水未干时捕捉，此时昆虫不易起飞，如斑蝥等。

2. 两栖类、爬行类　多在夏秋两季捕捉，如蟾酥、乌梢蛇、蕲蛇、金钱白花蛇等，少数在霜降期捕捉，如蛤蟆油。

3. 脊椎动物　大多全年可采，如龟甲、鸡内金、刺猬皮、牛黄、马宝等；但鹿茸须在清明后（5 月中旬至 7 月下旬）适时锯取，过时则骨化，鹿角多在春季锯取；麝香活体取香则多在 10 月进行。

（三）矿物药

没有季节限制，全年可挖。矿物类中药材大多结合开矿采掘或水利工程中获得，如石膏、滑石、龙骨、龙齿等。有些矿物药系人工制品，如密陀僧、轻粉等。

二、采收方法

正确的采收方法，能保持中药材的有效成分和外形美观。花类中药材，如槐米、金银花、菊花等，手工摘取较机器采收更能获得品质良好而一致的花朵。地下器官采挖时，应注意避免损伤。含鞣质的树皮类中药材，或需除去外皮的根及根茎类中药材，采收加工时忌用铁器，以免引起表面色泽的变化，如肉桂、川楝皮、山药等。

三、采收药用部分

有效成分在植物体的不同器官，甚至同一器官的不同部位，分布是不同的。如除虫菊、槐树以花中有效成分含量最高，颠茄、曼陀罗以叶中含量最高，黄柏、秦皮、石榴则以皮部最高，人参中的人参皂苷含量高低顺序依次为韧皮部 > 木栓层 > 木质部。

不同的药用部分不仅有效成分含量有较大的差异，而且化学成分的种类也有所不同。如麻黄，草质茎中主要含麻黄碱，有升压作用；而根中不含麻黄碱，只含麻黄考宁及麻黄新碱A、麻黄新碱B、麻黄新碱C，呈降压作用。又如柴胡，根中含多种三萜皂苷和少量挥发油，有解热、镇静、镇痛、护肝和抗病毒等作用，但在华东地区传统以柴胡属多种植物的全草入药，称为“春柴胡”。据分析，柴胡地上部分不含皂苷，仅含黄酮类和较多的挥发油，且挥发油组分亦与根中不同。显然，这种用药习惯是不合理的。

第2节　中药材的产地加工

中药材采收后，除少数要求鲜用，如鲜地黄、鲜石斛、鲜芦根、生姜等，绝大多数需在产地进行一些简单的加工，促使干燥，符合商品规格，保证中药材质量，便于包装储运。一般说来都应做到形体完整、水分含量适度、色泽好、香气散失少、不变味（须经改味的玄参、生地等例外）、有效成分破坏少、纯净度高等要求。

一、产地加工的目的

1. 除去杂质及非药用部分，保证中药材的纯净度。

2. 按药典规定进行加工或修制，使中药材尽快灭活、干燥。对需鲜用的中药材，要及时进行保鲜处理，以免霉烂变质。

3. 降低或消除中药材的毒副作用，确保用药安全。有些毒性大的中药材如附子等，可通过浸、漂、蒸、煮等方法来降低毒性。有些中药材表面带有大量毛状物，如枇杷叶、石韦叶、狗脊等，如不清除，服用时可能刺激口腔和咽喉黏膜，引起发炎或咳嗽。

4. 有利于药材商品规格标准化。通过加工分等，对中药材制定等级规格标准，使商品规格标准化，有利于中药材的国内外交流与贸易。

5. 有利于包装、运输及贮藏。通过除杂分等，加工修制，使中药材商品便于包装储运。

二、常用的产地加工方法

（一）净选

净选是将采收的新鲜中药材除去泥沙、杂质和非药用部分，或将中药材按大小、粗细等进行分档，包括拣、洗、去芦、去心、去皮等以及按商品规格分档。如牛膝去芦、须根；地骨皮去木心；白芍、山药去外皮；香附、金樱子、枇杷叶去毛等。具有芳香气味的中药材一般不宜用水淘洗，如细辛、木香、薄荷等。

（二）切片

较大的根及根茎类、坚硬的藤木类和肉质的果实类中药材大多趁鲜切成块、片等，以利干燥。如大黄、土茯苓、乌药、木瓜、山楂等。近年产地趁鲜切片干燥的中药材品种日益增多。但对于某些具挥发性成分或有效成分容易氧化的中药材，则不宜切成薄片干燥或长期保存，否则会降低中药材质量，如当归、川芎、常山、槟榔等。

（三）蒸、煮、烫

含黏液汁、淀粉或糖分多的药材，用一般方法不易干燥，须先经蒸、煮或烫的处理，则易干燥，同时可使一些药材中的酶类失去活性，避免分解中药材的有效成分。加热时间的长短及采取何种加热方法，应视中药材的性质而定。如莪术、白芍煮至透心，天麻、红参蒸至透心，红大戟、太子参置沸水中略烫等。中药材经加热处理后，不仅容易干燥，有的便于刮皮抽心，有的能杀死虫卵或蚜虫，防止孵化，保持药效，如桑螵蛸、五倍子等；有的熟制后能起滋润作用，如黄精、玉竹等；有的不易散瓣，如杭白菊。

（四）熏硫

有些中药材为使色泽洁白，防止霉烂，常在干燥前后用硫磺熏制，如山药、白芷、天麻、川贝母、牛膝、天南星等。但熏硫易使中药材残留硫化物，影响中药材的安全性或降低中药材的有效成分，如白芷，甚至造成环境污染。此法现已少用。

（五）发汗

有些中药材在加工过程中，用微火烘至半干或微煮、蒸后，堆置起来发热，使其内部水分往外溢，变软、变色、增强气味或减少刺激性，有利于干燥，这种方法习称“发汗”，如厚朴、杜仲、茯苓、玄参、续断、秦艽等。

（六）干燥

除少数中药材如生姜、地黄、石斛等，有时要求鲜用外，绝大多数中药材在加工后都要及时干燥。干燥的目的是除去新鲜药材中的大量水分，避免发霉、变色、虫蛀及有效成分的分解和破坏，利于贮藏，保证中药材质量。

常用的干燥方法有晒干、阴干等自然干燥法及利用各种干燥设备如电热式、远红外式、微波式、低温冷冻等人工干燥法。

1. 晒干法　最经济、方便的干燥方法，多数中药材可采用此法。但下列几种情形不宜采用：①含挥发油的中药材，日晒后易造成挥发油的损失和油中成分的变化，如薄荷、金银花等。②中药材的色泽可因日光的照射而变异，如花类、叶类等。③有些中药材经烈日晒后易爆裂，如郁金、厚朴等。④中药材晒干后，要凉透才能包装贮藏，否则易因内部温度过高而发酵或因水分未散净而发霉。

2. 阴干法　将药材放置或悬挂在通风的室内或阴棚下，避免阳光直射，利用水分在空气中自然蒸发而干燥。主要适用于含挥发性成分的花类、叶类及全草类中药材，如薄荷、荆芥、紫苏叶等。有的中药材在干燥过程中易于皮肉分离或空枯，须继续揉搓，如党参、麦冬等。有的中药材在干燥过程中要进行打光，如光山药等。

3. 烘干法　利用人工加热的方法将中药材干燥。干燥温度一般以50℃～60℃为宜，此温度对一般中药材的成分没有大的破坏作用，同时亦可抑制酶的活性，因酶的最适宜温度为20℃～45℃。对含维生素C的果实类中药材，可用70℃～90℃的温度快速干燥；而含较多脂肪油或需保留酶的活性的中药材，不宜用此法，如苦杏仁、芥子等；含挥发油的中药材也不宜用烘干法，以免挥发油损失。另外，要注意富含淀粉的中药材，如欲保持粉性，烘干温度须缓缓升高，以防止淀粉粒遇高热而糊化。

4. 低温冷冻干燥法 利用低温真空冷冻干燥设备，在低温下使中药材内部水分冻结，然后在低温减压条件下除去其中水分，使中药材干燥。采用此法干燥的中药材，能保持新鲜时固有的色泽和形状，且有效成分基本无损失，是理想的干燥方法。但其设备及费用昂贵，目前仅用于一些名贵中药材的加工，如人参的商品“冻干参”或“活性参”，“蜂王浆冻干粉”等。

《中国药典》（2005 年版）一部对中药材产地加工干燥方法的规定

（1）烘干、晒干、阴干均可的，用“干燥”表示。

（2）不宜用较高温度烘干的，则用“晒干”或“低温干燥”（一般不超过60℃）表示。

（3）烘干、晒干均不适应的，用“阴干”或“晾干”表示。

（4）少数中药材需要短时间干燥，则用“曝晒”或“及时干燥”表示。

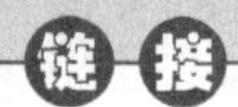

中药材的贮藏保管

1. 中药材必须贮存在防潮、隔湿、通风的库房中，库房温度0℃～30℃，相对湿度45%～75%，库房内清洁卫生无鼠害，库房外环境清洁，无杂草、无积水，地面用水泥铺整。执行“先进先出、近期先出、易霉易变先出”的原则。必须建立中药材贮藏保管档案。实行分类分区存放、堆放合理，整齐牢固。贵细药材、毒麻药材必须实行专库专柜专账、双人双锁管理制度，并应单独存放，标志明显。退货中药材，单独存放，标志明显。定期薰杀。

2. 中药饮片应按饮片的加工炮制日期，先进先出。严格控制饮片含水量9%～13%，并根据药材与所加辅料的性质，选用适当的容器储存。严格温、湿度管理，库温不超过25℃，相对湿度不超过75%。各类饮片实行分类管理。净选类饮片宜贮于阴凉干燥处；切制类饮片应贮于通风干燥阴凉处，或密封保存，防蛀、防霉；果实种子类炒制品，宜贮于缸、罐中密封保存；酒制和醋制饮片均应密封储存于阴凉处；盐炙饮片宜贮于通风干燥处，密封防潮；蜜炙饮片常用缸、罐等密闭储存，并置通风干燥凉爽处；蒸煮类饮片宜贮于密闭容器内，置干燥通风阴凉处保存；曲类、霜类宜贮于阴凉干燥处，密闭保存，不宜久贮；矿物类饮片宜贮于缸、罐中，置阴凉处保存，防风化潮解。

3. 中成药按性质、剂型分区、分类存放，标志明显。堆放合理，整齐、牢固，不得倒置。底距、墙距、间距等符合要求。内服药与外用药分区存放；易串味的中成药与具有吸附能力的中成药隔离存放；名称易混淆的分别存放；性质相抵触的分别存放。性质不稳定的药品应根据不同性质分别存放，怕热及易风化的宜密封、恒温、阴凉处存放；怕冻的宜置保温库存放；含挥发性成分的宜密封置阴凉处保存。中成药宜贮于室温、干燥处，库内清洁卫生，无鼠害、无蛛网、无灰尘。出库原则是“先进先出，近期先出”。应建立商品保管档案，退货中成药单独存放，标志明显，长期存放需定期检查。

链接

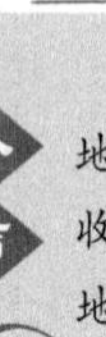

通过本章学习，要求掌握中药材科学采收的原理和各类药材一般采收原则，熟悉产地加工的常用方法。重点掌握下列知识点：药材最佳采收期的确定方法；中药材传统采收经验；中药材产地加工的目的及常用方法；《中国药典》(2005 年版)一部对中药材产地加工干燥方法的规定；了解中药材、中药饮片及中成药的贮藏、保管原则。

目标检测

一、填空题

1. 半夏宜_________采收，槐米宜_________采收，斑蝥宜_________采收，杜仲宜_________采收，生产中现多采用_________技术采收。

2. 中药材常用的产地加工方法有________、________、________、________、________、________等。

二、选择题

A 型题

1. “绵茵陈”的采收时间为
   A. 春季　B. 夏季　C. 秋季　D. 冬季　E. 全年均可
2. “低温干燥”一般指不超过
   A. 30℃　B. 40℃　C. 50℃　D. 60℃　E. 80℃

B 型题

3～7 题备选答案
   A. 春末夏初　B. 秋冬两季
   C. 开花前或果实未成熟前　D. 果实成熟时
   E. 全年均可
3. 茎木类中药材采收期一般为
4. 皮类中药材采收期一般为
5. 叶类中药材采收期一般为
6. 种子类中药材采收期一般为
7. 矿物类中药材采收期一般为

8～12 题备选答案
   A. 置沸水中略烫　B. 煮至透心　C. 蒸至透心　D. 蒸至杀死虫卵　E. 拌入黄酒蒸
8. 白芍的加工方法为
9. 天麻的加工方法为
10. 红参的加工方法为
11. 太子参的加工方法为
12. 五倍子的加工方法为

X 型题

13. 下列哪些中药材不宜用水洗
    A. 木香　B. 细辛　C. 何首乌　D. 薄荷　E. 白芍
14. 开花时采收的中药材有
    A. 益母草　B. 穿心莲　C. 香薷　D. 荆芥　E. 广藿香
15. 常采用“发汗”方法加工的中药材有
    A. 续断　B. 玄参　C. 杜仲　D. 厚朴　E. 茯苓
16. 中药材产地加工的目的是
    A. 便于包装、运输与贮藏　B. 除去非药用部分，保证中药材的纯净度
    C. 降低或消除中药材的毒性　D. 有利于中药材商品规格标准化
    E. 保证中药材质量

三、简答题

1. 简述中药材适宜采收期确定的原理。
2. 影响中药材质量的采收因素有哪些？

第3章 中药的鉴定

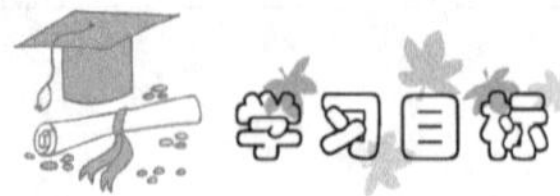

1. 掌握中药鉴定的依据及常用方法
2. 熟悉中药鉴定的一般程序
3. 了解中药鉴定新技术

第1节 中药鉴定的依据

中药鉴定的目的是对临床使用的中药进行品质鉴定，确定其是否符合医疗应用的要求，确保用药的安全性与有效性。

中药鉴定的内容包括中药品种的真伪鉴定、纯度鉴定及品质优良度鉴定。真伪鉴定系鉴定所用药材是否与规定的或实际需要的品种相符。来源与国家药品标准规定相符的药材称为“正品”，反之则为“混淆品”或“伪品”。因历代本草记载、各地资源与地区用语等不同造成各地用药习惯不同而形成的地区习惯用药称为“习用品”。来源与正品不同但经证实与正品有相似的化学成分、药理作用和临床疗效，经卫生部门批准使用的品种称为“代用品”。纯度鉴定是检查药材中可能混入的各类杂质以及杂质的数量是否超过规定的限度，包括泥沙及非药用部分等，有些系人为掺杂，尤其珍贵药材，如掺杂物有毒将危及生命。品质优良度鉴定是确定中药材是否符合药用标准，如洋地黄叶中强心苷可因干燥、贮藏过久而致强心作用降低甚至完全丧失，因此规定洋地黄叶应测定其强心效价。

中药鉴定的依据是国家药品标准和地方药品标准。在中药鉴定的实际工作中，由于中药存在品种繁多、各地用药习惯不同等特殊性，所以对于国家和地方药品标准未收载的品种鉴定，有时还需要参考有关中药品种和质量研究方面的专著。

一、国家药品标准

《中华人民共和国药品管理法》第5章第32条规定：“药品必须符合国家药品标准，中药饮片按照国家药品标准炮制，国家药品标准没有规定的，按照省、自治区、直辖市人民政府药品监督管理部门制定的炮制规范炮制。国务院药品监督管理部门颁布的《中华人民共和国药典》（简称《中国药典》）和《中华人民共和国卫生部药品标准》（简称《部颁药品标准》）为国家药品标准。”国务院药品监督管理部门组织药典委员会负责国家药品标准的制定和修订。因此，中药鉴定的主要依据是国家药品标准，即《中国药典》和《部颁药品标准》。

（一）《中国药典》

《中国药典》是国家药品的法典，它规定了药品的各项要求，是全国药品生产、经营、使用、检验和监督管理等必须遵照执行的法定技术规范。建国以来共出版了8版药典,它们分别是1953年版《中国药典》、1963年版《中国药典》、1977年版《中国药典》、1985年版《中国药典》、1990年版《中国药典》、1995年版《中国药典》、2000年版《中国药典》、2005年版《中国药典》。《中国药典》通常每五年修订一次,新版药典颁布实施的同时,旧(前)版药典同时停止执行。1953年版《中国药典》收载中药材65种,中药成方制剂46种;1963年版《中国药典》一部(即中药部分)收载中药材446种、中药成方制剂197种;1977年版《中国药典》一部收载中药材882种、中药成方制剂270种;1985年版《中国药典》一部收载中药材506种、中药成方制剂207种;1990年版《中国药典》一部收载中药材509种、中药成方制剂275种;1995年版《中国药典》一部收载中药材522种、中药成方制剂398种;2000年版《中国药典》一部收载中药材534种、中药成方制剂458种;2005年版《中国药典》一部收载药材及饮片、植物油脂、成方及单味制剂共1164种,现代分析技术得到进一步扩大应用,增、修订后的附录较2000年版《中国药典》有了明显的改进和提高,从而反映出国家药品质量标准向着现代化迈进的发展趋势。

《中国药典》(2005年版)分一部、二部和三部及附录,共收载药品3214种,新增525种。一部收载药材及饮片、植物油脂、提取物、成方制剂、单味制剂共1146种,新增154种,修订453种;二部收载化学药品、抗生素、生化药品、放射药品、药用辅料等共1967种,新增327种,修订522种;三部收载生物制品101种,新增44种,修订57种。一部品种采用TLC鉴别1523项,含量测定45项; HPLC含量测定479种518项;GC鉴别、含量测定47种。二部采用HPLC法848种(次),采用IR鉴别法70种,增订溶出度检查和含量均匀度检查分别为93种和37种,增订有关物质检查达226种。

2005年版《中国药典》一部包括中国药典沿革、新增品种名单、新增、修订与删除的附录名单、凡例、品名目次、药材及其制品、成方及单味制剂、附录、索引等内容。对每味药材及其制品的记载内容有名称、来源、性状、鉴别、检查、含量测定、炮制、性味与归经、功能与主治、用法与用量、注意、贮藏等项目,对成方制剂的记述内容有名称、处方、制法、性状、鉴别、检查、含量测定、功能与主治、用法与用量、注意、贮藏等项目。

2005年版《中国药典》非常重视安全性,一部采用原子吸收和电感耦合等离子体质谱法增加了有害元素铅、镉、砷、汞、铜的测定,并规定了有害元素的限度(铅不得过百万分之五,镉不得过千万分之三,砷不得过百万分之二,汞不得过千万分之二,铜不得过百万分之二十)。中药注射剂安全性检查法应用指导原则。中成药的【功能与主治】项强调了中医的“证”和西医的“病”的紧密联系,便于医师临床应用。环保方面,在质量检测中尽可能不用苯作溶剂。

2005年版《中国药典》未载2000年版品种:广防己、关木通、青木香(均含能致肾毒害的马兜铃酸成分)。新增药材及饮片品种:人工牛黄、大蓟、山银花、山楂叶、川射干、天山雪莲、天然冰片、云芝、木通、瓦松、水飞蓟、炒瓜蒌子、母丁香、西瓜霜、朱砂根、关黄柏、灯盏细辛、红景天、杜仲叶、体外培育牛黄、苦地丁、贯叶金丝桃、荆芥炭、荆芥穗、荆芥穗炭、独一味、穿山龙、粉葛、黄藤、菝葜、绵马贯众炭、蜂胶、矮地茶。新增植物油脂和提取物:广藿香油、莪术油、银杏叶提取物、连翘提取物、黄芩提取物。

2005年版《中国药典》附录作了较大修订,制剂通则中新增了新剂型(如缓释胶囊、控释胶囊、阴道泡腾片等)和新方法(如制药用水总有机炭测定法、质谱法、生长激素生物测定法等)。附录载有药材取样法、药材鉴定通则、显微鉴别法、一般鉴别试验、分光光度法、色谱法、杂质检查法、铅镉砷汞铜测定法、重金属检查法、砷盐检查法、干燥失重测定法、水分测定法、灰分测定法、膨胀度测定法、酸败度测定法、农药残留量测定法、挥发油测定法、浸出物测定法等内容。

《中国药典》(2005年版)一部凡例与附录

《中国药典》凡例是解释和使用《中国药典》,正确进行质量检定的基本指导原则,对《中国药典》所载药品的名称及编排、项目与要求、检验方法和限度、对照品、对照药材、对照提取物、标准品、计量、精确度、试药、试液、指示剂、动物试验、说明书、包装、标签等加以规定。凡例中的有关规定同样具有法定的约束力。还明确规定,对本版药典收载的药材及制剂,均应按规定的方法进行检验,如果用其他方法,应将该方法与规定的方法做比较试验,根据试验结果掌握使用,但在仲裁时仍以本版规定的方法为准。

《中国药典》附录中收载的指导原则,是为执行药典、考察药品质量、起草与复合药品标准所制定的指导性规定。

链接

(二)《部颁药品标准》(中药材部分)

该标准是由卫生部责成中国药品生物制品检定所牵头,组织各省、自治区、直辖市药品检验所,对全国药材二级站所经销的中药材品种进行全面调查、鉴定,选取《中国药典》未收载的、来源清楚、疗效确切,多地区经营使用的常用中药材,分期分批制定并颁发实施的。中药材《部颁药品标准》包括《中华人民共和国卫生部药品标准》(中药材第一册),《中华人民共和国卫生部药品标准》(藏药第一册),《中华人民共和国卫生部药品标准》(蒙药分册),《中华人民共和国卫生部药品标准》(维吾尔药分册)等。

(三)《部颁药品标准》(中药成方制剂部分)

该标准是根据全国各省区八千多种中药成方制剂中筛选出来的品种而制定的,其中1~19册收载了3736种,已经颁布施行。这一标准的颁布实施,为中成药的生产与管理以及人民用药的安全有效,着重解决中成药品种中存在的处方不合理、疗效不确切的问题,起着关键性的指导作用。

(四)《中华人民共和国卫生部进口药材标准》

该标准是卫生部根据各口岸药品检验所四十多年来在对进口药材检验的基础上,对原来试行的《进口药材暂行标准》作进一步的修订完善而颁布施行的,如《儿茶等43种进口药材质量标准》。

此外,国家食品药品监督管理局颁布的《国家中成药标准汇编》(共收载中成药1518种),卫生部与原国家医药管理局联合颁布的《76种药材商品规格标准》以及国家标准局颁布的《中药材运输包装标准》等也属国家药品标准,是全国各有关单位必须遵照执行的法定药品标准。

二、地方药品标准

地方药品标准是各省、市、自治区根据各地用药习惯的不同,收载国家药品标准尚未收载的或虽有收载但规格有所不同的品种,并在本省或市、自治区颁布施行的一种具有地区性约束力的药品标准。地方药品标准包括各省、自治区、直辖市中药材标准及中药炮制规范,如《上海市药品标准》、《江苏省中药饮片炮制规范》等。

第2节 中药鉴定的一般程序

中药鉴定的一般程序包括样品登记、取样、鉴定、填写鉴定报告书等内容。

一、样品登记

在对送检样品进行鉴定前,首先必须对送检药品进行登记,包括送检单位、日期、鉴定目的、样品数量、一般状态和包装等。

二、取　　样

检品一般分为抽检品和送检品两类。药材的取样必须具有代表性,否则将直接影响鉴定结果的正确性。因此,最好由药检人员按要求亲自取样,并在取样中必须注意各个环节。

(一) 取样原则

1. 取样前,应注意品名、产地、批号、规格等级及包件式样是否一致,检查包装的完整性、清洁程度、有无水迹、霉变或其他物质污染等情况,并详细记录。凡有异常情况的包件,应单独检验。

2. 同批药材总包件数不足5件的,应逐件取样;5~99件,随机取样5件;100~1000件按5%取样;超过1000件的,超过部分按1%取样;贵重药材,不论包件多少均逐件取样。破碎的、粉末状的或大小在1cm以下的药材,可用采样器抽取样品,每一包件至少在2~3个不同部位各抽取样品1份。包件大的应从10cm以下的深处,在不同部位分别抽取。

每一包件的取样量:一般药材抽取100~500g,粉末状药材抽取25~50g,贵重药材抽取5~10g 。对包件较大或个体较大的药材,可根据实际情况抽取具有代表性的样品。

取样量的精确度及有关规定

(1) 供试品与试药等"称重"或"量取"的量,其精确度可根据数值的有效数位来确定。如称取"0.1g"指称取重量可为0.06~0.14g;称取"2g"指称取量可为1.5~2.5g;称取"2.0g"指称取量可为1.95~2.05g;称取"2.00g"指称取量可为1.995~2.005g。"精密称定"指称取重量应准确至所取重量的千分之一;"称定"指称取重量应准确至所取重量的百分之一。"精密量取"指量取体积的准确度应符合国家标准中对该体积移液管的精度要求;"量取"指可用量筒或按照量取体积的有效数位选用量具。取用量为"约"若干时,指取用量不得超过规定量的±10%。

(2) 恒重。除另有规定外,恒重指供试品连续两次干燥或炽灼后称重的差异在0.3mg以下的重量;干燥至恒重的第二次及以后各次称重均应在规定条件下继续干燥1小时后进行;炽灼至恒重的第二次称重应在继续炽灼约30分钟后进行。

(3) 试验中规定"按干燥品(或无水物,或无溶剂)计算"时,除另有规定外,应取未经干燥(或未去水,或未去溶剂)的供试品进行试验,并将计算中的取用量按检查项下测得的干燥失重(或水分,或溶剂)扣除。

(4) 试验中的"空白试验",指在不加供试品或以等量溶剂替代供试液的情况下,按同法操作所得的结果;含量测定中的"并将滴定的结果用空白试验校正",指按供试品所耗滴定液的量(ml)与空白试验中所耗滴定液的量(ml)之差进行计算。

(5) 试验时的温度,未注明者,指在室温下进行;温度高低对试验结果有显著影响者,除另有规定外,应以25℃±2℃为准。

链接

3. 中药成方液体制剂，如酒剂、酊剂、糖浆剂及口服液等，一般取样 200ml，同时需注意容器底部有无沉渣，如有则应摇匀后均匀取样；固体制剂，一般片剂取样 200 片，丸剂取样 10 丸，胶囊剂取样不得少于 20 个胶囊，一般取其内容物的重量为 100g，粉末状中药如颗粒剂、散剂等一般取样 100g，其他剂型的中成药可根据具体情况随机抽样，贵重成药可酌情取样。

（二）取样方法

各种药材取样方法因其性质和种类而异，但必须保证所取样品的代表性。通常首先打开每个药材包件，用取样器（探子）从包件的四角、中间或顶部、中部、底部分别取样；将抽取的样品混匀，即为抽取样品总量。若抽取样品总量超过检验用量数倍时，可按四分法再取样，即将所有样品摊成正方形，依对角线划“×”，使分为四等份，取用对角两份；再如上操作，反复数次，直至最后剩余量足够完成所有必要的实验以及留样为止。对于液体药材只要混合均匀后抽取平均样品，不易混匀的液体药材则必须从不同部位取样。

最终抽取的供检验用样量，一般不得少于检验所需用量的 3 倍，即 1/3 供实验室分析用，另 1/3 供复核用，其余的 1/3 留样保存，保存期至少 1 年。

取样后将样品放在容器内，封口，并加贴标签包括品名、批号、取样日期、取样人等。将开启的样品包件封好，加贴封口标记（封口人签章），在取样包件上粘贴取样证，并填写取样记录。

三、鉴　　定

根据样品及检测目的不同，可选择不同的鉴定方法。通常中药鉴定的目的和内容有：

（1）品种真伪鉴定：包括基源鉴定、性状鉴定、显微鉴定和理化鉴定等内容。

（2）品质纯度鉴定：包括异质有机物和一般杂质检查等内容。

（3）品质优良度鉴定：包括有效成分含量测定、有毒物质检测、水分测定、灰分测定、浸出物测定等内容。

中药的杂质检查主要鉴定中药中可能混入的各类杂质以及杂质的数量是否超过规定的限度，故又称“纯度鉴定”。中药中杂质的存在直接影响其质量以及临床用药的安全有效。中药的杂质通常包括两类：一是来源与规定相同，但其性状或药用部位与规定不符，如金银花中的开放花即为非药用部位杂质；另一类是来源与规定不同的物质，如泥沙、尘土等无机杂质以及人为掺入的非药用物质等。

杂质检查方法：按药材取样法取样。取规定量的供试品，摊开，通常用肉眼或放大镜（5～10 倍）进行观察，较大的杂质可直接检出，较小的可用适当的筛子将杂质筛出；个别肉眼难以识别的杂质，可采用显微或理化鉴别方法检查；个体大的药材，必要时可破开检查有无虫蛀、霉烂或变质情况。各类杂质确定后，应分别称重，计算出被检中药中杂质的含量（%）。

在对中药样品鉴定过程中，应及时、详细、如实地作好鉴定记录，内容包括检品名称、规格、产地、批号、包装、抽样送检单位或人名、鉴定目的、抽样及送检日期、送检数量、鉴定方法及结果、鉴定者、核对者等。鉴定记录是科技档案材料，也是填写鉴定报告书的依据。

四、填写鉴定报告书

中药样品鉴定工作结束之后，药检人员要及时填写鉴定（检验）报告书，包括样品的来源、鉴定的目的、鉴定的项目、方法及观察的现象、实验数据及结果、处理意见及该检品鉴定的法定依据等内容。填写中药鉴定报告书必须根据中药鉴定记录的内容，按照国家指定的药品检验机构发出的药品检验报告书的统一格式，如实填写清楚，不得涂改，签名盖章后生效。每一个检品检验结束后，应将鉴定记录本、样品及检验报告书存根交其他人员复核，检验结果经复查没有异议后，抄送有关部门备案，并由中药鉴定受理部门向送检单位或抽检部门分发鉴定（检验）报告书。

药品检验机构签发的报告书具有法律责任，如送检单位对检验结果有疑问或发生中毒、死亡事件，则需将留样观察之样品送上一级药品检验机构作仲裁检验。

案例3-1

广州某药材业务员孙某到某药材专业市场计划购进2000kg大黄，规格为蛋片吉一等，但由于缺乏进货经验和药材商品鉴定知识，最终购得的商品大黄并非蛋片吉一等品，而是统货水根大黄。

思考题：

1. 业务员孙某知道大黄有哪些商品规格吗？蛋片吉一等与水根在商品性状上如何区别？

2. 结合本案，谈谈你对学习中药鉴定技术的认识。

第3节 中药鉴定的常用方法

中药鉴定的样品来源复杂，形态多样，成分各异。因此，中药鉴定的方法也有多种。常用的中药鉴定方法有基源鉴定、性状鉴定、显微鉴定和理化鉴定等。各种方法各有特点，适用鉴定的对象也不同，具体应用时，还需根据样品的具体情况和要求，灵活、综合运用上述几种方法。

一、基源鉴定（origin identification）

基源鉴定又称“来源鉴定”，是应用植物、动物或矿物的形态学和分类学知识，对中药的来源进行鉴定，确定其正确的动植物学名、矿物名或中成药的原料组成，以保证应用品种准确无误的一种最基本的鉴定方法。这是中药鉴定的基础，也是中药生产、资源开发和新药研究不可缺少的一个重要环节。基源鉴定主要用于完整的植（动、矿）物类药材的真伪鉴定。以原植物鉴定为例，其步骤如下。

1. 观察植物形态　对于具有较完整植物体的中药检品，主要观察其根、茎、叶、花、果实等器官的形态，特别要仔细观察花、果实、孢子囊、子实体等繁殖器官，必要时也可借助放大镜或解剖镜观察植物体表的毛茸、腺点等形态结构特征。对于不完整的植物体，除少数特征十分突出的品种可以鉴定外，一般都要深入原植物产地进行调查，采集带有花、果的原植物标本及药材标本，以便供对照鉴定用。

2. 核对文献　根据已观察到的形态特征和检品的产地、、别名、功效等线索，直接查阅《中国药典》和全国性或地方性中草药书籍或图谱，加以分析对照。在核对文献时，应首先查考植物分类专著，如《中国植物志》、《中国高等植物图鉴》、《新华本草纲要》、《中国中药资源丛书》及有关的地区性植物志等；其次再查阅有关中药品种的专著，如《新编中药志》、《全国中草药汇编》、《中药大辞典》、《常用中药材品种整理和质量研究》、《中华本草》、《中药鉴定学》、《中药鉴别手册》各省中药志及药物志等；第三，应查对原始文献，帮助正确鉴定。

3. 核对标本　为了进一步确证，有必要将所鉴定的原植物标本与中药标本馆中已确定学名的标本核对。核对时，要注意同种植物在不同生长期的形态差异，需要参考更多的标本和文献资料，这样才能使鉴定的学名准确无误。如有条件，应与发表新种时描述的模式植物标本核对，或寄请有关专家、植物分类研究单位协助鉴定，这会使鉴定结果更为准确。

4. 确定学名　经过以上观察原植物形态特征、专业文献核对和已定名标本或模式标本核对后，最终确定该药材原植物的拉丁学名，作为基源鉴定的结果，并标出其中文名，注明所属的科属，交由他人复核。填写相关记录，完成检验报告，并将留样的样品装盒(瓶)、贴标签、存放。

此外，对于原植物品种鉴定，除了采用传统的经典分类方法外，近年来又兴起了利用植物体细胞染色体核型分析的细胞分类学、利用植物体内所含特征性化学成分进行分类鉴别的化学分类学以及运用植物形态学、化学、细胞学、地理学等知识对植物形态进行数学分析的数量分类学等新的植物分类方法。DNA 分子遗传标记技术的应用，为品种鉴别提供了新的鉴定方法。

二、性状鉴定(macroscopic identification)

性状鉴定是利用眼看、手摸、鼻闻、口尝、水试、火试等十分简便的鉴定方法，来鉴别药材的外观性状，包括形态、大小、色泽、表面特征、质地、断面、气、味等内容。性状鉴定是我国历代医药学家长期积累的关于中药材的经验鉴别法，具有简单、易行、迅速的特点。熟练掌握性状鉴别方法是非常重要的，也是中药鉴定工作者必备的基本功之一，在实际工作中是非常必要的。尤其是灵活运用老药工生动而形象的经验鉴别术语和方法，显得更为实用和有效。

性状鉴定和基源鉴定一样，首先应观察药材样品，描述形态特征，然后核对文献和已鉴定的标本。必要时还可将检品寄请有关专家或药检单位协助鉴定，同时到药材产地采集实物标本，并了解生产、加工、销售和使用等情况，帮助正确鉴定。性状鉴定的内容通常包括下列几个方面。

(一) 中药材

1. 形状　指干燥药材的形态。一般较固定，常与药用部位密切相关。如根及根茎类、茎类药材多呈圆柱形或圆锥形；皮类药材多呈卷筒状或板片状等；种子类药材多呈圆球形或扁圆形等。有些药材的外形特征，老药工们常用形象的经验鉴别术语加以描述，易学易记，如海马的外形特征概述为“马头蛇尾瓦楞身”，野山参则为“芦长碗密枣核艼，紧皮细纹珍珠须”。叶类、花类和全草类药材多皱缩成团，鉴定时须先用热水浸泡，展平后观察。观察某些果实种子类药材，如有必要可用水浸软后，取下果皮或种皮，以观察内部特征。

2. 大小　指药材的长短、粗细(直径)、厚薄等。要得出较正确的大小数值，应观察并测量较多的样品。测量时可用毫米刻度尺。表示药材的大小，一般有一定的幅度。如测量的大小与规定有差异时，可允许有少量高于或低于规定的数值。有些细小的种子类药材，如葶苈子、芥子、车前子、菟丝子等，可放在有毫米方格线的纸上，每 10 粒种子紧密排成一行，测量后求其平均值。

3. 色泽　指在自然光下观察药材的颜色及光泽度。药材的颜色与其成分有关，每种药材常有自身特定的颜色，如黄连色黄、丹参色红、紫草色紫、乌梅色黑、山药色白等。描述药材的具体色泽时，一般是复合色的，且以主要色调写在后、辅助色调写在前，如何首乌表面红棕色或红褐色，表示其颜色以棕色或褐色为主，红色次之。药材的色泽变化与其质量密切相关，变色将意味着变质，如久贮的绵马贯众根茎常变成棕黑色而不可入药，枸杞子、牛膝变黑后就说明已变质。

药材的色泽可作为品质的标志，如黄连要黄、茜草要红、玄参要黑等。

4. 表面特征 指药材表面（内外表面或上下表面）的特征，如光滑还是粗糙，有无皱纹、沟纹、裂纹、皮孔、毛茸、鳞叶及其他附属物等。如防风的根头部有明显密集的横环纹，俗称"蚯蚓头"；板蓝根的根头部可见暗绿色轮状排列的叶柄残基和密集的疣状突起；决明子表面光滑有光泽，背腹面各有一条突起的棱线，棱线两侧各有一条斜面对称而色较浅的线形凹纹。

5. 质地 指药材的轻重、软硬、坚韧、松紧、黏性、粉性、油润、角质、绵性、柴性等特征。有些药材可随加工方法而异，经蒸、煮加工的药材常质地坚实，半透明，呈角质样如盐附子质软，黑顺片则质硬而脆等；富含淀粉者，晒干后质地常显粉性。描述药材质地的经验鉴别术语很多，如南沙参质"松泡"、甘草质坚显"粉性"、当归质油润、天麻质坚"角质"样，桑白皮的"柴性"、石斛的"黏性"等。

6. 断面 包括折断面和横切面。折断面特征主要包括折断药材时所观察到的折断现象（如折断的难易程度、有无粉尘散落等）及折断面的特征（如断面的平坦与否、是否分层、有无胶丝或显纤维性、颗粒性、裂片状等）。横切面特征主要包括皮部与木部的比例、色泽、射线与维管束的排列方式以及有无裂隙、油点、形成层或内皮层环纹等特征。

老药工对药材断面特征有很多生动形象的经验术语，如茅苍术折断面能"起霜"（茅术醇结晶）、甘草折断时有粉尘散落（淀粉）、杜仲折断时有胶丝相连、厚朴折断时可显"亮银星"（厚朴酚）、黄芪断面显"玉栏、金井、菊花心"、大黄根茎断面可见"星点"（髓部异型维管束）、何首乌断面可见"云锦花纹"（皮层异型维管束）、茅苍术断面有"朱砂点"（红棕色油室）、粉防己断面显"车轮纹"等。

断面特征有时还用于鉴别易混淆的中药饮片，如青皮片皮薄中空而虚，而枳实片则皮厚中实；土茯苓片片面淡棕色较光滑，而萆薢片片面淡黄色有弹性，借此区别。

7. 气 某些药材具有特殊的香气或臭气，用鼻闻即可辨别。如麝香、檀香、肉桂等具有明显的香气；阿魏、败酱草等具有明显的臭气。有些药材的气直接嗅闻时不太明显，可以将样品砸碎、切断或揉槎后再嗅闻，有的还可以用热水浸泡或用火烧后再嗅，如薄荷揉搓后可闻到明显的清凉气味，血竭用火烧可闻到呛鼻的烟气等。

8. 味 药材的味是通过口尝而得到的实际滋味，通常可以反映药材质量的优劣，如乌梅味越酸质越佳，甘草、党参以味甜为佳，黄连、黄柏以极苦为佳等。如味感改变则应考虑品种和质量是否有问题。药材的味与其内含的化学成分有一定的关系，如黄连、黄柏、龙胆、马钱子等药材味极苦则与黄连、黄柏所含小檗碱、龙胆所含的龙胆苦苷、马钱子中的番木鳖碱和马钱子碱等化学成分有关。但药材性状的味与中药的性味不同，中药的性味是指药物对机体作用的反映，如辛味具有行散作用、甘味具有和缓作用、酸味具有收涩作用、苦味具有泻燥作用等。

口尝时，可取少量有代表性的药材在口里咀嚼约1分钟，使舌面的各部位都接触到药液或加开水浸泡后尝浸出液。一般舌尖对甜味敏感，舌根对苦味敏感，舌两前侧对酸敏感，舌两后侧对咸敏感。对于药性强烈或有毒性的药材，口尝要特别小心，一是取样不可太多，二是尝后一定要吐出来，并用水漱口，以免中毒，如川乌、草乌、半夏、白附子等，对于没有经验的初学者更应加倍小心。

9. 水试 有些药材遇水会产生特殊的理化现象，如红花水浸后，水变成金黄色，而花色不变；苏木投热水中则产生鲜艳的桃红色；秦皮水浸液在日光下呈碧蓝色荧光；蛤蟆油用温水浸泡，膨胀度不低于55；熊胆仁投入水中，会在水面旋转并呈黄色直线下沉而不扩散；车前子遇水发黏膨胀等。这些现象常与药材所含化学成分或组织构造有关。

10. 火试 某些药材用火烧后会发生特殊现象，如香气或臭气、烟雾、颜色、闪光、响声等。如海金沙易燃而产生爆鸣声及闪光；降香火烧后有香气和油溢出，残渣白色；乳香火烧微有香气，冒黑烟，并残留黑色残渣。

(二)中药饮片

与完整药材相比,中药饮片已经改变了形状、大小、颜色、气味等。如用机器切片则饮片鉴别难度更大。中药饮片在性状鉴定时应特别注意饮片的形状、大小、表面、切面、质地、断面及气味等特征。

1. 形状　不同类别的饮片具有各自不同的形状。根及根茎、木质茎多呈类圆形切片,如甘草片、大血藤片等;草质茎多呈短段状,如益母草段呈方柱形,青蒿段呈圆柱形等;皮常为弯曲或卷曲的丝条状,如厚朴丝、肉桂片等;叶多切成丝条状,如枇杷叶丝,少数保持原形如番泻叶,或皱缩如艾叶、大青叶,或碎片状如桑叶;果实种子多为类圆球形,大者常切成类圆形片状等,如槟榔片、木瓜片等。

2. 大小　《中国药典》(2005 年版)一部规定了中药饮片的规格有片、段、块、丝等。其厚薄大小通常为:①片:极薄片 0.5mm 以下,薄片 1 ~ 2mm,厚片 2 ~ 4mm;②段:长 10 ~ 15mm;③块:为 8 ~ 12mm 的方块;④丝:皮类药材丝宽 2 ~ 3mm,叶类药材丝宽 5 ~ 10mm。各地中药炮制规范具体尺寸略有不同,有的地方中药炮制规范有补充,如 2 ~ 4mm 厚为中片,4 ~ 5mm 为厚片;5 ~ 10mm 长的段为短段,10 ~ 15mm 为中段,长约 30mm 的为长段等。

3. 表面　切片的饮片表面包括外表面和切面。饮片的外表面,有的较光滑,如陈皮、百部、金钱草等;有的较粗糙或呈鳞片状剥落,如甘草片、苦参片等;有的根茎类饮片,如黄连片、香附片等外表面具横环纹、须根、退化鳞叶等特征。

饮片的切面多为横切面,特征较多。双子叶植物根、根茎、茎的切面具形成层环纹和放射状纹理,如丹参片、羌活片等;有的放射状纹理呈"菊花心",如甘草片、黄芪片;或呈"车轮纹",如防己片、大血藤片。还有的切面皮部白色,木部黄色,习称"玉栏金井",如黄芪片、板蓝根片、桔梗片等。单子叶植物根、根茎的切面常有内皮层环纹、小木心(中柱)或散在的筋脉点(散生维管束),如麦冬片面中心具小木心,莪术片面具筋脉点。双子叶植物根茎、单子叶植物根的切面中央具髓,如黄连片、天冬片;双子叶植物根、单子叶植物根茎的切面中央一般无髓,如桔梗片、知母片。有的饮片切面具异常维管束,如商陆片面具"罗盘纹"(多层同心环纹)、何首乌片面皮部显"云锦花纹",大黄根茎切面显"星点",牛膝片、川牛膝片的切面具同心环列的筋脉点等。蕨类植物根茎、叶柄基部的中柱有不同形状,如狗脊片、绵马贯众片叶柄基部分体中柱环列,紫萁贯众片叶柄基部中柱呈"U"字形等。木质茎藤片面常具"针眼"(大型导管),如川木通片、鸡血藤片。有的树皮切面呈层状排列,如黄柏片、秦皮片等。人参、西洋参、三七的片面皮部具棕色或红棕色小点(树脂道),茅苍术片面显"朱砂点"(红棕色油室),鸡血藤片面皮部具树脂样红色分泌物等。

饮片的外表面或切面的颜色往往随其所含化学成分的不同而异,如丹参片外表面红色、番泻叶片面黄绿色、天花粉切面白色、黄柏切面鲜黄色、玄参切面黑色、麻黄切面具朱砂心、槟榔切面具大理石样花纹等。

有的饮片切面特征尤为突出,易于鉴定,如大血藤横切片皮红木白,导管呈"针眼"状,具红棕色的放射状纹理;又如槟榔片面具大理石样"槟榔纹"、藕节横切片具 7 ~ 9 个圆孔;千年健片面红棕色树脂样,多数黄白色纤维束呈针样突出,相对一侧面有针眼。

4. 质地　常有硬、脆、韧、实、轻、重、松、粉性、黏性、角质等类型,且与饮片内部组织构造、所含成分及加工炮制方法等有关。以薄壁组织为主,结构疏松的饮片一般较脆或松泡,如南山参片、生晒山参片、丹参片等;富含淀粉的饮片多粉性,如粉葛根片、山药片、半夏片等;富含纤维的饮片多坚韧,如野葛根片、桑白皮片等;富含糖类及黏液质的饮片多黏性大,如地黄片、黄精片等;富含淀粉、多糖的饮片,经蒸煮糊化、干燥后多呈角质状,如红参片、天麻片、延胡索片等。

5. 断面　常有平坦、纤维性、颗粒性、层状、刺状、海绵状、粉尘飞扬、胶丝等类型，多与饮片内部组织构造及细胞内含物有关。富含薄壁组织的饮片断面多平坦，如丹皮片；富含纤维的饮片断面多显纤维性，如厚朴丝；富含石细胞的饮片断面多显颗粒性，如木瓜片；纤维束或石细胞群与薄壁组织相间排列的饮片断面多呈层状，如黄柏丝、苦楝皮丝；富含木纤维的木类饮片断面多呈刺状，如沉香片、苏木片；富含淀粉的饮片折断时常有粉尘飞扬，如山药片、川贝母片；含硬橡胶的饮片折断时常有白色胶丝，如杜仲丝。

6. 气味　常与饮片所含化学成分、加工炮制方法及所加辅料等有关。含有挥发油的饮片常有明显而特殊的香气，如木兰科的辛夷、厚朴丝等，伞形科的川芎片、当归片、白芷片等，唇形科的薄荷段、紫苏段、广藿香段等；含树脂道的五加科饮片如人参片、五加皮等常有不同的香气；花类饮片因含挥发油和蜜腺而香气显著，如金银花、月季花、玫瑰花、菊花等；木类饮片常含树脂和挥发油而有特殊香气，如沉香、降香、檀香等；有的饮片所含化学成分具有香气，如牡丹皮、徐长卿所含牡丹酚具有特殊香气，香加皮片所含甲氧基水杨醛具奶油话梅样香气；酒制的饮片多具酒气，炒炭的饮片常有焦香气。

饮片的味是口尝的味感，包括酸、甜、苦、辣、咸、涩、淡等。含有机酸的饮片，味多酸，如乌梅、山楂；含多糖或其他特殊甜味成分的饮片，味多甜，如枸杞子（含枸杞多糖）、甘草（含甘草甜素）；含生物碱类、黄酮类、内酯类、环烯醚萜苷类等成分的饮片常有苦味，如黄连片（含小檗碱等）、黄芩片（含黄芩苷等）、穿心莲段（含穿心莲内酯等）、龙胆（龙胆苦苷等）；含姜辣素的干姜味辣，含钾盐的海藻味咸，含鞣质的槟榔片、地榆片、五倍子等味多涩，五味子果肉味酸种子味辛苦；盐制饮片味多咸，醋制饮片味似醋酸，蜜制饮片味多甜。

三、显微鉴定（microscopic identification）

显微鉴定是利用显微技术和显微化学反应来对中药的品种和质量进行分析鉴定的一种鉴定方法。它主要是借助显微镜来观察动植物组织构造、细胞形态、内含物特征及矿物的光学特性等；利用中药所含化学成分的显微化学反应，来确定细胞壁及细胞内含物的性质或某些品种有效成分的存在部位等。所用仪器主要有普通光学显微镜、偏光显微镜和电子显微镜等，主要用于中药材的真伪优劣以及中成药是否按处方规定投料的鉴定，尤其是粉末性中药的鉴定。

显微鉴定时，可根据检品是完整药材、破碎药材、粉末或中成药而选择相应具有代表性的供试品，按照中国药典规定的各品种项下的显微鉴别项制作相应的显微制片，进行显微观察和鉴别。

（一）显微制片

要掌握中药显微鉴定法，鉴定者就必须具备扎实的植物解剖学知识，掌握显微制片的基本技能。用于显微鉴定的显微制片有横切片或纵切片、解离组织片、表面制片、粉末制片、花粉粒与孢子制片、磨片等。

1. 横切片或纵切片　沿着垂直于植物器官纵向方向所作的切片称为横切片，沿着平行于植物器官纵向方向所作的切片称为纵切片，通过圆心所作的纵切片称为径向（纵）切片，不通过圆心所作的纵切片称为切向（纵）切片。大多数根及根茎类、茎木类、皮类、叶类等药材作横切片观察，果实种子类常作横切片或纵切片观察，而木类药材往往要作横切片、径向切片、切向切片等三向切面观察。常用的切片方法有徒手切片法、滑走切片法、石蜡切片法等。徒手切片法简便易行，切片厚度可达10～20μm，石蜡永久切片则可长时间保存切片，切片厚度可达8μm左右，并可对组织细胞进行适当的染色处理，更有利于观察和辨别。

徒手切片法具体操作：选取完整药材欲观察的部位，软化后用徒手切片法切成10～20μm厚的横切片或纵切片，选取平整的薄片置载玻片上，根据不同的观察对象，滴加蒸馏水、稀甘油、甘油醋酸试液、水合氯醛试液或其他试液1～2滴，盖上盖玻片。必要时滴加水合氯醛试液后，在酒精灯上加热透化，并滴加稀甘油或甘油乙醇试液，盖上盖玻片，镜检。

2. 粉末制片　多用于观察粉末性药材组织碎片、细胞及后含物或某些中药颗粒的特征。通常采用水合氯醛加热透化装片，可使组织细胞清晰可见，具体方法为供试品粉末过4号筛，挑取供试品粉末少量，置载玻片上，滴加1～2滴水合氯醛试液，用解剖针搅匀，放在酒精灯上或小火焰上漫漫加热透化，边加热边搅拌，待试液挥散快尽时将载玻片移离火焰，重新滴加1～2滴水合氯醛试液，再重复上述加热透化操作2～3次，直到载玻片透化清晰为止，放置片刻，滴加稀甘油1～2滴，再加盖玻片即得。也可滴加蒸馏水、稀甘油、甘油醋酸试液等，直接观察淀粉粒等形态结构。

《中国药典》(2005年版)一部对药筛的规定

筛号	筛孔内径（平均值）	目号	筛号	筛孔内径（平均值）	目号
1号筛	2000μm±70μm	10目	6号筛	150μm±6.6μm	100目
2号筛	850μm±29μm	24目	7号筛	125μm±5.8μm	120目
3号筛	355μm±13μm	50目	8号筛	90μm±4.6μm	150目
4号筛	250μm±9.9μm	65目	9号筛	75μm±4.1μm	200目
5号筛	180μm±7.6μm	80目			

链接

3. 表面制片　常用于叶类、花类、果实种子类及全草类药材的鉴定。将供试品湿润软化后，剪取欲观察的部位约4mm^2，一正一反置载玻片上，或撕取叶片、萼片、花瓣、果皮、种皮的表皮，加适宜试液或加热透化后，盖上盖玻片，镜检以观察各部位的表面特征。

4. 解离组织片　利用化学试剂(如KOH等)使植物组织中各细胞之间的胞间层溶解而相互分离的一种制片，称为解离组织片，目的是为了观察某些木化组织细胞如导管、石细胞、纤维等的完整形态。将供试品切成长约5mm，直径约2mm的段，或厚约1mm的片，如供试品中薄壁组织占大部分，木化组织少或分散存在，可用氢氧化钾法；如供试品质地坚硬，木化组织较多或集成较大群束，可用硝铬酸法或氯酸钾法。

《中国药典》(2005年版)一部对药材粉末分等的规定

粉末类型	分等规定
最粗粉	能全部通过1号筛（10目），但混有能通过3号筛（50目）不超过20%的粉末
粗粉	能全部通过2号筛（24目），但混有能通过4号筛（65目）不超过40%的粉末
中粉	能全部通过4号筛（65目），但混有能通过5号筛（80目）不超过60%的粉末
细粉	能全部通过5号筛（80目），并含能通过6号筛（100目）不少于95%的粉末
最细粉	能全部通过6号筛（100目），并含能通过7号筛（120目）不少于95%的粉末
极细粉	能全部通过8号筛（150目），并含能通过9号筛（200目）不少于95%的粉末

链接

氢氧化钾法:置供试品于试管中,加5% 氢氧化钾溶液适量,加热至用玻棒挤压能离散为止,倾去碱液,加水洗涤后,取出少量置载玻片上,用解剖针撕开,以稀甘油装片观察。

硝铬酸法:置供试品于试管中,加硝铬酸试液适量,放置至用玻棒挤压能离散为止,倾去酸液,加水洗涤后,取出少量置载玻片上,用解剖针撕开,以稀甘油装片观察。

氯酸钾法:将供试品置试管中,加硝酸溶液(1→2)及氯酸钾少量,缓缓加热,待产生的气泡渐少时,再及时加入氯酸钾少量,以维持气泡稳定地发生,至用玻璃棒挤压能离散为止,倾去酸液,加水洗涤后,取少量置载玻片上,用解剖针撕开,滴加稀甘油,盖上盖玻片观察。

5. 花粉粒与孢子制片 可用水合氯醛透化制片,方法同粉末制片。也可取花粉、花药(或小的花)、孢子或孢子囊群(干燥的供试品浸于冰醋酸中软化),用玻璃棒研碎,经纱布过滤至离心管中,离心,取沉淀加新配制的醋酐与硫酸(9:1)的混合液1~3ml,置水浴上加热2~3分钟,离心,取沉淀,用水洗涤2次,取沉淀少量置载玻片上,滴加水合氯醛试液,盖上盖玻片,或加50%甘油与1% 苯酚各1~2滴,用品红甘油胶封藏观察。

品红甘油胶:取明胶1g加水6ml,浸泡至溶化,再加甘油7ml,加热并轻轻搅拌至完全混匀,用纱布过滤至培养皿中,加碱性品红溶液(碱性品红0.1g,加无水乙醇600ml及樟油80ml,溶解)适量,混匀,凝固后即得。

6. 磨片制片 主要用于观察坚硬的动物类和矿物类药材的显微特征。选取厚度约2mm的供试材料,置粗磨石(或磨砂玻璃板)上,加适量水,用食指、中指夹住或压住材料,在磨石上往返磨砺,待两面磨平,且厚度约数百微米时,将材料移至细磨石上,加水,用软木塞压在材料上,往返磨砺至透明(矿物药约厚0.03mm),用水冲洗,再用乙醇处理和甘油乙醇试液装片。

7. 含粉末药材制剂的显微制片 按供试品不同剂型,散剂、胶囊剂(内容物为颗粒状应研细),可直接取适量粉末;片剂取2~3片,水丸、糊丸、水蜜丸、锭剂等(包衣者除去包衣),取数丸或1~2锭,分别置乳钵中研成粉末,取适量粉末;蜜丸应将药丸切开,从切面由外至中央挑取适量样品或用水脱蜜后,吸取沉淀物少量。根据观察对象不同,分别按粉末制片法制片(1~5片)。

(二) 显微化学反应

利用药材组织中所含某些特殊的化学成分与特定的化学试剂发生化学反应,从而用来鉴定药材的细胞壁性质、细胞内含物的类型以及有效成分的存在部位。

细胞壁性质的鉴别:木质化细胞壁加间苯三酚试液1~2滴,稍放置,加盐酸1滴,因木质化程度不同,显红色或紫红色;木栓化或角质化细胞壁加苏丹Ⅲ试液1~2滴,稍放置或微热,显橘红色至红色;纤维素细胞壁加氯化锌碘试液,或先加碘试液湿润后,稍放置,再加硫酸溶液(33→50),显蓝色或紫色;硅质化细胞壁加硫酸无变化。

细胞内含物性质的鉴别:淀粉粒加碘试液显蓝色或紫色,用甘油醋酸试液装片,置偏光显微镜下观察,未糊化的淀粉粒显偏光现象,已糊化的无偏光现象;糊粉粒加碘试液显棕色或黄棕色,加硝酸汞试液显砖红色,材料中如含有多量脂肪油,应先用乙醚或石油醚脱脂后进行试验;脂肪油、挥发油、树脂加苏丹Ⅲ试液,显橘红色、红色或紫红色,加90% 乙醇,脂肪油和树脂不溶解(蓖麻油及巴豆油例外),挥发油则溶解;菊糖加10% α-萘酚乙醇溶液,再加硫酸,显紫红色并溶解;黏液加钌红试液显红色;草酸钙结晶加稀醋酸不溶解,加稀盐酸溶解而无气泡发生,加硫酸(1→2)逐渐溶解,片刻后析出针状硫酸钙结晶;碳酸钙结晶(钟乳体)加稀盐酸溶解同时有气泡发生;硅质(块)加硫酸不溶解。

有效成分存在部位的鉴别:利用显微化学反应来确定中药所含有效成分在中药组织构造中

的存在部位，如将北柴胡横切片置于载玻片上，加1滴无水乙醇-浓硫酸(1:1)液，在显微镜下观察可见木栓层、栓内层、皮层显黄绿色至蓝绿色，示其有效成分柴胡皂苷存在于以上部位。

(三) 显微测量

显微测量是用目镜显微量尺在显微镜下测量细胞及细胞内含物等的大小。测量时，用载台测微尺标化目镜显微量尺，计算出目镜每一小格的微米数。

目镜显微量尺：放在目镜筒内的一种标尺，为一个直径18～20mm的圆形玻璃片，中央刻有精确等距离的平行线刻度，常为50格或100格(图3-1)。

载物台显微量尺：在特制的载玻片中央粘贴一刻有精细尺度的圆形玻璃片。通常将长1mm(或2mm)精确等分成100(或200)小格，每一小格长为10μm，用以标定目镜显微量尺。

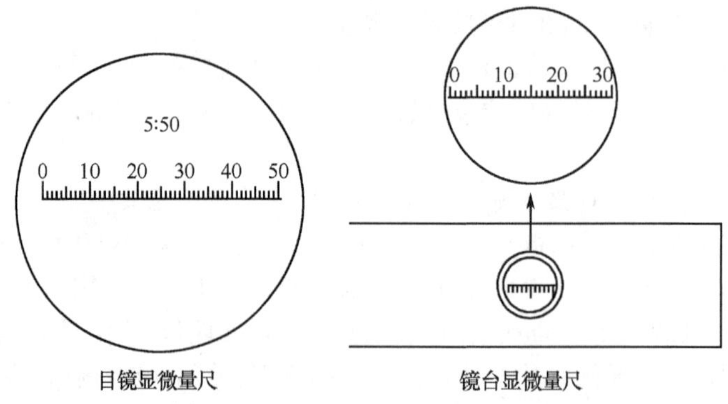

图3-1 目镜显微量尺和载物台(镜台)显微量尺

目镜显微量尺的标定：用以确定使用同一显微镜及特定倍数的物镜、目镜和镜筒长度时，目镜测微尺上每一格所代表的长度。取载物台测微尺置显微镜载物台上，在高倍物镜(或低倍物镜)下，将测微尺刻度移至视野中央。将目镜显微量尺(正面向上)放入目镜镜筒内，旋转目镜，并移动载物台显微量尺，使目镜显微量尺的“0”刻度线与载物台显微量尺的某刻度线相重合，然后再找第二条重合刻度线，根据两条重合线间两种显微量尺的小格数，计算出目镜显微量尺每一小格在该物镜条件下相当的长度(μm)。当测定时要用不同的放大倍数时，应分别标定。

测量方法：将需测量的目的物显微制片置显微镜载物台上，用目镜显微量尺测量目的物的小格数，乘以上述每一小格的微米数。通常是在高倍镜下测量，但欲测量较长的目的物，如纤维、导管、非腺毛等的长度时，需在低倍镜下测量。记录最大值与最小值(μm)，允许有少量数值略高或略低于药典的规定。

(四) 显微常数测定

常用的显微常数有气孔数、气孔指数、栅表比、脉岛数等，它们往往随品种的不同而异，同一品种则相对恒定，可作为叶类、某些带叶的全草类和花类药材品种鉴定的依据之一。

(五) 显微临时制片常用封藏试液

显微鉴定临时制片常用封藏试液的配制应按《中国药典》(2005年版)一部附录中试液配制法配制。

蒸馏水、稀甘油：适用于观察淀粉粒、油滴、树脂等细胞内含物及细胞壁的颜色。经水合氯醛透化的切片或粉末，加稀甘油1滴，可防止水合氯醛析出结晶，并使切片透明。

甘油醋酸试液：又称斯氏试液，可防止淀粉粒膨胀变性，是观察淀粉粒形态结构和显微测量的常用封藏剂。

水合氯醛试液：为显微鉴定最常用的透化剂，具有清洁、透明作用。药材切片或粉末滴加水合氯醛试液并适当加热透化，可使皱缩的细胞膨胀并溶解多种细胞色素及内含物，如叶绿素、树脂、淀粉粒、蛋白质、菊糖、挥发油等，而各种晶体不溶解，使细胞、组织变得更为透明清晰，便于观察细胞形状、组织构造以及细胞内含的各种结晶体。

（六）电子显微镜和偏光显微镜的应用

电子显微镜简称电镜，是以电子束为光源，利用电磁透镜成像，并与一定的机械装置和高真空技术相结合所构成的现代化综合性精密电子光学仪器。常见类型有扫描电镜和透射电镜等，以扫描电镜最为常用。扫描电镜的特点是放大倍数大，分辨率高，图像立体感强，样品制备简单，操作方便。它的结构是由镜筒、电子信号的收集与处理系统、电子信号的显示与记录系统、真空系统及电源系统等组成。它的工作原理是利用二次电子信号成像来观察样品表面的超微结构特征，即用极狭窄的电子束去扫描样品，通过电子束与样品的相互作用，使样品产生二次电子发射，并采用逐点成像的方法获得样品表面放大的图像。它的使用方法是：先将样品清洗、固定、脱水、干燥后，将其粘贴在支架上，并在真空喷雾器内镀上一层导电的金属膜（如金、钯、铝碳等）以保持样品表面处有恒定的电势，即可进行扫描。目前应用扫描电镜来观察药材组织和细胞的超微结构，尤其更善于观察在普通光学显微镜下不易察见的或难以判断的各种中药粉末超微结构特征，以及花粉粒、孢子、叶类、果实种子类中药的表面特征（如表面纹饰、表皮毛茸、气孔等），动物药材的体壁、鳞片、刚毛等组织细胞，矿物药的晶体等特征，特别适用于近缘药材的分类鉴定。

偏光显微镜与普通光学显微镜的主要差别是具有上偏光镜和下偏光镜，分透射偏光显微镜和反射偏光显微镜，前者用于鉴定透明矿物，后者用于鉴定非透明矿物。此外，偏光显微镜还用于研究动植物的组织及细胞内含物（淀粉粒、草酸钙簇晶等）。

四、理化鉴定（physicochemical identification）

理化鉴定是利用中药中某些化学成分的物理化学性质，通过物理化学或仪器分析手段来鉴定中药的真实性、纯度和品质优劣的一种鉴定方法。它主要用于中药所含化学成分或有效成分的有无和含量的多少以及有害物质的有无及含量等的分析鉴定。其主要内容包括物理常数的测定、常规检查、一般理化鉴别、色谱法、光谱法、色谱光谱质谱联用分析法等。

（一）物理常数测定

物理常数包括相对密度、旋光度、折光率、硬度、黏稠度、熔点、凝固点、碘值、皂化值、酸值、馏程、膨胀度、色度、泡沫指数、溶血指数、体积比、溶解度、pH等。对于挥发油类、油脂类、树脂类、加工品类（如阿胶等）、液体类（如蜂蜜等）及提取物类中药的真伪鉴别和纯度检查具有十分重要的意义。药材中掺有其他物质时，物理常数就会随之改变。如《中国药典》（2005年版）一部规定：蜂蜜的相对密度必须在1.349以上，薄荷脑的比旋度为$-49° \sim -50°$，冰片的熔点为

205℃～210℃，朱砂的硬度为2.0～2.5，肉桂油的折光率为1.602～1.614，松节油的馏程为154℃～165℃，天竺黄的体积比为10g天竺黄粉末装入量筒内的体积不得少于35ml等。具体测定方法参见《中国药典》附录。

（二）常规检查

常规检查包括杂质检查、水分测定、灰分测定、浸出物测定、含量测定、膨胀度检查、酸败度检查、色度检查、有害物质检查等。

1. 杂质检查　具体内容详见第3章第2节。

2. 水分测定　利用适当的仪器测定中药的含水量，《中国药典》通常规定了各类中药水分的含量限度，以防霉烂变质。如《中国药典》（2005年版）一部规定：牛黄含水量不得过9.0%，红花不得过13.0%，熊胆粉不得过9.0%等。水分测定的方法有多种，有烘干法、甲苯法、减压干燥法、气相色谱法、红外线干燥法、导电法等。测定用的供试品，一般先破碎成直径不超过3mm的颗粒或碎片，但直径和长度在3mm以下的可不破碎；减压干燥法需通过二号筛（24目）。

烘干法（干燥失重法）适用于不含或少含挥发性成分的中药。测定方法：取供试品2～5g，平铺在干燥至恒重的扁形称量瓶中，厚度不得超过5mm，如为疏松物质则不超过10mm，精密称定；打开瓶盖在100℃～105℃干燥5小时，将瓶盖盖好，移至干燥器中，冷却30分钟，精密称定；再在上述温度干燥1小时，冷却，称重，至连续两次称重的差异不超过5mg为止。根据减失的重量，计算供试品中的含水量（%）。

甲苯法适用于含挥发性成分的中药。测定方法：取供试品适量（约相当于含水量1～4ml），精密称定，置500ml短颈圆底烧瓶中，加甲苯约200ml，必要时加入干燥洁净的沸石或玻璃珠数粒，将仪器各部分连接，自直形冷凝管顶端加入甲苯，至充满水分测定管的狭细部分。将圆底烧瓶置电热套中或用其他适宜方法缓缓加热，待甲苯开始沸腾时，调节温度，使每秒钟馏出2滴。待水分完全馏出，即测定管刻度部分的水量不再增加时，将冷凝管内部先用甲苯冲洗，再用饱蘸甲苯的长刷或其他适宜的方法，将管壁上附着的甲苯推下，继续蒸馏5分钟，放冷至室温，拆卸装置，如有水粘附在水分测定管壁上，可用蘸甲苯的铜丝推下，放置，使水分与甲苯完全分离（可加亚甲蓝粉末少量，使水染成蓝色，以便分离观察）。读取水量，计算供试品中的含水量（%）。

减压干燥法适用于含有挥发性成分的贵重中药。测定方法：取供试品2～4g，混合均匀，分取约0.5～1g，置已在供试品同样条件下干燥并称重的称量瓶中，精密称定，打开瓶盖，放入直径30cm、内置铺有适量0.5～1cm厚新鲜五氧化二磷干燥剂的培养皿（直径约12cm）的减压干燥器中，减压至2.67kPa(20mmHg)以下持续半小时，室温放置24小时。在减压干燥器出口连接新鲜无水氯化钙干燥管，打开活塞，待内外压一致，关闭活塞，打开干燥器，盖上瓶盖，取出称量瓶迅速精密称定重量，计算供试品中的含水量（%）。

气相色谱法适用于含挥发性成分的中药。

（1）色谱条件与系统适用性试验：用直径为0.25～0.18mm的二乙烯苯-乙基乙烯苯型高分子多孔小球作为载体，柱温140℃～150℃，热导检测器检测。注入无水乙醇，按气相色谱法测定，并要求理论板数按水峰计算应大于1000，理论板数按乙醇峰计算应大于150，水和乙醇两峰的分离度应大于2，用无水乙醇进样5次，水峰面积的相对标准偏差不得大于3.0%。

（2）对照溶液的制备：取纯化水约0.2g，精密称定，置25ml量瓶中，加无水乙醇至刻度，摇匀，即得。

(3) 供试品溶液的制备:取供试品适量(含水量约 0.2g),剪碎或研细,精密称定,置具塞锥形瓶中,精密加入无水乙醇 50ml,密塞,混匀,超声处理 20 分钟,放置 12 小时,再超声处理 20 分钟,密塞放置,待澄清后倾取上清液,即得。

(4) 测定法:取无水乙醇、对照溶液及供试品溶液各 1 ~ 5μl,注入气相色谱仪,测定,即得。注意对照溶液与供试品溶液的配制须用新开启的同一瓶无水乙醇,用外标法计算供试品中的含水量,且在计算时应扣除无水乙醇中的含水量。

3. 灰分测定　主要包括总灰分(生理灰分)和酸不溶性灰分的限量测定,以限制中药中的泥砂杂质,确保中药的纯度。所谓总灰分是指中药经粉碎、加热、高温炽灼至灰化而残留的灰分即生理灰分;将总灰分加 10% 盐酸处理而得到不溶于 10% 盐酸的灰分即为酸不溶性灰分。各种中药的总灰分应在一定范围内,如所测灰分数值高于正常范围,则有可能掺有泥砂杂质。对于组织中含有较多草酸钙结晶的中药如大黄等,其总灰分本身差异较大,只有通过测定其酸不溶性灰分,才能准确控制其质量。因此,《中国药典》(2005 年版)一部规定了有关中药总灰分及酸不溶性灰分的最高限量,如血竭的总灰分不得过 6.0%,大黄的总灰分不得过 10.0%,酸不溶性灰分不得过 0.8% 等。

总灰分测定法:取供试品(须粉碎、能通过二号筛、混合均匀)2 ~ 3g 或 3 ~ 5g(如需测定酸不溶性灰分),置炽灼至恒重的坩埚中,称定重量(准确至 0.01g),缓缓炽热,注意避免燃烧,至完全炭化时,逐渐升高温度至 500℃ ~ 600℃,使完全灰化并至恒重。根据残渣重量,计算供试品中总灰分的含量(%)。如供试品不易灰化,可将坩埚放冷,加热水或 10% 硝酸铵溶液 2ml,使残渣湿润,然后置水浴上蒸干,残渣照前法炽灼至坩埚内容物完全灰化。

酸不溶性灰分测定法:取总灰分测定法测得的总灰分,在坩埚中小心加入稀盐酸约 10ml,用表面皿覆盖坩埚,置水浴上加热 10 分钟,表面皿用热水 5ml 冲洗,洗液并入坩埚中,用无灰滤纸滤过,坩埚内的残渣用水洗于滤纸上,并洗涤至洗液不显氯化物反应为止。将滤渣连同滤纸移至同一坩埚内,干燥并炽灼至恒重。根据残渣重量,计算供试品中含酸不溶性灰分的百分数。

4. 浸出物测定　对于有效成分不确定或无法精确定量的中药,一般可选用水、一定浓度的乙醇或甲醇、乙醚作为溶剂,用冷浸法或热浸法测定其水溶性浸出物或醇溶性浸出物或挥发性醚浸出物的含量,以表示中药的品质。供试样品须粉碎并通过 2 号筛(水浸物或醇浸物)或 4 号筛(醚浸物),混合均匀。《中国药典》(2005 年版)一部通常规定了中药水(醇或醚)溶性浸出物的最低限量以确保该种中药的质量,如麦冬的水溶性浸出物(冷浸法)不得少于 60.0%,党参的 45% 乙醇浸出物(热浸法)不得少于 55.0%,独活的醚溶性浸出物不得少于 3.0% 等。水溶性浸出物测定法:

(1) 冷浸法:取供试品约 4g,精密称定,置 250 ~ 300 ml 的锥形瓶中,精密加水 100ml,密塞,冷浸,前 6 小时内时时振摇,再静止 18 小时,用干燥滤器迅速滤过,精密量取续滤液 20ml,置已干燥至恒重的蒸发皿中,在水浴上蒸干后,于 105℃ 干燥 3 小时,置干燥器中冷却 30 分钟,迅速精密称定重量。除另有规定外,以干燥品计算供试品中水溶性浸出物的含量(%)。

(2) 热浸法:取供试品 2 ~ 4g,精密称定,置 100 ~ 250 ml 的锥形瓶中,精密加水 50 ~ 100ml,密塞,称定重量,静止 1 小时后,连接回流冷凝管,加热至沸腾,并保持微沸 1 小时。放冷后取下锥形瓶,密塞,再称定重量,用水补足减失的重量,摇匀,用干燥滤器滤过,精密量取滤液 25ml,置已干燥至恒重的蒸发皿中,在水浴上蒸干后,于 105℃ 干燥 3 小时,置干燥器中冷却 30 分钟,迅速精密称定重量。除另有规定外,以干燥品计算供试品中水溶性浸出物的含量(%)。

醇溶性浸出物测定法：照水溶性浸出物测定法测定。除另有规定外，以各品种项下规定浓度的乙醇代替水为溶剂。

挥发性醚浸出物测定法：取供试品 2～5g，精密称定，置五氧化二磷干燥器中干燥 12 小时，置索氏提取器中，加乙醚适量，除另有规定外，加热回流 8 小时，取乙醚液，置干燥至恒重的蒸发皿中，放置，挥去乙醚，残渣置五氧化二磷干燥器中干燥 18 小时，精密称定，缓缓加热至 105℃，并以 105℃干燥至恒重。其减失重量即为挥发性醚浸出物的重量 。

5. 含量测定　中药材往往含有多种化学成分，且共同起医疗作用，有时甚至具有双向调节作用，很难确定某一化学成分即是中医用药的唯一有效成分。然而药物有效必定有其物质基础，以中医理论为指导，结合现代科学技术和方法择其具有生理活性的主要化学成分，作为有效成分进行含量测定，用以鉴定和评价中药的品质。有效成分清楚的可选择具体的有效成分含量测定，如黄连的有效成分为小檗碱；有效成分尚不清楚的而化学上大类成分清楚的可测其总成分（如总生物碱、总蒽醌、总黄酮、总皂苷等）的含量；含挥发油成分的，可测定挥发油含量。

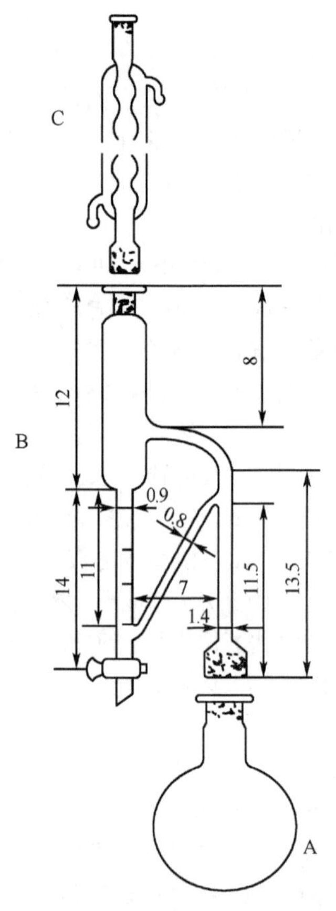

图 3-2　挥发油测定装置示意图

A. 1000ml（或 500ml、2000ml）；B. 挥发油测定器；C. 回流冷凝管；单位：cm

含量测定的常用方法有：滴定法（如测石膏中 $CaSO_4 \cdot 2H_2O$ 含量≥95.0%）、重量法（如测芒硝中 Na_2SO_4 含量≥99.0%）、分光光度法（如测牛黄中胆红素含量≥35.0%）、气相色谱法（如测丁香中丁香酚≥11.0%）、高效液相色谱法（如测西洋参中人参皂苷 Rg_1、Re、Rb_1 的总量≥2.0%）、薄层扫描法（如测黄连中小檗碱含量≥3.6%）、紫外-可见分光光度法（如测紫草中羟基萘醌总色素的含量≥0.80%）等。

对于含挥发油、脂肪油、树脂、蜡等成分的药材，除进行油、脂、蜡的含量测定外，尚要进行有关物理常数和化学常数的测定，如相对密度、凝固点、馏程、酸值、皂化值等，以表示该类药材品质的优劣度。

挥发油含量测定是在特定的挥发油测定器中进行的，主要利用中药所含挥发油成分能与水蒸气同时蒸馏出来的性质。测试用的供试样品除另有规定外，均须粉碎使能通过二号至三号筛（24～50 目），并混合均匀。对于中药微量挥发油的测定，采用《中国药典》挥发油含量测定法可能无法进行，可采用微量挥发油测定法测定，即用特殊的挥发油测定装置，得到的水与挥发油的混合液，用乙醚萃取，取出乙醚液，测定其中挥发油的含量。

《中国药典》（2005 年版）一部规定，挥发油测定法分甲法与乙法，甲法适用于测定挥发油相对密度在 1.0 以下的挥发油，乙法适用于测定相对密度在 1.0 以上的挥发油。挥发油测定装置如图 3-2 所示。

甲法：取供试品适量（约相当于含挥发油 0.5～1.0ml），称定重量（准确至 0.01g），置烧瓶中，加水 300～500ml（或适量）与玻璃珠数粒，振摇混合后，连接挥发油测定器与回流冷凝管。自冷凝管上端加水使充满挥发油测定器的刻度部分，并溢流入烧瓶时为止。置电热套中或用其他适宜方法缓缓加热至沸，并保持微沸约 5 小时，至测定器中油量不再增加，停止加热，放置片刻。开启测定器下端的活塞,将水缓缓放出,至油层上端到达刻度0线上面5mm处为止。放置1小时以上,再开启活塞使油层下降至其上端恰与刻度0线平齐,读取挥发油量,并计算供试品中挥发油的含量(%)。

乙法:取水约300ml与玻璃珠数粒,置烧瓶中,连接挥发油测定器。自测定器上端加水使充满刻度部分,并溢流入烧瓶时为止。再用移液管加入二甲苯1ml,然后连接回流冷凝管。将烧瓶内容物加热至沸腾,并继续蒸馏,其速度以保持冷凝管的中部呈冷却状态为度。30分钟后,停止加热,放置15分钟以上,读取二甲苯的容积。然后照甲法自"取供试品适量"起,依法测定,自油层量中减去二甲苯量,即为挥发油量,再计算供试品中挥发油的含量(%)。

6. 膨胀度检查 膨胀度是衡量中药膨胀性质的指标,通常按干燥品计算,每1克中药在水或其他规定的溶剂中,在一定时间与温度条件下膨胀后所占有的体积(ml)。主要用于富含黏液质、果胶质和半纤维素中药(如车前子、葶苈子、蛤蟆油等)的鉴定。如新版药典规定:北葶苈子和南葶苈子的膨胀度分别不得低于12和3,蛤蟆油的膨胀度不得低于55。

7. 酸败度检查 酸败度是指油脂或含油脂的种子类药材,在贮藏过程中氧化分解成游离脂肪酸、过氧化物或低分子的醛类、酮类产物而出现酸败臭味的程度。通过分别测定酸值、过氧化值以及羰基值来控制油脂及含油脂的种子类药材的酸败度。如新版药典规定:郁李仁的酸值不得过10.0,羰基值不得过3.0,过氧化值不得过0.05。

8. 色度检查 色度是指含挥发油成分的中药,在贮藏过程中发生氧化聚合而走油变质的程度。色度检查的目的是为了控制药材走油变质,方法有比色鉴定法等。如新版药典规定白术的酸性乙醇提取液与对照液相比较,显色不得较深。

9. 有害物质检查 中药有效成分的含量测定和有害物质的限量检查同样重要。有害物质检查的内容包括马兜铃酸检测、吡咯里西啶生物碱检测、农药残留量检测、黄曲霉毒素检查、重金属检查、砷盐检查、二氧化硫残留量检查等,具体检测方法参见《中国药典》附录。

(1) 马兜铃酸检测:马兜铃酸系肾毒性成分,主要分布于马兜铃科马兜铃属植物的药材中,如关木通、广防己、青木香、马兜铃、天仙藤、朱砂莲等。常用检测方法有高效液相色谱法、高效毛细管电泳法及其与质谱联用分析技术。

(2) 吡咯里西啶生物碱检测:吡咯里西啶生物碱系肝毒性成分,主要存在于豆科猪屎豆属植物农吉利、猪屎豆,以及菊科千里光属千里光,款冬属款冬,佩兰属佩兰等药材中。常用检测方法同马兜铃酸检测法。

(3) 农药残留量检测:农药的种类很多,如有机氯类农药滴滴涕(DDT)和六六六(总BHC)等、有机磷类农药敌敌畏、对硫磷、乐果、二嗪农、久效磷等12种,拟除虫菊酯类农药氯氰菊酯、氰戊菊酯、溴氰菊酯等,在使用后易在土壤或生物体内长期残留和蓄积而危害人体健康,因此世界各国都非常重视农产品和药品中农药残留量的检测和限量问题。例如,新版药典规定:甘草中六六六(总BHC)不得过千万分之二,滴滴涕(总DDT)不得过千万分之二,五氯硝基苯(PCNB)不得过千万分之一。对于中药中有机氯类、有机磷类、拟除虫菊酯类农药残留量,2005年版《中国药典》规定采用气相色谱法检测。

(4) 重金属检查:重金属是指在实验条件下能与硫代乙酰胺或硫化钠作用显色的金属杂质,如铅、镉、汞、铜等。药材生长的土壤及其环境,人工栽培施用的化肥、农药,药材采收加工及贮藏,某些植物根系对重金属元素具有富集作用等,都可能造成药材重金属超标。新版《中国药典》对某些植物药、矿物药、动物药、植物油脂及提取物等规定了重金属含量的最高限度,如甘草、黄芪、丹参、白芍、西洋参、金银花等含铅不得过百万分之五,镉不得过千万分之三,汞不得过千万分之二，铜不得过百万分之二十；石膏、芒硝含重金属不得过百万分之十，玄明粉不得过百万分之二十；阿胶含重金属不得过百万分之三十；桉油、松节油含重金属不得过百万分之十；黄芩、银杏叶、连翘等药材提取物含重金属不得过百万分之二十。测定重金属总量采用硫代乙酰胺或硫化钠显色反应比色法。

（5）砷盐及砷元素检查：新版《中国药典》对某些矿物药如石膏、芒硝、玄明粉等以及动物药阿胶，规定了用古蔡氏法或二乙基二硫代氨基甲酸银法测定其砷盐含量的最高限度，如石膏含砷盐不得过百万分之二，芒硝含砷盐不得过百万分之十，玄明粉含砷盐不得过百万分之二十，阿胶含砷盐不得过百万分之三。此外还对有害元素砷元素规定用原子吸收分光光度法和电感耦合等离子体质谱法进行测定，并规定黄芪、甘草、丹参、西洋参、白芍、金银花等含砷不得过百万分之二。

（6）黄曲霉毒素检查：黄曲霉毒素（*aflatoxins*）是由黄曲霉菌（*Aspergillus Flavus*）污染食品或中药而产生的代谢产物，主要有黄曲霉毒素 B_1、黄曲霉毒素 B_2、黄曲霉毒素 B_{2a}、黄曲霉毒素 G_1、黄曲霉毒素 G_2、黄曲霉毒素 G_{2a}、黄曲霉毒素 M_1、黄曲霉毒素 M_2 等 8 种，其中黄曲霉毒素 B_1、黄曲霉毒素 B_2 毒性最大，有强烈致癌性。目前世界各国对食品和药品中黄曲霉毒素的限量作了严格规定，一般为 3 ~ 5μg/kg。其测定方法是：根据黄曲霉毒素 B_1、黄曲霉毒素 B_2 和黄曲霉毒素 G_1、黄曲霉毒素 G_2 能溶于氯仿、甲醇而不溶于正己烷、乙醚、石油醚的性质，黄曲霉毒素 B_1、黄曲霉毒素 B_2 在紫外光灯下（$\lambda = 365nm$）观察呈黄色荧光，黄曲霉毒素 G_1、黄曲霉毒素 G_2 在紫外光灯下（$\lambda = 425nm$）观察呈绿色荧光。同时通过薄层色谱，用黄曲霉毒素标准品作对照，根据荧光斑点的大小定量或用荧光光度计检测，灵敏度更高。此外，还有高效液相色谱法、质谱法、示波极谱法、酶联吸附免疫法等检测黄曲霉毒素的方法。

（7）二氧化硫残留量检查：有些药材在加工或贮藏过程中，常采用硫磺熏蒸法，使药材变白或杀菌防腐，同时在药材中有所残留，影响了药材使用的安全性。虽然我国法定药品标准尚未对中药材中的二氧化硫作限量检查，但目前世界上多数国家对食品和药品中残留的二氧化硫均作了严格的限量要求。其检测方法有酸蒸馏碘滴定法和离子色谱法。

（三）一般理化鉴别

1. 显色反应　利用中药中的某些化学成分能与特定的试剂产生特殊的颜色反应来检识。一般在试管中进行，也可在药材饮片或粉末上直接滴加各种试液，观察所呈颜色以了解某成分存在的部位。如马钱子胚乳切片分别滴加 1% 钒酸铵硫酸溶液和发烟硝酸各 1 滴，不久便可察见马钱子胚乳切片的内层和外层分别显紫色（示番木鳖碱）和橙红色（示马钱子碱）。

2. 沉淀反应　利用中药中的某些化学成分能与特定的试剂产生特殊的沉淀反应来检识。包括生物碱类成分遇生物碱的沉淀试剂（如碘化铋钾、碘化汞钾等）发生的橘红色或黄白色等沉淀反应，鞣质类成分与三氯化铁试剂发生蓝黑色沉淀反应，蛋白质类成分遇热或加酸产生沉淀反应等。

3. 泡沫反应和溶血指数的测定　利用皂苷的水溶液振摇后能产生持久性的泡沫和溶解红细胞的性质，可测定含皂苷类成分中药的泡沫指数或溶血指数作为质量指标。如有标准皂苷同时进行比较，则更有意义。如对远志的鉴别即可采用溶血试验，对猪牙皂的鉴别则采用泡沫反应。

4. 微量升华　利用中药中所含的某些化学成分，在一定温度下能升华的性质，获得升华物，在显微镜下观察其结晶形状、颜色及化学反应作为鉴别特征。必要时可用显微熔点测定仪测定升华结晶的熔点。如大黄粉末升华物,低温时呈黄色针状或片状结晶,高温时呈羽状结晶,滴加碱液显红色反应(蒽醌类);薄荷的升华物为无色针簇状结晶(薄荷脑);徐长卿和牡丹皮的升华物为长柱状、针状或羽状结晶(牡丹酚);斑蝥的升华物为白色柱状或小片状结晶(斑蝥素);胡黄连的升华物为针(簇)状、棒状、板状结晶(香草酸与肉桂酸);牛黄解毒片经微量升华可得冰片的结晶(龙脑),其熔点为 205 ~ 210℃。

5. 荧光分析 利用中药中所含的某些化学成分,在紫外光或自然光下能产生一定颜色的荧光的性质进行鉴别。通常直接取中药饮片、粉末或浸出物在紫外光灯下进行观察。如珍珠的横断面在紫外光灯下观察,海水珍珠显浅蓝色荧光,淡水养殖珍珠则显亮黄绿色荧光;黄连横切片或水浸液在紫外光下显金黄色荧光;浙贝母粉末在紫外光灯下显亮淡绿色荧光;秦皮的水浸液在自然光下显碧蓝色荧光。此外,有些中药本身不产生荧光,但经酸、碱等化学方法处理后便可在紫外光灯下产生荧光;或者表面附有地衣或真菌的中药也会产生荧光;如芦荟水浸液与硼砂共热可产生黄绿色荧光;枳壳乙醇浸出液滴在滤纸上,干后喷 0.5% 醋酸镁甲醇液,烘干即显淡蓝色荧光;矿物药所含锌、硼、铅等元素和某些有机试剂作用也能产生荧光反应。用荧光法鉴别时,样品一般应置紫外光灯下约 10cm 处观察荧光,选用紫外光波长 $\lambda = 365$nm 或 $\lambda = 254$nm,通常采用 $\lambda = 365$nm 观察。

(四) 色谱法

色谱法又称层析法,是利用中药化学成分在流动相与固定相中的分配系数差异而使各组分分离,根据分离所得色谱图进行分析鉴定的一种方法。常用的方法有纸色谱法(PC)、薄层色谱法(TLC)、气相色谱法(GC)及高效液相色谱法(HPLC)、蛋白质电泳色谱法等。色谱法能定性定量地反映中药的鉴别特征,如中药提取物的化学组成及其含量情况等,具有分离能力强、分析速度快、定量准确、应用广泛等特点。应注意用于色谱鉴定的溶剂,与供试品不得发生化学反应,通常要用纯度较高的溶剂;除气相色谱法或另有规定外,一般在室温下操作。现将目前最常用的薄层色谱法、气相色谱法、高效液相色谱法、蛋白质电泳色谱法简介如下:

1. 薄层色谱法(TLC) 是将中药的提取物与已知主成分的标准品或标准药材作对照,选用合适的展开剂展开,用一定方法显色后,样品色谱与对照品色谱在相应的位置上,应显示相同颜色的斑点或主斑点,据此而用于鉴别的一种方法,如新版《中国药典》应用薄层色谱法进行定性鉴别的达 1523 项。

薄层色谱法的操作过程包括制板、点样、展开、显色、定量测定等环节,具有展开时间短、分离效果较好、灵敏度较高等特点。薄层板常用吸附剂为氧化铝、硅胶、纤维素等。

薄层色谱法既可用于定性鉴别,又可用作定量测定,其中定量测定应用薄层扫描法最多,效果最好,尤其是中成药的含量测定。薄层扫描法是用一定波长的光照射在展开后的薄层色谱板上,测定其对光的吸收或所发出的荧光进行定量分析的方法,将扫描所得的图谱和积分的数据用于中药的鉴别、杂质检查或含量测定。常用的仪器为薄层扫描仪。如 2005 年版《中国药典》应用薄层色谱法进行含量测定的达 45 项,其中有 4 种药材用薄层扫描法进行含量测定。

2. 气相色谱法(GC) 适用于含挥发油及含挥发性成分的中药,进行药材鉴别、杂质检查、水分测定、农药残留量检查和含量测定,如新版药典采用此法进行定性鉴别和定量测定的品种达 47 种。气相色谱法中的流动相为气体,称为载气,多为氮气;固定相有两种,一种为固体吸附剂,另一种为涂在化学惰性载体表面的液膜。其原理为:样品注入进样口被加热汽化,在色谱柱内,样品中各组分在气、液两相中进行反复分配,因分配系数的不同而分离,先后由柱出口进入检测器,产生讯号,由记录仪、积分仪或数据处理系统记录色谱图,再根据组分的量与检测响应值或峰高成正比而进行定性和定量分析。

3. 高效液相色谱法(HPLC)　与气相色谱法相比较,具有适用范围广、流动相选择性大、色谱柱可反复应用、流出组分易收集等特点,适用于中药材及中成药的质量分析。HPLC 法流动相是具有不同极性的单一溶剂或不同配比的混合溶剂、缓冲液等液体溶液;常用色谱柱填充剂有硅胶(正相色谱)、化学键合固定相(如十八烷基硅烷键合硅胶、离子交换树脂填料、凝胶等);选择量一般为数微升,柱温多为室温,检测器常用紫外光检测器,所用仪器为液相色谱仪。HPLC 法的工作原理是用泵将流动相高压输送到装有填充剂的色谱仪,注入供试品,经流动相带入柱内,在填充剂上分离后,各成分先后进入检测器,用记录仪、积分仪或数据处理系统记录色谱图。HPLC 法具有分离效能高、分离速度快、灵敏度和准确度高、重现性好、专属性强等特点,且不受样品挥发性的约束,只要求样品能制成溶液而不需要气化,所以特别适用于挥发性低、热稳定性差、分子量大的高分子化合物以及离子型化合物(如氨基酸、蛋白质、生物碱、核酸、甾体、类脂、维生素以及无机盐类等)的含量测定。新版药典采用此法进行含量测定的品种多达 479 种 518 项。

4. 蛋白质电泳色谱法　适用于含蛋白质及氨基酸类成分中药的真伪鉴定,尤其是动物药及果实种子类中药,如蛇类药材及其伪品、西洋参人参及其伪品、山药及其伪品的鉴别等。其原理是利用中药所含蛋白质带电荷的成分,在同一电场作用下,由于各组分所带电荷的性质、数目及分子质量的不同,泳动方向和速度则不同,最终形成的色谱带条数不同而达到分离鉴定的目的。常用方法是聚丙烯酰胺凝胶电泳法。

(五) 光谱法

光谱法是通过测定被测物质在特定波长处或一定波长范围内对光的吸收度而对该物质进行定性和定量分析的方法。所用波长 200 ~ 400nm 为紫外光区,400 ~ 760nm 为可见光区,2.5 ~ 25μm(波数 4000 ~ 400cm^{-1})为红外光区。所用仪器有紫外分光光度计、可见分光光度计、红外分光光度计和原子吸收分光光度计。常用方法有紫外光谱法、可见分光光度法、紫外-可见分光光度法、红外光谱法、原子吸收光谱法。

1. 紫外光谱法(UV)　利用中药所含主成分或有效成分,在波长 200 ~ 400nm 处有最大吸收波长的原理而进行定性定量分析的方法。所用仪器为紫外分光光度计,所用溶剂在所测波长附近不得产生干扰吸收峰,所配样品溶液的吸收度读数以 0.3 ~ 0.7 误差较小,空白对照应用配制样品的同批溶剂。

紫外光谱法不仅能测定有色物质,而且能测定含不饱和共轭双键的无色物质。中药材的紫外吸收光谱通常是各组分特征吸收光谱叠加而成,在一定条件下,同一种药材应有相同的紫外吸收光谱。但有时对同属不同种药材以及性状和显微鉴别不易区分的近缘物种的鉴定,单纯依靠紫外吸收光谱往往不能达到分离和鉴定的目的,这时可采用导数光谱法来帮助解决光谱干扰问题。

2. 可见分光光度法　又称比色法,是通过比较中药溶液的颜色对光的吸收度,以测定其某种成分或组分含量的方法,主要用于中药的定量分析和物理常数测定。常用仪器为可见分光光度计或比色计,测定时需用标准品或对照品同时比较,在规定波长处测定对照品和供试品溶液的吸收度后,可用标准曲线法或比较法计算。

3. 紫外-可见分光光度法　适用于主成分或有效成分在 200 ~ 760nm 处有最大吸收波长的中药作定性分析和含量测定(如总黄酮、总生物碱、总蒽醌等),具有分析灵敏、简便准确、定性定量等优点。由于影响显色的因素较多,测定时通常要用标准品或对照品同时比较。所用仪器为紫外—可见分光光度计。

4. 红外光谱法(IR) 是通过测定中药粉末、提取物或化学单体的红外吸收曲线,并根据中药各组分官能团红外吸收峰的差异(峰位、峰强度、峰形状)而鉴别中药品种和质量的方法,常用于中药定性鉴别和化合物的结构分析。所用仪器为红外分光光度计。中药的正品与伪品,不同产地、不同生境的药材,栽培品与野生品,只要药材中所含的化学成分不同或各成分含量的比例不同,就会导致红外光谱的差异,据此来鉴别中药的真伪优劣。有关实验证明,不同品种的红外光谱均具有较高的特征性和重现性。红外光谱具有特征性强(波长 7 ~ 15μm 的指纹区,吸收峰多且尖锐),分析速度快,样品用量少,操作简单,应用较广泛等特点。定性鉴别时,通常固体样品采用溴化钾压片法,液体样品采用液样点于氯化钾或溴化钾片间,在 4000 ~ 667cm^{-1}范围内测定其吸收光谱,所得吸收光谱应与对照图谱一致;含量测定时,样品液与标准品溶液先后分别装入同一液体吸收池,在规定波数范围内测定吸收图谱并按规定方法作基线及量取峰高计算含量。

5. 原子吸收光谱法(AAS) 是根据从光源辐射出的待测元素特征光波,通过供试品蒸汽时,被蒸汽中的待测元素的基态原子所吸收,测定辐射光强度减弱的程度,而求出供试品中待测元素含量的一种方法。原子吸收遵循一般分光光度法的吸收定律,通过比较对照品和供试品的吸光度,即可求得供试品中待测元素的含量。本法具有专属性强,检测灵敏度高,测定速度快等特点,是目前测定中药材及中成药中重金属、有害元素及微量元素最常用的方法之一。所用仪器为原子吸收分光光度计。

微量元素与人体的机能密切相关,其中某些微量元素是生物体中某些酶、激素和维生素的主要组成部分。1974 年,世界卫生组织公布了铁、锌、铜、铬、钼、硒、钴、锰、镍等元素为人类营养所必需。因此,对中药中某些具有生理活性作用的微量元素的含量测定必将成为中药品质评价的重要内容之一。

6. 质谱鉴定法(MS) 按照带电粒子的质量与电荷的比值(m/z)大小依次排列形成的质谱图,根据中药提取物的化学成分所显示的分子离子基峰及进一步裂解碎片峰的不同而对中药化学成分进行结构鉴定的一种方法。所用仪器为质谱仪。对中药化学成分结构鉴定时,往往还要辅以红外光谱、紫外光谱、磁共振谱等提供的信息,才能准确鉴定分子的结构。

7. 磁共振光谱法(NMR) 利用中药总提取物中某些特定元素的原子(^{1}H或^{13}C)吸收电磁波辐射,以吸收频率为横坐标,峰强度为纵坐标作图,即得该物质的磁共振谱($^{1}HNMR$或^{13}C-NMR)。中药的$^{1}HNMR$指纹图具有高度的特征性和重现性,可依据$^{1}HNMR$指纹图上显示的特征共振信号和数据(δppm)鉴定中药化学成分的结构。

(六) 色谱、光谱和质谱联用分析法

基于色谱法长于复杂化合物的分离鉴定和光谱法长于鉴定未知化学结构的特点,色谱、光谱和质谱联用分析法是将两种分析技术的长处结合起来的一种联用技术,适用于中药化学成分的分离和结构鉴定。常用方法有气相-质谱(GC-MS)、红外-质谱(IR-MS)、高效液相-质谱(HPLC-MS)及质谱-质谱(MS-MS)、高效液相-质谱-质谱(HPLC-MS-MS)等。如气相色谱-质谱与计算机联用技术现已广泛用于含挥发性成分的中药分析中,质谱-质谱联用技术适用于粉末药材的分析鉴定。

五、鉴定新技术简介

随着现代自然科学技术的发展,中药鉴定的新技术和新方法不断涌现,使中药鉴定的手段向着标准化、高速化、信息化方向迈进。现择其常用技术和方法简介如下。

1. 中药指纹图谱鉴定技术　中药指纹图谱指某种或某产地的中药材或中成药中所共有的、具有特征性的某类或数类化学成分的色谱或光谱的图谱。中药指纹图谱鉴定技术就是借助中药指纹图谱的特征性,有效地鉴别样品的真伪或产地,或者通过指纹图谱主要特征峰的面积或比例,有效地控制样品质量相对稳定的一种技术。目前,中药质量标准要求制定指纹图谱的中药仅是中药注射剂,包括组成处方的中药材、有效部位或中间体、注射剂的指纹图谱。

中药材指纹图谱标准的内容包括来源、供试品的制备、参照物的制备、测定方法、指纹图谱及技术参数等。如原药材需经过特殊炮制,则应制定原药材和炮制品指纹图谱的检测标准。

中药注射剂指纹图谱标准的内容包括供试品的制备,参照物的制备,测定方法,指纹图谱及技术参数,中药材、有效部位、中间体和注射剂指纹图谱之间的相关性等。

2. DNA 分子遗传标记技术　DNA 分子遗传标记技术是通过比较不同物种间 DNA 分子的遗传多样性的差异来鉴定中药基源的一种新技术,它具有遗传的稳定性与多样性等特点。常用方法有聚合酶链式反应(PCR 技术)、DNA 序列测定法、随机扩增多态性 DNA 指纹分析(RAPD)、限制性内切酶酶切片断多态性分析(RFLP)等,其原理是:PCR 技术是一种模拟体内 DNA 复制过程的体外酶促合成特异性核苷酸片断技术,以待扩增的两条 DNA 链为模板,由一对人工合成的寡核苷酸引物(长 15 ~ 25 个碱基)介导,通过 DNA 聚合酶促反应,在体外进行特异 DNA 序列扩增;DNA 序列测定法是基于 PCR 的 DNA 直接测序技术,测序所用引物是 PCR 扩增引物;RAPD 技术是利用药材总 DNA 为模板,采用合成较短的单个随机引物,在 DNA 聚合酶的作用下,进行非特异性 PCR 扩增反应而获得一组不连续的 DNA 片断,分析扩增产物电泳图谱在不同类群中的变异;RFLP 技术是物种的基因组 DNA 在限制性内切酶的作用下,在特定的核苷酸顺序上切割,产生相当多的大小不等的 DNA 片断,用放射性同位素标记的 DNA 探针,检测与被标记 DNA 相关的片断,形成 DNA 多态性图谱。

DNA 分子遗传标记技术现已广泛用于中药材及其混淆品种的真伪鉴别,包括中药近缘品种真伪鉴定、动物药的真伪鉴定与纯度检查、名贵药材与混伪品的鉴定、药材道地性研究、野生药材与栽培药材的鉴定等,如人参、西洋参、三七及其 4 种伪品的鉴定,蛇类药材、海马类药材以及麝香、鹿茸等的鉴定,冬虫夏草及其伪品的鉴定,姜黄属(*Curcuma*)不同种间群体及其不同地理居群的道地性研究,野山参与园参、野生天麻与栽培天麻的鉴定,牛蒡子及其混淆品的 RAPD 鉴别等。此外,DNA 分子遗传标记技术还用于人工培养虫草菌丝体或灵芝菌丝体,海藻类、螺旋藻类及软体动物类药材、虎骨代用品塞隆骨等的真伪鉴别;原粉成药玉屏风散的鉴定;出土药材或化石药材的种子、种苗纯度及雌雄的鉴定等。

3. 高效毛细管电泳技术(HPCE)　HPCE 是以毛细管为分离通道,高压直流电场为驱动力,依据供试品中各组分的迁移速度或分配行为的差异而实现各组分分离的一种分析技术。它兼具高压电泳的高速、高分辨率、高效液相色谱的高效率等优点,广泛用于多肽、蛋白质、氨基酸及核酸等离子型生物大分子的快速分析,手性化合物等生物活性物质的分离,DNA 序列和 DNA 合成中产物纯度的测定等。如对 12 种海马、海龙类药材采用 HPCE 进行鉴别研究,结果表明近缘物种种间区别较明显。

4. 计算机图像分析技术　计算机图像分析技术是利用计算机图像学、三维重建和图像分析系统等手段，将中药组织形态学特征的二维图像用计算机进行处理而获得该图像的三维定量参数，使中药的组织形态特征三维化、可视化和定量化的一种新技术。

此外，尚有X射线衍射分析法(XRD)、热分析法(TA)、mRNA差异显示法、生物效价测定法、免疫法、组织化学色谱法等多种新技术和新方法应用于中药鉴定。

大黄的商品规格及品质标准

品别	规格	等级	品质标准
西大黄	蛋片吉	一等	干货。去净粗皮，纵切成瓣。表面黄棕色。体重质坚。断面淡红棕色或黄棕色，具放射状纹理及明显环纹，红肉白筋。髓部有星点环列或散在颗粒。气清香，味苦微涩。每1000克8个以内。糠心不超过15%。无杂质、虫蛀、霉变
		二等	每1000克12个以内，余同蛋片吉一等
		三等	每1000克18个以内，余同蛋片吉一等
	苏吉	一等	干货。去净粗皮，横切成段，呈不规则圆柱形。表面黄棕色。体重质坚。断面淡红棕色或黄棕色，具放射状纹理及明显环纹，红肉白筋。髓部有星点环列或散在颗粒。气清香，味苦微涩。每1000克20个以内。糠心不超过15%。无杂质、虫蛀、霉变
		二等	每1000克30个以内，余同苏吉一等
		三等	每1000克40个以内，余同苏吉一等
	水根	统货	干货。为掌叶大黄或唐古特大黄的主根尾部及支根的加工品，呈长条状。表面棕色或黄褐色，间有未去净的栓皮。体重质坚。断面淡红色或黄褐色，具放射状纹理。气清香，味苦微涩。长短不限，间有闷茬，小头直径不小于1.3cm。无杂质、虫蛀、霉变
	原大黄	统货	干货。去粗皮，纵切或横切成瓣、段，块片大小不一。表面黄褐色，断面具放射状纹理及明显环纹。髓部有星点或散在颗粒。气清香，味苦微涩。中部直径在2cm以上。糠心不超过15%。无杂质、虫蛀、霉变
雅黄		一等	干货。切成不规则块状，似马蹄形，去净粗皮。表面黄色或黄褐色。体重质坚。断面黄色或棕褐色。气微香，味苦。每只150～250g。无枯糠、焦糊、水根、杂质、虫蛀、霉变
		二等	表面黄褐色。体较轻泡，质松。断面黄褐色。每只100～200g。余同雅黄一等
		三等	干货。切成不规则块状似马蹄形，未去粗皮。表面黄褐色，体质轻泡。断面黄褐色，气微香，苦味较淡。大小不分，间有直径3.5cm以上的根黄。无枯糠、焦糊、杂质、虫蛀、霉变
南大黄		一等	干货。横切成段，去净粗皮。表面黄褐色。体结实。断面黄色或黄绿色。气微香，味涩而苦。长7cm以上，直径5cm以上。无枯糠、糊黑、水根、杂质、虫蛀、霉变
		二等	体轻质松。大小不分，间有水根。最小头直径不低于1.2cm。无枯糠、糊黑、杂质、虫蛀、霉变。余同南大黄一等

链接

小结

通过本章学习，要求重点掌握下列知识要点：中药鉴定的目的、内容、方法、依据及步骤；《中国药典》(2005 年版)的基本内容及特点；基源鉴定的步骤；性状鉴定的内容及步骤；药材取样的有关规定；显微制片的方法及适用特点；显微观察临时制片常用封藏试液及配制方法；常见显微化学反应；常用显微常数及意义；微量升华法及常见微量升华物的特点；荧光鉴别波长及荧光颜色；常用物理常数及意义；水分测定的常用方法及适用要求；总灰分、酸不溶性灰分的含义、测定方法及注意事项；浸出物的类型及具体测定方法；挥发油测定法的操作要点及适用特性；有害物质检查的内容及检测方法；薄层色谱法(TLC)、气相色谱法(GC)及高效液相色谱法(HPLC)、蛋白质电泳色谱法的使用特点及注意事项；《中国药典》(2005 年版)一部规定对甘草、黄芪、丹参、西洋参、白芍、金银花等药材含有害元素铅、镉、汞、砷、铜的限量检测标准；中药指纹图谱鉴定技术、DNA 分子遗传标记技术、高效毛细管电泳技术、计算机图像分析技术等新型鉴定技术。

目标检测

一、名词解释

1. 微量升华　2. 杂质检查　3. 习用品　4. 车轮纹　5. 膨胀度

二、填空题

1.《中国药典》(2005 年版)一部规定：甘草、黄芪、丹参、西洋参、白芍、金银花等药材含有害元素铅不得过__________，镉不得__________，汞不得过__________，砷不得过__________，铜不得过__________。

2. 水分测定时，烘干法适用于__________的中药；甲苯法适用于__________的中药；减压干燥法适用于__________的贵重中药；气相色谱法适用于__________的中药。

3. 用荧光法鉴别时，样品一般应置紫外光灯下约__________处观察荧光，选用紫外光波长__________nm 或__________nm。

4. 常用显微制片有__________、__________、__________、__________、__________、__________等。

5. 中药鉴定的主要依据是__________、__________等。

三、选择题

A_1 型题

1. 下列除哪项外均为中药鉴定的取样原则
   A. 药材总包件数在 5 ~ 99 件的，随机取样 5 件
   B. 100 ~ 1000 件，按 5% 取样
   C. 超过 1000 件的，按 1% 取样
   D. 不足 5 件的，逐件取样
   E. 贵重药材，不论包件多少均逐件取样

2. 最终抽取的供检验用样品量一般不得少于实验所需用量的
   A. 2 倍　B. 3 倍　C. 4 倍　D. 5 倍　E. 10 倍

3. "精密称定"是指被称重量应准确至所称重量的
   A. 十万分之一　B. 万分之一　C. 千分之一　D. 百分之一　E. 十分之一

4. 中药灰分测定中温度应控制在

A. 100～105℃　B. 250～350℃　C. 300～400℃　D. 400～500℃　E. 500～600℃

5. 酸不溶性灰分是指总灰分中不溶于下列哪种试液的灰分
   A. 稀盐酸　B. 稀硫酸　C. 稀硝酸　D. 浓硫酸　E. 浓盐酸
6. 制作解离组织片时，硝铬酸法适用于
   A. 薄壁组织占大部分的样品　B. 木化组织少的样品
   C. 木化组织分散的样品　D. 叶类、花类样品
   E. 样品坚硬，木化组织较多或集成较大群束
7. 经蒸煮加工的药材常呈
   A. 粉性　B. 角质样　C. 黏性　D. 油润　E. 绵性
8. 哪类药材可用泡沫指数或溶血指数作为质量指标
   A. 含生物碱类药材　B. 含黄酮类药材
   C. 含皂苷类药材　D. 含挥发油类药材
   E. 含油脂类药材
9.《中国药典》(2005 年版)一部规定挥发油测定甲法适用于
   A. 相对密度在 0.5 以下的挥发油　B. 相对密度在 1.0 以下的挥发油
   C. 相对密度在 1.0～1.1 的挥发油　D. 相对密度在 1.0～1.5 的挥发油
   E. 相对密度在 1.0 以上的挥发油
10. 最适宜观察淀粉粒和显微测量的试液为
   A. 水　B. 稀甘油　C. 乙醇　D. 甘油醋酸试液　E. 水合氯醛试液

B 型题

11～14 题备选答案
   A. 红色或紫红色　B. 橘红色至红色　C. 蓝色或紫色　D. 绿色　E. 无变化

11. 木质化细胞壁加间苯三酚及盐酸试液后显
12. 木栓化或角质化细胞壁加苏丹Ⅲ试液后显
13. 纤维素细胞壁加氯化锌碘试液后显
14. 硅质化细胞壁加硫酸试液后显

15～18 题备选答案
   A. 气相色谱法　B. 高效液相色谱法
   C. 薄层色谱法　D. 原子吸收分光光度法
   E. 古蔡氏法

15. 中药有机氯农药残留量的检测常用
16. 中药有机磷农药残留量的检测常用
17. 中药重金属的检测常用
18. 中药砷盐的检测常用

19～22 题备选答案
   A. 相对密度　B. 旋光度　C. 折光率　D. 沸点　E. 熔点

19.《中国药典》(2005 年版)一部规定蜂蜜所测定的物理常数为
20.《中国药典》(2005 年版)一部规定薄荷油所测定的物理常数为
21.《中国药典》(2005 年版)一部规定肉桂油所测定的物理常数为
22.《中国药典》(2005 年版)一部规定冰片所测定的物理常数为

X 型题

23.《中国药典》(2005 年版)一部规定砷盐的检查方法有
   A. 气相色谱法　B. 古蔡氏法
   C. 薄层色谱法　D. 原子吸收分光光度法
   E. 二乙基硫代氨基甲酸银法

24. 中药杂质检查法中的杂质指
   A. 来源与规定不同的物质　B. 来源与规定相同,但其性状或部位与规定不符
   C. 无机杂质,如沙石、泥块、尘土等　D. 残留农药
   E. 重金属
25. 中药纯度检查包括
   A. 杂质　B. 水分　C. 灰分　D. 重金属　E. 农药残留量
26. 中药品质优良度检查包括
   A. 浸出物测定　B. 有效成分含量测定
   C. 砷盐检查　D. 挥发油测定
   E. 农药残留量检查
27. 原植物鉴定的步骤包括
   A. 资源调查　B. 观察植物形态　C. 核对文献　D. 核对标本　E. 确定学名
28. 可通过测定下列哪几项来控制含油脂种子类药材的酸败程度
   A. 酸值　B. 羰基值　C. 氧化值　D. 过氧化值　E. 碘值
29. 中药常见外源性有害物质有
   A. 马兜铃酸　B. 黄曲霉毒素　C. 二氧化硫　D. 重金属　E. 残留农药
30. 中药浸出物测定中的溶剂有
   A. 水　B. 10% 盐酸
   C. 一定浓度的乙醇　D. 一定浓度的甲醇
   E. 乙醚
31. 常见叶类药材鉴别的显微常数有
   A. 气孔指数　B. 硬度　C. 脉岛数　D. 栅表比　E. 气孔数
32. 吸水后膨胀的药材一般多含
   A. 多糖　B. 油脂　C. 黏液质　D. 果胶质　E. 树胶

四、简答题

1. 简述中药性状鉴定的主要内容,并举例说明。
2.《中国药典》(2005 年版)的主要内容及特点是什么?
3. 除教材所述中药鉴定新技术外,请你搜索其他鉴定新方法。

各　论

第4章　根及根茎类中药

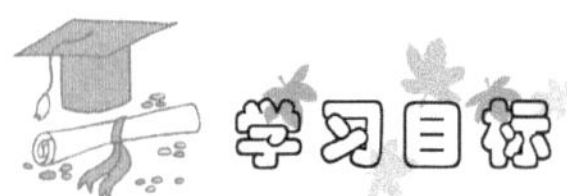

1. 掌握根与根茎类中药的性状及显微鉴别要点
2. 掌握常用根及根茎类中药的来源、主要产地、性状、主成分及其鉴别
3. 掌握人参与西洋参等易混中药的性状鉴别要点
4. 熟悉常用根及根茎类中药的采收加工、品质检查标准及应用
5. 了解贵重根及根茎类药材的伪品及其鉴别特征

根(Radix)及根茎(Rhizoma)是植物的两种不同器官,具有不同的外形和内部构造。根和根茎都生长在地下,其外形有些相似,彼此相连,并且有些中药根和根茎一起入药。为了便于比较,将根和根茎类中药放在一起叙述。但由于根和根茎内部构造明显不同,故在此分别介绍这两类中药的性状和组织构造特征。

第1节　根类中药概述

根类(Radix)中药大多数来源于双子叶植物或单子叶植物的根,有的以根为主,带有部分根茎或地上茎残基。

一、根类中药性状鉴别要点

根类中药通常没有节和节间,一般无芽,少数双子叶植物根有不定芽。双子叶植物根通常呈圆柱形或圆锥形,有的肥大为块状或纺锤形,一般主根明显,常有分枝,上端常连接有根茎或茎基;表面较粗糙,多数有木栓皮、皮孔及支根痕。单子叶植物根类中药多为须根或须根膨大成块状根,表面较光滑,无木栓皮及皮孔。

从根类中药的横断面,可以区分是双子叶植物根或单子叶植物根。一般说来,双子叶植物根具有次生构造,表面常有木栓组织,中间有一圈形成层环纹,维管柱发达,中心通常无髓,有放射状的射线纹理。少数中药有异常构造,如牛膝、何首乌等。单子叶植物根仅具初生构造,表面常有表皮细胞,无木栓层,中间有一圈内皮层环纹,中柱较小,中央有明显的髓部,无放射状纹理。对于根的断面描述,老药工有许多形象的术语,如商陆的“罗盘纹”;广防己的“车轮纹”;茅苍术的“朱砂点”;黄芪的“金井玉栏”;何首乌的“云锦状花纹”等。

二、根类中药显微鉴别要点

观察根类中药的横切面组织构造,可以区分双子叶植物或单子叶植物的根。

(一) 双子叶植物根

一般具次生构造。最外层大多为周皮。由木栓层、木栓形成层及栓内层组成。根的周皮通常发生在中柱鞘,形成周皮后,原有的表皮及皮层细胞多不存在。栓内层大多为数列薄壁细胞,有的比较发达,又名次生皮层。少数根类中药次生构造不发达,无周皮而有表皮,如龙胆;或表皮脱落由微木栓化的外皮层细胞行保护作用,称为后生表皮,如细辛;或由皮层的外部细胞木栓化起保护作用,称为后生皮层,如川乌。这些根的内皮层均较明显。

维管束一般为无限外韧型,由初生韧皮部、次生韧皮部、形成层、次生木质部和初生木质部组成。初生韧皮部细胞大多颓废,次生韧皮部有筛管、伴胞、韧皮薄壁细胞、韧皮纤维等;形成层成环状,有的束间形成层不明显;次生木质部占根的大部分,有导管、管胞、木薄壁细胞和木纤维组成,但木化细胞的多少,各种中药有很大差异,射线较明显;初生木质部位于中央,原生木质部束呈星角状,星角的数目因植物种类不同而异,在中药鉴定上有一定参考价值。具有 2 个原生木质部的,称为二原型,具有 3 个原生木质部的称三原型,6 个以上的称为多原型。双子叶植物根通常为二原型或三原型。双子叶植物根一般无髓;少数次生构造不发达的根初生木质部未分化到中心,中央为薄壁组织,形成明显的髓部,如龙胆等。

双子叶植物根除上述正常构造外,有的具有异常构造,主要有下列几种类型:

1. 多轮同心环维管束　指在正常的维管束外边出现若干同心环状排列的三生维管组织。通常认为,它是在正常维管束活动停止后,由中柱鞘细胞分裂产生薄壁组织,从中产生新的形成层,即异常形成层,形成第一轮同心环维管束,以后随着外方薄壁细胞继续分裂,又产生新的形成层,相继形成第二轮、第三轮等同心环维管束。这种由异常形成层产生的异常构造又称为三生维管组织。多环维管组织常见于苋科、商陆科、紫茉莉科、防己科、石竹科等植物的根中。

2. 木间韧皮部　指在次生木质部中包埋有次生韧皮部,亦称为内涵韧皮部。这种异常构造是形成层活动的不规则的结果,只是在次生生长的某一阶段,形成层不仅向外也可向内产生韧皮部,以后形成层活动又恢复正常,于是异常活动产生的韧皮部就被埋没在次生木质部中。例如茄科植物华山参等。

3. 复合维管束　三生维管组织出现在正常维管束以外的皮层、髓部、韧皮部或中柱鞘衍生组织中,散在或呈环状排列,其三生形成层呈小环状。复合维管束的发生常常由于皮层、韧皮部、髓部的薄壁组织或中柱鞘产生分裂活动产生新的形成层,由此再分化产生韧皮部和木质部。复合维管束常见于无患子科和蓼科植物中,如何首乌。

(二) 单子叶植物根

单子叶植物根一般只有初生构造。最外面通常只有 1 列表皮细胞,无木栓层,有的细胞分化为根毛,细胞外壁有时增厚,但不角质化。少数根的表皮细胞进行切向分裂为多层细胞,称为根被,如百部、麦冬等。

皮层薄壁组织极为发达,占根的大部分。内皮层及凯氏带通常明显。凯氏带是一种在内皮层细胞的垂周壁上形成栓化带状加厚结构,常常呈现木化反应。中柱鞘大多数为 1 ~ 2 列薄壁细胞,在较老的根中,中柱鞘常部分或全部的厚壁化。

维管束 初生木质部和初生韧皮部径向间隔排列成一圈,呈辐射状,故又称为辐射维管束,无形成层。中央通常有明显的髓。单子叶植物根的原生木质部数目一般较多,通常8~30个,称为多原型。

(三) 根类中药的粉末显微特征

根类药材的粉末常有分泌组织,如桔梗、党参有乳汁管,人参、三七有树脂道,当归、木香有油室。草酸钙结晶也有可能看到,如人参有簇晶,甘草有方晶,怀牛膝有砂晶,麦冬有针晶。有的根含多量淀粉粒,如葛根,有的根含菊糖,如桔梗等。此外,应注意有无纤维、石细胞等厚壁组织。

第2节 根茎类中药概述

根茎(Rhizoma)类中药指供药用的各种植物的地下茎,包括根状茎、块茎、球茎和鳞茎。大多数来自于多年生草本植物,其中以单子叶植物根茎为最多,其次为双子叶植物的根茎,蕨类植物根茎较少。

一、根茎类中药性状鉴别要点

首先应根据中药的形状区分根状茎、块茎、球茎或鳞茎,然后观察中药的形状、大小、颜色、表面特征、质地、断面、气味等。在外形上,与根类中药显著不同,与地上茎相似,有节与节间的区分,单子叶植物尤为明显;节上常有鳞片状或膜质状小叶,叶柄基部的残余物或叶痕;根茎上部或顶端常有茎残基或茎痕,侧面和下面有细长的不定根和根痕。蕨类植物的根茎常有鳞片或密生棕黄色鳞毛。根茎的形状有圆柱形、纺锤形、扁球形或不规则团块状等。

根茎类中药的横断面观察很重要,根据中柱类型和维管束的排列方式,可以区分双子叶植物、单子叶植物或蕨类植物根茎。一般说来,双子叶植物根茎外表常有木栓层,维管束环状排列,中央有明显的髓部。单子叶植物根茎通常可见内皮层环纹,皮层及中柱均有维管束小点散布,髓部不明显,外表无木栓层或具较薄的栓化组织。其次,应注意根茎横断面组织中有无分泌组织散布,如油点等。还应注意少数双子叶植物根茎的异常构造,如大黄的星点。

二、根茎类中药显微鉴别要点

根茎类中药的显微鉴别一般应制作横切片,必要时作纵切片、解离组织片及粉末片进行观察。首先,根据维管束的类型和排列方式,确定其为蕨类植物、双子叶植物或单子叶植物根茎,再自外向内观察各部分组织的特征。

(一) 蕨类植物根茎

由初生组织构成。最外侧通常为一列厚壁的表皮细胞及数列厚壁性的下皮细胞,基本组织由薄壁细胞构成。中柱大多数为网状中柱,横切面观可见数个周韧型维管束呈断续环状排列。每一个维管束又称分体中柱,即中心为木质部,外围是韧皮部、中柱鞘和内皮层,如绵马贯众。有的根茎具双韧管状中柱,如狗脊。分体中柱的形状、数目和排列方式是鉴定的重要依据。蕨类植物根茎的木质部无导管而有管胞,管胞大多为梯纹。

(二) 双子叶植物根茎

一般均具次生构造。最外侧通常为数列木栓细胞,少数有表皮或特化的后生表皮(如升麻);皮层中常可见叶迹维管束或斜向通过的根迹维管束。内皮层多不明显。中柱鞘部位有的具厚壁组织(如黄连)。维管束通常为无限外韧型,呈环状排列,射线宽窄不一。中心有明显的髓部,髓周细胞有时厚壁化而形成髓鞘。少数植物的根茎具有异常构造,如大黄、甘松(桐木栓)等。

(三) 单子叶植物根茎

一般只具初生构造。外层通常为一列表皮细胞,少数根茎外侧皮层细胞木栓化代替表皮起保护作用,称为后生皮层,如藜芦。皮层中常有稀疏散在的叶迹维管束。内皮层大多明显。有时内皮层细胞的内切向壁增厚且木化,如白茅根。中柱鞘通常只有1~2列薄壁细胞。在整个中柱薄壁组织中散在有许多有限维管束,多数为外韧型,少数为周木型,如香附、石菖蒲等。中心无明显的髓部。

单子叶植物中有一部分是鳞茎,入药部位主要是肥厚的鳞叶,其组织构造大体上与一般单子叶植物叶的构造相似,但薄壁组织极为发达,常含有多量淀粉,有的还含有黏液质和草酸钙针晶束。表皮一般有气孔而无毛茸。

(四) 根茎类中药的粉末显微特征

根茎类药材的粉末中常有分泌组织存在。伞形科和菊科植物根茎常有油室,如川芎、羌活、苍术、白术等;姜科植物有油细胞,如姜、莪术等;桔梗科、萝摩科植物常有乳汁管;五加科植物常有树脂道;百合科、天南星科、兰科植物常有黏液细胞并含针晶束,如麦冬、半夏、白及等。此外,尚有纤维、石细胞、各种类型导管、草酸钙结晶、淀粉粒等组织细胞。

案例4-1

某校实验材料采购员孔某,从某药材市场购进50kg药材供炮制实验用,药材性状如下:块茎呈椭圆形、圆锥形或半圆形,高0.8~3.0cm,直径0.5~1.5cm;表面类白色或淡黄色,不平滑,有多数隐约可见的点状根痕,上端类圆形,有凸起的芽痕,下端略尖;质坚实,断面白色,粉性;气微,味辛辣,麻舌而刺喉。当中药炮制实验员领取该药材时,发现并非实验所用正品药材?

请问:孔某购进的药材是什么?实验所用正品药材又是什么?请简述理由。

第3节 常用根及根茎类中药选论

大 黄*

Radix et Rhizoma Rhei

【别名】 将军 锦纹川军

【来源】 为蓼科植物掌叶大黄(*Rheum palmatum* L.)、唐古特大黄(*R. tanguticum* Maxim. ex

Balf.)或药用大黄(*R. officinale* Baill.)的干燥根及根茎。

【产地】

1. 掌叶大黄 主产于甘肃、青海、西藏、四川,多为栽培。

2. 唐古特大黄 主产于青海、甘肃、西藏及四川,野生或栽培。

3. 药用大黄 主产于四川、贵州、云南、湖北、陕西,栽培或野生。

【采收加工】 秋末地上部分枯黄或次春植株发芽前采挖,除去泥土及细根,刮去外皮(忌用铁器),加工成卵圆形、圆柱形,或切成块、瓣、厚片,绳穿成串干燥或直接干燥。

【性状鉴别】

1. 药材 呈类圆柱形、圆锥形、卵圆形或不规则块片状,长3~17cm,直径3~10cm。除尽外皮者表面黄棕色至红棕色,有的可见类白色网状纹理及“星点”(异常维管束)散在,残留的外皮棕褐色,多具绳孔及粗皱纹。质坚实,断面淡红棕色或黄棕色,颗粒性。根茎髓部宽广,有“星点”环列或散在;根形成层环明显,木质部发达,具放射状纹理,无“星点”。气清香,味苦微涩,嚼之粘牙,有砂粒感,唾液染成黄色(图4-1)。

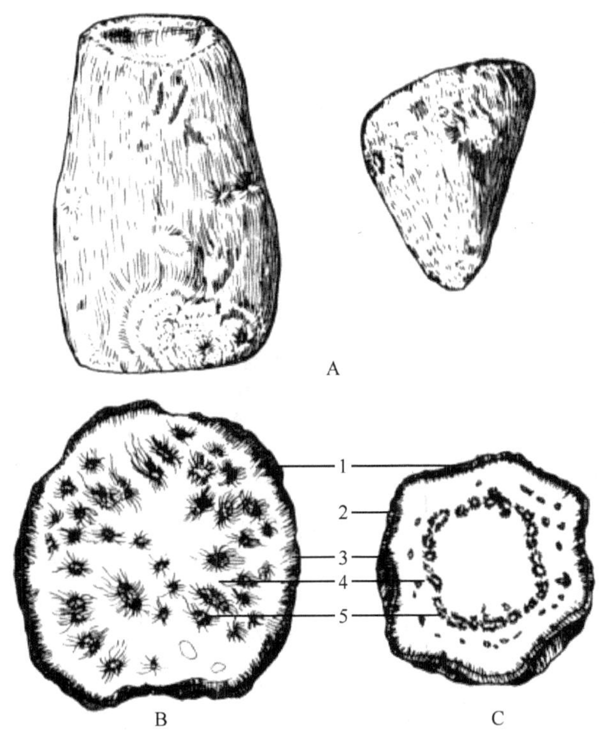

图4-1 大黄(根茎)外形及饮片图

A. 外形;B. 横切面;C. 横切面

1. 形成层;2. 韧皮部;3. 次生木质部;4. 髓;5. 星点

2. 饮片

(1) 大黄:为类圆形或不规则形厚片或块,周边黄棕色至红棕色,可见类白色网状纹理或残存有棕褐色至黑棕色外皮。质轻、脆,易折断。切面、气味同药材(图4-1)。

(2) 酒大黄:形如大黄,表面深棕色或深褐色,偶有焦斑。略有酒气。

(3) 熟大黄:形如大黄,表面黑褐色,有特异香气,味微苦。

(4) 大黄炭:形如大黄,表面焦黑色,断面焦褐色,质轻脆,易折断,有焦香气,味微苦涩。

商品以身干,外表黄棕色,体重质坚实,断面呈锦纹,稍有油性,气清香、味苦而不涩者为佳。

一般以西宁大黄为上品。大黄商品可分西大黄、南大黄、雅黄。西大黄分蛋片吉、苏吉、水根、原大黄四个规格。南大黄指雅黄无具体规格，按标准分列等级。

【显微鉴别】

1. 根横切面　①木栓层及皮层大多已除去。②韧皮部筛管明显，薄壁组织发达，有大型黏液腔。③形成层环明显。④木质部射线较密，宽2～4列细胞，内含棕色物，导管非木化，常一至数个相聚，排列稀疏。⑤薄壁细胞含草酸钙簇晶及淀粉粒。

2. 根茎横切面　髓部宽广，有异常维管束散在或环列，异常维管束的形成层成环，外侧为木质部，内侧为韧皮部，韧皮部中有大型黏液腔，内含红棕色物质，射线呈星状射出（图4-2）。

3. 粉末　黄棕色。①草酸钙簇晶多而大，直径20～160μm，有的可达190μm。②导管多为大型网纹，并有具缘纹孔及细小螺纹导管，非木化。③淀粉粒甚多，单粒呈类球形或多角圆形，脐点星状；复粒由2～8分粒组成。

掌叶大黄草酸钙簇晶棱角大多短钝，唐古特大黄草酸钙簇晶棱角大多长宽而尖，药用大黄草酸钙簇晶棱角大多短尖（图4-3）。

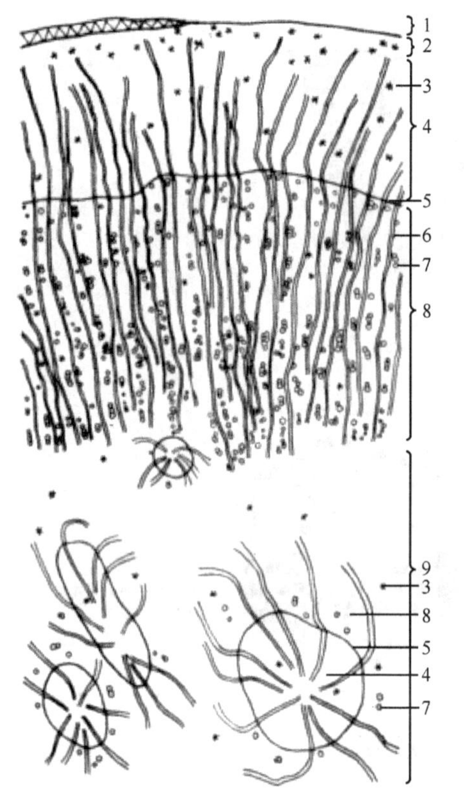

图4-2　大黄（根茎）横切面简图

1. 木栓层；2. 皮层；3. 草酸钙簇晶；4. 韧皮部；5. 形成层；6. 射线；7. 导管；8. 木质部；9. 髓

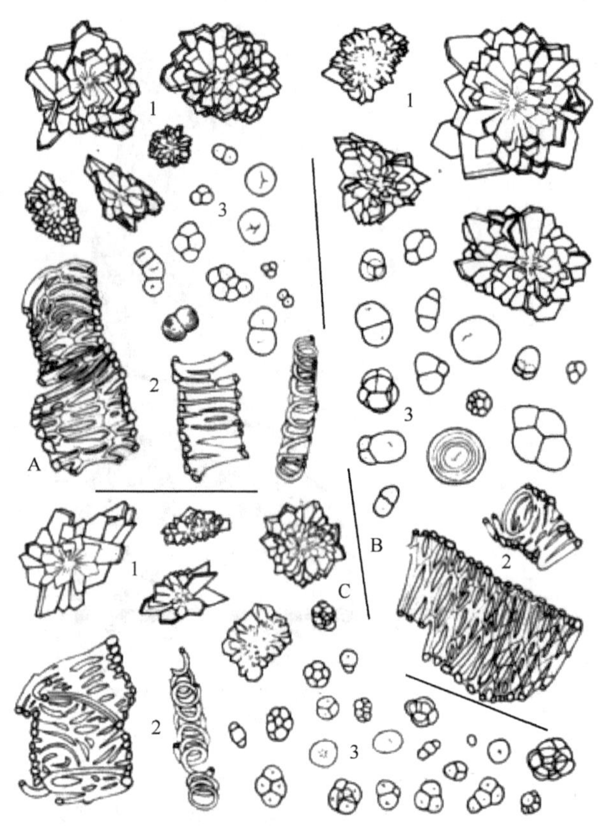

图4-3　大黄（根茎）粉末图

A. 掌叶大黄；B. 药用大黄；C. 唐古特大黄

1. 草酸钙簇晶；2. 导管；3. 淀粉粒

【化学成分】　①主要含有蒽醌衍生物，有游离状态的和结合状态的，其中游离蒽醌衍生物有大黄酸、大黄素、大黄酚、芦荟大黄素、大黄素甲醚等，为大黄的抗菌成分。结合性蒽醌衍生物有番泻苷A、番泻苷B、番泻苷C、番泻苷D、番泻苷E、番泻苷F等，为大黄的主要泻下成分。②含鞣质类物质，有没食子酰葡萄糖、没食子酸、d-儿茶素，为收敛成分。此外，尚含挥发油、有机酸、脂肪酸、甾醇及多种无机元素。

【理化鉴别】

(1) 粉末微量升华,可见黄色菱状针晶或羽状结晶,加碱显红色(检查蒽醌)。

(2) 取本品粉末 0.2g,加甲醇 2ml,温浸 10 分钟,放冷,取上清液 10μl 点于滤纸上,以 45% 的乙醇展开,取出,晾干,放置 10 分钟,置紫外光灯(365nm)下检视,不得显持久的亮紫色荧光(检查土大黄苷)。

【检查】 本品干燥失重不得过 15.0%;总灰分不得过 10%,酸不溶性灰分不得过 0.8%。

【浸出物】 用热浸法测定,本品含水溶性浸出物不得少于 25.0%。

【含量测定】 照高效液相色谱法测定,按干燥品计,本品含芦荟大黄素($C_{15}H_{10}O_5$)、大黄酸($C_{15}H_8O_6$)、大黄素($C_{15}H_{10}O_5$)、大黄酚($C_{15}H_{10}O_4$)和大黄素甲醚($C_{16}H_{12}O_5$)的总量不得少于 1.5%。

【应用】

1. 传统功效　泻热通肠,凉血解毒,逐瘀通经。用于实热便秘,积滞腹痛,湿热黄疸,瘀血经闭,痈肿疔疮,急性阑尾炎,烫伤。用量 3~30g。用于泻下不宜久煎。外用适量。孕妇慎用。

2. 现代应用　本品具有泻下、抗菌、抗病毒、利胆、收敛、消炎、止血等作用,临床用于便秘、肝炎、胆囊炎、胆结石、一般感染、皮肤病、咯血、溃疡出血及烧伤等症。

【附注】 伪品　同属波叶组植物藏边大黄(*R. emodi* Wall.)、河套大黄(波叶大黄)(*R. hotaoense* C. Y. Cheng et C. T. Kao)、华北大黄(*R. franzenbachii* Münt)、天山大黄(*R. wittrochii* Lundstr.)等的根和根茎,在部分地区和民间称山大黄或土大黄。药材根茎直径多在 5cm 以下,横切面除藏边大黄外均无星点。虽然也含有蒽醌衍生物成分,但不含或仅含痕量双蒽酮苷番泻苷类,故泻下作用很差。药材一般均含土大黄苷(rhaponticin,为二苯乙烯苷类物质)。药材新鲜折断面在紫外光灯下显蓝紫色荧光。

牛　膝★

Radix Achyranthis Bidentatae

【别名】 怀牛膝

【来源】 为苋科植物牛膝(*Achyranthes bidentata* Bl.)的干燥根。

【产地】 主产于河南,河北、山东、安徽等省亦产,为栽培品。

【采收加工】 冬季茎叶枯萎时采挖,除去须根及泥沙,捆成小把,晒至干皱后,将顶端切齐,晒干。

【性状鉴别】

1. 药材　呈细长圆柱形,挺直或稍弯曲,长 15~70cm,直径 0.4~1cm。表面灰黄色或淡棕色,有微扭曲的细纵皱纹、排列稀疏的侧根痕和横长皮孔样的突起。质硬脆,易折断,受潮后变软,断面平坦,淡棕色,略呈角质样而油润,中心维管束木质部较大,黄白色,其外周散有多数黄白色点状维管束,断续排列成 2~4 轮。气微,味微甜而稍苦涩(图 4-4)。

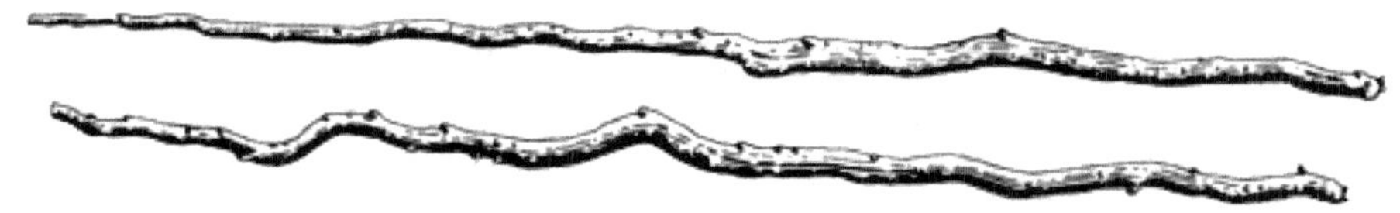

图 4-4　牛膝(根)外形图

2. 饮片

(1) 牛膝:为类圆形的厚片或圆柱形短段,长 0.5~1.5cm,直径 0.4~1cm。切面、气、味同药材。

(2) 酒牛膝:形如牛膝。呈棕色,偶有焦斑,味甜而稍涩,有酒气。

商品以身长、条粗、皮细、无分枝、色灰黄者为佳。按粗长分为3等。各等级的长度允许有30%的短(断)条。

【显微鉴别】 根横切面 ①木栓层为数列扁平细胞。②皮层窄。③异常维管束断续排列成2~4轮;维管束外韧型,束间形成层几乎连接成环,向内维管束较大。④根中心木质部集成2~3群。⑤薄壁细胞含草酸钙砂晶(图4-5)。

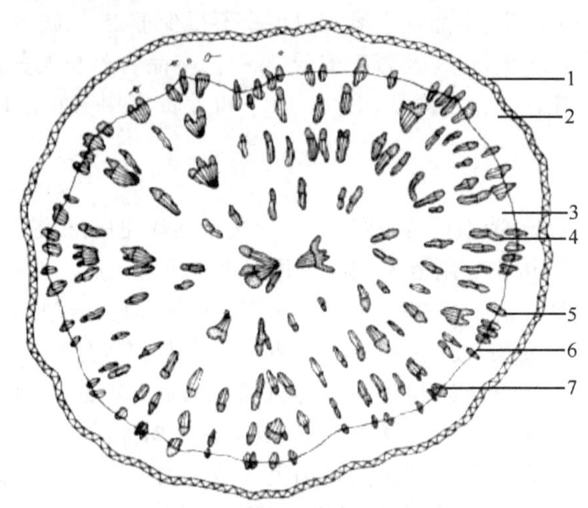

图4-5 牛膝(根)横切面简图

1. 木栓层;2. 皮层;3. 射线;4. 维管束;5. 韧皮部;6. 形成层;7. 木质部

【化学成分】 ①三萜皂苷,其苷元为齐墩果酸。②甾类化合物如促脱皮甾酮、牛膝甾酮具有较强的促进蛋白质合成作用。③牛膝肽多糖,有免疫活性。

【理化鉴别】 本品以齐墩果酸对照品为对照,进行薄层色谱法试验。供试品色谱中,在与对照品色谱相应的位置上,显相同的蓝色斑点。

【检查】 本品含水分不得过15.0%,总灰分不得过9.0%,酸不溶性灰分不得过1.0%。

【浸出物】 用热浸法测定,水饱和正丁醇为溶剂,本品含醇溶性浸出物不得少于6.5%。

【应用】

1. 传统功效 补肝肾,强筋骨,逐瘀通经,引血下行。用于腰膝酸痛,筋骨无力,经闭癥瘕,肝阳眩晕。用量4.5~9g。

2. 现代应用 本品具有收缩子宫、抑制关节炎等作用,临床用于咽白喉、气管白喉、小儿肺炎、尿道结石等。

川 牛 膝*

Radix Cyathulae

【来源】 为苋科植物川牛膝(*Cyathula officinalis* Kuan)的干燥根。

【产地】 主产于四川、云南、贵州。

【采收加工】 秋、冬两季采挖,除去芦头、须根及泥沙,烘或晒至半干,堆放回润,再烘干或晒干。

【性状鉴别】

1. 药材 近圆柱形,微扭曲,向下略细或有少数分枝,长30~60cm,直径0.5~3cm。表面黄棕色或灰褐色,有纵皱纹及支根痕,可见多数横向突起的皮孔。质韧,不易折断,断面浅黄色或棕黄色，有多数淡黄色小点（维管束）排列成数轮同心环。气微，味甜（图4-6）。

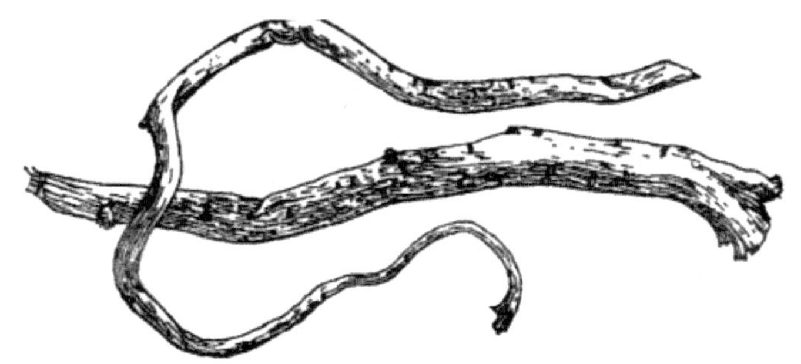

图4-6　川牛膝（根）外形图

2. 饮片

（1）川牛膝：为圆形薄片。厚0.1～0.2cm，直径0.5～3cm。切面淡黄色或棕黄色，可见多数黄色点状维管束排成数轮同心环。周边黄棕色或灰褐色。质柔软。气微，味甜。

（2）酒川牛膝：形如川牛膝。表面暗褐色，微有酒香气。

商品以条粗壮、质柔韧、分枝少、断面色浅、气味浓者为佳。按粗细分为3等。川牛膝与牛膝性状对比见表4-1。

表4-1　牛膝与川牛膝性状对比鉴别表

药材名		牛膝	川牛膝
来源		为苋科植物牛膝（*Achyranthes bidentata* Bl.）的干燥根	为苋科植物川牛膝（*Cyathula officinalis* *Kuan*）的干燥根
性状	形状	细长圆柱形	近圆柱形，微扭曲
	大小	长15～70cm，直径0.4～1cm	长30～60cm，直径0.5～3cm
	表面	灰黄色或淡棕色，皮孔较细小	黄棕色或灰褐色，有多数横向突起的皮孔
	质地	质硬脆，易折断	质坚韧，不易折断，易纵向撕裂
	味	微甜而稍苦涩	甜

【显微鉴别】

1. 横切面　木栓细胞数列。栓内层窄。中柱大，三生维管束外韧型，断续排列成4～11轮，内侧维管束的束内形成层可见；木质部导管多单个，常径向排列，木化；木纤维较发达，有的切向延伸或断续连接成环。中央次生构造维管系统常分成2～9股，有的根中心可见导管稀疏分布。薄壁细胞含草酸钙砂晶、方晶。

2. 粉末　棕色。草酸钙砂晶、方晶散在，或充塞于薄壁细胞中。具缘纹孔导管直径10～80μm，纹孔圆形或横向延长呈长圆形，互列，排列紧密，有的导管分子末端呈梭形。纤维长条形，弯曲，末端渐尖，直径8～25μm，壁厚3～5μm，纹孔呈单斜纹孔或人字形，也可见具缘纹孔，纹孔口交叉成十字形，孔沟明显，疏密不一。

【化学成分】　含甾类化合物和甜菜碱等。

【检查】　本品含水分不得过16.0%。总灰分不得过8.0%。酸不溶性灰分不得过1.5%。

【浸出物】　用冷浸法测定，本品含水溶性浸出物不得少于65.0%。

【应用】

1. 传统功效　逐瘀通经，通利关节，利尿通淋。用于经闭癥瘕，关节痹痛，足痿筋挛，血淋，跌扑损伤。用量4.5～9g。孕妇禁用。

2. 现代应用　本品具有收缩子宫作用,临床用于经闭、腰膝骨痛、风湿性关节炎等。

草　乌*

Radix Aconiti Kusnezoffii

【来源】 为毛茛科植物北乌头(*Aconitum kusnezoffii* Reichb.)的干燥块根。

【产地】 主产于东北、华北各省。

【采收加工】 秋季茎叶枯萎时采挖,除去须根及泥沙,干燥。

【性状鉴别】 药材　呈不规则长圆锥形,略弯曲,长2~7cm,直径0.6~1.8cm。顶端常有残茎和少数不定根残基,有的顶端一侧有一枯萎的芽,一侧有一圆形或扁圆形不定根基。表面灰褐色或黑棕褐色,皱缩,有纵皱纹、点状须根痕和数个瘤状侧根。质硬,断面灰白色或暗灰色,有裂隙,形成层环纹多角形或类圆形,髓部较大或中空。气微,味辛辣、麻舌(图4-7)。

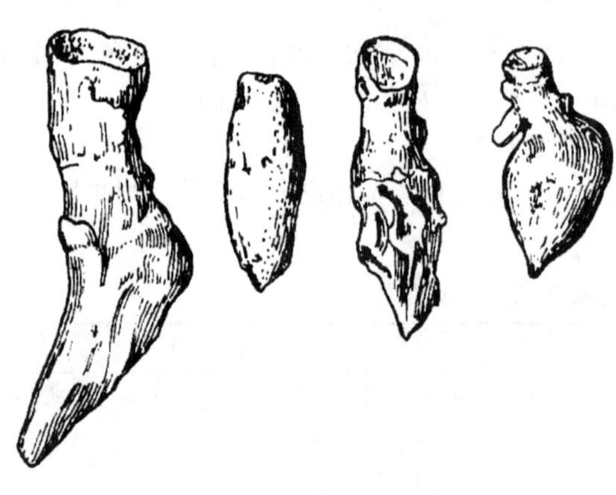

图4-7　草乌(块根)外形图

商品以个大、坚实、断面白色、粉性大者为佳。

【显微鉴别】

1. 横切面　后生皮层为7~8列棕黄色栓化细胞;皮层有石细胞,单个散在或2~5个成群,类长方形、方形或长圆形,胞腔大;内皮层明显。韧皮部宽广,常有不规则裂隙,筛管群随处可见。形成层环呈不规则多角形或类圆形。木质部导管1~4列或数个相聚,位于形成层角隅的内侧,有的内含棕黄色物。髓部较大。薄壁细胞充满淀粉粒。

2. 粉末　灰棕色。淀粉粒单粒类圆形,直径2~23μm;复粒由2~16分粒组成。石细胞无色,与后生皮层连接的显棕色,呈类方形、类长方形、类圆形、梭形或长条形,直径20~133(~234)μm,长至465μm,壁厚薄不一,壁厚者层纹明显,纹孔细,有的含棕色物。后生皮层细胞棕色,表面观呈类方形或长多角形,壁不均匀增厚,有的呈瘤状突入细胞腔。

【化学成分】 主含剧毒的双酯类生物碱:中乌头碱、乌头碱、次乌头碱等。

【理化鉴别】

(1) 本品照紫外-可见分光光度法测定,在231nm与275nm的波长处有最大吸收。

(2) 取本品粗粉1g,加乙醚15ml与氨试液1ml,浸渍1小时,时时振摇,滤过,取滤液5ml,蒸干,残渣加7%盐酸羟胺甲醇溶液5滴与0.1%百里酚酞甲醇溶液1滴,滴加氢氧化钾饱和的甲醇溶液至显蓝色后,再多加2滴,置60℃水浴上加热1~2分钟,用冷水冷却,滴加稀盐酸调节pH值至2~3,加三氯化铁试液和三氯甲烷各1滴,振摇,下层液显紫色。

【检查】 本品含杂质(残茎)不得过5%,总灰分不得过6.0%,酸不溶性灰分不得过1.0%。

【应用】

1. 传统功效　祛风除湿,温经止痛。用于风寒湿痹,关节疼痛,心腹冷痛,寒疝作痛,麻醉止痛。一般炮制后用。生品内服宜慎。不宜与贝母、半夏、白及、白蔹、天花粉、瓜蒌同用。

2. 现代应用　本品具有镇痛、麻醉、强心等作用,临床用于风湿性关节炎、关节痛、腰腿痛、神经痛、全身麻醉等。

附　子*

Radix Aconiti Lateralis Preparata

【来源】 为毛茛科植物乌头(*Aconitum carmichaeli* Debx.)子根的加工品。

【产地】 主产于四川、陕西。栽培。

【采收加工】 6 月下旬至 8 月上旬采挖,摘取子根,除去泥土、须根,习称“泥附子”,再按大小分类,加工成下列品种:

1. 盐附子　选个大、均匀的泥附子,洗净,浸入食用胆巴的水溶液中过夜,再加食盐,继续浸泡,每日取出晾晒,并逐渐延长晾晒时间,直至附子表面出现大量结晶盐粒(盐霜),质地变硬时为止。

2. 黑顺片　取泥附子,按大小分别洗净,浸入食用胆巴的水溶液中数日,连同浸液煮至透心,捞出,水漂,切成厚约 5mm 的纵切片,再用水浸漂,用调色液使附片染成浓茶色,取出,蒸至现油面光泽后,烘至半干,再晒干或继续烘干。

3. 白附片　选择大小均匀的泥附子,洗净,浸入食用胆巴的水溶液中数日,连同浸液煮至透心,捞出,剥去外皮,纵切成约 3mm 的片,用水浸漂,取出,蒸透,晒干。

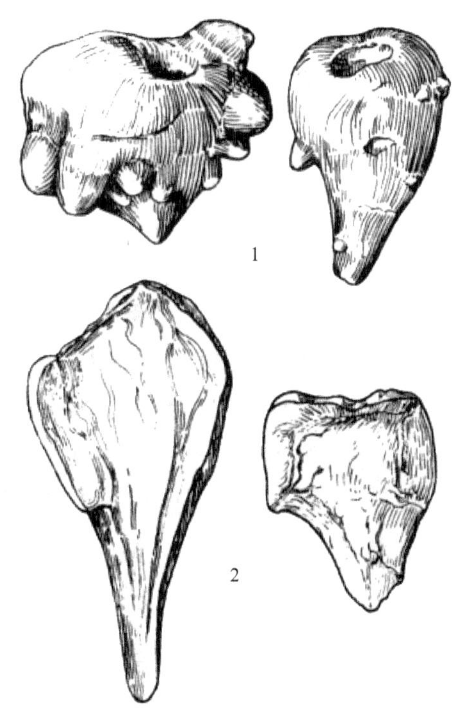

图 4-8　附子外形及剖面图
1. 外形;2. 剖面

【性状鉴别】

1. 药材

(1) 盐附子:呈圆锥形,长 4 ~ 7cm,直径 3 ~ 5cm。表面灰黑色,有盐霜。顶端有凹陷的芽痕,周围有瘤状突起的支根或支根痕。体重,难折断,受潮则变软。横切面灰褐色,可见充满盐霜的小空隙及多角形形成层环纹,环纹内侧导管束排列不整齐。气微,味咸而麻,刺舌(图 4-8)。

(2) 黑顺片:为纵切片,上宽下窄,长 1.7 ~ 5cm,宽 0.9 ~ 3cm,厚 2 ~ 5mm,外皮黑褐色,切面暗黄色,油润具光泽,半透明状,并有纵向导管束。质硬而脆,断面角质样。气微,味淡。

(3) 白附片:为纵切片,无外皮,黄白色,半透明状,厚约 3mm。

盐附子以个大、体重、灰黑色、表面起盐霜、无空心、无腐烂者为佳。黑顺片以片大、厚薄均匀、表面油润光泽者为佳。白附片以片大、色白、半透明者为佳。商品分盐附子和附子片。盐附子无规格,分为 3 等, 附子片规格为白片(3 等)、熟片(统货,下同)、挂片、黄片、黑顺片 5 个规格。

2. 饮片

(1) 淡附片:为薄切片;切面淡灰褐色,有小空隙。质硬脆,断面角质样。味淡,口尝无麻舌感。

(2) 炮附片:形如黑顺片或白附片。色泽加深,略鼓起,气微香。

【显微鉴别】 根横切面　①后生皮层为黄色木栓化细胞。②皮层细胞切向延长,偶有石细胞,类长方形,胞腔较大;内皮层明显。③韧皮部宽广,散有筛管群。④形成层呈多角形环。⑤木质部导管多单列或略呈“V”字形排列。⑥髓部明显。⑦薄壁细胞充满淀粉粒(图 4-9)。

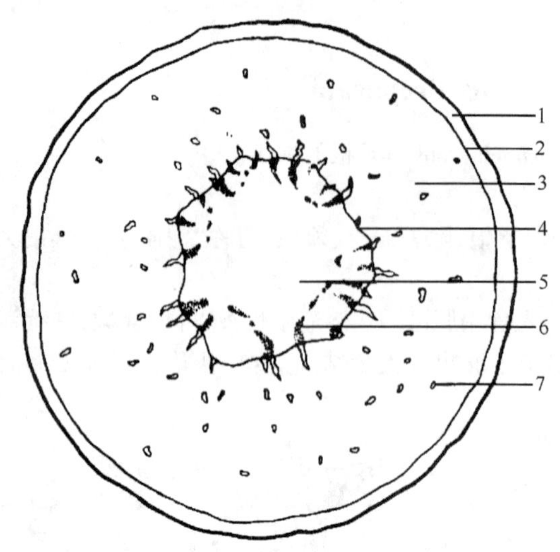

图 4-9　附子(子根)横切面简图

1. 后生皮层;2. 内皮层;3. 韧皮部;4. 形成层;5. 髓;6. 木质部;7. 筛管群

【化学成分】 ①生物碱。为剧毒的双酯类生物碱:中乌头碱及乌头碱、次乌头碱。附子生品中所含毒性很强的双酯类生物碱,在加工的过程中易水解,生成毒性较小的单酯类生物碱:苯甲酰乌头胺、苯甲酰中乌头胺和苯甲酰次乌头胺;如继续水解,生成毒性更小的不带酯键的胺醇类生物碱:乌头胺、中乌头胺和次乌头胺。因此,附子加工品的毒性较生品为小。盐附子的毒性则较蒸煮过的黑顺片、白附片为大。中乌头碱为镇痛的主要活性成分。②强心成分。消旋去甲基乌药碱、棍掌碱及去甲猪毛菜碱。

【理化鉴别】 取黑顺片或白附片粗粉4g,加乙醚30ml与氨试液5ml,振摇20分钟,滤过。滤液置分液漏斗中,加0.25mol/L硫酸溶液20ml,振摇提取,分取酸液,照紫外-可见分光光度法测定,在231nm与274nm处有最大吸收。

【检查】 乌头碱限量　本品以乌头碱对照品为对照,进行薄层色谱法试验。供试品色谱中,在与对照品色谱相应的位置上出现的斑点应小于对照品的斑点或不出现斑点。

【应用】

1. 传统功效　回阳救逆,补火助阳,逐风寒湿邪。用于亡阳虚脱,肢冷脉微,阳痿,宫冷,心腹冷痛,虚寒吐泻,阴寒水肿,阳虚外感,寒湿痹痛。用量3~15g。孕妇禁用。

2. 现代应用　本品具有镇痛、强心、麻醉等作用,临床用于麻醉、心力衰竭、血栓闭塞性脉管炎等。

白　芍*

Radix Paeoniae Alba

【来源】 为毛茛科植物芍药(*Paeonia lactiflora* Pall.)的干燥根。

【产地】 主产于浙江、安徽、四川,均系栽培。

【采收加工】 夏、秋两季采挖,洗净,除去头尾及细根,置沸水中煮后除去外皮或去皮后再煮,晒干。

【性状鉴别】

1. 药材　呈圆柱形,平直或稍弯曲,两端平截,长5~18cm,直径1.0~2.5cm。表面类白色或浅红棕色,光洁或有纵皱纹及细根痕,偶有残存的棕褐色外皮。质坚实,不易折断,断面较平坦,类白色或微带棕红色,形成层环明显,射线放射状。气微,味微苦、酸(图4-10)。

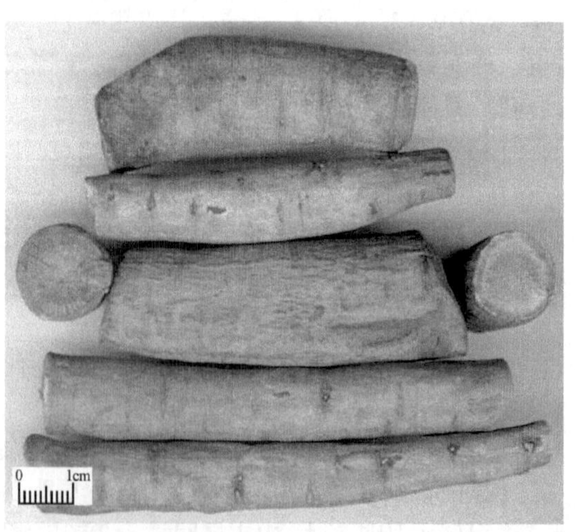

图 4-10　白芍药材外形图

2. 饮片

(1) 白芍:为近圆形或椭圆形薄片。质坚脆。切面、气味同药材。

(2) 炒白芍:形如白芍。表面、切面显微黄色,偶见焦斑。

(3) 酒白芍:微有酒气,余同炒白芍。

商品以根粗长,质坚实,无白心、枯芍、霉变或裂隙者为佳。通常分为杭白芍和亳白芍,并按中部直径和身长划分等级,其中杭白芍分7个等级,亳白芍分4个等级。

【显微鉴别】 粉末:黄白色。①糊化淀粉团块甚多。②草酸钙簇晶较多,直径11~35μm,存在于薄壁细胞中,常排列成行,有的一个细胞含数个簇晶。③具缘纹孔导管及网纹导管直径20~65μm。④纤维长梭形,直径15~40μm,壁厚,微木化,具有大的圆形纹孔(图4-11)。

【化学成分】 ①苷类成分:主含芍药苷,可达10.72%,加工后含量显著减少;并含少量羟基芍药苷、芍药内酯苷、苯甲酰芍药苷。②苯甲酸。③鞣质。④挥发油等。

芍药苷为白芍解痉、镇痛、抗炎的有效成分。白芍总苷有抗肝损伤作用。

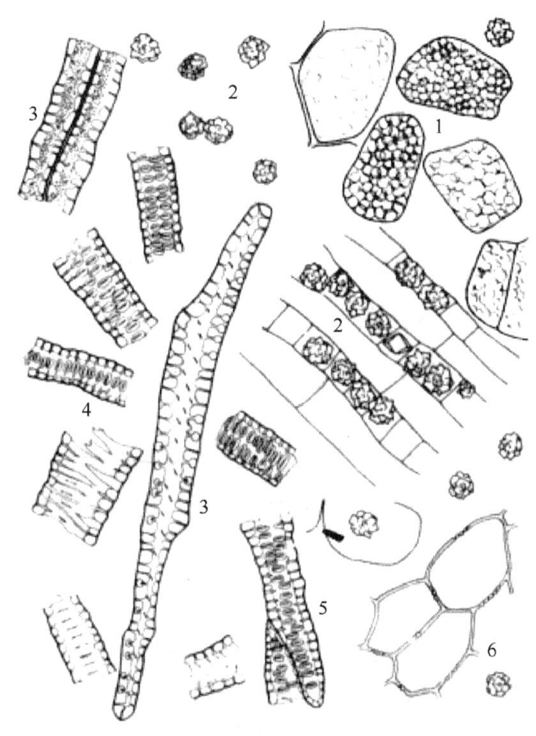

图4-11 白芍(根)粉末图

1. 含糊化淀粉粒细胞;2. 草酸钙簇晶;3. 木纤维;4. 导管;5. 管胞;6. 薄壁细胞

【理化鉴别】

(1) 取本品粉末5g,加乙醚50ml,加热回流10分钟,滤过。取滤液10ml,蒸干,加醋酐1ml与硫酸4~5滴,先显黄色,渐变成红色、紫色,最后呈绿色。

(2) 本品以芍药苷对照品为对照,进行薄层色谱法试验。供试品色谱中,在与对照品色谱相应的位置上,应显相同的蓝紫色斑点。

【检查】 重金属及有害元素 本品含铅不得过百万分之五,镉不得过千万分之三,砷不得过百万分之二,汞不得过千万分之二,铜不得过百万分之二十。

【含量测定】 照高效液相色谱法测定,按干燥品计,本品含芍药苷($C_{23}H_{28}O_{11}$)不得少于1.6%。

【应用】

1. 传统功效 平肝止痛,养血调经,敛阴止汗。用于头痛眩晕,胁痛,腹痛,四肢挛痛,血虚萎黄,月经不调,自汗,盗汗。用量6~15g。

2. 现代应用 本品具有解痉、镇痛、镇静、抗惊厥、抗菌、解热、抗炎、抗溃疡等作用。临床用于产后血气攻心腹痛、痛经、脚气肿痛等。

赤 芍★

Radix Paeoniae Rubra

【来源】 为毛茛科植物芍药(*Paeonia lactiflora* Pall.)或川赤芍(*P. veitchii* Lynch)的干燥根。

【产地】 主产于内蒙古、辽宁、河北、四川。

【采收加工】 春、秋两季采挖，除去根茎、须根及泥沙，晒干。

【性状鉴别】

1. 药材 呈圆柱形，稍弯曲，长5～40cm，直径0.5～3cm。表面棕褐色，粗糙，有纵沟及皱纹，并有须根痕及横长的皮孔样突起，有的外皮易脱落。质硬而脆，易折断，断面粉白色或粉红色，皮部窄，木部放射状纹理明显，有的具裂隙。气微香，味微苦、酸涩（图4-12）。

2. 饮片 为类圆形切片，直径0.5～3cm，厚0.3～0.5cm。周边棕褐色或黑棕色，切面粉白色或微红色，皮部窄，木部放射状纹理明显，有时具裂隙。质硬而脆。气微香，味微苦、酸涩。

商品以根条粗长，宽皮，断面粉白色，粉性大，俗称糟皮粉渣，无芦、尾及空心者为佳。以内蒙古多伦所产质佳，习称“多伦赤芍”。商品分两等，均要求无疙瘩头、空心。

【显微鉴别】 横切面 木栓层为数列棕色细胞。栓内层薄壁细胞切向延长。韧皮部较窄。形成层成环。木质部射线较宽，导管群作放射状排列，导管旁有木纤维。薄壁细胞含草酸钙簇晶，并含淀粉粒。

【化学成分】 ①苷类成分：芍药苷及少量羟基芍药苷、苯甲酰芍药苷、芍药内酯苷等。②苯甲酸。③鞣质等。

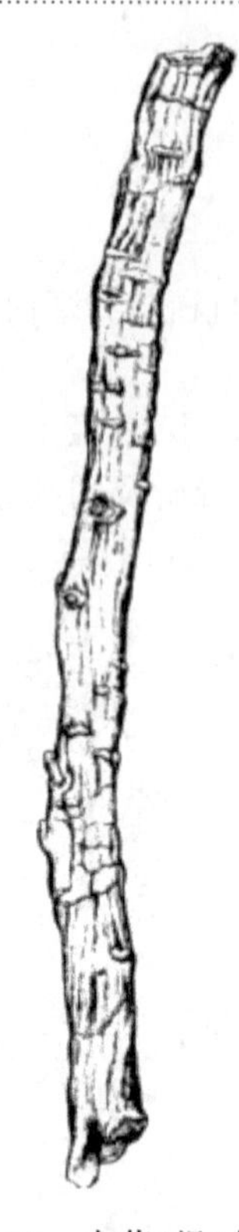

图4-12 赤芍(根)外形图

【理化鉴别】 本品以芍药苷对照品为对照，进行薄层色谱法试验。供试品色谱中，在与对照品色谱相应的位置上，应显相同的蓝紫色斑点。

【含量测定】 照高效液相色谱法测定，按干燥品计，本品含芍药苷（$C_{23}H_{28}O_{11}$）不得少于1.8%。饮片不得少于1.5%。

【应用】

1. 传统功效 清热凉血，散瘀止痛。用于温病发斑，吐血衄血，目赤肿痛，肝郁胁痛，经闭痛经，跌扑损伤，痈肿疮伤。用量6～12g。

2. 现代应用 本品具有解痉、抗炎、抗溃疡、抗菌、解热、降压等作用，临床用于妇人血崩不止、赤白带下、衄血不止、冠心病等。

黄　连*

Rhizoma Coptidis

【来源】 为毛茛科植物黄连（*Coptis chinensis* Franch.）、三角叶黄连（*C. deltoidea* C. Y. Cheng et Hsiao）或云连（*C. teeta* Wall.）的干燥根茎。以上3种依次习称味连、雅连、云连。

【产地】 味连主产于重庆、四川、湖北等地。雅连主产于四川洪雅、峨眉等地。云连主产于云南西北部及西藏东南部。

【采收加工】 秋季采挖，除去须根及泥沙，干燥，撞去残留须根。

【性状鉴别】

1. 药材

（1）味连：多集聚成簇，常弯曲，形如鸡爪，单枝根茎长3～6cm，直径3～8mm。表面灰黄色或黄褐色，粗糙，有不规则结节状隆起、须根及须根残基，有的节间表面平滑如茎杆，习称“过桥”；上部多残留褐色鳞叶，顶端常留有残余的茎或叶柄。质硬，断面不整齐，皮部橙红色或暗棕色,木部鲜黄色或橙黄色,呈放射状排列,髓部有的中空。气微,味极苦(图4-13)。

(2) 雅连:多为单枝,微弯曲,略呈圆柱形,长4～8cm,直径0.5～1.0cm。"过桥"较长。顶端有少许残茎。

(3) 云连:多为单枝,弯曲呈钩状,较细小。

2. 饮片

(1) 黄连:为不规则的薄片或碎片,周边、切面、气味特征同药材。

(2) 酒黄连:形如黄连片,周边棕褐色,切面皮部暗棕色,木部棕黄色,偶见焦斑。具炒香气而略带酒香。

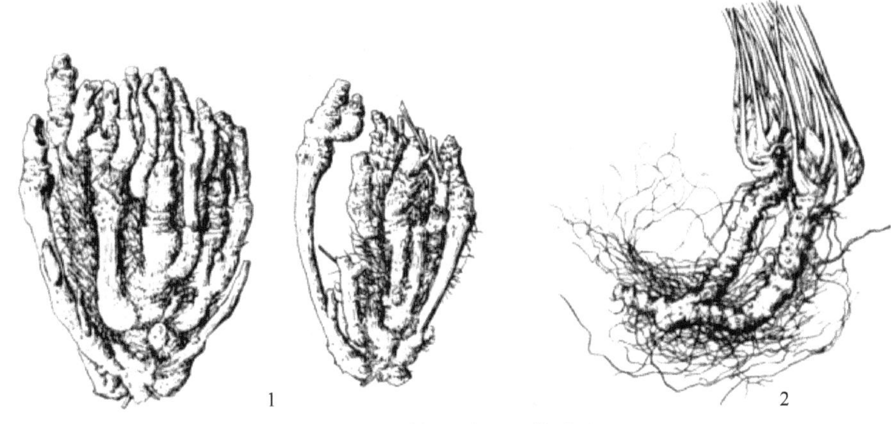

图4-13　黄连(根茎)外形图

1. 味连;2. 野黄连

(3) 姜黄连:形如黄连片,周边暗棕色,切面木部棕黄色。带姜的辛辣味。

(4) 萸黄连:形如黄连片。周边棕色,切面木部棕黄色。有吴茱萸的辛辣味。

商品黄连分味连、雅连、云连3类,各类按大小和"过桥"的长短又分别分为两个等级。味连、雅连以条粗壮、"过桥"少、残留叶柄及须根少、体重质坚、断面红黄色、味极苦者为佳。云连以身干、条细、节多、须根少、色黄绿者为佳。

【显微鉴别】

1. 根茎横切面　味连　木栓层为数列细胞。皮层较宽,石细胞鲜黄色,单个或成群散在。中柱鞘纤维成束,或伴有少数石细胞,均显黄色。维管束外韧型,环列。木质部黄色,均木化,木纤维较发达。髓部均为薄壁细胞,无石细胞(图4-14)。

雅连与味连相似,但髓部有石细胞。云连皮层、中柱鞘及髓部均无石细胞。

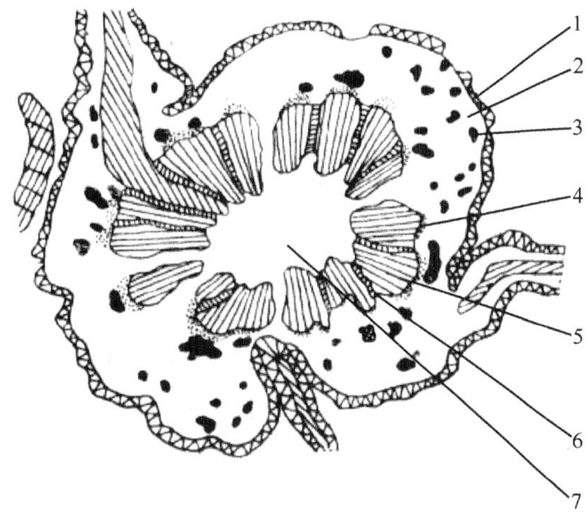

图4-14　味连(根茎)横切面简图

1. 木栓层;2. 皮层;3. 石细胞;4. 韧皮部;5. 木质部;6. 木化射线;7. 髓部

2. 粉末

(1) 味连:黄棕色或黄色。气微,味极苦。石细胞鲜黄色,类方形、类圆形、类长方形或近多角形,直径25～64μm,长至102μm,壁厚,壁孔明显。中柱鞘纤维鲜黄色,纺锤形或梭形,直径27～37μm,长136～185μm,壁厚。木纤维鲜黄色,较细长,直径10～13μm,

壁较薄，有稀疏点状纹孔。鳞叶表皮细胞绿黄色或黄棕色，细胞长方形或长多角形，壁微波状弯曲，或作连珠状增厚。木薄壁细胞类长方形，壁稍厚，有纹孔。导管为网纹或孔纹，短节状。淀粉粒多单粒，类圆形，直径 2～3μm（图 4-15）。

（2）雅连：与味连相似，但石细胞较多，较大，直径 23～102μm，长可达 252μm。云连则无石细胞和中柱鞘纤维。

【化学成分】 ①含多种异喹啉类生物碱，以小檗碱含量最高，呈盐酸盐存在，其次为黄连碱、甲基黄连碱（云连无）、巴马亭、药根碱、表小檗碱等，由于它们结构相似，常统称为黄连生物碱。此外，尚含木兰碱。②酸性成分，阿魏酸、绿原酸等。

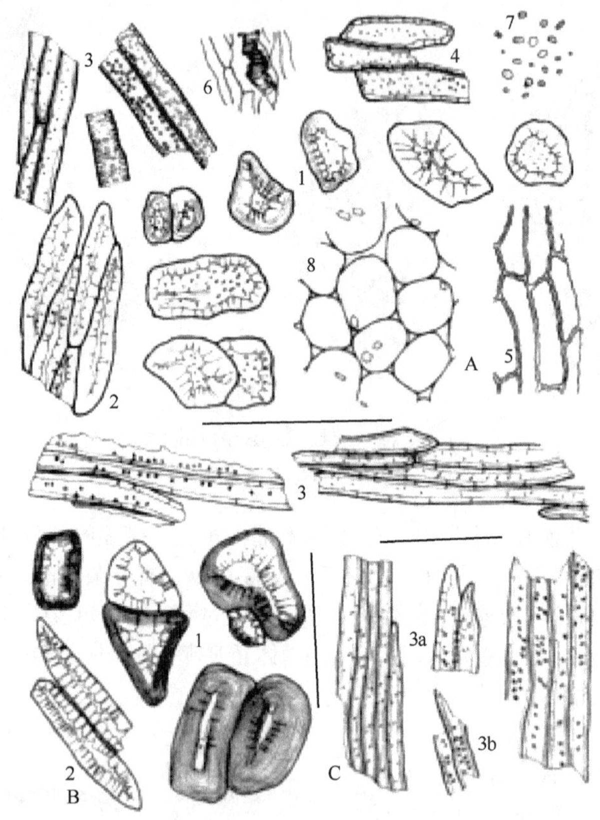

图 4-15 黄连（根茎）粉末图

A. 味连；B. 雅连；C. 云连

1. 石细胞；2. 韧皮纤维；3. 木纤维（3a. 韧型纤维；3b. 纤维管胞）；4. 木薄壁细胞；5. 鳞叶表皮细胞；6. 导管；7. 淀粉粒；8. 草酸钙方晶

黄连碱和表小檗碱是黄连的特征性成分。

【理化鉴别】

（1）取本品粗粉约 1g，加乙醇 10ml，加热至沸腾，放冷，滤过。取滤液 5 滴，加稀盐酸 1ml 与含氯石灰少量，即显樱红色；另取滤液 5 滴，加 5% 没食子酸的乙醇溶液 2～3 滴，蒸干，趁热加硫酸数滴，即显深绿色（检查小檗碱）。

（2）取粉末或薄切片置载玻片上，加 95% 乙醇 1～2 滴及 30% 硝酸 1 滴，加盖玻片放置片刻，镜检，有黄色针状或针簇状结晶析出（硝酸小檗碱）。

（3）本品以黄连对照药材和盐酸小檗碱对照品为对照，进行薄层色谱法试验。置紫外光灯（365nm）下检视。供试品色谱中，在与对照药材色谱相应的位置上，应显相同的黄色荧光斑点；

在与对照品色谱相应的位置上，显相同的一个黄色荧光斑点。

【检查】 本品含总灰分不得过5.0%。酒黄连、姜黄连、萸黄连则不得过40%。

【含量测定】 照高效液相色谱法测定，按干燥品计，本品含小檗碱以盐酸小檗碱（$C_{20}H_{17}NO_4 \cdot HCl$）计，不得少于3.6%。

【应用】

1. 传统功效 清热燥湿，泻火解毒。用于细菌性及阿米巴痢疾，急性胃肠炎，以及心火亢盛，心烦不寐，血热吐衄，目赤，牙痛，痈肿疔疮。用量2～5g。外用适量。

2. 现代应用 本品具有抗菌、抗病毒、抗原虫、利胆、镇静等作用，临床用于细菌性痢疾、急性肠胃炎、白喉等。

葛 根*

Radix Puerariae Lobatae

【来源】 葛根为豆科植物野葛[*Pueraria lobata* (Willd.) Ohwi]干燥根，习称"野葛"、"柴葛"。

【产地】 主产于湖南、河南、广东、浙江、四川等地。

【采收加工】 秋、冬两季采挖，趁鲜切成厚片或小块，干燥。

【性状鉴别】 药材 为纵切的长方形厚片或小方块，长5～35cm，厚0.5～1cm。外皮淡棕色，有纵皱纹，粗糙。切面黄白色，纹理不明显。质韧，纤维性强。气微，味微甜（图4-16）。

商品以块大、色白，质坚、粉性足、纤维少者为佳。

【显微鉴别】 粉末 淡棕色。淀粉粒单粒球形、半圆形或多角形，直径3～37μm，脐点点状、裂缝状或星状；复粒由2～10分粒组成。纤维多成束，壁厚，木化，周围细胞大多含草酸钙方晶，形成晶纤维，含晶细胞壁木化增厚。石细胞少见，类圆形或多角形，直径38～70μm。具缘纹孔导管较大，具缘纹孔六角形或椭圆形，排列极为紧密（图4-17）。

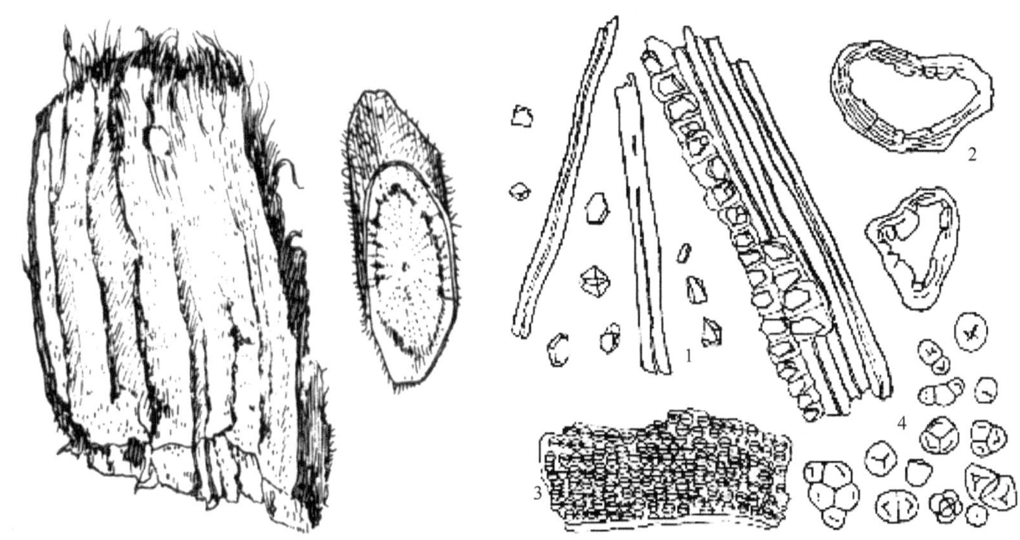

图4-16 葛根药材外形图

图4-17 葛根粉末图

1. 纤维、晶纤维及草酸钙方晶；2. 石细胞；3. 具缘纹孔导管；4. 淀粉粒

【化学成分】 主含黄酮类成分：葛根素、黄豆苷及黄豆苷元。葛根素和葛根总黄酮是葛根的主要有效成分。葛根发霉以后总黄酮含量显著下降。

【理化鉴别】 本品以葛根素对照品为对照,进行薄层色谱法试验。置紫外光灯(365nm)下检视。供试品色谱中,在与对照品色谱相应的位置上,显相同颜色的荧光条斑。

【检查】 本品含水分不得过14.0%,总灰分不得过7.0%。

【含量测定】 照高效液相色谱法测定,按干燥品计,本品含葛根素($C_{21}H_{20}O_9$)不得少于2.4%。

【应用】

1. 传统功效 解肌退热,生津,透疹,升阳止泻。用于外感发热头痛,项背剧痛,口渴,消渴,麻疹不透,热痢,泄泻;高血压,颈项剧痛。用量9~15g。

2. 现代应用 本品具有降压、增加冠脉血流量等作用,临床用于高血压、冠心病心绞痛等。

粉　　葛*

Radix Puerariae Thomsonii

【来源】 为豆科植物甘葛藤(*Pueraria thomsonii* Benth.)的干燥根。

【产地】 主产于广西、广东,四川、云南亦产。多为栽培。

【采收加工】 秋、冬二季采挖,除去外皮,稍干,截断或再纵切两半或斜切成厚片,干燥。

【性状鉴别】 药材 呈圆柱形、类纺锤形或半圆柱形,长12~15cm,直径4~8cm;有的为纵切或斜切的厚片,大小不一。表面黄白色或淡棕色,未去外皮的呈灰棕色。体重,质硬,富粉性,横切面可见由纤维形成的浅棕色同心性环纹,纵切面可见由纤维形成的数条纵纹。气微,味微甜。

商品以色白、粉性足、纤维少者为佳。

【显微鉴别】 粉末黄白色。淀粉粒甚多,单粒球形、半圆形或多角形,直径3~37μm,脐点点状、裂缝状或星状;复粒由2~10分粒组成。纤维多成束,壁厚,木化,周围细胞大多数含草酸钙方晶,形成晶纤维,含晶细胞壁木化增厚。石细胞少见,类圆形或多角形,直径38~70μm。具缘纹孔导管较大,具缘纹孔六角形或椭圆形,排列极为紧密。

【理化鉴别】 同葛根。

【化学成分】 同葛根。

【检查】 本品含水分不得过14.0%,总灰分不得过5.0%。

【含量测定】 照高效液相色谱法测定,按干燥品计,本品含葛根素($C_{21}H_{20}O_9$)不得少于0.30%。

【应用】 同葛根。

甘　　草*

Radix et Rhizoma Glycyrrhizae

【别名】 国老　甜草

【来源】 为豆科植物甘草(*Glycyrrhiza uralensis* Fisch.)、胀果甘草(*G. inflata* Bat.)或光果甘草(*G. glabra* L.)的干燥根及根茎。

【产地】 甘草主产于内蒙古、甘肃、宁夏、新疆及东北等地。胀果甘草和光果甘草主产于新疆和甘肃。

【采收加工】 春秋两季采挖,以春季产者为佳。除去须根,再切成长段后晒干。亦有将外面红棕色栓皮刮去者,称"粉甘草"。

【性状鉴别】

1. 药材

(1) 甘草:根呈圆柱形,长25~100cm,直径0.6~3.5cm。外皮松紧不一,表面红棕色或灰棕色,有显著的纵皱纹、沟纹、皮孔及稀疏的细根痕。质坚实,断面略显纤维性,黄白色,粉性,形成层环明显,射线放射状,有的有裂隙。根茎呈圆柱形,表面有芽痕,断面中央有髓。气微,味甜而特殊(图 4-18)。

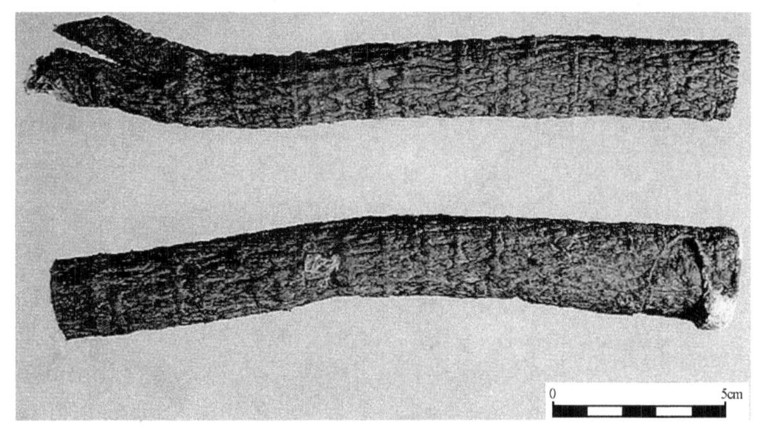

图 4-18　甘草外形图

(2) 胀果甘草:根及根茎木质粗壮,有的分枝,外皮粗糙,多灰棕色或灰褐色。质坚硬,木质纤维多,粉性小。根茎不定芽多而粗大。

(3) 光果甘草:根及根茎质地较坚实,有的分枝,外皮不粗糙,多灰棕色,皮孔细而不明显。

2. 饮片

(1) 甘草片:为类圆形或椭圆形厚片,周边红棕色或灰棕色,切面显黄白色至黄色,形成层环明显,射线放射状,有裂隙,显"菊花心"。气微,味甜而特殊。

(2) 炙甘草:为类圆形或椭圆形厚片,周边红棕色或灰棕色,微有光泽,切面黄色至深黄色,形成层环不明显,射线放射状。质稍黏。具焦香气,味甜。

商品以条粗、皮细而紧、红棕色、质坚、体重、粉性大、甜味浓者为佳。西草优于东草。商品一般分西草与东草两大类,西草再按长短、粗细分为大草、条草 1 ~ 3 等、毛草、草节 1 ~ 2 等、疙瘩头等规格,东草则再分为条草 1 ~ 3 等、毛草等规格。

【显微鉴别】

1. 横切面　①木栓层为数列棕色细胞。②皮层窄。③韧皮部射线宽广,多弯曲,常现裂隙;纤维多成束,非木化或微木化,周围薄壁细胞常含草酸钙方晶,形成晶鞘纤维;筛管群常因压缩而变形。④束中形成层明显。⑤木质部射线宽 3 ~ 5 列细胞;导管较多,直径约至 160μm;木纤维成束,周围薄壁细胞也含草酸钙方晶。⑥根中心无髓,根茎中心有髓(图 4-19)。

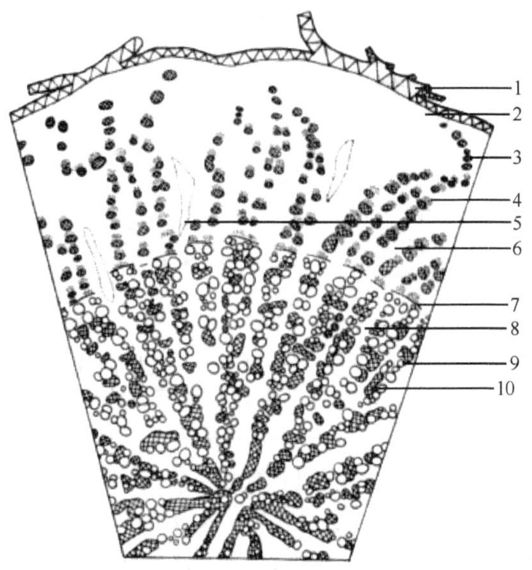

图 4-19　甘草(根)横切面简图

1. 木栓层;2. 皮层;3. 韧皮纤维束;4. 筛管群;5. 裂隙;6. 韧皮射线;7. 形成层;8. 木射线;9. 导管;10. 木纤维束

2. 粉末　淡棕黄色,味甜而特殊。①纤维成束,直径 8 ~ 14μm,壁厚,微木化,周围薄壁细胞含草酸钙方晶,形成晶纤维。②草酸钙方晶多见。③具缘纹孔导管较大，稀有网纹导管。④木栓细胞多角形，红棕色，微木化。⑤淀粉粒多为单粒，卵圆形或椭圆形，脐点点状。⑥棕色块状物形状不一(图4-20)。

【化学成分】 ①三萜类：如甘草甜素，主要系甘草酸的钾、钙盐，为甘草的甜味成分。②黄酮类：主要有甘草苷、甘草苷元、异甘草苷等。③香豆素。④氨基酸。⑤生物碱。⑥挥发性成分。⑦多糖。

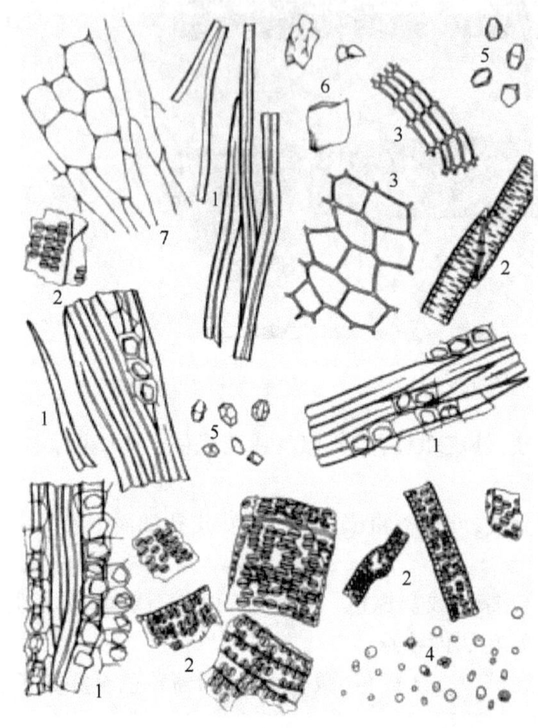

图4-20 甘草(根)粉末图

1. 晶纤维及纤维；2. 导管；3. 木栓细胞；4. 淀粉粒；5. 草酸钙方晶；6. 棕色块；7. 射线细胞

甘草甜素有解毒、抗炎、抗癌、抑制艾滋病病毒复制作用。甘草酸有抗炎、镇咳、抗癌作用。黄酮类化合物是甘草镇痉、抗溃疡作用的主要成分。

【理化鉴别】 本品以甘草对照药材和甘草酸铵对照品为对照，进行薄层色谱法试验。置紫外光灯(365nm)下检视。供试品色谱中，在与对照药材色谱相应的位置上，显相同颜色的荧光斑点；在与对照品色谱相应的位置上，显相同的橙黄色荧光斑点。

【检查】 本品含水分不得过12.0%，总灰分不得过7.0%，酸不溶性灰分不得过2.0%。

(1) 重金属及有害元素：本品含铅不得过百万分之五，镉不得过千万分之三，砷不得过百万分之二，汞不得过千万分之二，铜不得过百万分之二十。

(2) 有机氯农药残留量：本品含六六六(总BHC)不得过千万分之二，滴滴涕(总DDT)不得过千万分之二，五氯硝基苯(PCNB)不得过千万分之一。

【含量测定】 照高效液相色谱法测定，按干燥品计，本品含甘草酸($C_{42}H_{62}O_{16}$)不得少于2.0%，甘草苷($C_{21}H_{22}O_9$)不得少于1.0%。

【应用】

1. 传统功效 补脾益气，清热解毒，祛痰止咳，缓急止痛，调和诸药。用于脾胃虚弱，倦怠乏力，心悸气短，咳嗽痰多，痈肿疮毒，缓解药物毒性，烈性。用量1.5～9.0g。

2. 现代应用 本品具有解痉、抗消化道溃疡、镇咳、解毒等作用，临床用于脾胃气虚、胃溃疡等。本品长期应用可致水肿及高血压，故不可久服。

黄 芪*

Radix Astragali

【来源】 为豆科植物蒙古黄芪[*Astragalus membranaceus* (Fisch.) Bge. var.][*mongholicus* (Bge.) Hsiao]及膜荚黄芪[*A. membranaceus* (Fisch.) Bge.]的干燥根。

【产地】 蒙古黄芪主产于山西、内蒙古等省区。膜荚黄芪主产于东北三省及内蒙古、河北、四川等省区。

【采收加工】 春、秋两季采挖，切去根头，除去须根、泥土，晒干。

【性状鉴别】

1. 药材 呈圆柱形，有的有分枝，上端较粗，长 30～90cm，直径 1～3.5cm。表面淡棕黄色或淡棕褐色，有不整齐的纵皱纹或纵沟。质硬而韧，不易折断，断面纤维强，并显粉性，皮部黄白色，木部淡黄色，有放射状纹理及裂隙，老根中心偶呈枯朽状，黑褐色或呈空洞。气微，味微甜，嚼之微有豆腥味(图 4-21)。

2. 饮片 为类圆形或椭圆形厚片，直径 1～3.5cm。周边、切面、气味同药材。

商品以身干，根条粗长，皱纹少，粉性足，质韧，断面色黄白，味甘，无黑心及空心者为佳。黄芪按根条长度和直径分为特等、一等、二等、三等共 4 个等级。

【显微鉴别】

1. 根横切面 ①木栓层细胞数列，栓内层为 3～5 列厚角细胞。②韧皮部射线外侧常弯曲，有裂隙；纤维成束，壁厚，木化或微木化，与筛管群交互排列；近栓内层处有时可见石细胞。③形成层成环。④木质部导管单个散在或 2～3 个相聚；导管间有木纤维；射线中有时可见单个或 2～4 个成群的石细胞。⑤薄壁细胞含淀粉粒(图 4-22)。

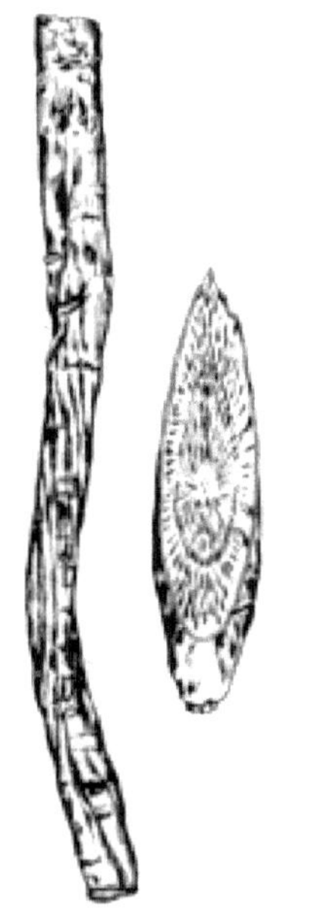

图 4-21 黄芪(根)外形及饮片图

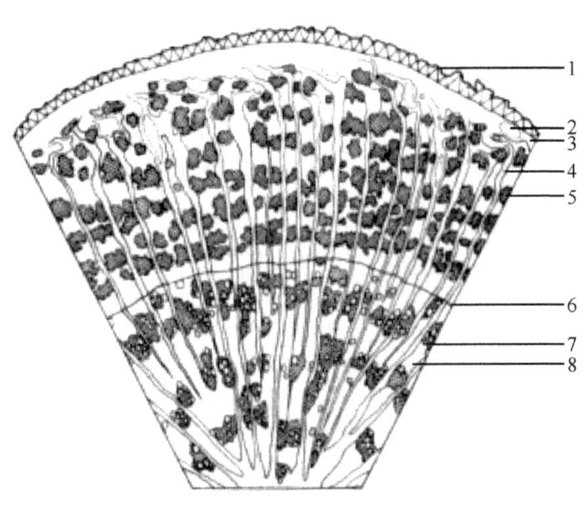

图 4-22 黄芪(根)横切面简图

1. 木栓层；2. 木栓组织环；3. 皮层；4. 韧皮射线；5. 韧皮纤维束；6. 形成层；7. 导管及木纤维束；8. 木质部

2. 粉末 黄白色。①纤维成束或散离，直径 8～30μm，壁厚，表面有纵裂纹，初生壁常与次生壁分离，两端常断裂成须状，或较平截。②具缘纹孔导管无色或橙黄色，具缘纹孔排列紧密。③石细胞较少，圆形、长圆形或不规则状，壁较厚(图 4-23)。

【化学成分】 ①皂苷类：如黄芪甲苷、乙苷和丙苷等，具有降压、利尿和强心作用。②黄酮类：如芒柄花黄素、毛蕊异黄酮等。③多糖类：黄芪多糖，具有增强免疫活性作用。④多种氨基酸及香豆素、甜菜碱等。

【理化鉴别】 本品以黄芪甲苷对照品为对照，进行薄层色谱法试验。供试品色谱中，在与对照品色谱相应的位置上，日光下显相同的棕褐色斑点；紫外光灯(365nm)下显相同的橙黄色荧光斑点。另以黄芪对照药材为对照，进行薄层色谱法试验。置紫外光灯(365nm)下检视。供

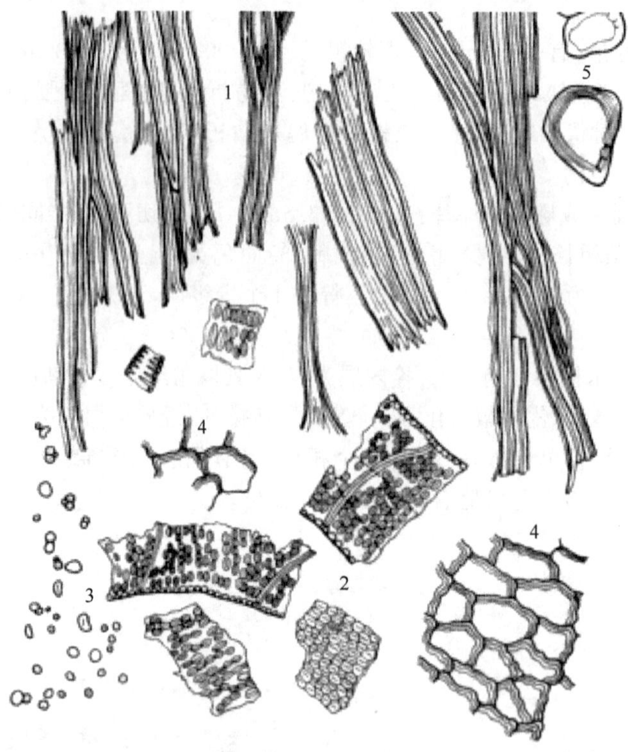

图 4-23 黄芪(根)粉末图

1. 纤维;2. 导管;3. 淀粉粒;4. 木栓细胞;5. 厚壁细胞

试品色谱中,在与对照药材色谱相应的位置上,显相同颜色的荧光主斑点。

【检查】 本品含总灰分不得过 5.0% ,酸不溶性灰分不得过 1.0% 。

1. 重金属及有害元素 本品含铅不得过百万分之五,镉不得过千万分之三,砷不得过百万分之二,汞不得过千万分之二,铜不得过百万分之二十。

2. 有机氯农药残留量 本品含六六六(总 BHC)不得过千万分之二,滴滴涕(总 DDT)不得过千万分之二,五氯硝基苯(PCNB)不得过千万分之一。

【浸出物】 用冷浸法测定,本品含水溶性浸出物不得少于 17.0% 。

【含量测定】 照高效液相色谱法测定,按干燥品计,本品含黄芪甲苷($C_{41}H_{68}O_{14}$)不得少于 0.04% 。

【应用】

1. 传统功效 补气固表,利尿托毒,排脓,敛疮生肌。用于气虚乏力,食少便溏,中气下陷,久泻脱肛,表虚自汗,气虚水肿,痈疽难溃,内热消渴。用量 9 ~ 30g。

2. 现代应用 本品具有利尿、降压、强心、免疫增强、抗肾炎、抗肝损伤、抗胃溃疡等作用,临床用于肾炎性蛋白尿、自汗等。

【附注】 红芪 为豆科植物多序岩黄芪(*Hedysarum polybotrys* Hand. -Mazz.)的干燥根。主产于甘肃。春、秋二季采挖,除去须根及根头,晒干。本品呈圆柱形,少有分枝,上端略粗,长10 ~ 50cm,直径 0.6 ~ 2.0cm。表面灰红棕色,有纵皱纹、横长皮孔样突起及少数支根痕,外皮易脱落,剥落处淡黄色。质硬而韧,不易折断,断面纤维性,并显粉性,皮部黄白色,木部淡黄棕色,射线放射状,形成层环浅棕色。气微,味微甜,嚼之有豆腥味。以条粗长、质韧、味甜者为佳。用热浸法测定,45% 乙醇作溶剂,本品含醇溶性浸出物不得少于 30.0% 。补气固表,利尿,托毒排脓,敛疮生肌。

人 参★

Radix et Rhizoma Ginseng

【别名】 棒槌 山参 园参

【来源】 为五加科植物人参(*Panax ginseng* C. A. Mey.)的干燥根及根茎。栽培的称“园参”;播种在山林野生状态下自然生长的称“林下参”,习称“籽海”;野生者为“山参”。

【产地】 主产于吉林抚松、集安;辽宁桓仁、新宾、宽甸;黑龙江亦产。

【采收加工】 多于秋季采挖,洗净;园参除去支根,晒干或烘干,称“生晒参”,如不除去支根晒干或烘干,则称“全须生晒参”;取洗净的鲜参,经蒸制后干燥,称“红参”。林下参和山参采挖后,用青苔和树皮包裹,低温保存或晒干称“生晒山参”。

近年来研究用真空冷冻干燥法加工人参,其产品称“冻干参”或“活性参”,可防止有效成分总皂苷的损失,提高产品质量。

【性状鉴别】

1. 药材

(1) 生晒参:主根呈纺锤形或圆柱形,长3~15cm,直径1~2cm。表面灰黄色,上部或全体有疏浅断续的粗横纹及明显的纵皱纹,下部有支根2~3条,并着生多数细长须根(全须生晒参),须根上常有不明显的细小疣状突起。根茎(习称“芦头”)长1~4cm,直径0.3~1.5cm,多拘挛而弯曲,具不定根(习称“艼”)和稀疏的凹窝状茎痕(习称“芦碗”)。质较硬,断面淡黄白色,显粉性,形成层环纹棕黄色,皮部有黄棕色的点状树脂道散布及放射状裂隙。香气特异,味微苦、甘(图4-24)。

(2) 红参:主根呈纺锤形、圆柱形或扁方柱形,长3~10cm,直径1~2cm。表面红棕色,半透明,偶有不透明的暗黄褐色斑块,具纵沟、皱纹及细根痕;上部有断续的不明显环纹;下部有2~3条扭曲交叉的支根,并带弯曲的须根或仅具须根残迹。根茎(芦头)长1~2cm,上有数个凹窝状茎痕(芦碗),有的带有1~2条完整或折断的不定根(艼)。质硬而脆,断面平坦,角质样。气微香而特异,味甘、微苦。

(3) 生晒山参:主根多与根茎等长或较短,呈圆柱形、菱角形或人字形,长1~6cm。表面灰黄色,具纵皱纹,上端有细密而深陷的环状横纹,习称“铁线纹”。支根多为2条,须根细长,清晰不乱,有较明显的疣状突起,习称“珍珠疙瘩”。根茎细长,习称“雁脖芦”,上部具密集的茎痕,靠近主根的一段根茎较光滑而无茎痕(习称“圆芦”)。不定根较粗,形似枣核(习称“枣核艼”)。

2. 饮片

(1) 生晒参:呈圆形或类圆形薄片。片面平坦,类白色,可见一个棕色或淡棕色环纹(形成层环),其外侧可见1~2轮明显的棕红色小点(树脂道),有放射状裂隙。质脆或稍韧,易折断,略显粉质。有特异香气,味微苦、甘。

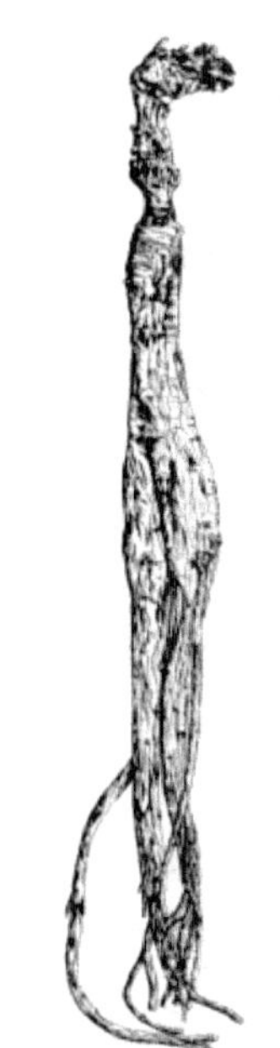

图4-24 人参(生晒参)外形图

(2) 红参:为圆形或类圆形薄片,片面红棕色或深红色,角质状,半透明,质硬而脆,受潮者质较韧。气微香,味甘,微苦。

山参以横灵体,八字分开,五形全美相衬,皮紧细、纹深者为佳。园参以全须全芦,表面白色,体充实,无破疤者为佳。生晒园参以身长、条粗、饱满、色白、坚实、粉性强、气味浓者为佳。边条红参以支头大,质坚实,红棕色,具“三长”特征,无细腿、黄皮、破疤者为佳。

人参的商品规格有生晒山参、全须生晒参、生晒参、红参、白干参、皮尾参、白糖参、红直须、白直须等。红参又分边条红参和普通红参两大类,每类再按每500克有多少支分为多种不同的商品规格。

【显微鉴别】

1. 主根横切面 ①木栓层为数列细胞。②皮层窄。③韧皮部外侧有裂隙,内侧薄壁细胞排列较紧密,有树脂道散在,内含黄色分泌物。④形成层成环。⑤木质部射线宽广,导管单个散在或数个相聚,断续排列成放射状,导管旁偶有非木化的纤维。⑥薄壁细胞含草酸钙簇晶(图4-25)。

2. 粉末 淡黄白色(生晒参)或红棕色(红参)。①树脂道碎片易见,含黄色块状分泌物。②草酸钙簇晶,直径20~68μm,棱角锐尖。③木栓细胞表面观类方形或多角形,壁细波状弯曲。④网纹导管及梯纹导管直径10~56μm。⑤淀粉粒众多,单粒类球形、半圆形或不规则多角形,直径4~20μm,脐点点状或裂缝状;复粒由2~6个分粒组成(红参中淀粉粒已糊化)(图4-26)。

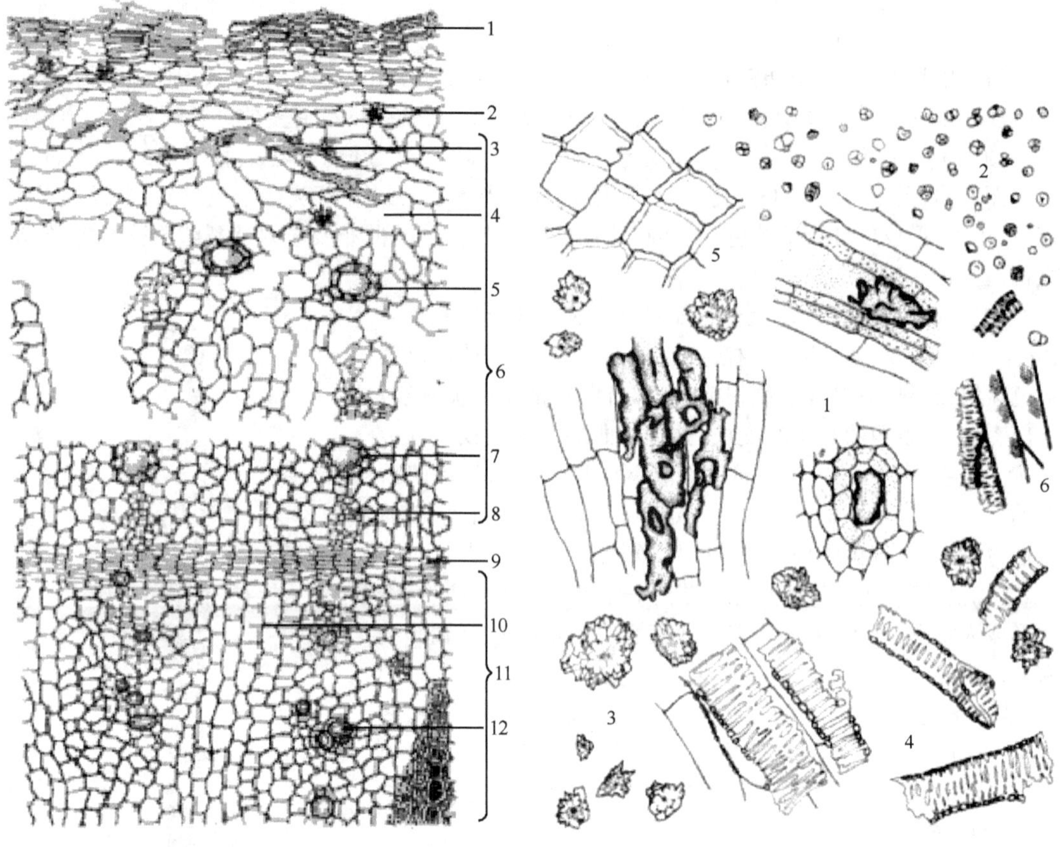

图4-25 人参(根)横切面组织图

1. 木栓层;2. 草酸钙簇晶;3. 颓废筛管群;4. 裂隙;5. 树脂道;6. 韧皮部;7. 树脂道;8. 筛管群;9. 形成层;10. 射线;11. 木质部;12. 导管

图4-26 人参(根)粉末图

1. 树脂道;2. 淀粉粒;3. 草酸钙簇晶;4. 导管;5. 木栓细胞;6. 木薄壁细胞

【化学成分】 ①主含多种人参皂苷类化合物,须根中的含量较主根高。根据皂苷元的不同可分为两类三组:一类是四环三萜的达玛烷系皂苷,其中一组加酸水解最后产物为人参二醇,如人参皂苷Ra_1、人参皂苷Ra_2、人参皂苷Ra_3、人参皂苷Rb_1、人参皂苷Rb_2、人参皂苷Rb_3、人参皂苷R_c、人

参皂苷 R_d、人参皂苷 Rg_3、人参皂苷 Rh_2、人参皂苷 Rs_1、人参皂苷 Rs_2 等；另一组水解产物为人参三醇，如人参皂苷 Re、人参皂苷 Rf、人参皂苷 Rg_1，人参皂苷 Rg_2、人参皂苷 Rh_1 等。另一类是五环三萜的齐墩果烷系皂苷，其苷元为齐墩果酸，如人参皂苷 Ro。②糖类：有单糖、双糖、叁糖及多糖类，如人参多糖 A～L，Q～U 等。③挥发油：如人参炔醇、人参环氧炔醇等。④人参多肽类。⑤有机酸（如柠檬酸、人参酸），氨基酸，多种维生素等。

人参皂苷是人参的主要有效成分，尤以达玛烷系三萜皂苷活性最显著，常用以评价人参质量。人参多糖具有免疫调节、抗肿瘤、抗溃疡、降低血糖等活性。

【理化鉴别】　本品以人参对照药材、人参皂苷 Rb_1、人参皂苷 Re、人参皂苷 Rf 及人参皂苷 Rg_1 对照品为对照，进行薄层色谱法试验，分别置日光及紫外光灯（365nm）下检视。供试品色谱中，在与对照药材和对照品色谱相应位置上，分别显相同颜色的斑点或荧光斑点。

【检查】　本品含水分不得过 12.0%，总灰分不得过 5.0%，酸不溶性灰分不得过 1.0%。

【含量测定】　照高效液相色谱法测定，按干燥品计，生晒参含人参皂苷 Rg_1（$C_{42}H_{72}O_{14}$）和人参皂苷 Re（$C_{48}H_{82}O_{18}$）的总量不得少于 0.30%，人参皂苷 Rb_1（$C_{54}H_{92}O_{23}$）不得少于 0.20%；红参含人参皂苷 Rg_1（$C_{42}H_{72}O_{14}$）和人参皂苷 Re（$C_{48}H_{82}O_{18}$）的总量不得少于 0.25%，人参皂苷 Rb_1（$C_{54}H_{92}O_{23}$）不得少于 0.20%。

【应用】

1. 传统功效　大补元气，复脉固脱，益气摄血。用于体虚欲脱，肢冷脉微，气不摄血，崩漏下血；心力衰竭，心源性休克。用量 3～9g，另煎兑入汤剂服；也可研粉吞服，一次 2g，一日 2 次。

2. 现代应用　本品具有中枢兴奋与抑制、抗疲劳、免疫促进、强心等作用，临床用于延缓衰老、脾胃气虚、失眠多梦、高血压、心肌营养不良、冠状动脉硬化、心绞痛、急慢性肝炎、糖尿病等。

【附注】　伪品

（1）商陆科植物商陆（*Phytolacca acinosa* Roxb.）或垂序商陆（*P. amercana* L.）的根。常加工成“红参”，无芦头、芦碗，外皮多已除去，横切面可见多数点状维管束排成数圈同心环。味稍甜后微苦，久嚼麻舌。组织中无树脂道，无簇晶，而有三生维管束排成数轮同心环及草酸钙针晶，易与人参区别。

（2）茄科植物华山参（*Physochlaina infundibularis* Kuang）的根。表面棕褐色或棕色，有黄白色横长皮孔，质硬脆，断面不平坦。味微苦，稍麻舌。组织中无树脂道及草酸钙簇晶，有木间韧皮部及砂晶。

人参商品的鉴别用语

（1）全须生晒与生晒参：将鲜园参洗刷洁净，用硫黄熏后晒干，即称全须生晒参，其特点是不去腿须及参帽，保持原形。生晒参则掐去芦须。

（2）白干参：选芦头小的园参，掐去细腿，芦须，用竹刀刮去外皮，干燥而成。因刮去外皮，较白净，故名。

（3）皮尾参：属生晒参类。系园参的不定根（参芦）或移栽园参时掐下的支根加工而成。

（4）白直（弯）须：园参掐下的细支根，蘸水撮去外皮后晒干，即是白直须。白混须是指弯曲状与直须皆有的混货，白直须占 50% 以上。

（5）白糖参：短芦、破皮的园参经糖腌等加工而成的一种人参规格。

（6）有皮有肉：加工后红参（边条参），肩部有明显的横皱纹，习称“有皮”参体表面棕红色，有肉嫩感，习称“有肉”。两者兼有，习称“有皮有肉”。各种规格的边条红参均要求“有皮有肉”。

(7) 无中尾：指边条红参，规定是二三条腿，直径不得小于0.3cm，如小于这个指标，称为"中尾"。各边条红参规格所属各等级是不允许有的，叫"无中尾"。

(8) 黄皮：指人参采收季节不当，根汁不足，或加工不及时，人参浆汁减少，俗称"跑浆"，加工后出现的皮黄色较多，习称"黄皮"。

(9) 在人参规格中，16边条红参，是指具有芦长、身长、腿长（习称"三长"），腿不超过三条，每500克在16支以内，每支重31.3g以上。

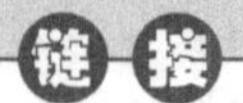

(3) 豆科植物野豇豆[*Vigna vexillata* (L.) Benth.]的根。根头部无芦头及芦碗，上部无横纹。组织中有纤维，不含草酸钙簇晶。

(4) 马齿苋科植物锥花土人参[*Talinum paniculatum* (Jacq.) Gaertn.]的根，除去外面黑色粗皮后，经蒸熟后干燥而成。但根顶有残茎而无芦头及芦碗，味淡而有黏滑感。虽有簇晶但无树脂道。

(5) 菊科植物山莴苣(*Lactuca indica* L.)的根。无芦头、芦碗，根表面无横纹。组织中无木栓层而为后生皮层，无树脂道而有乳汁管，无草酸钙簇晶、淀粉粒而有菊糖。

综上所述，常见伪品除华山参外均无芦头、芦碗，根表面无横环纹，无特有的人参味。组织中除野豇豆外均无树脂道，除锥花土人参外均无簇晶。

西 洋 参*

Radix Panacis Quinquefolii

【别名】 花旗参 西洋人参 洋参

【来源】 为五加科植物西洋参(*Panax quinquefolium* L.)的干燥根。

【产地】 进口西洋参主产于美国和加拿大。我国引种栽培的西洋参已形成华北、东北、陕西等几个主要产区。

【采收加工】 秋季采挖，洗净，晒干或低温干燥。

【性状鉴别】

1. 药材 根呈纺锤形、圆柱形或圆锥形，长3～12cm，直径0.8～2cm。表面淡黄褐色或黄白色，可见横向环纹及线形皮孔状突起，并有细密浅纵皱纹及须根痕。主根中下部可见一至数条侧根，多已折断。有的上端有根茎(芦头)，环节明显，茎痕(芦碗)圆形或半圆形，具不定根(艼)或已折断。体重，质坚实，不易折断，断面平坦，浅黄白色，略显粉性，皮部可见多数黄棕色点状树脂道，形成层环纹棕黄色，木部略呈放射状纹理。气微而特异，味微苦、甘(图4-27)。

野生品形体较小，表面土黄色，环纹较密，色黑而清晰；体轻，断面黄白色；气香，味浓。栽培者表面浅黄色，皮细，环纹不黑且较疏；体质结实而沉重；味较淡。

2. 饮片 为斜切片或横切薄片，长圆形或类圆形。切面黄白色，有棕色环(形成层环)，皮部有黄棕色或红棕色小点(树脂道)，近棕色环处较多而明显；周边微呈细波状，表面土黄色或淡棕黄色。气微香，味微苦、甘。

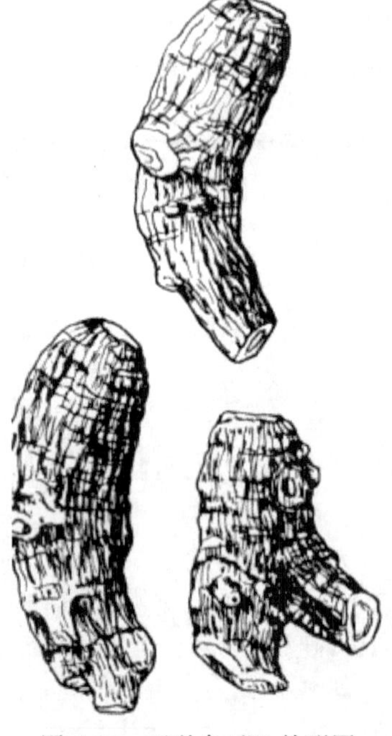

图4-27 西洋参(根)外形图

西洋参与人参性状对比见表 4-2。

表 4-2　西洋参与生晒参对比鉴别表

	药材名	西洋参	生晒参
	来源	为五加科植物西洋参(*Panax quinquefolium* L.)的干燥根	为五加科植物人参(*Panax ginseng* C. A. Mey.)的干燥根及根茎
性状	主根	呈纺锤形、圆柱形或圆锥形	主根较长,呈纺锤形或圆柱形
	支根	分叉角度较大,多已折断	分叉角度较小
	表面	淡黄褐色或黄白色,可见横向环纹,并有细密浅纵皱纹	灰黄色,主根上部或全体有疏浅断续的粗横纹及明显的纵皱纹
	质地	质坚实,不易折断	质较硬,较易折断
	断面	平坦,略显粉性,	皮部有放射状裂隙,显粉性
	成分	含拟人参皂苷 F_{11} 不含人参皂苷-Rf	不含拟人参皂苷 F_{11} 含人参皂苷-Rf
	薄层色谱法	可检出拟人参皂苷 F_{11} 和西洋参对照药材完全一致的斑点,不可检出人参皂苷-Rf 和人参对照药材完全一致的斑点	不可检出拟人参皂苷 F_{11} 和西洋参对照药材完全一致的斑点 可检出人参皂苷-Rf 和人参对照药材完全一致的斑点

【显微鉴别】

1. 根横切面　①木栓层为数列细胞。②皮层及韧皮部散有树脂道,靠近形成层处常排列成数环。③形成层成环。④木质部导管单个或 2 ~ 5 个成群,径向排列。⑤薄壁细胞含淀粉粒或草酸钙簇晶。

2. 粉末　黄白色。①树脂道内含棕色树脂。②草酸钙簇晶直径 17 ~ 78μm,棱角较长而尖。③导管主要为梯纹和网纹,直径约 42μm。④木栓细胞垂周壁薄,细波状弯曲。⑤淀粉粒单粒类圆形,直径 2 ~ 14μm;复粒由 2 ~ 8 分粒组成(图 4-28)。

【化学成分】　①主含多种人参皂苷,是西洋参的主要活性成分。有四环三萜的达玛烷系皂苷,包括苷元为人参二醇的和人参三醇的多种皂苷,和五环三萜的齐墩果烷系皂苷,如人参皂苷 R_0、人参皂苷 Rb_1、人参皂苷 Rb_2、人参皂苷 Rb_3、人参皂苷 Rc、人参皂苷 Rd、人参皂苷 Re、人参皂苷 Rf、人参皂苷 Rg_1、人参皂苷 Rg_2、人参皂苷 Rh_2 等,和西洋参皂苷 L_1、西洋参皂苷 R_1,拟人参皂苷 F_{11} 和拟人参皂苷 F_3。②多糖类。③挥发油,以 β-金合欢烯含量较高。④酯类。⑤多种氨基酸。

【理化鉴别】　本品以西洋参对照药材、人参皂苷 F_{11} 对照品、人参皂苷 Rb_1 对照品、人参皂苷 Re 对照品、人参皂苷 Rg_1 对照品为对照,进行薄层色谱法试验。分别置日光和紫外光灯(365nm)下检视。供试品色谱中,在与对照药材色谱及对照品色谱相应的位置上,分别显相同颜色的斑点或荧光斑点。

【检查】　本品含水分不得过 13.0% ,总灰分不得过 5.0% ,酸不溶性灰分不得过 1.0% 。

1. 人参　本品以人参对照药材为对照,进行薄层色谱法试验。分别置日光和紫外光灯(365nm)下检视。供试品色谱中,不得显与对照药材完全相一致的斑点。

2. 重金属及有害元素　本品含铅不得过百万分之五,镉不得过千万分之三,砷不得过百万分之二,汞不得过千万分之二,铜不得过百万分之二十。

【浸出物】　用热浸法测定,乙醇为溶剂,本品含醇溶性浸出物不得少于 30.0% 。

【含量测定】　照高效液相色谱法测定,本品含人参皂苷 Rg_1($C_{42}H_{72}O_{14}$)和人参皂苷 Re-($C_{48}H_{82}O_{18}$)和人参皂苷 Rb_1($C_{54}H_{92}O_{23}$)的总量不得少于 2.0% 。

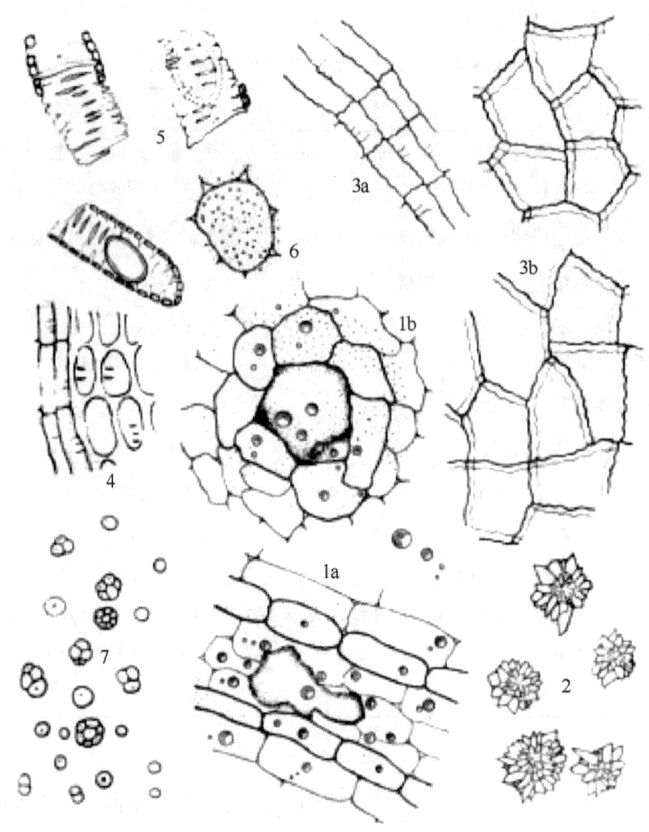

图4-28 西洋参(根)粉末图

1. 树脂道(1a. 纵断面观;1b. 横断面观);2. 草酸钙簇晶;3. 木栓细胞(3a. 断面观;3b. 表面观);4. 栓内层细胞;5. 导管;6. 薄壁细胞;7. 淀粉粒

【应用】

1. 传统功效 补气养阴,清热生津。用于气虚阴亏,内热,咳嗽痰血,虚热烦倦,消渴,口燥咽干。用量3~6g。

2. 现代应用 本品具有中枢抑制、抗缺氧、抗疲劳、免疫增强等作用,临床用于抑制鼻咽癌放疗副反应、阴虚火旺、喘咳痰血、热病气阴两伤、烦倦口渴等。

三 七★

Radix et Rhizoma Notoginseng

【别名】 田七 金不换 参三七

【来源】 为五加科植物三七[*Panax notoginseng* (Burk.) F. H. Chen]的干燥根及根茎。

【产地】 主产于云南文山,广西田阳、靖西、百色等地。

【采收加工】 栽培3~4年,秋季开花前采挖,称为“春七”;11月种子成熟后采挖,称为“冬七”。洗净,剪下芦头、支根及须根,主根曝晒至半干,反复搓揉,以后每日边晒边搓,待至全干放入麻袋内撞至表面光滑即得。根茎(芦头)习称“剪口”,支根习称“筋条”,须根习称“绒根”。

【性状鉴别】

1. 主根 呈类圆锥形或圆柱形,长1~6cm,直径1~4cm。表面灰褐色或灰黄色,有断续的纵皱纹及支根痕。顶端有茎痕,周围有瘤状突起。体重,质坚实,击碎后皮部与木部常分离。断面灰绿色、黄绿色或灰白色，皮部有棕色树脂道斑点，木部微呈放射状排列。气微，味苦而回甜(图4-29)。

2. 筋条　呈圆柱形或圆锥形，长2～6cm，上端直径约0.8cm，下端直径约0.3cm。

3. 剪口　呈不规则的皱缩块状及条状，表面有数个明显的茎痕及环纹，断面中心灰绿色或白色，边缘深绿色或灰色。

以身干，个大，体重，质坚实，表面光滑，断面色灰绿或黄绿，无裂隙者为佳。商品分春七和冬七两大类，每类又分13个等级，其中主根按每500克有多少头数分为11个等级，加筋条和剪口两个等级。

【显微鉴别】

1. 根横切面　①木栓层为数列细胞，栓内层不明显。②韧皮部有树脂道散在。③形成层成环。④木质部导管1～2列径向排列。⑤射线宽广。⑥薄壁细胞含淀粉粒及草酸钙簇晶(图4-30)。

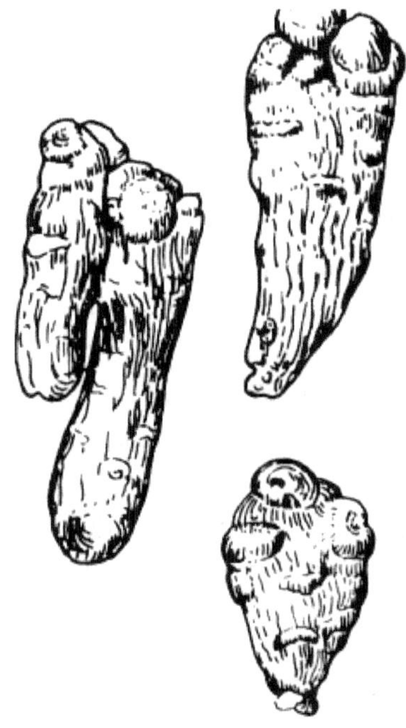

图4-29　三七(根)外形图

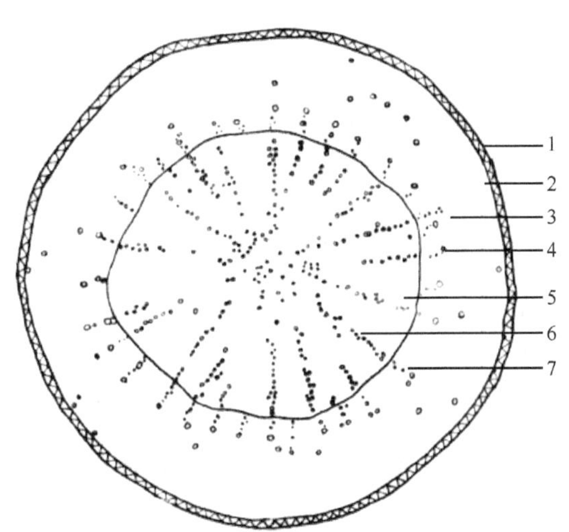

图4-30　三七(根)横切面简图

1. 木栓层；2. 栓内层；3. 韧皮部；4. 树脂道；5. 射线；6. 导管；7. 筛管群

2. 粉末　灰黄色。①淀粉粒甚多，单粒圆形、半圆形或圆多角形，直径4～30μm；复粒由2～10余分粒组成。②树脂道碎片含棕黄色分泌物。③梯纹导管、网纹导管及螺纹导管，直径15～55μm。④草酸钙簇晶少见，直径50～80μm(图4-31)。

【化学成分】　①含多种皂苷，和人参所含皂苷类似，但主要为达玛烷系皂苷。②止血活性成分：田七氨酸、三七素。③黄酮类，如三七黄酮B。④三七多糖。⑤挥发油等。

【理化鉴别】

(1) 取粗粉2g，加甲醇15ml温浸30分钟，滤过。取滤液1ml，蒸干加醋酸1ml及浓硫酸1～2滴，显黄色，渐变为红色、紫色、青色、污绿色(甾类反应)。另取滤液数滴，点于滤纸上，干后，置紫外光灯(365nm)下观察，显淡蓝色荧光，滴加硼酸饱和的丙酮溶液与10%枸橼酸溶液各1滴，干后，置紫外光灯下观察，有强烈的黄绿色荧光。

(2) 本品以人参皂苷Rb_1对照品、人参皂苷Re对照品、人参皂苷Rg_1对照品、三七皂苷R_1对

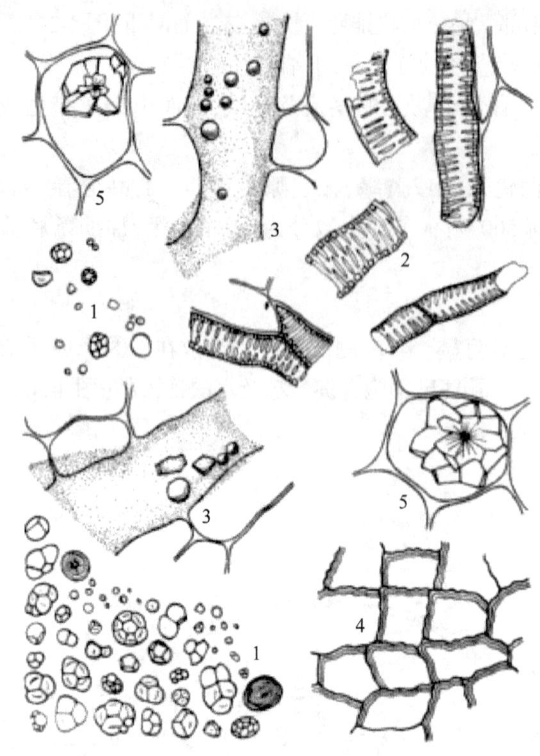

图 4-31 三七(根)粉末图
1. 淀粉粒;2. 导管;3. 树脂道;4. 木栓细胞;5. 草酸钙簇晶

照品为对照,进行薄层色谱法试验。供试品色谱中,在与对照品色谱相应的位置上,显相同颜色的斑点;置紫外光灯(365nm)下检视,显相同的荧光斑点。

【检查】 本品含水分不得过 14.0%,总灰分不得过 6.0%,酸不溶性灰分不得过 3.0%。

【浸出物】 用热浸法测定,甲醇为溶剂,本品含醇溶性浸出物不得少于 16.0%。

【含量测定】 照高效液相色谱法测定,按干燥品计,本品含人参皂苷 Rg_1($C_{42}H_{72}O_{14}$)、人参皂苷 Rb_1($C_{54}H_{92}O_{23}$)和三七皂苷 R_1($C_{47}H_{80}O_{18}$)三者的总量不得少于 5.0%。

【应用】

1. 传统功效 散瘀止血,消肿定痛。用于咯血,吐血,衄血,便血,崩漏,外伤出血,胸腹刺痛,跌扑损伤。用量 3~9g。研粉吞服,一次 1~3g。外用适量。孕妇慎用。

2. 现代应用 本品具有抗炎、降压、强心、免疫促进、止血等作用,临床用于冠心病、多种出血症、跌打损伤、瘀血肿痛等。

【附注】 伪品 以下几种曾伪充三七,应注意鉴别。

(1) 姜科植物蓬莪术(*Curcuma phaeocaulis* Valeton)的根茎。为卵圆形、圆锥形或纺锤形,无瘤状突起,顶端无茎痕,表面有环节,断面有散在的黄白色筋脉点(维管束),气微香,味微辣、苦。

(2) 落葵科植物落葵薯[*Anredra cordifolia* (Tenore) Van Steen.]的株芽及块茎。株芽呈不规则块状,表面灰褐色,有多个瘤状芽突起或芽断后的瘢痕。质硬脆,断面粉性,类白色,经水煮后,断面角质样,黄棕色。味微甜,嚼之有黏性。

(3) 菊科植物菊三七[*Gynura Sengetum* (Lour.)Merr.]的根及根茎。外形类似三七,但其味淡而后微苦,根茎横切面中心有显著的髓部。组织中无淀粉粒和草酸钙簇晶,有菊糖。

当 归*

Radix Angelicae Sinensis

【别名】 秦归

【来源】 为伞形科植物当归[*Angelica sinensis* (Oliv.) Diels]的干燥根。

【产地】 主产于甘肃岷县、武都、漳县等地,云南、四川、陕西、湖北等省亦产。

【采收加工】 秋末采挖,除去须根及泥沙,待水分稍蒸发后捆成小把,上棚,以烟火慢慢熏干。不宜以煤火熏,否则发黑,也不宜直接晒干,否则易粗硬如干柴。

【性状鉴别】

1. 药材 略呈圆柱形,下部有支根 3~5 条或更多,根头称"归头",主根称"归身",支根称"归尾",全体称"全归",长 15~25cm。表面黄棕色至棕褐色,有纵皱纹及横长皮孔样突起。归头膨大,直径 1.5~4cm,具环纹,上端钝圆,有紫色或黄绿色的茎及叶鞘的残基;归身表面凹凸不平;归尾直径 0.3~1cm,上粗下细,多扭曲,有少数须根痕。质柔韧,断面黄白色或淡黄棕色,皮部厚,有裂隙及多数棕色点状分泌腔，形成层环黄棕色，木部色较淡。有浓郁香气，味甘、辛、微苦（图4-32）。

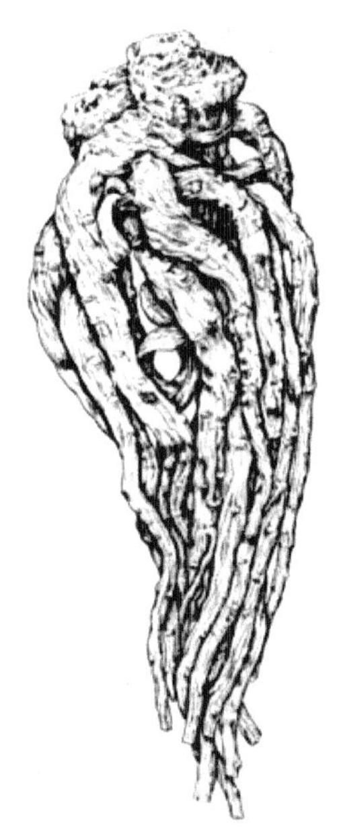

图4-32　当归（根）外形图

2. 饮片

（1）当归：为类圆形或不规则形薄片。切面黄白色或淡黄色，皮部厚，散有棕色油点，有淡棕色环纹，木部色较淡；周边黄棕色至棕褐色。质柔韧，油润。有浓郁香气，味甘、辛、微苦。

（2）酒当归：形如当归。质柔韧，深黄色，略有焦斑。香气浓厚，有酒香气，味甘、微苦。

当归以体长腿少、油润、肉质饱满、外皮色黄棕、断面色黄白、气味浓郁、味甘者为佳。柴性大、干枯无油或断面呈绿褐色者不可供药用。商品按每千克支数分全当归一等至五等、归头一等至四等。

【显微鉴别】

1. 横切面　主根　①木栓层为数列细胞。②皮层窄，有少数油室。③韧皮部宽广，多裂隙，油室及油管类圆形，直径25～160μm，外侧较大，内侧渐小，周围分泌细胞6～9个。④形成层成环。⑤木质部射线宽3～5列细胞，导管单个散在或2～3个相聚，呈放射状排列。⑥薄壁细胞含淀粉粒（图4-33）。

2. 粉末　淡黄棕色。①韧皮薄壁细胞纺锤形，壁稍厚，表面有微细斜向交错的纹理，有时可见菲薄横隔。②有时可见油室及油管碎片。③梯纹、网纹导管多见。④尚有木栓细胞、淀粉粒，偶见木纤维（图4-34）。

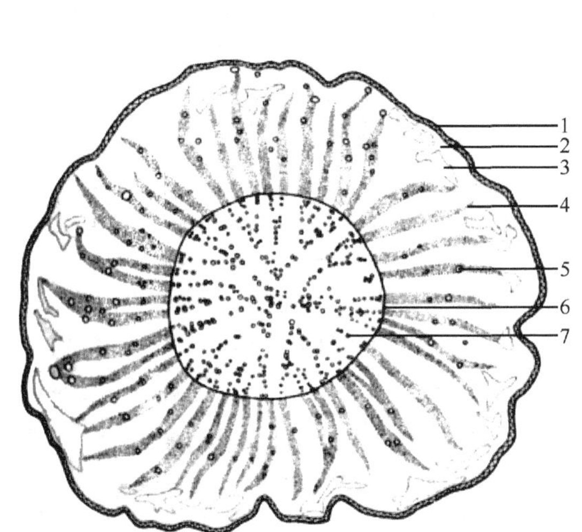

图4-33　当归（根）横切面简图

1. 木栓层；2. 皮层；3. 裂隙；4. 韧皮部；5. 分泌腔（油室、油管）；6. 形成层；7. 导管

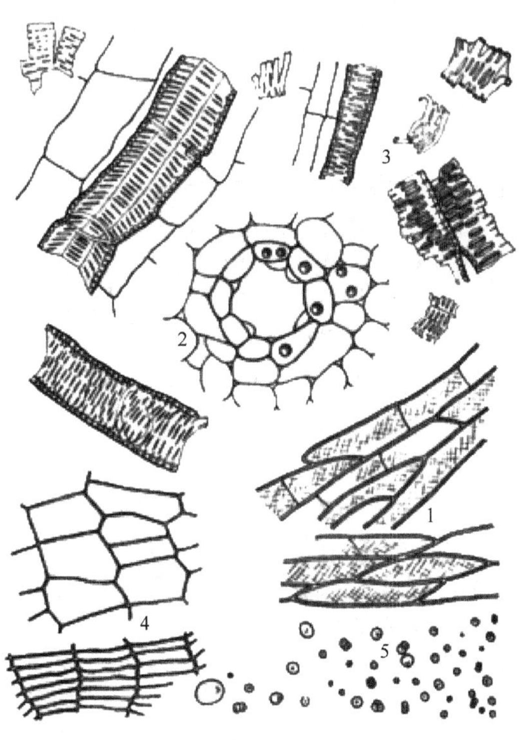

图4-34　当归（根）粉末图

1. 纺锤形韧皮薄壁细胞；2. 油室；3. 导管；4. 木栓细胞；5. 淀粉粒

【化学成分】 ①含挥发油：主要为藁本内酯及正丁烯基酞内酯等。②有机酸：如阿魏酸、丁二酸、烟酸等。③糖类：如蔗糖、果糖、葡萄糖等。④多种氨基酸。⑤维生素 A、维生素 B_{12}、维生素 E，尿嘧啶及多种微量元素等。

藁本内酯及正丁烯基酞内酯为解痉、镇痛有效成分。阿魏酸和当归多糖有免疫促进作用，能促进造血功能和抗氢氧自由基作用。

【理化鉴别】 本品以当归对照药材为对照，进行薄层色谱法试验。置紫外光灯（365nm）下检视。供试品色谱中，在与对照药材色谱相应的位置上，显相同颜色的荧光斑点。

【检查】 本品含水分不得过 12.0%，总灰分不得过 7.0%，酸不溶性灰分不得过 2.0%。

【浸出物】 用热浸法测定，70% 乙醇为溶剂，本品含醇溶性浸出物不得少于 45.0%。

【含量测定】 照高效液相色谱法测定，按干燥品计，本品含阿魏酸（$C_{10}H_{10}O_4$）不得少于 0.050%。

【应用】

1. 传统功效 补血活血，调经止痛，润肠通便。用于血虚萎黄，眩晕心悸，月经不调，经闭痛经，虚寒绞痛，肠燥便秘，风湿痹痛，跌扑损伤。用量 6～12g。

2. 现代应用 本品具有兴奋子宫、抗凝血、抗贫血、抗炎、镇痛等作用，临床用于习惯性便秘、小儿遗尿、斑秃、胃溃疡、上消化道出血等。

川 芎*

Rhizoma Chuanxiong

【来源】 为伞形科植物川芎（*Ligusticum chuanxiong* Hort.）的干燥根茎。

【产地】 主产于四川都江堰市、彭州市、崇州市。

【采收加工】 夏季当茎上的节盘显著突出，并略带紫色时采挖，除去泥沙，晒后烘干，撞去须根。

【性状鉴别】

1. 药材 为不规则结节状拳形团块，直径 2～7cm。表面黄褐色，粗糙皱缩，有多数平行隆起的轮节，顶端有凹陷的类圆形茎痕，下侧及轮节上有多数小瘤状根痕。质坚实，不易折断，断面黄白色或灰黄色，散有黄棕色的小油点（油室），形成层环纹波状。有特异浓郁的香气，味苦、辛，稍有麻舌感，微回甜（图 4-35）。以个大、质坚实、断面色黄白、油性大、气浓香者为佳。

2. 饮片 为不规则形薄片。横切片切面黄白色或灰黄色，可见波状环纹，散有黄棕色小油点；周边粗糙不整齐，黑褐色。纵切片边缘不整齐，呈分枝状，切面灰白色或黄白色，散有黄棕色小油点。质坚韧，具特异香气，味苦、辛。

以个大饱满、质坚实、断面色黄白、香气浓、油性大者为佳。商品按大小分为三等。

【显微鉴别】

1. 根茎横切面 ①木栓层为 10 余列细胞。②皮层狭窄，散有根迹维管束，其形成层明显。③韧皮部宽广。④形成层环波状或不规则多角形。⑤木质部导管多角形或类圆形，大多单列或排成“V”形，偶有木纤维束。⑥髓部较大。⑦薄壁组织中散有多数油室，类圆形、椭圆形或形状不规则，淡黄棕色，靠近形成层的油室小，向外渐大。⑧薄壁细胞中富含淀粉粒，有的含草酸钙晶体，晶体呈类圆形团块或类簇晶状（图 4-36）。

2. 粉末 淡黄棕色或灰棕色。①淀粉粒较多，单粒椭圆形、长圆形、类圆形、卵圆形或肾形，直径 5～16μm，长约 21μm，脐点点状、长缝状或人字状；偶见复粒，由 2～4 分粒组成。②草酸钙晶体存在于薄壁细胞中，呈类圆形团块或类簇晶状，直径 10～25μm。③木栓细胞深黄棕色，表面观呈多角形，微波状弯曲。④油室多已破碎，偶见油室碎片，分泌细胞壁薄，含较多的油滴。⑤导管多为螺纹导管，亦有网纹导管及梯纹导管，直径 14～50μm（图 4-37）。

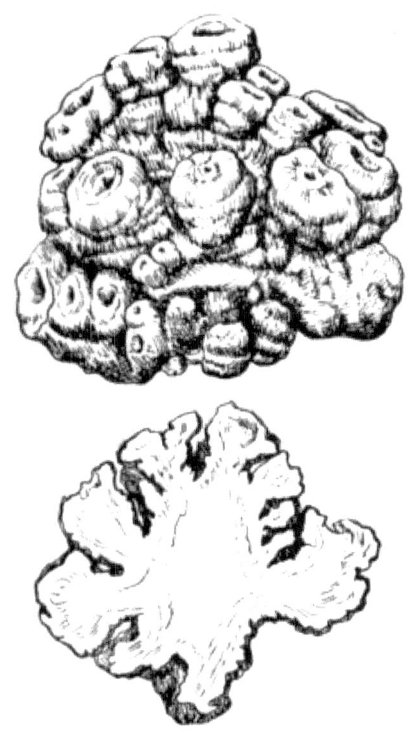

图4-35　川芎(根茎)外形及饮片图

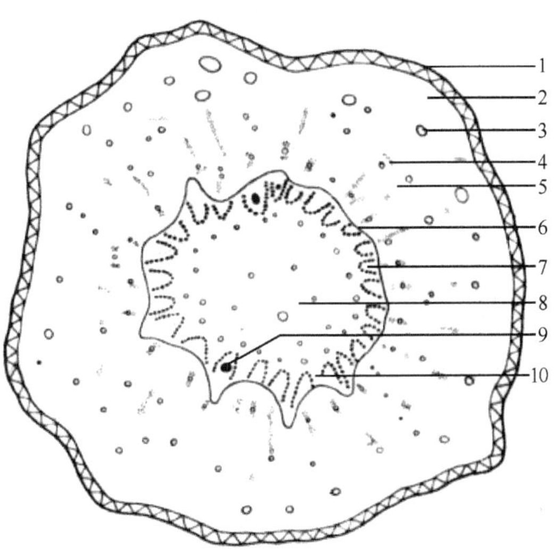

图4-36　川芎(根茎)横切面简图

1. 木栓层;2. 皮层;3. 油室;4. 筛管群;5. 韧皮部;
6. 形成层;7. 木质部;8. 髓部;9. 纤维束;10. 射线

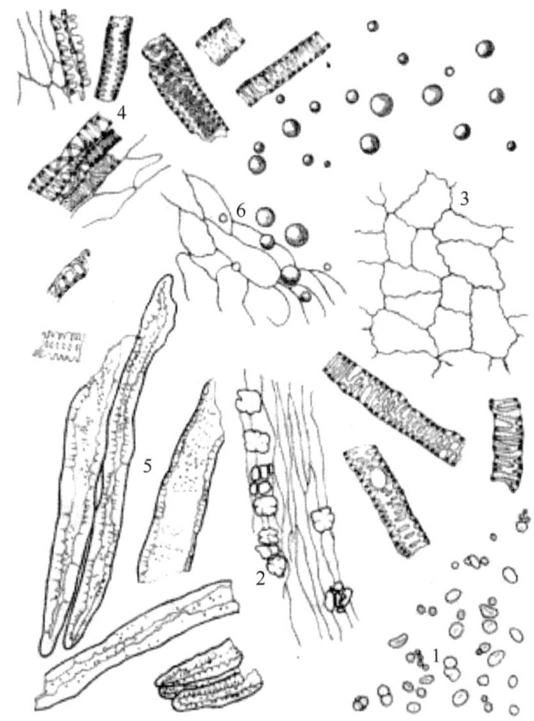

图4-37　川芎(根茎)粉末图

1. 淀粉粒;2. 草酸钙簇晶;3. 木栓细胞;4. 导管;5. 木纤维;6. 油室碎片部

【化学成分】 ①挥发油。②生物碱:如川芎嗪。③内酯类。④酚性化合物及有机酸类:如阿魏酸、咖啡酸、瑟丹酸、川芎酚等。

川芎嗪是川芎的主要有效成分,有增加冠脉流量、抗心肌缺血作用,可用于治疗冠心病、心绞痛;尚有抗脑缺血、抗血栓、抗再生障碍性贫血、降压、抗胃溃疡、抗肿瘤、镇痛等作用。

【理化鉴别】

(1) 取本品干燥细粉1g,加石油醚(30~60℃)5ml,放置10小时,时时振摇,静置,取上清液1ml,挥干后,残渣加甲醇1ml使溶解,再加2%的3,5-二硝基苯甲酸的甲醇溶液2~3滴与甲醇饱和的氢氧化钾溶液2滴,显红紫色(检查不饱和内酯类)。

(2) 本品以川芎对照药材为对照,进行薄层色谱法试验。置紫外光灯(365nm)下检视。供试品色谱中,在与对照药材色谱相应的位置上,显相同颜色的荧光斑点。

【检查】 本品含总灰分不得过6.0%,酸不溶性灰分不得过2.0%。

【浸出物】 用热浸法测定,乙醇为溶剂,本品含醇溶性浸出物不得少于12.0%。

【应用】

1. 传统功效 活血补气,祛风止痛。用于月经不调,闭经痛经,癥瘕、腹痛,胸胁刺痛,跌扑肿痛,头痛,风湿痹痛。用量3~9g。

2. 现代应用 本品具有扩张冠脉、抗血栓、抗辐射等作用,临床用于良性阵发性眩晕、功能性子宫出血、早期妊娠诊断等。

防 风*

Radix Saposhnikoviae

【别名】 关防风

【来源】 为伞形科植物防风[*Saposhnikovia divaricata* (Turcz.) Schischk.]的干燥根。

【产地】 主产于东北及内蒙古东部,现有栽培。

【采收加工】 春、秋两季采挖未抽花茎植株的根(抽薹根空不可药用),除去须根及泥沙,晒干。

【性状鉴别】

1. 药材 呈长圆锥形或长圆柱形,下部渐细,有的略弯曲,长15~30cm,直径0.5~2cm。表面灰棕色,粗糙,有纵皱纹、多数横长皮孔样突起及点状的细根痕。根头部有明显密集的环纹,习称“蚯蚓头”,有的环纹上残存棕褐色毛状叶基。体轻,质松,易折断,断面不平坦,皮部浅棕色,有裂隙,木部浅黄色。气特异,味微甘(图4-38)。

2. 饮片 为圆形或长圆形厚片,切面黄白色或浅黄色。木部圆形,有的可见小型髓部,形成层环色深,皮部浅棕色,有多数放射状裂隙及众多细小油点。质松软。气特异,味微甘。

商品以条粗壮、“蚯蚓头”明显、断面皮部色浅棕、木部色浅黄、质松软、气味浓者为佳。商品规格按大小粗细分为两等。

【显微鉴别】

1. 根横切面 ①木栓层为5~30列细胞。②皮层窄,有较大的椭圆形油管。③韧皮部较宽,有多数类圆形油管,周围分泌细胞4~8个,管内可见金黄色分泌物;射线弯曲,外侧常成裂隙。④形成层明显。⑤木质部导管甚多,呈放射状排列。⑥根头处有髓,薄壁组织中偶见石细胞(图4-39)。

2. 粉末 淡棕色。①油管直径17~60μm,充满金黄色分泌物。②叶基维管束常伴有纤维束。③网纹导管直径14~85μm。④石细胞少见,黄绿色,长圆形或类长方形,壁较厚(图4-40)。

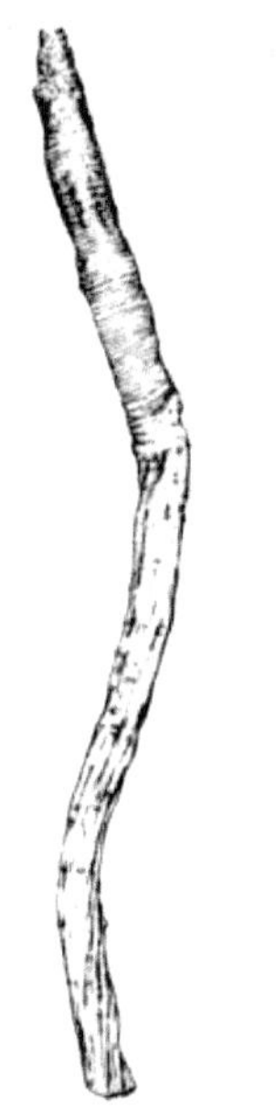

图4-38　防风(根)外形图

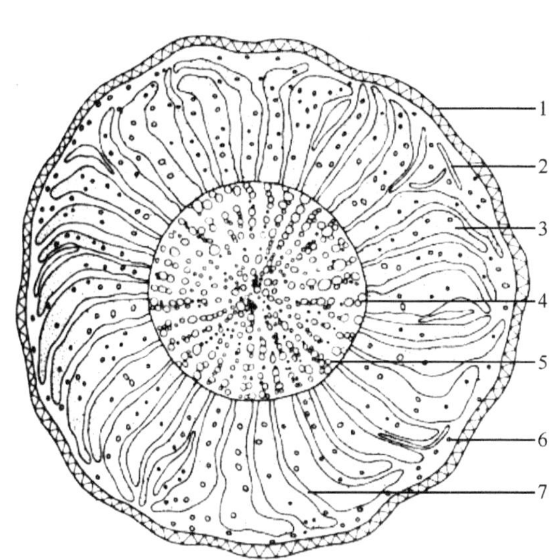

图4-39　防风(根)横切面简图

1. 木栓层;2. 裂隙;3. 韧皮部;4. 形成层;5. 导管;6. 分泌管;7. 射线

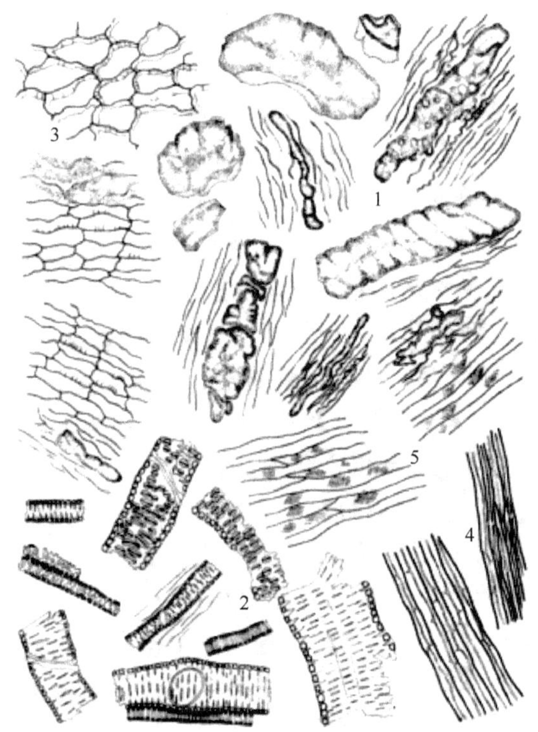

图4-40　防风(根)粉末图

1. 分泌管碎片;2. 导管;3. 木栓细胞;4. 叶基纤维;5. 韧皮薄壁细胞

【化学成分】　①挥发油。②色酮类。③香豆素类。④多糖类。

【理化鉴别】　本品以防风对照药材、升麻素苷对照品、5-*O*-甲基维斯阿米醇苷对照品为对照，进行薄层色谱法试验。置紫外光灯(254nm)下检视。供试品色谱中，在与对照药材和对照品色谱相应的位置上，显相同颜色的斑点。

【检查】 本品含水分不得过10.0%，总灰分不得过6.5%，酸不溶性灰分不得过1.5%。

【浸出物】 用热浸法测定，乙醇为溶剂，本品含醇溶性浸出物不得少于13.0%。

【含量测定】 照高效液相色谱法测定，按干燥品计，本品含升麻素苷($C_{22}H_{27}O_{11}$)和5-*O*-甲基维斯阿米醇苷($C_{22}H_{28}O_{10}$)的总量不得少于0.24%。

【应用】

1. 传统功效 解表祛风，胜湿，止痉。用于感冒头痛，风湿痹痛，风疹瘙痒，破伤风。用量4.5～9g。

2. 现代应用 本品具有解热、抗炎、镇痛、抗惊厥、抗菌等作用，临床用于面神经麻痹、扁平疣、排砷、慢性腰背关节痛等。

柴　　胡*

Radix Bupleuri

【来源】 为伞形科植物柴胡(*Bupleurum chinense* DC.)及狭叶柴胡(*B. scorzonerifolium* Willd.)的干燥根。按性状不同，分别习称“北柴胡”和“南柴胡”。

【产地】 北柴胡主产于东北及河北、河南、陕西等省区。南柴胡主产于东北及陕西、内蒙古、河北、江苏、安徽等省区。

【采收加工】 春、秋两季采挖，除去茎叶及泥沙，干燥。

【性状鉴别】

1. 药材

(1) 北柴胡：呈圆柱形或长圆锥形，长6～15cm，直径0.3～0.8cm。根头膨大，顶端残留3～15个茎基或短纤维状的叶基，下部分枝。表面黑褐色或浅棕色，具纵皱纹、支根痕及皮孔。质硬而韧，不易折断，断面显纤维性，皮部浅棕色，木部黄白色。气微香，味微苦(图4-41)。

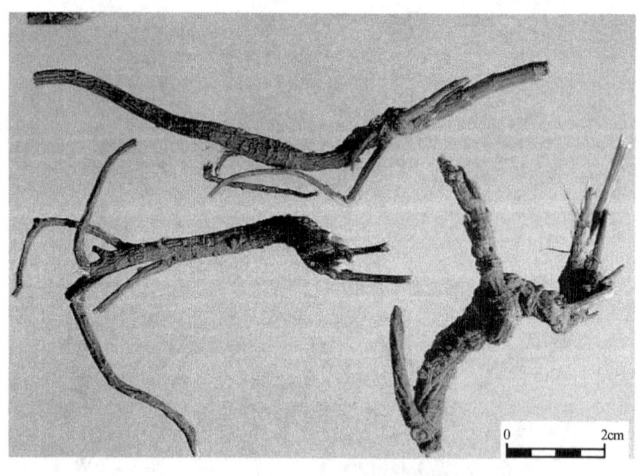

图4-41　北柴胡外形图

(2) 南柴胡：根较细，呈圆锥形，顶端有多数细毛状枯叶纤维，下部多不分枝或稍分枝。表面红棕色或黑棕色，近根头处多具细密环纹。质稍软，易折断，断面略平坦，不显纤维性。具败油气。

2. 饮片

(1) 柴胡：为不规则的厚片，略呈椭圆形，切面黄棕色，木部黄白色，纤维性或不显纤维性，射线清晰;周边灰棕色或黑褐色,有纵皱纹及支根痕。质硬。气微香,味微苦。

(2) 醋柴胡:形如柴胡,色泽加深,有醋气。

商品以条粗长、残留苗茎短(北柴胡不得超过1.0cm,南柴胡不得超过1.5cm)、须根少者为佳。

【显微鉴别】

1. 根横切面　北柴胡:①木栓层为数列细胞,其下为7~8层栓内层细胞。②皮层散有油管及裂隙。③韧皮部有油管,射线宽,筛管不明显。④形成层成环。⑤木质部导管稀疏而分散,在其中间部位木纤维束排列成断续的环状,纤维多角形,壁厚,木化(图4-42)。

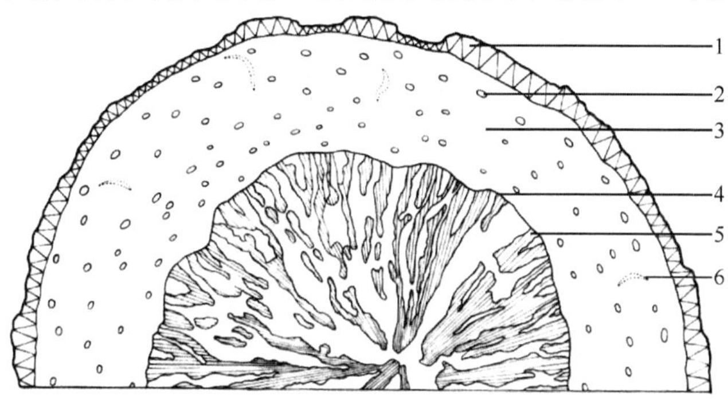

图4-42　柴胡(根)横切面简图

1. 木栓层;2. 油管;3. 韧皮部;4. 形成层;5. 木质部;6. 裂隙

2. 粉末

(1) 柴胡:灰棕色。①木纤维成束或散在,无色或淡黄色,呈长梭形,直径8~17μm,初生壁破裂成短须状,纹孔稀疏,孔沟隐约可见。②油管多碎断,管道中含黄棕色或绿黄色条状分泌物,其周围薄壁细胞多皱缩。③导管多为网纹、双螺纹,直径7~43μm。此外,尚有黄棕色多角形的木栓细胞及茎叶表皮细胞、茎髓薄壁细胞(图4-43)。

(2) 狭叶柴胡:与柴胡不同处为:①木纤维很少,直径8~26μm,有的初生壁碎裂,并有稀疏的螺纹裂缝。②油管含淡黄色条状分泌物。③双螺纹导管较多见。④叶基部纤维较多且粗,直径约至51μm,有紧密螺状交错的裂缝(图4-44)。

【化学成分】　主含①皂苷类:柴胡皂苷a、柴胡皂苷b、柴胡皂苷c、柴胡皂苷d等。②挥发油。③多糖类。④甾醇类:α-菠菜甾醇、豆甾醇等。

柴胡皂苷a、柴胡皂苷d具有解热、镇痛、镇静、抗炎、抗变态反应、保肝等多种药理作用。挥发油也是柴胡的主要有效部位。据报道,柴胡皂苷类成分主要存在于根的皮部,其相对含量随生长年限延长、根条增粗而下降。

【理化鉴别】

(1) 取柴胡粉末0.5g,加水10ml,用力振摇,产生持久性泡沫(检查皂苷)。

(2) 本品以柴胡对照药材、柴胡皂苷a对照品、柴胡皂苷d对照品为对照,进行薄层色谱法试验。分别置日光及紫外光灯(365nm)下检视。供试品色谱中,在与对照药材及对照品色谱相应的位置上,显相同颜色的斑点或黄色荧光斑点。

【检查】　本品含总灰分不得过8.0%。

【浸出物】　用热浸法测定,乙醇为溶剂,本品含醇溶性浸出物不得少于11.0%。

【应用】

1. 传统功效　和解表里,疏肝,升阳。用于感冒发热,寒热往来,胸胁胀痛,月经不调,子宫脱垂,脱肛。用量3~9g。

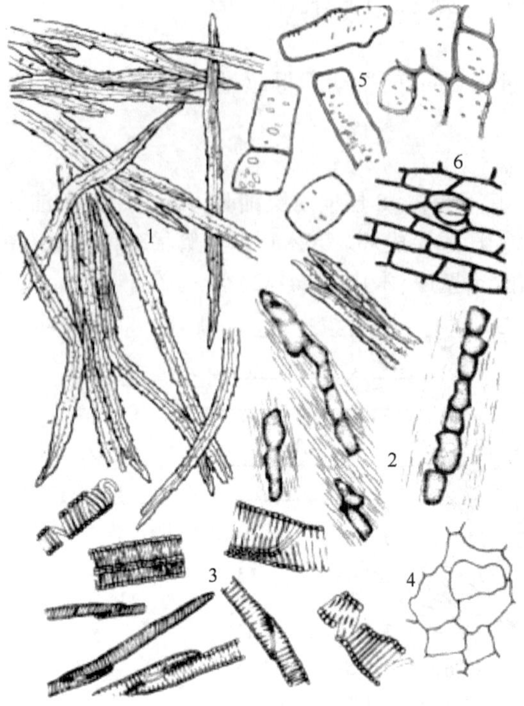

图 4-43 柴胡(根)粉末图

1. 木纤维;2. 油管碎片;3. 导管;4. 木栓细胞;5. 茎髓薄壁细胞;6. 茎表皮细胞

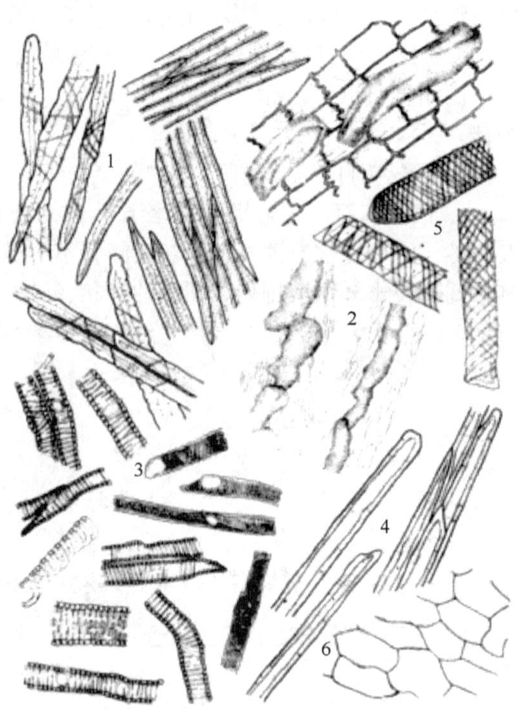

图 4-44 狭叶柴胡(根)粉末图

1. 木纤维;2. 油管;3. 导管;4. 皮层纤维;5. 叶基纤维;6. 木栓细胞

2. 现代应用 本品具有解热、镇静、镇痛、镇咳、抗菌、抗病毒、抗炎、免疫促进、保肝利胆等作用,临床用于上呼吸道感染、急性肾盂肾炎、流行性腮腺炎、分泌性中耳炎等。

【附注】

(1) 柴胡(*Bupleurum*)属多种植物的根在我国不同地区作中药柴胡使用。如东北和华北地区用兴安柴胡(*Bupleurum sibirimm* Vest.);西南地区用竹叶柴胡(膜缘柴胡)(*B. marginatum* Wall. ex DC.);陕西、甘肃、宁夏、内蒙古等省区用银州柴胡(*B. yinchowense* Shan et Y. Li.)等。

(2) 柴胡(*Bupleurum chinense* DC.)或狭叶柴胡(*Bupleurum scorzonerifolium* Willd.)的地上部分或带根的全草,商品称"竹叶柴胡",茎叶中含芸香苷、皂苷和挥发油等。

伪品 大叶柴胡(*B. longiradiatum* Turcz.)的干燥根茎,有毒,不可作柴胡使用。分布于东北及河南、陕西、甘肃、安徽、江西、湖南等省区。多为根茎部分,长 4～8cm,直径 0.6～1.2cm,表面棕褐色,密生环节。断面黄白色,纤维性,常中空。根呈须状,表面红棕色至棕褐色,质脆,易折断。

羌 活*

Rhizoma et Radix Notopterygii

【来源】 为伞形科植物羌活(*Notopterygium incisum* Ting ex H. T. Chang)或宽叶羌活(*N. forbesii* Boiss.)的干燥根茎及根。

【产地】 主产于四川、云南、青海、甘肃等省。

【采收加工】 春、秋两季采挖,除去须根及泥沙,晒干。

【性状鉴别】

1. 药材

（1）羌活：为圆柱形略弯曲的根茎，长4～13cm，直径0.6～2.5cm，顶端具茎痕。表面棕褐色至黑褐色，外皮脱落处呈黄色。节间缩短，呈紧密隆起的环状，形似蚕，习称“蚕羌”；节间延长，形如竹节状，习称“竹节羌”。节上有多数点状或瘤状突起的根痕及棕色破碎鳞片。体轻，质脆，易折断，断面不平坦，有多数裂隙，皮部黄棕色至暗棕色，油润，有棕色油点，木部黄白色，射线明显，髓部黄色至黄棕色。气香，味微苦而辛（图4-45）。

（2）宽叶羌活：为根茎及根。根茎类圆柱形，长8～15cm，直径1～3cm，顶端具茎基及叶鞘残基，根类圆锥形，有纵皱纹及皮孔；表面棕褐色，近根茎处有较密的环纹，习称“条羌”。有的根茎粗大，不规则结节状，顶端具数个茎基，根较细，习称“大头羌”。质松脆，易折断。断面略平坦，皮部浅棕色，木部黄白色。气味较淡。

2. 饮片　羌活为不规则类圆形厚片。切面有多数放射状裂隙，显菊花纹；边缘棕黄色至棕褐色，皮部棕黄色至暗棕色，有多数黄棕色油点（朱砂点），木部黄白色，髓部黄棕色或疏松呈空洞状。周边暗棕色或黑棕色，有隆起的环节及须根痕。体轻，质脆。气香，味微苦、辛。

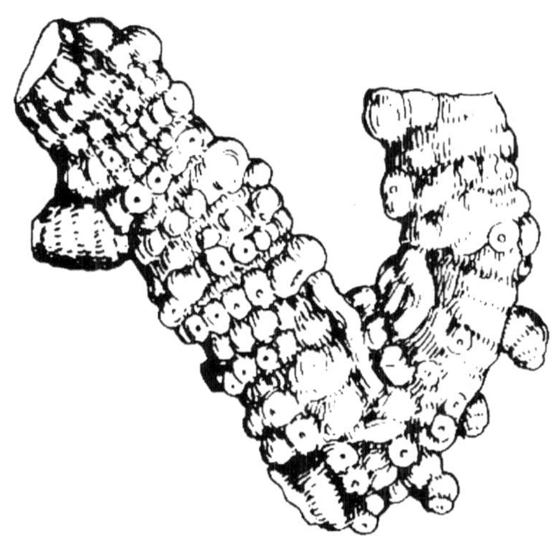

图4-45　羌活（根茎及根）外形图

商品均以条粗、外皮棕褐色、断面油点多、香气浓郁者为佳。按产地不同，有川羌与西羌之分，均按大小粗细分等，川羌分两个等级，西羌分三个等级。蚕羌优于大头羌和条羌。

【化学成分】　主含挥发油：如β-罗勒烯、α-蒎烯、β-蒎烯、柠檬烯、萜品烯醇-4和乙酸龙脑酯等。

【浸出物】　用热浸法测定，乙醇为溶剂，本品含醇溶性浸出物不得少于15.0%。

【含量测定】　照挥发油测定法测定，本品含挥发油不得少于2.8%（ml/g）。

【应用】

1. 传统功效　散寒，祛风，除湿，止痛。用于风湿痹痛，肩背酸痛。用量3～9g。

2. 现代应用　本品具有抗心肌缺血、抗血栓、抗心律失常等作用，临床用于扁桃体炎、早搏等。

北　沙　参★

Radix Glehniae

【来源】　为伞形科植物珊瑚菜（*Glehnia littoralis* Fr. Schmidt ex Miq.）的干燥根。

【产地】　主产于山东、河北、辽宁、江苏等省。

【采收加工】　夏、秋两季采挖，除去须根，洗净，稍晾，置沸水中烫后，除去外皮，干燥。或洗净直接干燥。

【性状鉴别】

1. 药材　呈细长圆柱形，偶有分枝，长15～45cm，直径0.4～1.2cm。表面淡黄白色，略粗糙，偶有残存外皮，不去外皮的表面黄棕色。全体有细纵皱纹及纵沟，并有棕黄色点状细根痕；顶端常留有黄棕色根茎残基；上端稍细，中部略粗，下部渐细。质脆，易折断，断面皮部浅黄白

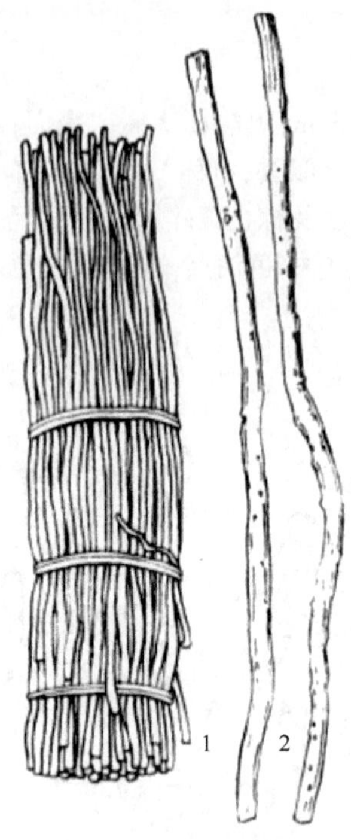

图 4-46 北沙参(根)外形图
1. 成扎商品;2. 单枝

色,木部黄色。气特异,味微甘(图 4-46)。

2. 饮片 为横切片段,厚 0.3 ~ 0.5cm。切面角质样,半透明,皮部乳白色,木部淡黄色,微具放射状纹理;周边表面粗糙,淡黄色。气特异,味微甜。

商品以条细长、圆柱形、均匀、质坚、味甘微苦者为佳。商品规格按长短大小分为三等。

【显微鉴别】 横切面 栓内层为数列薄壁细胞,有分泌道散在。不去外皮的可见木栓层。韧皮部宽广,射线明显;外侧筛管群颓废呈条状;分泌道散在,直径 20 ~ 65μm,内含黄棕色分泌物,周围分泌细胞 5 ~ 8 个。形成层成环。木质部射线宽 2 ~ 5 列细胞;导管大多成"V"形排列;薄壁细胞含糊化淀粉粒。

【化学成分】 ①香豆素类化合物。②多糖。③微量挥发油。④氨基酸。⑤生物碱。

【应用】

1. 传统功效 养阴清肺,益胃生津。用于肺热燥咳,劳嗽痰血,热病津伤口渴。用量 4.5 ~ 9.0g。不宜与藜芦同用。

2. 现代应用 本品具有解热、镇痛等作用,临床用于小儿百日咳、小儿迁延性肺炎等。

龙 胆*

Radix et Rhizoma Gentianae

【别名】 龙胆草

【来源】 为龙胆科植物条叶龙胆(*Gentiana manshurica Kitag.*)、龙胆(*G. scabra Bge.*)、三花龙胆(*G. triflora Pall.*)或坚龙胆(*G. rigescens Franch.*)的干燥根及根茎。前三种习称"龙胆",后一种习称"坚龙胆"。

【产地】 条叶龙胆主产于东北地区,江苏、浙江、安徽等省亦产。龙胆、三花龙胆主产于黑龙江、辽宁、吉林及内蒙古等省区。坚龙胆主产于云南、四川、贵州等省。

【采收加工】 春、秋两季采挖,洗净,干燥。

【性状鉴别】

1. 药材

(1) 龙胆:根茎呈不规则块状,长 1 ~ 3cm,直径 0.3 ~ 1cm;表面暗灰棕色或深棕色,上端有茎痕或残留茎基,周围和下端着生多数细长的根。根圆柱形,略扭曲,长 10 ~ 20cm,直径 0.2 ~ 0.5cm;表面淡黄色或黄棕色,上部多有显著的横皱纹,下部较细,有纵皱纹及支根痕。质脆,易折断,断面略平坦,皮部黄白色或淡黄棕色,木部色较浅,呈点状环列。气微,味甚苦(图 4-47)。

(2) 坚龙胆:表面无横皱纹,外皮膜质,易脱落;木部黄白色,易与皮部分离。

商品均以条粗长、色黄或色黄棕、味极苦者为佳。

2. 饮片

(1) 龙胆:呈不规则的圆柱形小段,长 0.2 ~ 0.5cm,直径 0.2 ~ 1cm。周边淡黄色或黄棕色,多具横皱纹;切面、气味同药材。

(2) 坚龙胆:表面膜质,纵皱纹较多,无横皱纹;切面略显角质样,可见黄白色木心。

【显微鉴别】

1. 根横切面

（1）龙胆：①表皮细胞有时残存，外壁较厚。②皮层窄；外皮层细胞类方形，壁稍厚，木栓化；内皮层细胞切向延长，每一个细胞由纵向壁分隔成数个类方形小细胞。③韧皮部宽广，有裂隙。④形成层不甚明显。⑤木质部导管3～10个群束。⑥髓部明显。⑦薄壁细胞含细小草酸钙针晶（图4-48）。

（2）坚龙胆：内皮层以外组织多已脱落。木质部导管发达，均匀密布。无髓部。

2. 粉末

（1）龙胆：淡黄棕色。气微，味极苦。①外皮层细胞表面观类纺锤形，每一细胞由横壁分隔成数个扁方形小细胞。②内皮层细胞表面观类长方形，甚大，平周壁观有纤细的横向纹理，每个细胞由纵壁分隔成数个栅状小细胞，纵隔壁大多连珠状增厚。③薄壁细胞含细小草酸钙针晶。网纹导管及梯纹导管直径约至45μm（图4-49）。

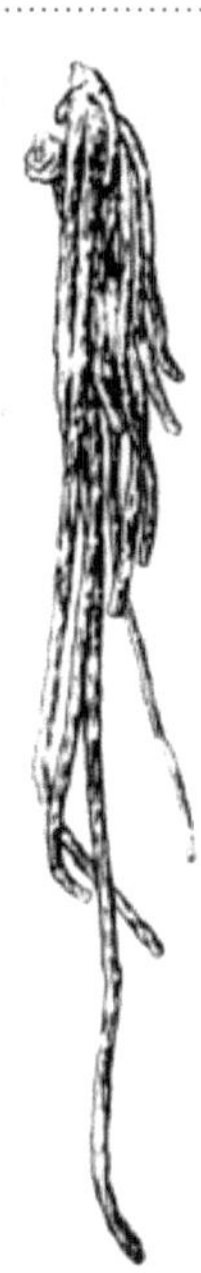

（2）坚龙胆：无外皮层细胞。内皮层细胞类方形或类长方形，平周壁的横向纹理较粗而密，有的粗达3μm，每一细胞分隔成多数栅状小细胞，隔壁稍增厚或呈连珠状。

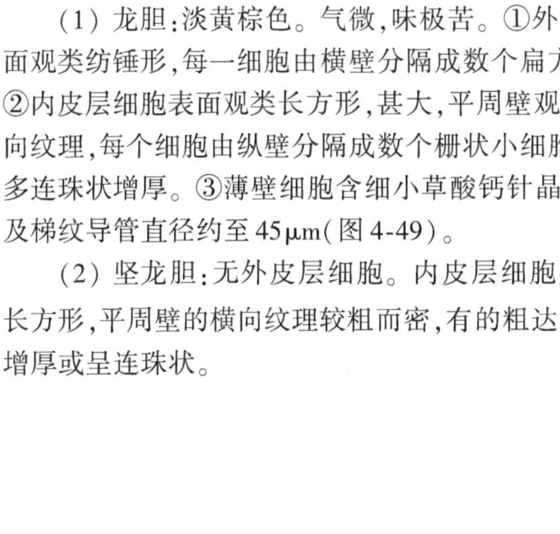

图4-47　龙胆（根及根茎）外形图

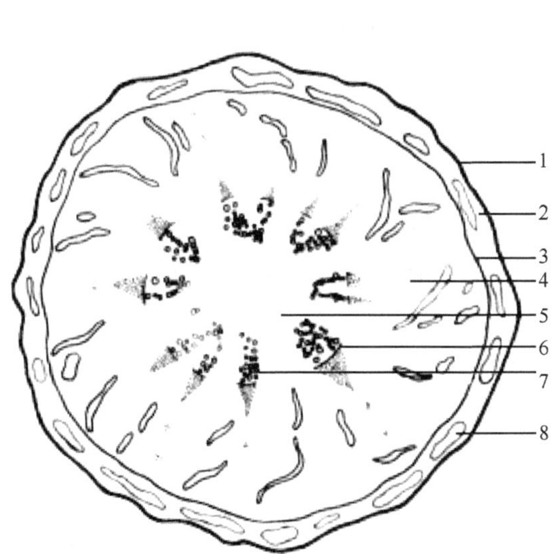

图4-48　龙胆（根及根茎）横切面简图

1. 外皮层；2. 皮层；3. 内皮层；4. 韧皮部；5. 髓；6. 形成层；7. 木质部；8. 裂隙

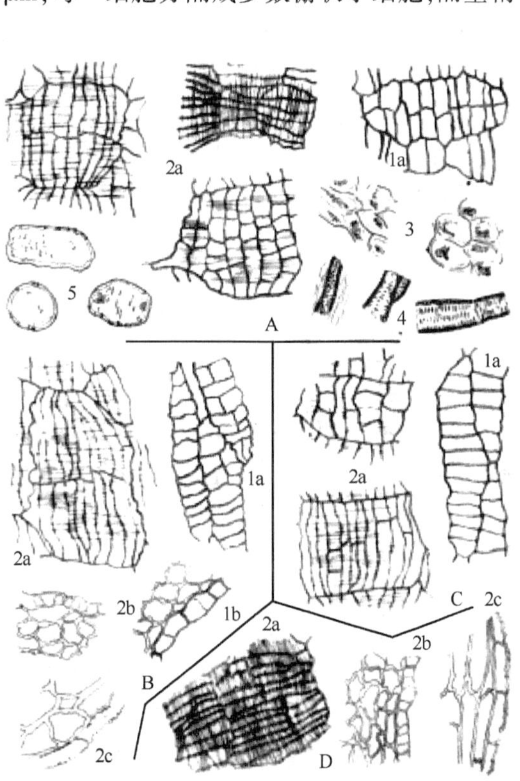

图4-49　龙胆（根及根茎）粉末图

A. 龙胆；B. 条叶龙胆；C. 三花龙胆；D. 坚龙胆

1. 外皮层碎片（1a. 表面观；1b. 横断面观）；2. 内皮层碎片（2a. 表面观；2b. 横断面观；2c. 纵断面观）；3. 草酸钙针晶；4. 导管；5. 石细胞

【化学成分】 主含裂环环烯醚萜苷类苦味成分,如龙胆苦苷、当药苦苷及当药苷,其中龙胆苦苷的含量最高。

【理化鉴别】 本品以龙胆苦苷对照品为对照,进行薄层色谱法试验。置紫外光灯(254nm)下检视。供试品色谱中,在与对照品色谱相应的位置上,显相同颜色的斑点。

【检查】 本品总灰分不得过7.0%。

【含量测定】 照高效液相色谱法测定,按干燥品计,本品含龙胆苦苷($C_{16}H_{20}O_9$)不得少于1.0%。

【应用】

1. 传统功效 清热燥湿,泻肝胆火。用于湿热黄疸,阴肿阴痒,带下,湿疹瘙痒,目赤,耳聋,口苦,惊风抽搐。用量3~6g。

2. 现代应用 本品具有促进胃液分泌、镇静、镇痛、解痉、抗菌、保肝利胆等作用,临床用于急性传染性肝炎、阴囊肿痒破而流黄水等。

秦 艽*

Radix Gentianae Macrophyllae

【来源】 为龙胆科植物秦艽(*Gentiana macrophylla* Pall.)、麻花秦艽(*G. straminea* Maxim.)、粗茎秦艽(*G. crassicaulis* Duthie ex Burk.)或小秦艽(*G. dahurica* Fisch.)的干燥根。前三种按性状不同分别习称"秦艽"和"麻花艽",后一种习称"小秦艽"。

【产地】 秦艽主产于甘肃、陕西、山西等地。麻花艽主产于四川、甘肃、青海等地。小秦艽主产于河北、内蒙、陕西等地。

【采收加工】 春、秋两季采挖,除去泥沙;秦艽及麻花艽晒软,堆置"发汗"至表面呈红黄色或灰黄色时,摊开晒干,或不经"发汗"直接晒干;小秦艽趁鲜时搓去黑皮,晒干。

【性状鉴别】

1. 药材

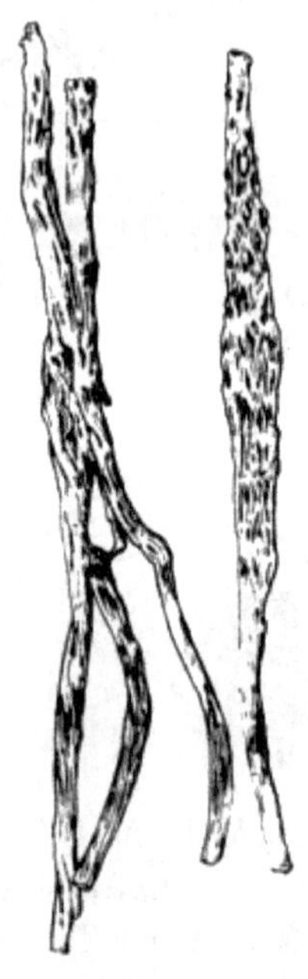

图4-50 小秦艽(根)外形图

(1) 秦艽:略呈圆柱形,上粗下细,扭曲不直,长10~30cm,直径1~3cm。表面黄棕色或灰黄色,有纵向或扭曲的纵皱纹。顶端有残存茎基及纤维状叶鞘。质硬而脆,易折断,断面略显油性,皮部黄色或棕黄色,木部黄色。气特异,味苦、微涩。

(2) 麻花艽:呈类圆锥形,多由数个小根纠聚而膨大,直径可达7cm。表面棕褐色,粗糙,有裂隙呈网状孔纹。质松脆,易折断,断面多呈枯朽状。

(3) 小秦艽:呈类圆锥形或类圆柱形,长8~15cm,直径0.2~1cm。表面棕黄色。主根通常1个,残存的茎基有纤维状叶鞘,下部多分枝。断面黄白色(图4-50)。

2. 饮片 秦艽 为不规则的圆形厚片。周边棕黄色或灰黄色,切面、气味同药材。

以粗壮、质坚实、色棕黄、气味浓厚者为佳。商品秦艽分为大秦艽1~2等、麻花秦艽、小秦艽1~2等。

【化学成分】 主含秦艽甲素,秦艽乙素和秦艽丙素,龙胆苦苷等成分。

【理化鉴别】

(1) 取本品粗粉 2g,加三氯甲烷-甲醇-浓氨试液(75∶25∶5)混合液 30ml,浸泡 2 小时,滤过,滤液置水浴上浓缩至约 1ml,加 1mol/L 盐酸溶液 2ml,继续蒸去三氯甲烷,放冷,滤过。取滤液分置二支试管中,一管加碘化汞钾试液,即生成淡黄白色沉淀;另一管加碘化铋钾试液,即生成棕红色沉淀。

(2) 取本品横断面,置紫外光灯(365nm)下观察,显黄白色或金黄色荧光。

【浸出物】 用热浸法测定,乙醇作溶剂,本品含醇溶性浸出物不得少于 24.0%。

【含量测定】 照高效液相色谱法测定,按干燥品计,本品含龙胆苦苷($C_{16}H_{20}O_9$)不得少于 2.0%。

【应用】

1. 传统功效　祛风湿,清湿热,止痹痛。用于风湿痹痛,筋脉拘挛,骨节酸痛,日脯潮热,小儿疳积发热。用量 3～9g。

2. 现代应用　本品具有抗炎、抗过敏、镇静、镇痛、解热、抗菌、降压、升高血糖等作用,临床用于预防阻止牙拔除术并发症、风湿性关节炎和类风湿关节炎、黄疸等。

丹　　参★

Radix et Rhizoma Salviae Miltiorrhizae

【来源】 为唇形科植物丹参(*Salvia miltiorrhiza* Bge.)的干燥根及根茎。

【产地】 主产于四川、安徽、江苏及山东等省。主要为栽培品。

【采收加工】 春、秋两季采挖,除去茎叶、泥沙、须根,晒干。

【性状鉴别】

1. 药材　根茎短粗,顶端有时残留茎基。根数条,长圆柱形,略弯曲,有的分枝并具须状细根,长 10～20cm,直径 0.3～1cm。表面棕红色或暗棕红色,粗糙,具纵皱纹。老根外皮疏松,多显紫棕色,常呈鳞片状剥落。质硬而脆,断面疏松,有裂隙或略平整而致密,皮部棕红色,木部灰黄色或紫褐色,导管束黄白色,呈放射状排列。气微,味微苦涩(图 4-51)。

栽培品较粗壮,直径 0.5～1.5cm。表面红棕色,具纵皱,外皮紧贴不易剥落,质坚实,断面较平整,略呈角质样。

以条粗壮、色紫红者为佳。

2. 饮片

(1) 丹参:为类圆形的厚片,直径 0.4～1cm,厚 1～2mm。边缘呈波状凸凹,切断面皮部暗红棕色,木部有黄白色的放射纹理,有多数裂隙。气味同药材。

(2) 酒丹参:形如丹参饮片,表面黄褐色,具酒香味。

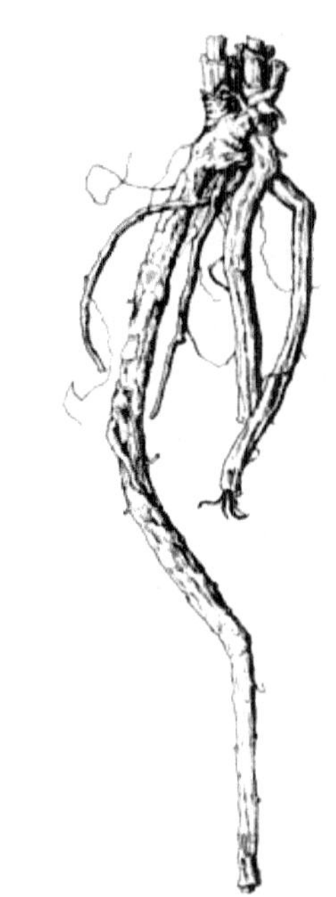

图 4-51　丹参(根及根茎)外形图

【显微鉴别】 根横切面　①木栓层 4～6 列细胞,大多含橙色或淡紫棕色物质,有时可见落皮层组织存在。②皮层宽广。③韧皮部狭窄,呈半月形。④形成层成环。⑤木质部 8～10 多束,呈放射状,导管在形成层处较多,呈切向排列,渐至中央导管呈单列。木质部射线宽,纤维常成束存在于中央的初生木质部(图 4-52)。

【化学成分】 ①脂溶性菲醌色素类:如丹参酮Ⅰ、丹参酮$Ⅱ_A$、丹参酮$Ⅱ_B$,隐丹参酮等。②水溶性的酚酸类:如原儿茶醛、丹参酸、丹酚酸、醚迭香酸等。

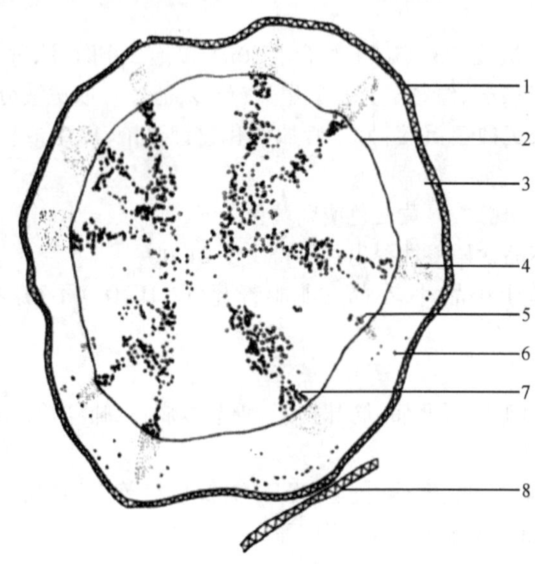

图 4-52　丹参(根)横切面简图

1. 木栓层;2. 形成层;3. 皮层;4. 韧皮部;5. 导管;6. 厚壁细胞;7. 木质部;8. 落皮层

隐丹参酮是丹参抗菌的主要有效成分。

【理化鉴别】

(1) 取本品粉末 5g,加水 50ml,煮沸 15~20 分钟,放冷,滤过,滤液置水浴上浓缩至黏稠状,放冷后,加乙醇 3~5ml 使溶解,滤过,滤液做如下试验:①取滤液数滴,点于滤纸条上,干后,置紫外光灯(365nm)下观察,显亮蓝灰色荧光。将此滤纸条悬挂在浓氨溶液瓶中(不接触液面),20 分钟后取出,置紫外光灯(365nm)下观察,显淡亮蓝绿色荧光。②取滤液 0.5ml,加三氯化铁试液 1~2 滴,显污绿色。

(2) 本品以丹参对照药材和丹参酮 $Ⅱ_A$ 为对照品,进行薄层色谱法试验,供试品色谱中,在与对照药材色谱相应的位置上显相同颜色的斑点;在与对照品色谱相应的位置上,显相同的暗红色斑点。另以丹酚酸 B 对照品为对照,进行薄层色谱法试验,药材供试品色谱中,在与对照品色谱相应的位置上,显相同颜色的斑点。

【检查】　本品含水分不得过 13.0%,总灰分不得过 10.0%,酸不溶性灰分不得过 3.0%。

重金属及有害元素:铅不得过百万分之五;镉不得过千万分之三;砷不得过百万分之二;汞不得过千万分之二;铜不得过百万分之二十。

【浸出物】　用冷浸法测定,本品含水溶性浸出物不得少于 35.0%;用热浸法测定,乙醇作溶剂,本品含醇溶性浸出物不得少于 15.0%。

【含量测定】　照高效液相色谱法测定,按干燥品计算,本品含丹参酮 $Ⅱ_A$($C_{19}H_{18}O_3$)不得少于 0.20%,含丹酚酸 B($C_{36}H_{30}O_{16}$)不得少于 3.0%。

【应用】

1. 传统功效　祛瘀止痛,活血通络,清心除烦。用于月经不调,经闭痛经,癥瘕积聚,心烦不眠,冠心病心绞痛,肝脾肿大。用量 9~15g。

2. 现代应用　本品具有扩张冠状动脉、降低血液黏度及抗凝血等作用。现临床上用于脑动脉硬化、脑血栓形成、冠心病、心绞痛、心肌梗死、缺血性卒中等。

黄　芩*

Radix Scutellariae

【来源】　为唇形科植物黄芩(*Scutellaria baicalensis* Georgi)的干燥根。

【产地】　主产于河北、山西、内蒙古、辽宁等省区。

【采收加工】　春、秋两季采挖,除去须根及泥沙,晒至半干,撞去粗皮,晒干。

【性状鉴别】

1. 药材　呈圆锥形,扭曲,长 8~25cm,直径 1~3cm。表面棕黄色或深黄色,有稀疏的疣状细根痕,上部较粗糙,有扭曲的纵皱或不规则的网纹,下部有顺纹和细皱。质硬而脆,易折断,断面黄色,中心红棕色;老根中心枯朽状或中空,暗棕色或棕黑色。气微,味苦。

2. 栽培品　较细长，多有分枝。表面浅黄棕色，外皮紧贴，纵皱纹较细腻。断面黄色或浅黄色，略呈角质样。味微苦（图 4-53）。商品以条长、质坚实、色黄者为佳。

3. 饮片

（1）黄芩片：为类圆形或不规则形薄片，外表皮黄棕色至棕褐色，中心部分有的呈棕色，切面黄棕色或黄绿色，具有放射状纹理。气微，味苦。

（2）酒黄芩：形如黄芩片，外表皮棕褐色，切面黄棕色，具放射状纹理，黄棕色，略带焦斑，微具酒气。

【显微鉴别】

1. 根横切面　①木栓层外部多破裂，木栓细胞中有石细胞散在。②皮层与韧皮部界限不明显，有多数石细胞与韧皮纤维，单个或成群散在，石细胞多分布于外侧，韧皮纤维多分布于内侧。③形成层环状。④木质部在老根中央，有栓化细胞环形成，栓化细胞有单环的，有成数个同心环的。⑤薄壁细胞中含有淀粉粒（图 4-54）。

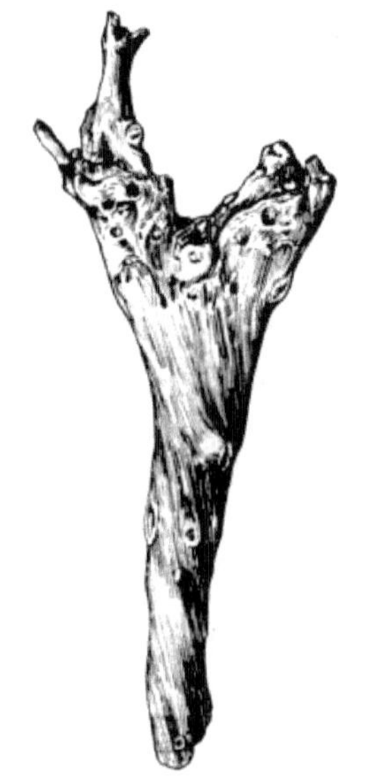

图 4-53　黄芩（根）外形图

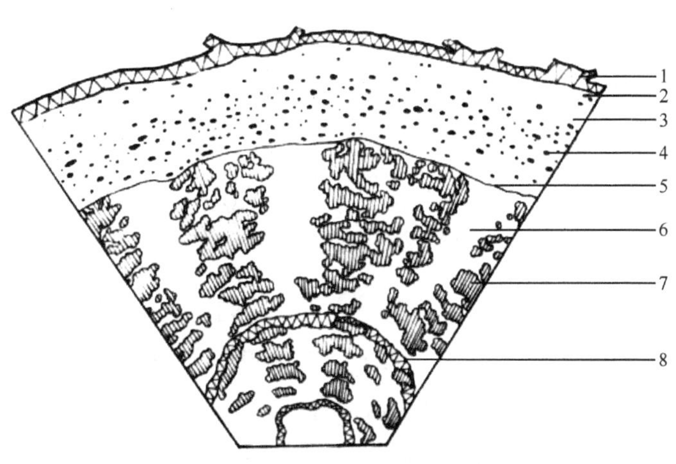

图 4-54　黄芩（根）横切面简图

1. 木栓层；2. 皮层；3. 韧皮部；4. 纤维及石细胞；5. 形成层；6. 木射线；7. 木质部；8. 木栓组织

2. 粉末　黄色。气微，味苦。①韧皮纤维单个散在或数个成束，梭形，长 60 ~ 250μm，直径9 ~ 33μm，壁厚，孔沟明显。②石细胞类圆形、类方形或长方形，壁较厚或甚厚。③木栓细胞多角形，棕黄色。④网纹导管多见，直径 24 ~ 72μm。⑤木纤维多碎断，直径约 12μm，有稀疏的斜纹孔。⑥淀粉粒甚多，单粒类球形，直径 2 ~ 10μm，脐点明显，复粒由 2 ~ 3 分粒组成（图 4-55）。

【化学成分】　含多种黄酮类衍生物，如黄芩苷（*baicalin*）、汉黄芩苷（*wogonoside*）、黄芩素、汉黄芩素、木蝴蝶苷等。

【理化鉴别】

（1）取本品粉末 2g，置锥形瓶中，加乙醇 20ml，置水浴上回流 15 分钟，滤过。取滤液 1ml，加 10% 醋酸铅试液 2 ~ 3 滴，即发生橘黄色沉淀；另取滤液 1ml，加镁粉少量与盐酸 3 ~ 4 滴，显红色（黄酮反应）。

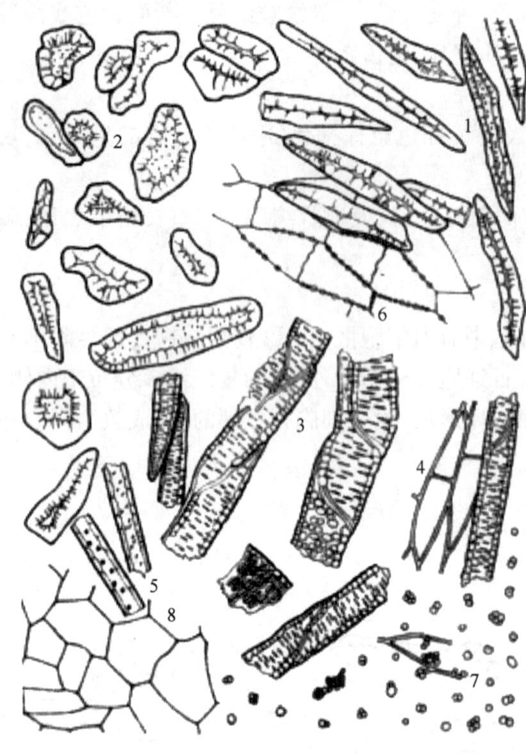

图 4-55 黄芩(根)粉末图

1. 韧皮纤维;2. 石细胞;3. 导管;4. 纺锤形木薄壁细胞;5. 木纤维;6. 韧皮薄壁细胞;7. 淀粉粒;8. 木栓细胞

(2) 本品以黄芩对照药材和黄芩苷、黄芩素、汉黄芩素对照品为对照,进行薄层色谱法试验。药材供试品色谱中,在与对照药材色谱相应的位置上显相同颜色的斑点;在与对照品色谱相应的位置上,显三个相同的暗色斑点。

【检查】 本品含水分不得过 12.0% ,总灰分不得过 6.0% 。

【浸出物】 用热浸法测定,稀乙醇作溶剂,本品含醇溶性浸出物不得少于 40.0% 。

【含量测定】 照高效液相色谱法测定,按干燥品计算,药材黄芩含黄芩苷($C_{21}H_{18}O_{11}$)不得少于 9.0% ;黄芩片含黄芩苷($C_{21}H_{18}O_{11}$)不得少于 8.0% ;酒黄芩含黄芩苷($C_{21}H_{18}O_{11}$)不得少于 8.0% 。

【应用】

1. 传统功效 清热燥湿,泻火解毒,止血,安胎。用于湿热、暑湿、胸闷呕恶,泻痢,黄疸,肺热咳嗽,血热吐衄,痈肿疮毒,胎动不安,高血压。用量 3 ~ 9g。

2. 现代应用 本品临床用于治疗风热感冒,急性传染性肝炎,高血压等。

地 黄*

Radix Rehmanniae

【来源】 为玄参科植物地黄(*Rehmannia glutinosa* Libosch.)的新鲜或干燥块根。

【产地】 主产于河南省武陟、温县、博爱等地。

【采收加工】 秋季采挖,除去芦头、须根及泥沙,洗净,鲜用者习称“鲜地黄”。将鲜生地缓缓烘焙,至内部变黑,约八成干,捏成团块,习称“生地黄”。

【性状鉴别】

1. 药材

(1) 鲜地黄:呈纺锤形或条状,长 8 ~ 24cm,直径 2 ~ 9cm。外皮薄,表面浅红黄色,具弯曲的纵皱纹、芽痕、横长皮孔样突起以及不规则疤痕。肉质,易断,断面皮部淡黄白色,可见橘红色油点,木部黄白色,导管呈放射状排列。气微,味微甜、微苦。

(2) 生地黄:多呈不规则的团块状或长圆形,中间膨大,两端稍细,有的细小,长条状,稍扁而扭曲,长 6 ~ 12cm,直径 2 ~ 6cm。表面棕黑色或棕灰色,极皱缩,具不规则横曲纹。体重,质较软而韧,不易折断,断面棕黑色或乌黑色,有光泽,具黏性。气微,味微甜(图 4-56)。

鲜地黄以粗壮、色红黄者为佳。生地黄以块大、体重、断面乌黑色者为佳。

2. 饮片

(1) 生地黄:为不规则类圆形厚片,切面棕黑色或乌黑色,有光泽,油润黏性,中间隐现菊花心纹理,周边灰黑色或棕灰色,皱缩。质柔软,坚实。无臭,味微甜。

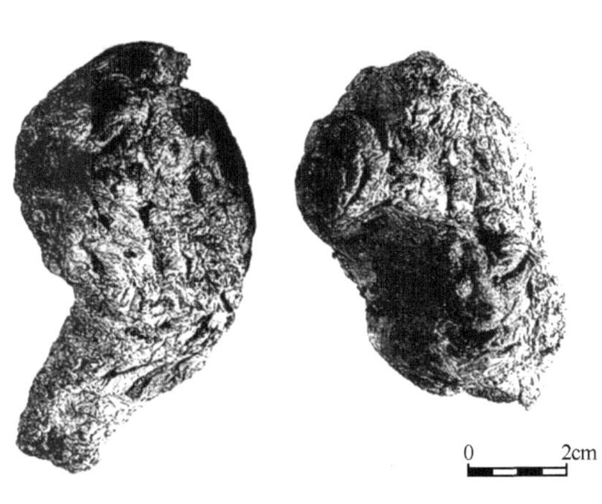

图 4-56 生地黄药材外形图

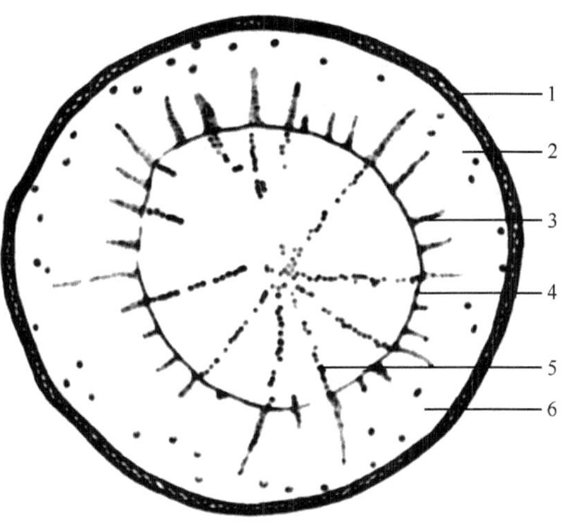

图 4-57 地黄(块根)横切面简图
1. 木栓层;2. 皮层;3. 韧皮部;4. 形成层;5. 木质部;
6. 分泌细胞

(2) 熟地黄:形如生地黄片,表面乌黑发亮,质滋润而柔软,易粘连。味甜或微有酒气。熟地黄与酒地黄对比见表 4-3。

表 4-3 熟地黄与酒黄精性状对比鉴别表

药材名		熟地黄	酒黄精
来源		为玄参科植物(*Rehmannia glutinosa* Libosch.)干燥块根的炮制品	为百合科植物滇黄精(*Polygonatum kingianum* Coll. et Hemsl.)、黄精(*P. sibiricum* Red.)或多花黄精(*P. cyrtonema* Hua)的干燥根茎的炮制品
性状	形状	不规则的类圆形厚片	不规则的厚片
	颜色	乌黑发亮	黑色,有光泽,中心深褐色
	切面特征	中间隐现菊花心纹理	隐现散在的维管束小点

【显微鉴别】

1. 块根横切面 鲜地黄:①木栓细胞数列。②栓内层薄壁细胞排列疏松;散有多数分泌细胞,含橘黄色油滴,偶有石细胞。③韧皮部较宽,分泌细胞较少。④形成层成环。⑤木质部射线宽广;导管稀疏,排列成放射状(图 4-57)。

2. 粉末 生地黄:深棕色。气微,味微甜。①木栓细胞淡棕色。②薄壁细胞类圆形,内含类圆形细胞核。分泌细胞形状与一般薄壁细胞相似,内含橙黄色或橙红色油滴状物。③具缘纹孔导管及网纹导管直径约至 92μm。

【化学成分】

1. 鲜地黄 ①环烯醚萜苷类:如梓醇(catalpol)、益母草苷、二氢梓醇、桃叶珊瑚苷及地黄苷 A、地黄苷 B、地黄苷 C、地黄苷 D 等。②多种糖类,如水苏糖及地黄多糖 RPS ~ b(地黄中兼具免疫与抑瘤活性的有效成分)。③含有多种氨基酸等。

环烯醚萜苷类成分为主要活性成分,也是使地黄变黑的成分。

2. 生地黄 主含环烯醚萜及其苷,如梓醇、桃叶珊瑚苷和地黄苷 A、地黄苷 B、地黄苷 C、地黄苷 D,尚含地黄素(rehmannin)A、地黄素 B、地黄素 C、地黄素 D 等。

【理化鉴别】 本品以梓醇为对照品,进行薄层色谱法试验,药材供试品色谱中,在与对照品色谱相应的位置上,显相同颜色的斑点。

【检查】 本品含水分不得超过15.0%,总灰分不得超过6.0%,酸不溶性灰分不得超过2.0%。

【浸出物】 用冷浸法测定,本品含水溶性浸出物不得少于65.0%。

【含量测定】 照高效液相色谱法测定,生地黄按干燥品计算,含梓醇($C_{15}H_{22}O_{10}$)不得少于0.20%。

【应用】

1. 传统功效 鲜地黄清热生津、凉血、止血,用于热病伤阴、舌绛烦渴、发斑发疹、吐血、衄血、咽喉肿痛;生地黄清热凉血、养阴、生津,用于热病舌绛烦渴、阴虚内热、骨蒸劳热、消渴、吐血、衄血。用量9~15g。

2. 现代应用 本品临床用于治疗风湿性关节炎、类风湿关节炎、功能性子宫出血、血小板减少性紫癜等。

巴 戟 天*

Radix Morindae Officinalis

【来源】 为茜草科植物巴戟天(*Morinda officinalis* How)的干燥根。

【产地】 主产于广东、广西、福建等省区。

【采收加工】 全年均可采挖,除去须根及泥土,洗净,晒至六七成干,轻轻捶扁,晒干。

【性状鉴别】

1. 药材 为扁圆柱形,略弯曲,长短不等,直径0.5~2cm。表面灰黄色或暗灰色,具纵纹及横裂纹,有的皮部横向断离露出木部,形似连珠。质韧,断面皮部厚,紫色或淡紫色,易与木部剥离;木部坚硬,黄棕色或黄白色,直径1~5mm。气微,味甘而微涩(图4-58)。

以条大、肥壮、连珠状、肉厚、色紫者为佳。

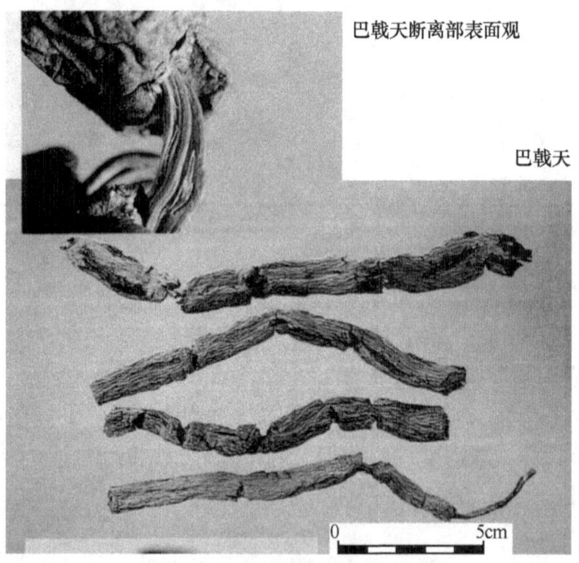

图4-58 巴戟天药材外形图

2. 饮片

(1) 巴戟肉:为除去木心的巴戟天小段或不规则碎片,切面紫色或淡紫色,周边灰黄色。质坚,肉厚。味甘微涩。

(2) 盐巴戟天:形同巴戟肉,味微咸。

(3) 制巴戟天:形同巴戟肉,表面黄色,味甘。

【显微鉴别】

1. 根横切面　①木栓层为数列细胞。②栓内层外侧石细胞单个或数个成群,断续排列成环;薄壁细胞含草酸钙针晶束,切向排列。③韧皮部宽广,内侧薄壁细胞含草酸钙针晶束,轴向排列。④形成层明显。⑤木质部导管单个散在或2~3个相聚,呈放射状排列,直径至105μm;木纤维较发达;木射线宽1~3列细胞;偶见非木化的木薄壁细胞群(图4-59)。

2. 粉末　淡紫色或紫褐色。气微,味甘而微涩。①石细胞淡黄色,类圆形、类方形、类长方形、长条形或不规则形,有的一端尖,直径21~96μm,壁厚至39μm,有的层纹明显,纹孔及孔沟明显,有的石细胞形大,壁稍厚。②草酸钙针晶多成束存在于薄壁细胞中,针晶长至184μm。③具缘纹孔导管淡黄色,直径至105μm,纹孔细密。④纤维管胞长梭形,具缘纹孔较大,纹孔口斜缝状或相交成人字形、十字形(图4-60)。

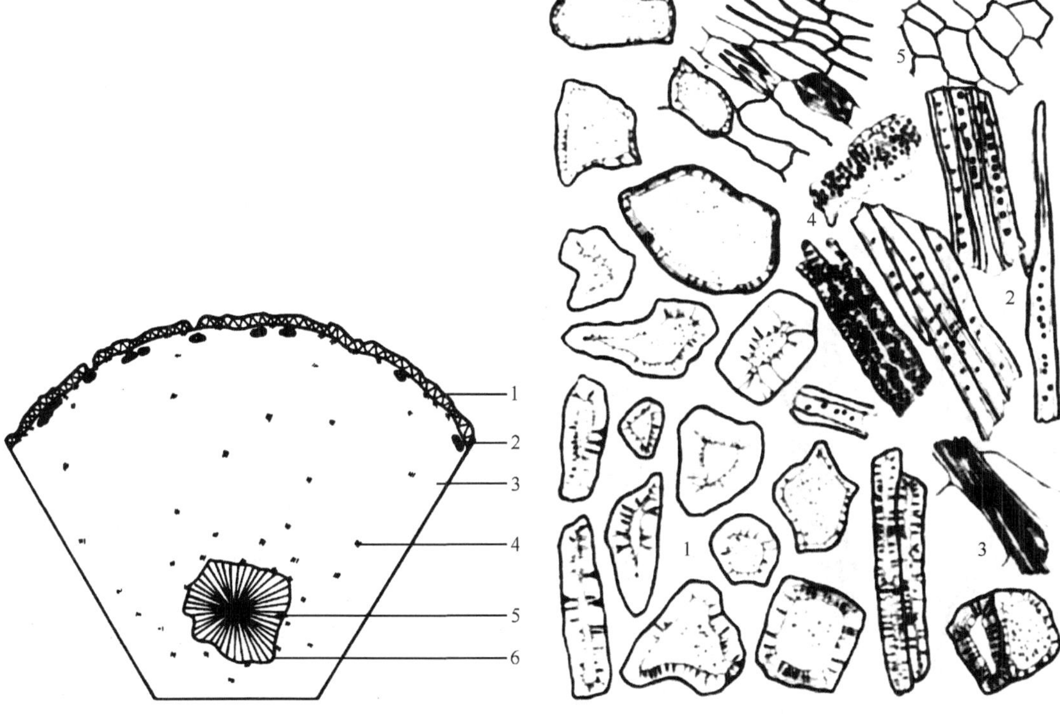

图4-59　巴戟天(根)横切面简图

1. 木栓层;2. 石细胞;3. 韧皮部;4. 草酸钙针晶;5. 木质部;6. 形成层

图4-60　巴戟天(根)粉末图

1. 石细胞;2. 木纤维;3. 草酸钙针晶;4. 导管;5. 木栓细胞

【化学成分】　①蒽醌类化合物,如甲基异茜草素(rubiadin)、甲基异茜草素-1-甲醚、大黄素甲醚等。②植物甾醇。③树脂和多种氨基酸成分等。

【理化鉴别】　本品以巴戟天对照药材为对照,进行薄层色谱法试验,置紫外光灯(254nm)下检视。供试品色谱中,在与对照药材色谱相应的位置上,显相同颜色的斑点;喷以5%氢氧化钠溶液,至斑点显色清晰,显相同颜色的斑点。

【检查】　本品含水分不得过15.0%,总灰分不得过6.0%,酸不溶性灰分不得过0.8%。

【浸出物】　用冷浸法测定,本品含水溶性浸出物不得少于50.0%。

【应用】

1. 传统功效　补肾阳,强筋骨,祛风湿。用于阳痿遗精,宫冷不孕,月经不调,少腹冷痛,风湿痹痛,筋骨痿软。用量 3 ~ 9g。

2. 现代应用　本品有免疫增强作用,强壮作用及抗炎作用。临床用于阳痿。

【附注】 伪品

(1) 建巴戟:为茜草科植物羊角藤(*Morinda umbellate* L.)的根。表面粗糙,有不规则深皱纹,木心大,直径 3 ~ 7mm。横切面显微特征,韧皮部石细胞散在,木质部薄壁细胞全部木化。

(2) 香巴戟:为木兰科植物铁箍散[*Schisandra propinqua* (Wall.) Baill. var. *sinensis* Oliv.]的根及茎藤。呈圆柱形,表面红棕色或棕褐色,有纵皱纹,木质部占 80% 以上。显微特征,淀粉粒众多,嵌晶纤维较多,并有黏液质块。

(3) 假巴戟:为茜草科植物假巴戟(*Morinda shuanghuaensis* C. Y. Chen et M. S. Huang)的根。不呈连珠状,根皮菲薄、松脆,揉之易落。木心粗,约占根直径的 80% 。

桔　梗★

Radix Platycodonis

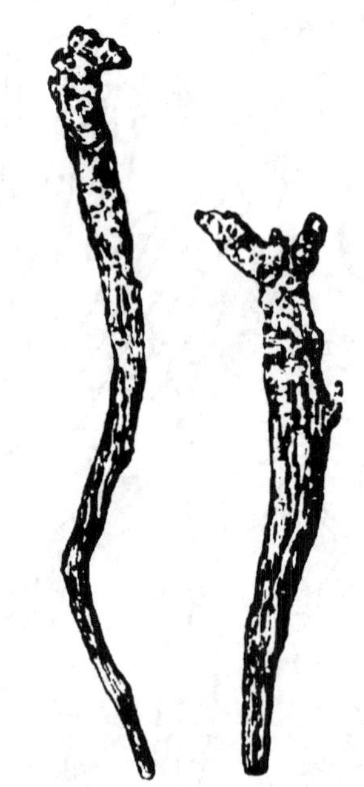

图 4-61　桔梗(根)外形图

【来源】 为桔梗科植物桔梗[*Platycodon grandiflorum* (Jacq.) A. DC.]的干燥根。

【产地】 全国大部分地区均产,以东北、华北产量较大,称“北桔梗”;华东地区质量较好,称“南桔梗”。

【采收加工】 春、秋两季采挖,洗净,除去须根,趁鲜刮去外皮或不去外皮,干燥。

【性状鉴别】

1. 药材　呈圆柱形或略呈纺锤形,下部渐细,有的有分枝,略扭曲,长 7 ~ 20cm,直径 0.7 ~ 2cm。表面白色或淡黄白色,不去外皮的表面黄棕色至灰棕色,具纵扭皱沟,并有横长的皮孔样斑痕及支根痕,上部有横纹。有的顶端有较短的根茎或不明显,其上有数个半月形茎痕。质脆,断面不平坦,形成层环棕色,皮部类白色,有裂隙,木部淡黄白色。气微、味微甜后苦(图 4-61)。

以根肥大、色白、质坚实、味苦者为佳。

2. 饮片　为斜椭圆形或不规则薄片,外皮多已除去或偶有残留。切面、气味同药材。

【显微鉴别】

1. 根横切面　①木栓细胞有时残存,不去外皮者有栓皮层,细胞中含草酸钙小棱晶。②栓内层窄,常见裂隙。③韧皮部乳管群散在,壁略厚,内含微细颗粒状黄棕色物。④形成层成环。⑤木质部导管单个散在或数个相聚,呈放射状排列。⑥薄壁细胞含菊糖(图 4-62)。

2. 粉末　黄白色。气微,味微甜后稍苦。①菊糖众多(乙醇装片),呈扇形或类圆形的结晶。②乳管常互相连接,直径 14 ~ 25μm,管中含黄色油滴样颗粒状物。③具梯纹、网纹导管,少有具缘纹孔导管(图 4-63)。

取本品,切片,用稀甘油装片,置显微镜下观察,可见扇形或类圆形的菊糖结晶。

【化学成分】 ①含多种皂苷类成分,如桔梗皂苷 A、桔梗皂苷 C、桔梗皂苷 D 等及皂苷水解产物桔梗皂苷元、远志酸等。②甾醇类。

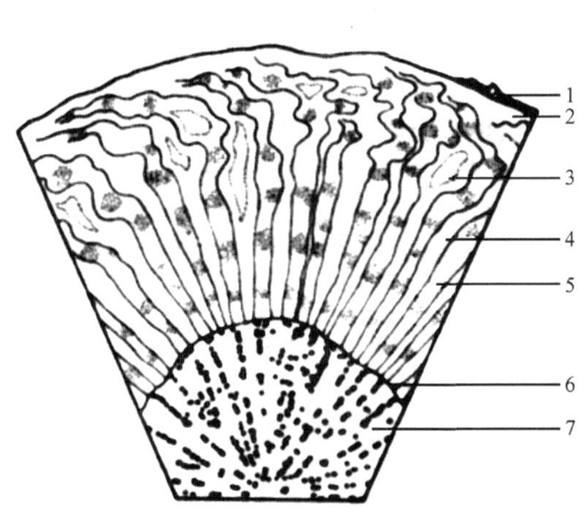

图4-62 桔梗(根)横切面简图

1. 木栓层;2. 皮层;3. 裂隙;4. 韧皮射线;5. 乳汁管群与筛管群;6. 形成层;7. 木质部

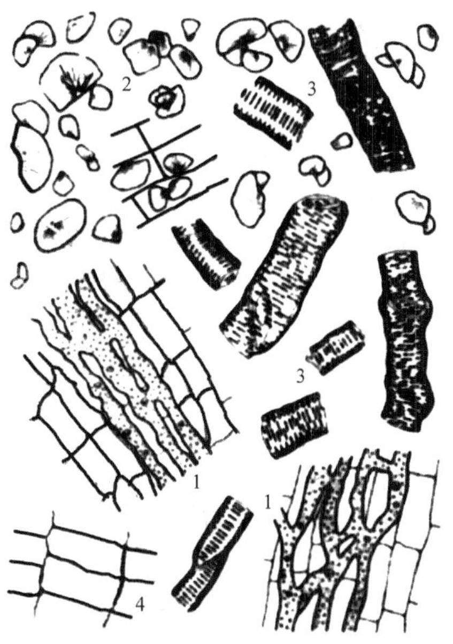

图4-63 桔梗(根)粉末图

1. 乳汁管;2. 菊糖;3. 导管;4. 木薄壁细胞

【理化鉴别】

(1) 取本品粉末0.5g,加水10ml,于水浴中加热10分钟,放冷,取上清液,置带塞试管中,用力振摇,产生持久性泡沫(检查皂苷)。

(2) 取本品粉末1g,加甲醇10ml,于水浴上加热回流30分钟,过滤。滤液置蒸发皿中,于水浴上蒸干,加醋酸2ml溶解,倾上清液于干燥试管中,沿管壁加入硫酸1ml,接界面呈棕红色环,上层由蓝色立即变为污绿色(检查皂苷及植物甾醇)。

(3) 本品以桔梗对照药材为对照,进行薄层色谱法试验。药材供试品色谱中,在与对照药材色谱相应的位置上,显相同颜色的斑点。

【含量测定】 用重量法测定,药材含总皂苷不得少于6.0%;饮片含总皂苷不得少于5.5%。

【应用】

1. 传统功效 宣肺,利咽,祛痰,排脓。用于咳嗽痰多,胸闷不畅,咽痛,音哑,肺痈吐脓,疮疡脓成不溃。用量3~9g。

2. 现代应用 本品具有祛痰镇咳、抗炎、抗溃疡与降血糖等作用。临床用于老年慢性气管炎、痔瘘手术后癃闭、急性腰扭伤等。

党 参★

Radix codonopsis

【来源】 为桔梗科植物党参[*Codonopsis pilosula* (Franch.) Nannf.]、素花党参[*C. pilosula* Nannf. var. *modesta* (Nannf.) L. T. Shen]或川党参(*C. tangshen* Oliv.)的干燥根。

【产地】 主产于山西、陕西、甘肃、四川等省及东北各地。

【采收加工】 秋季采挖,除去地上部分及须根,洗净泥土,晒至半干,反复搓揉3~4次,晒至七八成干时,捆成小把,晒干。

【性状鉴别】

1. 药材

(1) 党参:呈长圆柱形,稍弯曲,长10~35cm,直径0.4~2cm。表面黄棕色至灰棕色,根头部有多数疣状突起的茎痕及芽,习称"狮子盘头",每个茎痕的顶端呈凹下的圆点状;根头下有致密的环状横纹,向下渐稀疏,有的达全长的一半,栽培品环状横纹少或无;全体有纵皱纹及散在的横长皮孔样突起,支根断落处常有黑褐色胶状物。质稍硬或略带韧性,断面稍平坦,有裂隙或放射状纹理,皮部淡黄白色至淡棕色,木部淡黄色。有特殊香气,味微甜(图4-64)。

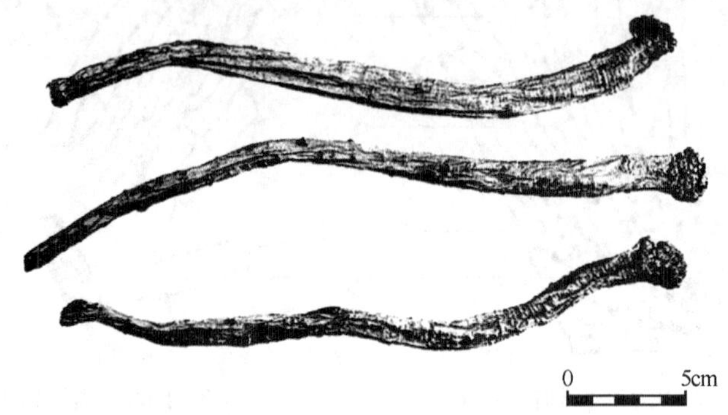

图4-64 党参(潞党野生品)药材外形图

(2) 素花党参(西党参):长10~35cm,直径0.5~2.5cm。表面黄白色至灰黄色,根头下致密的环状横纹常达全长的一半以上。断面裂隙较多,皮部灰白色至淡棕色。

(3) 川党参:长10~45cm,直径0.5~2cm。表面灰黄色至黄棕色,有明显不规则的纵沟。质较软而结实,断面裂隙较少,皮部黄白色。

均以条粗大、质柔润、气味浓、嚼之无渣者为佳。

2. 饮片 为横切的厚片,厚2~4mm。切面皮部占根的大部分,类白色,形成层环明显,棕色,木部淡黄色,有较多的裂隙,形成"菊花纹"。气香,味微甜。

【显微鉴别】

1. 根横切面 ①木栓细胞数列至10数列,外侧有石细胞,单个或成群。②栓内层窄。③韧皮部宽广,外侧常现裂隙,散有淡黄色筛管群,并常与筛管群交互排列。④形成层成环。⑤木质部导管单个散在或数个相聚,呈放射状排列。⑥薄壁细胞含菊糖(图4-65)。

2. 粉末 淡黄色。有特殊香气,味微甜。①石细胞呈方形、长方形或多角形,壁不甚厚。②节状乳管碎片甚多,直径16~24μm,含淡黄色颗粒状物。③网纹导管易察见。④木栓细胞表面观呈多角形,垂周壁薄,微弯曲。⑤有菊糖(图4-66)。

【化学成分】 ①糖类:如菊糖、果糖、党参酸性多糖。②皂类:如党参苷Ⅰ~Ⅳ、党参炔苷等。③三萜类:如蒲公英萜醇、蒲公英萜醇乙酸酯、木栓酮等。④微量生物碱,植物甾醇,多种氨基酸及无机元素等。

【理化鉴别】

(1) 取本品粉末1g,置带塞三角瓶中,加乙醚10ml,密塞,振摇数分钟,冷浸1小时,滤过。滤液置蒸发皿中,挥去乙醚,残渣加1ml醋酐溶解,倾取上清液于干燥试管中,沿管壁加硫酸1ml,两液接界面呈棕色环,上层蓝色立即变为污绿色(检查皂苷及植物甾醇)。

(2) 本品以党参炔苷对照品为对照,进行薄层色谱法试验。置紫外光灯(365nm)下检视。供试品色谱中,在与对照品色谱相应的位置上,显相同颜色的荧光斑点。

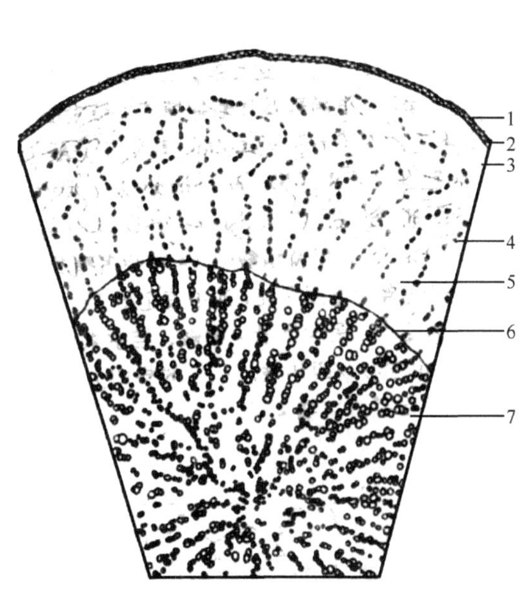

图4-65　党参(根)横切面简图
1. 木栓层;2. 木栓石细胞;3. 裂隙;4. 筛管群;5. 韧皮部;6. 形成层;7. 木质部

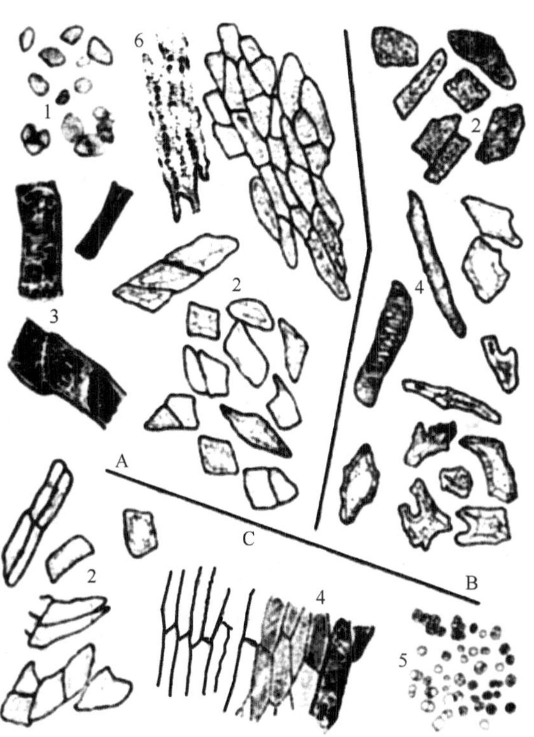

图4-66　党参(根)粉末图
A. 党参;B. 素花党参;C. 川党参
1. 菊糖;2. 木栓石细胞;3. 导管;4. 木薄壁细胞;5. 淀粉粒;6. 乳汁管

【浸出物】　用热浸法测定,45%乙醇作溶剂,本品含醇溶性浸出物不得少于55.0%。

【应用】

1. 传统功效　补中益气,健脾益肺。用于脾肺虚弱,气短心悸,食少便溏,虚喘咳嗽,内热消渴。用量9～30g。

2. 现代应用　本品具有免疫增强、抗衰老、抗溃疡、升高血糖、提高记忆等作用,临床用于冠心病、慢性支气管炎、贫血、功能性子宫出血、食管癌前病变等。

木　香★

Radix Aucklandiae

【来源】　为菊科植物木香(*Aucklandia lappa* Decne.)的干燥根。

【产地】　主产于云南省。四川、西藏亦产。为栽培品。

【采收加工】　秋、冬两季采挖2～3年生的根,除去茎叶、须根及泥土,切段,大的再纵剖成瓣,干燥后剥去粗皮。

【性状鉴别】

1. 药材　呈圆柱形、半圆柱形,长5～10cm,直径0.5～5cm。表面黄棕色至灰褐色,有明显的皱纹、纵沟及侧根痕。质坚实,不易折断,断面灰褐色至暗褐色,周边灰黄色或浅棕黄色,形成层环棕色,有放射状纹理及散在的褐色点状油室。气香特异,味微苦(图4-67)。以质坚实、香气浓、油性大者为佳。

2. 饮片

(1) 木香:为类圆形厚片,直径1.5~3cm。表面显灰褐色或棕黄色,中部有明显菊花心状的放射纹理,间有暗褐色或灰褐色环纹,褐色油点(油室)散在,周边外皮显黄棕色至灰褐色,有纵皱纹。质坚。有特异香气,味微苦。

(2) 煨木香:形如木香,棕黄色,气微香。

木香与川木香性状对比见表4-4。

表4-4 木香与川木香性状对比鉴别表

药材名		木香	川木香
来源		为菊科植物木香(*Aucklandia lappa* Decne.)的干燥根	为菊科植物川木香[*Vladimiria souliei* (Franch.) Ling]或灰毛川木香[*Vladimiria souliei* (Franch.) Ling var. *cinerea* Ling]的干燥根
性状	形状	呈圆柱形、半圆柱形或枯骨形	呈圆柱形或有纵槽的半圆柱形,稍弯曲
	表面特征	有明显的皱纹、纵沟及侧根痕	外皮脱落处可见丝瓜络状细筋脉;根头偶有黑色发黏的胶状物,习称"油头"
	质地	体重,质坚实,不易折断	体较轻,质硬脆,易折断
	气味	气香特异,味微苦	气微香,味苦,嚼之黏牙

【显微鉴别】 粉末:黄绿色。①菊糖多见,表面显放射状纹理。②木纤维多成束,长梭形,直径16~24μm,纹孔口横裂缝状、十字状或人字状。③网纹导管多见,亦有具缘纹孔导管,直径30~90μm。④木栓细胞黄棕色,多角形。⑤油室碎片有时可见,内含黄色或棕色分泌物(图4-68)。

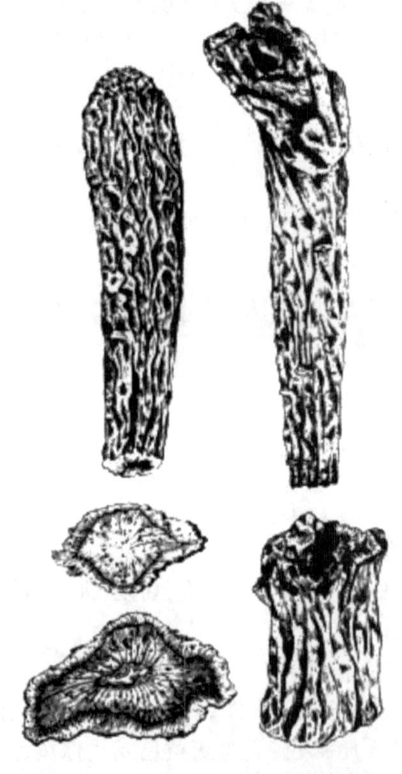

图4-67 木香(根) 外形及饮片图

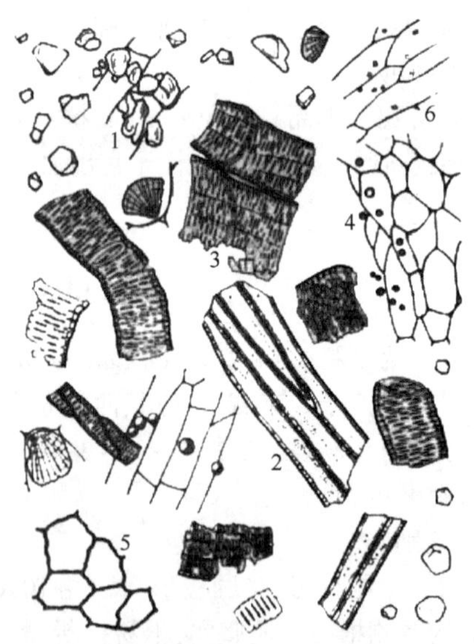

图4-68 木香(根)粉末图

1. 菊糖;2. 木纤维;3. 导管;4. 油室碎片;5. 木栓细胞;6. 薄壁组织(含方晶)

【化学成分】 ①挥发油:主成分为木香内酯、去氢木香内酯、木香烃内酯、二氢木香内酯、α-木香酸、α-木香醇等。②菊糖。③木香碱等。

【理化鉴别】 本品以去氢木香内酯、木香烃内酯对照品为对照,进行薄层色谱法试验。药材供试品色谱中,在与对照品色谱相应的位置上,显相同颜色的斑点。

【检查】 本品含总灰分不得过4.0%。

【含量测定】 照高效液相色谱法测定,本品按干燥品计算,含木香烃内酯($C_{15}H_{20}O_2$)和去氢木香内酯($C_{15}H_{18}O_2$)的总量不得少于1.8%。

【应用】

1. 传统功效 行气止痛,健脾消食。用于胸脘胀痛,泻痢后重,食积不消,不思饮食。用量1.5~6.0g。煨木香实肠止泻。用于泄泻腹痛。

2. 现代应用 本品具有解痉、降压、抗凝血、抗菌、抗溃疡等作用。临床用于肝炎,劳伤性胸痛、消化不良,呕吐腹泻,菌痢,溃疡等。

白 术*

Rhizoma Atractylodis Macrocephalae

【来源】 为菊科植物白术(*Atractylodes macrocephala* Koidz.)的干燥根茎。

【产地】 主产于浙江、安徽、湖南、湖北等省。多为栽培。

【采收加工】 冬季下部叶枯黄、上部叶变脆时采挖,除去泥沙。烘干或晒干,再除去须根。

【性状鉴别】

1. 药材 呈不规则的肥厚团块,长3~13cm,直径1.5~7cm。表面灰黄色或灰棕色,有瘤状突起和断续的纵皱和沟纹,并有须根痕,顶端有残留茎基和芽痕。质坚硬,不易折断,断面不平坦,黄白色至淡棕色,有棕黄色的点状油室散在;烘干者断面角质样,色较深或有裂隙。气清香,味甘、微辛,嚼之略带黏性(图4-69)。以个大、质坚实、断面黄白色、香气浓者为佳。

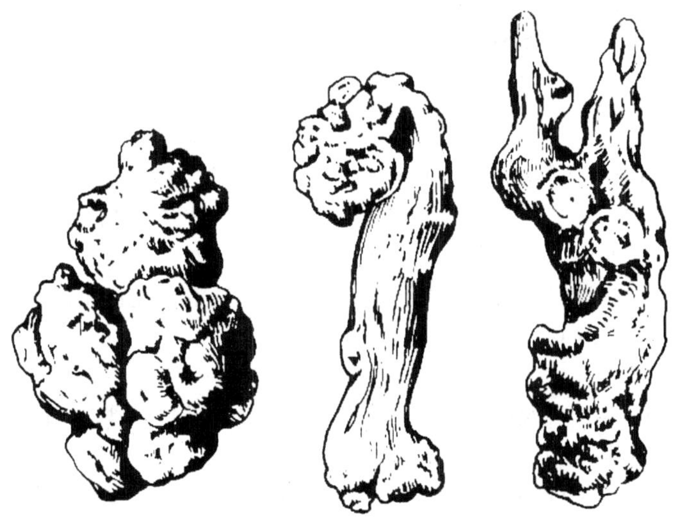

图4-69 白术(根茎)外形图

2. 饮片

(1)白术:为不规则厚片。切面黄白色或淡黄棕色,粗糙不平,中间色较深,有放射状纹理和棕色小点;周边灰棕色或灰黄色,有皱纹和瘤状突起。质坚实。气清香,味甘微辛。

(2) 土白术:形如白术片,表面杏黄土色,附有细土末。

(3) 炒白术:形如白术片,表面黄棕色或棕褐色,偶见焦斑。质坚硬。有焦香气,味微甜。

【显微鉴别】 粉末 淡黄棕色。草酸钙针晶细小,长 10 ~ 32μm,存在于薄壁细胞中,少数针晶直径至 4μm。纤维黄色,大多成束,长梭形,直径约至 40μm,壁甚厚,木化,孔沟明显。石细胞淡黄色,类圆形、多角形、长方形或少数纺锤形,直径 37 ~ 64μm。薄壁细胞含菊糖,表面显放射状纹理。导管分子短小,为网纹及具缘纹孔,直径至 48μm(图 4-70)。

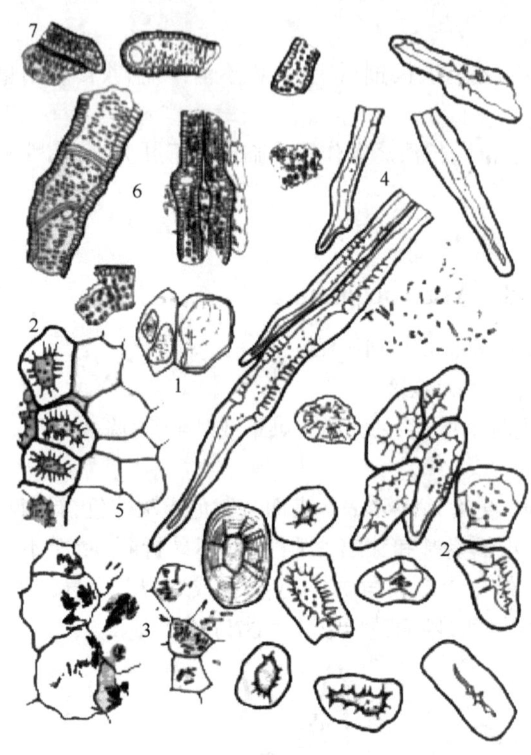

图 4-70 白术(根茎)粉末图

1. 菊糖;2. 木栓石细胞;3. 草酸钙针晶;4. 纤维;5. 木栓细胞;6. 导管;7. 管胞

【化学成分】 主含挥发油,油中主要成分为苍术酮(atractylone)、白术内酯 A、白术内酯 B、3-β-乙酰氧基苍术酮等多种成分。

【理化鉴别】 取本品粗粉 2g,置 100ml 具塞锥形瓶中,加乙醚 20ml,连续振摇 10 分钟,滤过,滤液分别做以下试验:

(1) 取滤液 10ml,挥干后,加 10% 香草醛的硫酸溶液,显紫色(检查挥发油)。

(2) 取滤液 2ml,置蒸发皿中,待乙醚挥散后,加含 5% 对二甲氨基苯甲醛的 10% 硫酸溶液 1ml,显玫瑰红色,再于 100℃ 烘 5 分钟变紫色。

(3) 取滤液 1 滴,点于滤纸上,挥干,喷洒 1% 香草醛硫酸溶液,显桃红色(检查苍术酮)。

(4) 本品以白术对照药材为对照,进行薄层色谱法试验。药材供试品色谱中,在与对照药材色谱相应的位置上显相同颜色的斑点,并应显有一桃红色主斑点(苍术酮)。

【检查】 本品含总灰分不得过 5.0%,酸不溶性灰分不得过 1.0%。

色度 精密称取本品最粗粉 2g,置具塞烧瓶中,加 55% 乙醇 50ml,用稀盐酸调节 pH 值至 2 ~ 3,连续振摇 1 小时,离心(每分钟 4000 转)15 分钟,吸取上清液 10ml,置比色管中,与同量的对照液(取比色用三氯化铁液 5ml,加比色用氯化钴液 3ml 与比色用硫酸铜液 0.6ml,用水稀释至 10ml 制成),同置白纸上,自上面透视,显色不得较深。

【应用】

1. 传统功效 健脾益气,燥湿利水,止汗,安胎。用于脾虚食少,腹胀泄泻,痰饮眩悸,水肿,自汗,胎动不安。用量 6 ~ 12g。

2. 现代应用 本品具有保肝、利胆、抗溃疡等作用,临床用于治疗小儿腹泻、老年便秘等。

半 夏★

Rhizoma Pinelliae

【来源】 为天南星科植物半夏[*Pinellia ternata* (Thunb.) Breit.]的干燥块茎。

【产地】 主产于四川、湖北、河南等省。

【采收加工】 夏、秋两季均可采挖,洗净,除去外皮及须根,晒干。

【性状鉴别】

1. 药材 呈类球形,有的稍扁斜,直径1.0~1.5cm。表面白色或浅黄色,顶端有凹陷的茎痕,周围密布麻点状根痕;下面钝圆,较光滑。质坚实,断面洁白,富粉性。无臭,味辛辣,麻舌而刺喉(图4-71)。以色白、质坚实、粉性足者为佳。

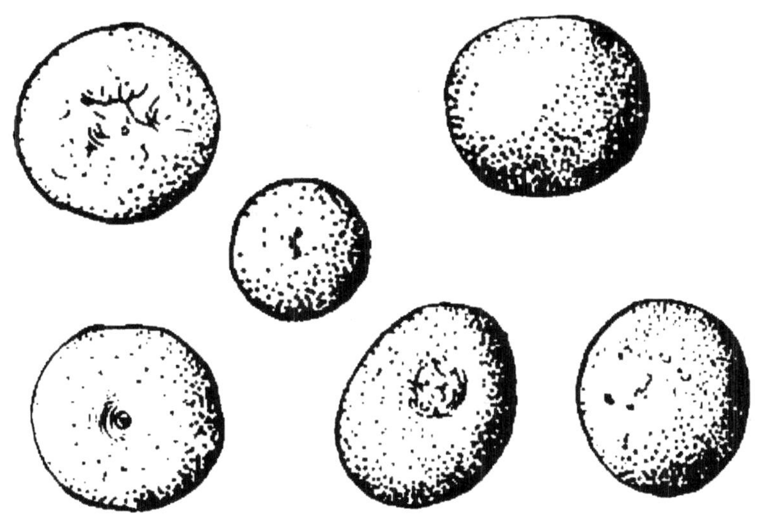

图4-71 半夏(块茎)外形图

2. 饮片

(1) 清半夏:为椭圆形、类圆形或不规则片状。切面淡灰色至灰白色,可见灰白色点状或短线状维管束迹,有的残留栓皮处下方显淡紫红色斑纹。质脆,易折断,断面略呈角质样。气微,味微涩、微有麻舌感。

(2) 姜半夏:片状、不规则颗粒状或类球形。表面棕色至棕褐色。质硬脆,断面淡黄棕色,常具角质光泽。气微香,味淡,微有麻舌感,嚼之略粘牙。

(3) 法半夏:呈类球形或破碎成不规则颗粒状。表面淡黄白色、黄色或棕黄色。质较松脆或硬脆,断面黄色或淡黄色;颗粒者质稍硬脆。气微,味淡略甘,微有麻舌感。

【显微鉴别】 粉末 淡黄白色。①淀粉粒甚多,单粒类圆形、半圆形或圆多角形,直径2~20μm,脐点呈裂缝状、人字形或星状;复粒由2~6分粒组成。②草酸钙针晶束存在于椭圆形黏液细胞中,或随处散在,针晶长20~110μm。③螺纹导管直径10~24μm(图4-72)。

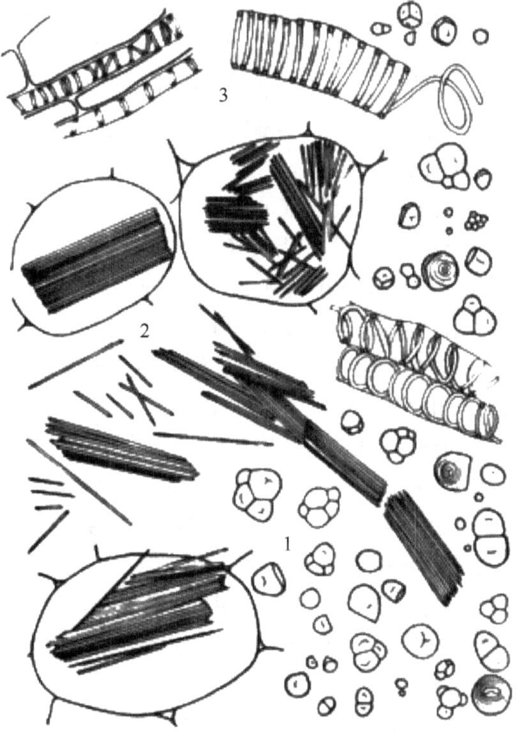

图4-72 半夏(块茎)粉末图

1. 淀粉粒;2. 草酸钙针晶(束);3. 导管

【化学成分】 含β-谷甾醇及其葡萄糖苷,黑尿酸(高龙胆酸),精氨酸、缬氨酸、丙氨酸、亮氨酸等多种氨基酸。另含胆碱、微量挥发油、原儿茶醛等。还含左旋盐酸麻黄碱。从半夏中分离出一种结晶性蛋白质——半夏蛋白Ⅰ。又据报道，半夏的多糖组分具有 PMN 活化抗肿瘤作用。

现认为原儿茶醛为半夏辛辣刺激性物质。

【理化鉴别】 本品以精氨酸、丙氨酸、缬氨酸、亮氨酸对照品为对照，进行薄层色谱法试验。药材供试品色谱中，在与对照品色谱相应的位置上，显相同颜色的斑点。

【应用】

1. 传统功效 燥湿化痰，降逆止吐，消痞散结。用于痰多咳喘，痰饮眩悸，风痰眩晕，痰厥头痛，呕吐反胃，胸脘痞闷，梅核气；生用外治痈肿痰饮。姜半夏多用于降逆止吐；法半夏多用于燥湿化痰。用量 3～9g。

2. 现代应用 本品有镇咳、祛痰、镇吐及抗肿瘤作用。临床用于重症妊娠恶阻、食管贲门癌性梗阻、宫颈糜烂、急性乳腺炎、颈部慢性淋巴结炎、面肌抽搐等。

【附注】 伪品：水半夏 为天南星科植物鞭檐犁头尖［*Typhonium flagelliforme* (Lodd.) Blume］的块茎。块茎呈椭圆形、圆锥形或半圆形，高 0.8～3.0cm，直径 0.5～1.5cm。表面类白色或淡黄色，不平滑，有多数隐约可见的点状根痕，上端类圆形，有凸起的芽痕，下端略尖。质坚实，断面白色，粉性。气微，味辛辣，麻舌而刺喉。

川 贝 母★

Bulbus Fritillariae Cirrhosae

【来源】 为百合科植物川贝母（*Fritillaria cirrhosa* D. Don）、暗紫贝母（*F. unibracteata* Hsiao et K. C. Hsia）、甘肃贝母（*F. przewalskii* Maxim.）或梭砂贝母（*F. delavayi* Franch.）的干燥鳞茎。前三者按药材性状的不同分别习称“松贝”和“青贝”，后者药材习称“炉贝”。

【产地】 川贝母主产于四川、西藏、云南等省区。暗母紫贝主产于四川阿坝藏族自治州。甘肃贝母主产于甘肃、青海、四川等省。梭砂贝母主产于云南、四川、青海、西藏等省区。

【采收加工】 采挖季节因地而异，西北山区多在雪融后上山采挖；一般在夏、秋季采挖。挖出后，除去须根及泥土，洗净，用矾水擦去外皮，晒干或低温干燥；有的用硫黄熏后再晒干。

【性状鉴别】

1. 松贝 呈类圆锥形或近球形，高 0.3～0.8cm，直径 0.3～0.9cm。表面类白色。外层鳞叶 2 瓣，大小悬殊，大瓣紧抱小瓣，未抱部分呈新月形，习称“怀中抱月”；顶部闭合，内有类圆柱形、顶端稍尖的心芽和小鳞叶 1～2 枚；先端钝圆或稍尖，底部平，微凹入，中心有 1 灰褐色的鳞茎盘，偶有残存须根。质硬而脆，断面白色，富粉性。气微，味微苦（图 4-73）。

2. 青贝 呈类扁球形，高 0.4～1.4cm，直径 0.4～1.6cm。外层鳞叶 2 瓣，大小相近，相对抱合，顶端开裂，内有心芽和小鳞叶 2～3 枚及细圆柱形的残茎。

3. 炉贝 呈长圆锥形，高 0.7～2.5cm，直径 0.5～2.5cm。表面类白色或浅棕黄色，有的具棕色斑点，习称“虎皮斑”。外层鳞叶 2 瓣，大小相近，顶部开裂而略尖，基部稍尖或较钝。

均以个小、完整、色白、质坚实、粉性足者为佳。松贝最佳，青贝次之，炉贝最次。

【显微鉴别】 粉末 类白色。松贝、青贝：①淀粉粒甚多，呈广卵形、长圆形或不规则圆形，有的边缘不平整或略作分枝状，直径 5～64μm，脐点短缝状、点状、人字状或马蹄形，层纹隐约可见。②表皮细胞类长方形，垂周壁微波状弯曲，偶见不定式气孔，圆形或扁圆形。③螺纹导管直径 5～26μm（图 4-74）。

炉贝：①淀粉粒为广卵形、贝壳形、肾形或椭圆形，直径约至 60μm，脐点人字状、星状或点状，层纹明显。②螺纹导管及网纹导管直径可达 64μm（图 4-75）。

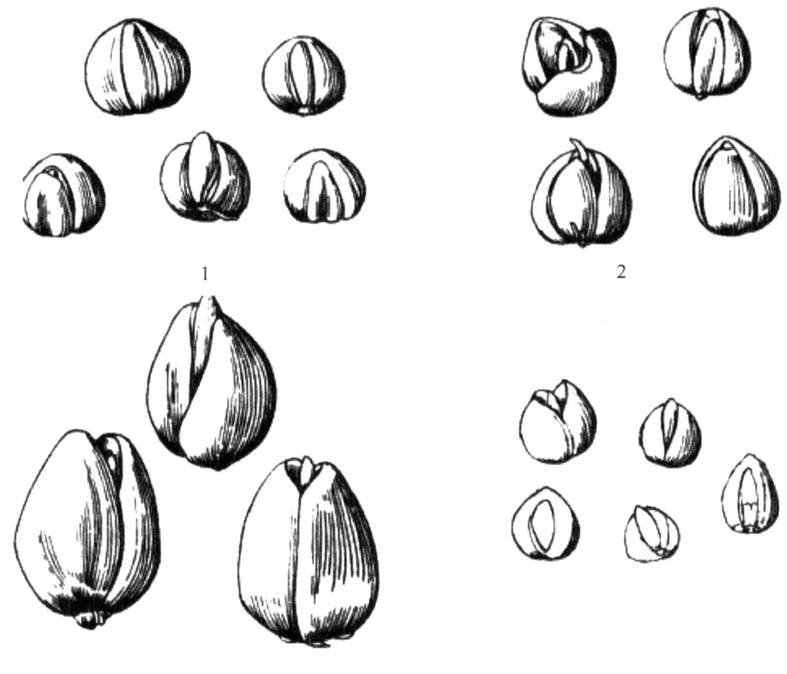

图4-73　川贝母(鳞茎)外形图
1. 暗紫贝母;2. 甘肃贝母;3. 梭砂贝母;4. 川贝母

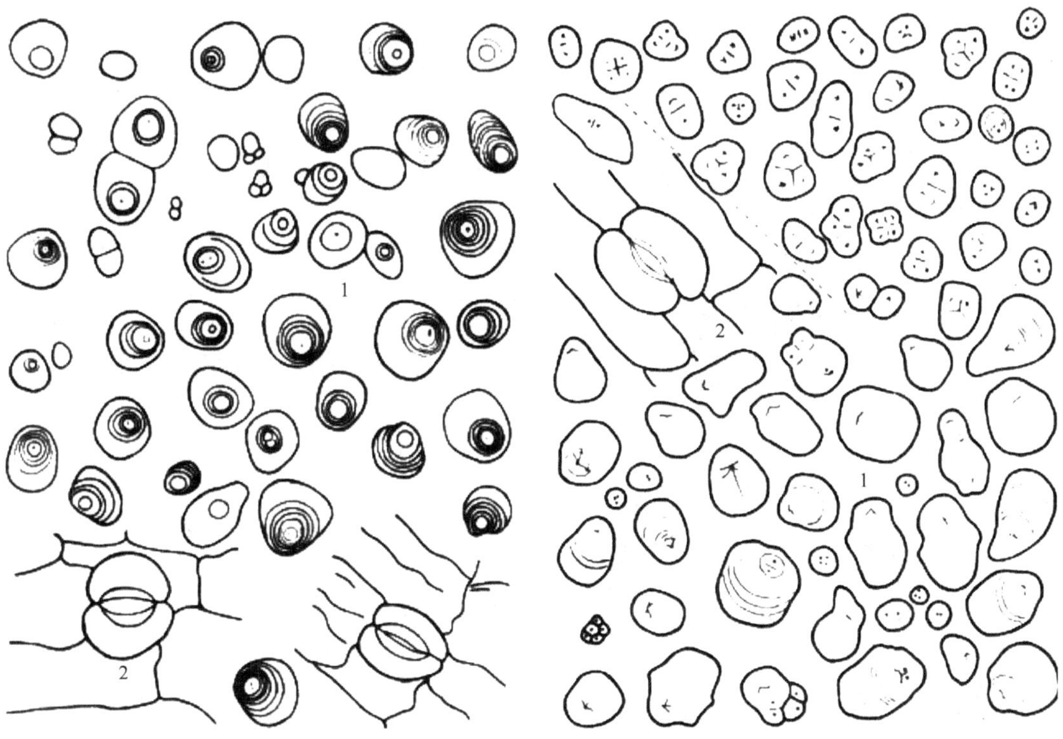

图4-74　川贝母(鳞茎)粉末图
1. 淀粉粒;2. 气孔

图4-75　梭砂贝母(鳞茎)粉末图
1. 淀粉粒;2. 气孔

【化学成分】 主含多种甾体类生物碱。暗紫贝母含松贝辛、松贝甲素等。川贝母含川贝碱、西贝碱等。甘肃贝母含岷贝碱甲、乙及川贝酮碱、梭砂贝母酮碱、西贝素等。梭砂贝母含梭砂贝母碱、梭砂贝母酮碱、川贝酮碱、西贝素、川贝碱等。

【检查】 本品含水分不得过15.0%,总灰分不得过5.0%,酸不溶性灰分不得过0.5%。

【浸出物】 本品含醇溶性浸出物(热浸法,稀乙醇作溶剂)不得少于9.0%。

【应用】

1. 传统功效 清热润肺,化痰止咳。用于肺热燥咳,干咳少痰,阴虚劳嗽,咯痰带血。用量3~9g。

2. 现代应用 本品有镇咳、祛痰、降压等作用,常用于治疗急、慢性支气管炎。

【附注】 伪品

(1) 草贝母:又称"土贝母",为百合科植物丽江山慈菇 *Iphigenia indica* Kunth. et Benth. 的干燥鳞茎。呈不规则短圆锥形,顶端渐尖,基部常呈脐状凹入或平截。表面黄白色或灰黄棕色,光滑,一侧有自基部至顶部的纵沟。质坚硬,断面角质样或略显粉性,类白色。味苦而微麻舌。含秋水仙碱,有毒。

(2) 土贝母:为葫芦科植物土贝母[*Bolbostemma paniculatum* (Maxim.) Franquet]的块茎,称"藤贝"。呈不规则的块状,大小不等。表面淡红棕色或暗棕色,凹凸不平。质坚硬,不易折断。断面角质样,光亮而平滑。气微,味微苦。

(3) 光慈姑:为百合科植物老鸦瓣[*Tulipa edulis*(Mig.) Baker]的鳞茎。呈圆锥形,一侧有一纵沟,直径0.5~1cm,外层鳞叶1瓣,顶端尖,茎部平,类白色,质硬而脆,断面白色粉性,味淡。

浙 贝 母*

Bulbus Fritillariae Thunbergii

【来源】 为百合科植物浙贝母(*Fritillaria thunbergii* Miq.)的干燥鳞茎。

【产地】 主产于浙江宁波地区。江苏、安徽、湖南亦产。多系栽培。

【采收加工】 初夏植株枯萎时采挖,洗净。按大小分两种规格,直径在3.5cm以上者摘除心芽加工成"大贝";直径在3.5cm以下者不摘除心芽加工成"珠贝"。分别撞擦,除去外皮,拌以煅过的贝壳粉,吸去撞出的浆汁,干燥;或取鳞茎,大小分开,洗净,除去心芽,趁鲜切成厚片,洗净,干燥,习称"浙贝片"。

【性状鉴别】

1. 药材

(1) 大贝:为鳞茎外层单瓣肥厚的鳞叶,略呈新月形,高1~2cm,直径2~3.5cm。表面类白色至淡黄色,内表面白色或淡棕色,被有白色粉末。质硬而脆,易折断,断面白色至黄白色,富粉性。气微,味微苦(图4-76)。

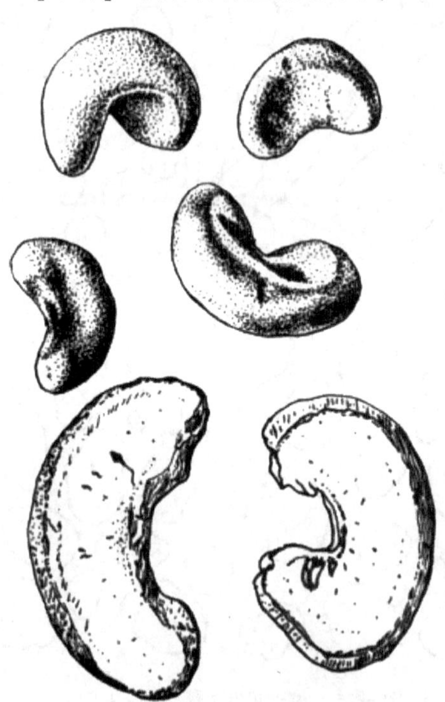

图4-76 浙贝母(鳞叶)外形及饮片图

(2) 珠贝:为完整的鳞茎,呈扁圆形,高1~1.5cm,直径1~2.5cm。表面类白色,外层鳞叶2瓣,肥厚,略似肾形,互相抱合,内有小鳞叶2~3枚及干缩的残茎。

以鳞叶肥厚、质坚实、粉性足、断面色白者为佳。

2. 饮片　浙贝片：为鳞茎外层的单瓣鳞叶切成的片。椭圆形或类圆形，直径 1～2cm，边缘表面淡黄色，切面平坦，粉白色。质脆，易折断，断面粉白色，富粉性。

【显微鉴别】　粉末：淡黄白色。①淀粉粒甚多，单粒卵形、广卵形或椭圆形，直径 6～56μm，层纹不明显。②表皮细胞类多角形或长方形，垂周壁连珠状增厚；气孔少见，副卫细胞 4～5 个。③草酸钙结晶少见，细小，多呈颗粒状，有的呈梭形、方形或细杆状。④导管多为螺纹，直径约至 18μm（图 4-77）。

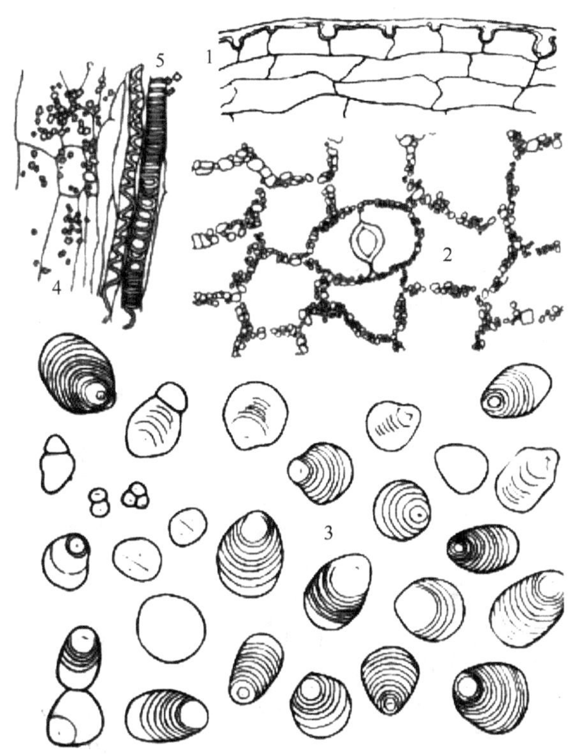

图 4-77　浙贝母（鳞茎）粉末图

1. 鳞叶表皮横切面（示角质层）；2. 鳞叶上表皮表面观；3. 淀粉粒；4. 草酸钙结晶；5. 导管

【化学成分】　含甾醇类生物碱，主要为浙贝母碱（贝母素甲）、去氢浙贝母碱（贝母素乙）及微量的贝母新碱、贝母芬碱、贝母替定碱。又含贝母碱苷。

【理化鉴别】

（1）本品横切片，加碘试液 2～3 滴，即呈蓝紫色，但边缘一圈仍为类白色。

（2）取本品粗粉 1g，加 70% 乙醇 20ml，加热回流 30 分钟，滤过，滤液蒸干，残渣加 1% 盐酸溶液 5ml 使溶解，滤过，取滤液分置两个试管中，一管加碘化铋钾试液 3 滴，生成橙红色沉淀；另一管中加 20% 硅钨酸试液 1～3 滴，生成白色絮状沉淀（检查生物碱）。

（3）取本品粉末置紫外光灯（365nm）下观察，显亮淡绿色荧光。

（4）本品以贝母素甲与贝母素乙对照品为对照，进行薄层色谱法试验。药材供试品色谱中，在与对照品色谱相应的位置上，显相同颜色的斑点。

【检查】　本品含水分不得过 18.0%，总灰分不得过 6.0%，酸不溶性灰分不得过 1.0%。

【浸出物】　本品含醇溶性浸出物（热浸法，稀乙醇作溶剂）不得少于 8.0%。

【含量测定】 照高效液相色谱法测定，药材按干燥品计算，含贝母素甲（$C_{27}H_{45}NO_3$）和贝母素乙（$C_{27}H_{43}NO_3$）的总量不得少于0.080%。

【应用】

1. 传统功效 清热散结，化痰止咳。用于风热犯肺，痰火咳嗽，肺痈，乳痈，瘰疬，疮毒。用量4.5～9g。

2. 现代应用 本品有镇咳、平喘作用。用于治疗感冒咳嗽、肺结核咳嗽、百日咳等。

麦 冬★

Radix Ophiopogonis

【来源】 为百合科植物麦冬[*Ophiopogon japonicus*（Thumb.）Ker-Gawl.]的干燥块根。

【产地】 主产于浙江慈溪、余姚、萧山、杭州者称杭麦冬；主产于四川绵阳地区三台县者称川麦冬。多为栽培品。

【采收加工】 浙江于栽培后第三年小满至夏至采挖。四川于栽培第二年清明至谷雨采挖，剪取块根，洗净，反复曝晒、堆放至七八成干，除去须根，干燥。

【性状鉴别】 药材 呈纺锤形，两端略尖，长1.5～3.0cm，直径0.3～0.6cm。表面黄白色或淡黄色，有细纵皱纹。质柔韧，断面黄白色，半透明，中柱细小。气微香，味甘、微苦（图4-78）。

以肥大、色黄白者为佳。杭麦冬优于川麦冬。

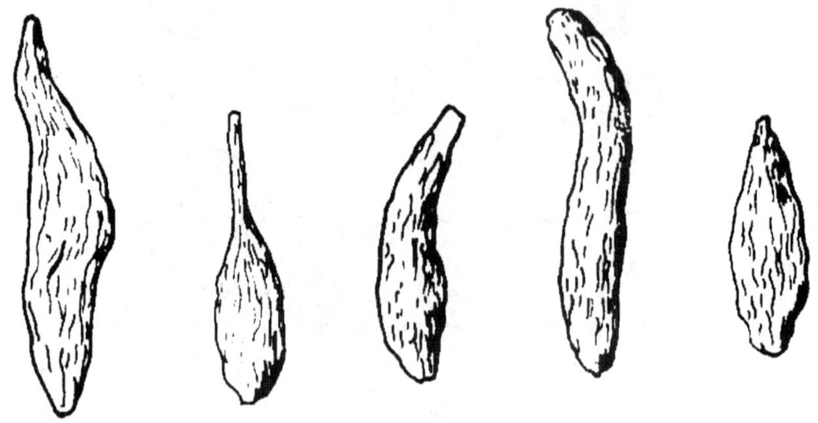

图4-78 麦冬（块根）外形图

【显微鉴别】

1. 横切面 ①表皮细胞1列，根被为3～5列木化细胞。②皮层宽广，散有含草酸钙针晶束的黏液细胞，有的针晶直径至10μm；内皮层细胞壁均匀增厚，木化，有通道细胞，外侧为1列石细胞，其内壁及侧壁均增厚，纹孔细密。③中柱较小，韧皮部束16～22个，木质部由导管、管胞、木纤维以及内侧的木化细胞连结成环层。④髓小，薄壁细胞类圆形（图4-79）。

2. 粉末 白色或黄白色。①草酸钙针晶散在或成束于黏液细胞中，针晶长25～50μm；柱状针晶长至88μm，直径约8～13μm。②石细胞常与内皮层细胞上下相叠，表面观呈类方形或多角形，直径22～96μm，长至170μm，壁厚至16μm，有的一边甚薄，纹孔密，孔沟明显。③皮层细胞呈长方形或长条形，壁厚至7μm，木化，纹孔点状，较稀疏，孔沟明显。④木纤维细长，末端倾斜，直径16～32μm，壁稍厚，微木化，纹孔斜裂缝状，多相交成十字形或人字形。⑤孔纹管胞及网纹管胞直径14～24μm。⑥具缘纹孔导管少见（图4-80）。

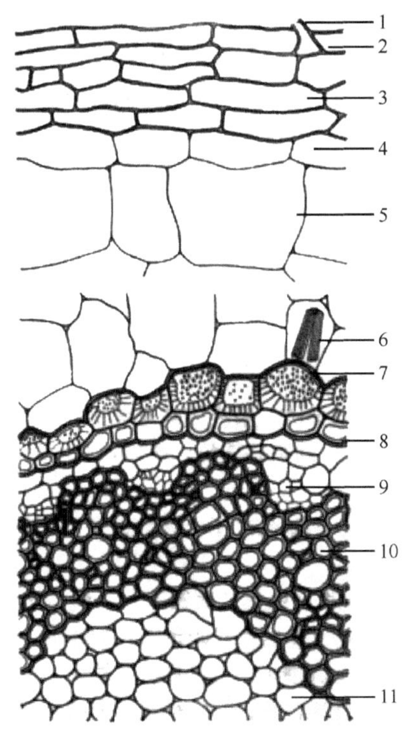

图4-79 麦冬(块根)横切面简图

1. 表皮毛;2. 表皮;3. 根被;4. 外皮层;5. 皮层;6. 草酸钙针晶束;7. 石细胞;8. 内皮层;9. 韧皮部;10. 木质部;11. 髓部

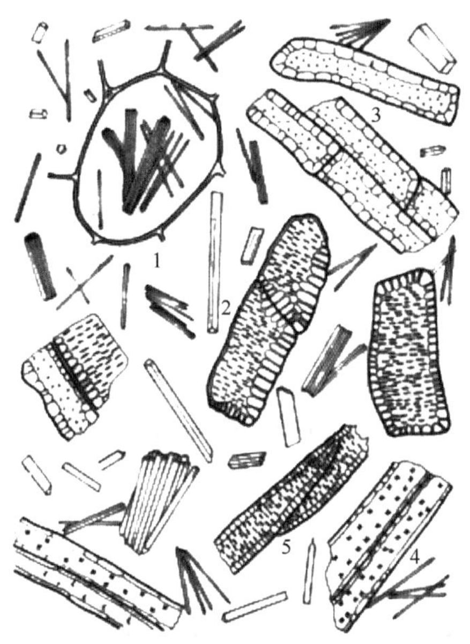

图4-80 麦冬(块根)粉末图

1. 草酸钙针晶;2. 石细胞;3. 内皮层;4. 木纤维;5. 管胞

【化学成分】 ①皂苷类:主要为麦冬皂苷A、B等。②糖类:如单糖类和寡糖类等。③黄酮类:麦冬黄酮A、B及甲基麦冬黄酮A、B,并分得5个高异黄酮类化合物。④植物甾醇。⑤葎草烯,萜类化合物以及萜苷等。

【理化鉴别】

(1) 取本品薄片置紫外光灯(365nm)下观察,显浅蓝色荧光。

(2) 本品以麦冬对照药材为对照品,进行薄层色谱法试验。置紫外光灯(254nm)下检视。供试品色谱中,在与对照药材色谱相应的位置上显相同颜色的斑点。

【检查】 本品含水分不得过18.0%,总灰分不得过5.0%,酸不溶性灰分不得过0.8%。

【浸出物】 用冷浸法测定,本品含水溶性浸出物不得少于60.0%。

【应用】

1. 传统功效 养阴生津,润肺清心。用于肺燥干咳,虚劳咳嗽,咽干口渴,肠燥便秘。用量6~12g。

2. 现代应用 本品具有增加心肌血流量、抗心律失常、抑菌、免疫增强等作用,临床用于治疗冠心病、心绞痛及百日咳等。

山 药*

Rhizoma Dioscoreae

【来源】 为薯蓣科植物薯蓣(*Dioscorea opposita* Thunb.)的干燥根茎。

【产地】 主产于河南省的温县、武陟、博爱、沁阳等地(旧称怀庆府)。湖南、江西、广东、广西等省区亦产。均为栽培品。

【采收加工】 冬季茎叶枯萎后采挖，切去根头，洗净，除去外皮及须根，用硫黄熏后，干燥，即为“毛山药”；或选择肥大顺直的毛山药，置清水中，浸至无干心，闷透，用硫黄熏后，切齐两端，用木板搓成圆柱状，晒干，打光，习称“光山药”。

【性状鉴别】

1. 药材

(1) 毛山药：略呈圆柱形，弯曲而稍扁，长15～30cm，直径1.5～6.0cm。表面黄白色或淡黄色，有纵沟、纵皱纹及须根痕，偶有浅棕色的外皮残留。体重，质坚实，不易折断，断面白色，粉性。气微，味淡、微酸，嚼之发黏(图4-81)。

(2) 光山药：呈圆柱形，两端平齐，长9～18cm，直径1.5～3.0cm。表面光滑，白色或黄白色，粉性足。

以条粗、质坚实、粉性足、色洁白者为佳。光山药优于毛山药。

2. 饮片

(1) 山药：为类圆形厚片，表面白色或淡黄色，周边显淡黄白色。质坚脆，粉性。气微，味淡、微酸。

(2) 麸炒山药：形如山药片，表面淡黄色，偶有焦斑，略具焦香气。

山药与粉葛、天花粉性状对比见表4-5。

表4-5 粉葛、天花粉、山药性状对比鉴别表

药材名		粉葛	天花粉	山药
来源		豆科植物甘葛藤(*Pueraria thomsonii* Benth.)的干燥根	葫芦科植物栝楼(*Trichosanthes kirilowii* Maxim.)或双边栝楼(*T. rosthornii* Harms)的干燥根	薯蓣科植物薯蓣(*Dioscorea opposita* Thunb.)的干燥根茎
性状	形状	圆柱形、类纺锤形或半圆柱形	呈不规则圆柱形，纺锤形或瓣块状	圆柱形或略呈圆柱形
	表面	黄白色或淡棕色，未去外皮的为灰棕色	黄白色或淡棕黄色，有纵皱纹及横长的皮孔；有的有黄棕色外皮残留	光滑，白色或黄白色，偶有残存棕色栓皮
	断面	纤维性较野葛根弱，可见由纤维形成的浅棕色同心环纹，富粉性	白色或淡黄色，富粉性，可见黄色小孔略呈放射状排列	白色，粉性
	味	微甜	微苦	淡、微酸，嚼之发黏

【显微鉴别】 粉末 类白色。①淀粉粒众多，单粒扁卵形、三角状卵形、类圆形或矩圆形，直径8～35μm，脐点点状、人字形、十字形或短缝状，可见层纹；复粒稀少，由2～3分粒组成。②草酸钙针晶束存在于黏液细胞中，长约至240μm。③导管为具缘纹孔及网纹导管，也有螺纹及环纹导管，直径12～48μm。④纤维少数，细长，直径约14μm，壁甚厚，木化(图4-82)。

【化学成分】 ①黏液质：含甘露聚糖和植酸、3,4-二羟基苯乙胺等。②甾醇类：胆甾醇、麦角甾醇、谷甾醇等。③含氮类成分如糖蛋白、多酚氧化酶、氨基酸等。④尿囊素、盐酸多巴胺、淀粉等。

【理化鉴别】

(1) 取本品粗粉5g，加水煮沸，滤过，滤液供试验用：①取滤液1ml，加5%氢氧化钠液2滴，再加稀硫酸铜液2滴，呈蓝紫色(检查蛋白质)。②取滤液1ml，加费林试液1ml，水浴上加热，发生红色沉淀(检查还原糖类)。③取滤液滴于滤纸上，滴加1%茚三酮丙酮液2滴，加热后立即显紫色(检查氨基酸)。

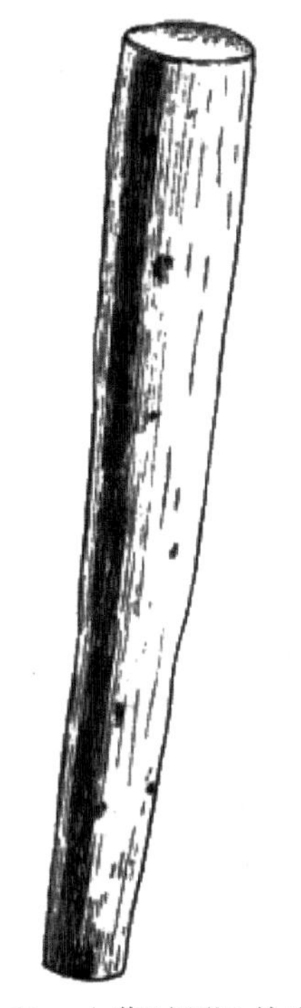

图4-81　山药(根茎)外形图

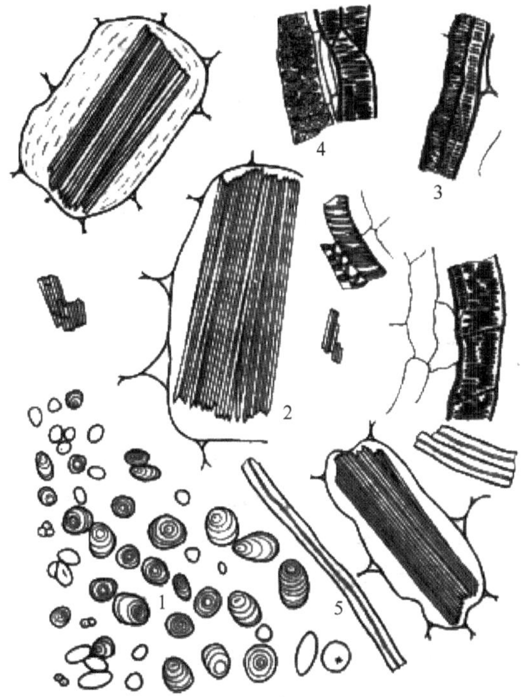

图4-82　山药(根茎)粉末图

1. 淀粉粒;2. 黏液细胞及草酸钙针晶束;3. 导管;4. 筛管;5. 纤维

(2) 取药材粉末或切片少许,加浓硝酸1ml,呈鲜黄色(检查蛋白质)。

【应用】

1. 传统功效　补脾养胃,生津益肺,补肾涩精。用于脾虚食少,久泻不止,肺虚喘咳,肾虚遗精,带下,尿频,虚热消渴。用量15~30g。

2. 现代应用　本品具有降血糖、免疫增强、调节肠胃运动、提高耐缺氧能力等作用,临床用于治疗婴幼儿消化不良及腹泻、溃疡性口腔炎及糖尿病等。

【附注】　伪品

(1) 木薯:为大戟科植物木薯(*Manihot esculenta* Crantz)的干燥块根。本品常呈斜片状。外皮多已除去,偶见棕褐色的外皮。切断面类白色,粉性,靠外侧有一明显的黄白色或淡黄棕色的形成层环纹,中央有一细小黄色木心及放射状的黄色小点,有的有裂隙。味淡。

(2) 山薯:为薯蓣科植物山薯(*Dioscorea fordii* Prain et Burk.)的干燥根茎。略呈圆柱形或不规则圆柱形,稍弯曲,有的略扁。栓皮多已刮去。表面黄白色或淡黄色,有纵沟及须根痕。体重,质坚,不易折断,断面淡黄色,粉性,散有浅棕色点状物。气微,味微酸。

(3) 番薯:为旋花科植物番薯[*Ipomoea batatas*(L.)Lam.]的干燥块根。切面白色或淡黄白色,粉性,可见淡黄棕色的“筋脉”点或线纹,近皮部可见淡黄色的环纹。略有香气,味甜。

(4) 参薯:为薯蓣科植物参薯(*Dioscorea alata* L.)的干燥根茎。本品横切面:中柱鞘部位有石细胞组成的环带。

郁　　金★

Radix Curcumae

【来源】　为姜科植物温郁金(*Curcuma wenyujin* Y. H. Chen et C. Ling)、姜黄(*C. longa* L.)、

广西莪术（*C. kwangsiensis* S. G. Lee et C. F. Liang.）或蓬莪术（*C. phaeocaulis* Val.）的干燥块根。前两者分别称为“温郁金”和“黄丝郁金”。其余按其性状不同习称“桂郁金”或“绿丝郁金”。

【产地】 温郁金主产于浙江、福建、四川等省。黄丝郁金主产于四川、福建、广东、江西等省。桂郁金主产于广西、云南等省区。绿丝郁金主产于四川、浙江、福建、广西等省区。

【采收加工】 冬季茎叶枯萎后采挖，除去泥沙及须根，蒸或煮至透心，干燥。浙江地区用郁金的叶烧灰后，与块根拌和，既能使根颜色变黑，又容易晒干。

【性状鉴别】

1. 药材

（1）温郁金：呈长圆形或卵圆形，稍扁，有的微弯曲，两端渐尖，长3.5～7cm，直径1.2～2.5cm。表面灰褐色或灰棕色，具不规则纵皱纹，纵纹隆起处色较浅。质坚实，断面灰棕色，角质样；内皮层环明显。气微香，味微苦。

（2）黄丝郁金：呈纺锤形，有的一端细长，长2.5～4.5cm，直径约1.0～1.5cm。表面棕灰色或灰黄色，具细皱纹。断面橙黄色，外周棕黄色至棕红色。气芳香，味辛辣。

（3）桂郁金：呈长圆锥形或长圆形，长2～6.5cm，直径1～1.8cm。表面具疏浅纵纹或较粗糙网状皱纹。气微，味微辛苦。

（4）绿丝郁金：呈长椭圆形，较粗壮，长1.5～3.5cm，直径1～1.2cm。气微，味淡。

均以质坚实、外皮皱纹细、断面色黄者为佳。一般经验鉴别认为黄丝郁金质量为佳。

2. 饮片　为圆形或长椭圆形的薄片，切面橙黄色、浅灰黄色或灰褐色，角质样，中部有颜色较浅的内皮层环。周边灰棕色至灰褐色，具有纵直或杂乱的皱纹。气微，味淡。

【显微鉴别】

横切面

（1）温郁金：①表皮细胞有时残存，外壁稍厚。②根被细胞长方形，4～8列，壁薄，略呈波状，排列整齐。③皮层宽，约占1/2，油细胞难察见，内皮层明显。④中柱韧皮部束与木质部束40～55个，间隔排列，木质部束导管2～4个，并有微木化的纤维，导管多角形，壁薄，直径20～90μm。⑤髓部宽广，由类圆形薄壁细胞组成。⑥薄壁细胞中的淀粉粒均糊化（图4-83）。

（2）黄丝郁金：根被最内层细胞壁增厚。有的木质部导管与纤维连接成环。油细胞众多。薄壁细胞中随处散有色素细胞。

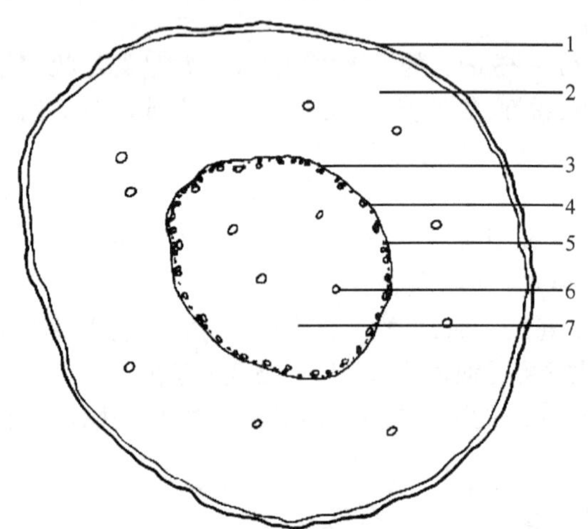

图4-83　温郁金（块根）横切面简图
1. 根被；2. 皮层；3. 内皮层；4. 木质部；5. 韧皮部；6. 油细胞；7. 髓部

（3）桂郁金：根被细胞偶有增厚，根被内方有1～2列厚壁细胞，成环，层纹明显。导管类圆形，直径可达160μm。

（4）绿丝郁金：根被细胞无增厚。中柱外侧的皮层处常有色素细胞。韧皮部皱缩，木质部束较多，64～72个，导管扁平。

【化学成分】 ①主含挥发油：主要为α-蒎烯、β-蒎烯、姜黄烯、倍半萜烯醇、莰烯等。②姜黄素类化合物：如姜黄素、去甲氧基姜黄素等。

对肝细胞损害有抑制作用的成分为姜黄素、香豆素、阿魏酸、乙烷等。

【理化鉴别】

（1）黄丝郁金在紫外光灯（254nm）下切面中心有亮黄色荧光，边缘呈蓝色或浅蓝色环。

(2) 取郁金切片,加乙醇及硫酸各1滴,含姜黄素细胞部分则呈明显紫色或紫红色反应。

【检查】　本品含水分不得过15.0%,总灰分不得过9.0%。

【应用】

1. 传统功效　行气化瘀,清心解郁,利胆退黄。用于经闭痛经,胸腹胀痛,热痛神昏,癫痫发狂,黄疸赤尿。用量3~9g。

2. 现代应用　本品具有扩张冠脉、增加血流量、利胆保肝、镇痛等作用,临床用于治疗传染性肝炎、慢性肝炎、乳痈、室性早搏等。

天　麻★

Rhizoma Gastrodiae

【来源】　为兰科植物天麻(*Gastrodia elata* Bl.)的干燥块茎。

【产地】　主产于四川、云南、贵州 等省。东北及华北各地亦产。

【采收加工】　立冬后至次年清明前采挖,除去地上苗茎,立即洗净,蒸透心,敞开,低温(60℃以下)干燥。

【性状鉴别】

1. 药材　呈椭圆形或长条形,略扁,皱缩而稍弯曲,长3~15cm,宽1.5~6cm,厚0.5~2cm。表面黄白色至淡黄棕色,有纵皱纹及由潜伏芽排列而成的横环纹多轮,有时可见棕褐色菌索。顶端有红棕色至深棕色鹦哥嘴状的芽或残留茎基,另一端有圆脐形疤痕。质坚硬,不易折断,断面较平坦,黄白色至淡棕色,角质样。气微,味甘(图4-84)。

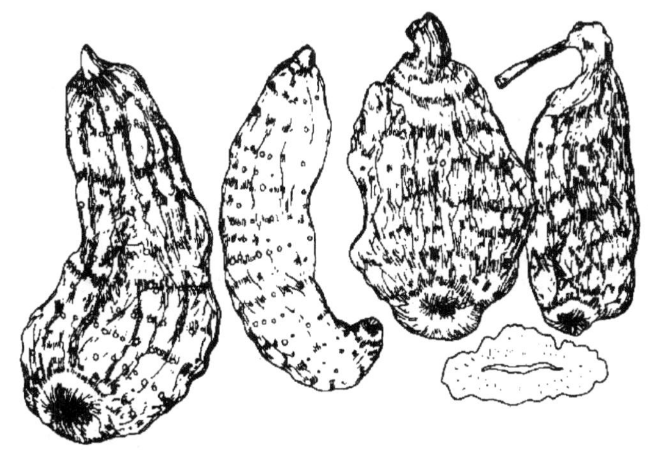

图4-84　天麻(块茎)外形图

以质地坚实沉重、有鹦哥嘴、断面明亮、无空心者("冬麻")为佳;质地轻泡、有残留茎基、断面色晦暗、空心者("春麻")质次。野生品优于栽培品。

2. 饮片　为不规则的薄片,角质样,半透明,有光泽,切面黄白色或淡棕色。质脆。气特异,味淡。

【显微鉴别】

1. 块茎横切面　①表皮有残留,下皮由2~3列切向延长的栓化细胞组成。②皮层为10数列多角形细胞,有的含草酸钙针晶束;较老块茎皮层与下皮相接处有2~3列椭圆形厚壁细胞,木化,纹孔明显。③中柱占绝大部分,有小型周韧维管束散在。④薄壁细胞亦含草酸钙针晶束。

2. 粉末　黄白色至黄棕色。①厚壁细胞椭圆形或类多角形,直径70~180μm,壁厚3~

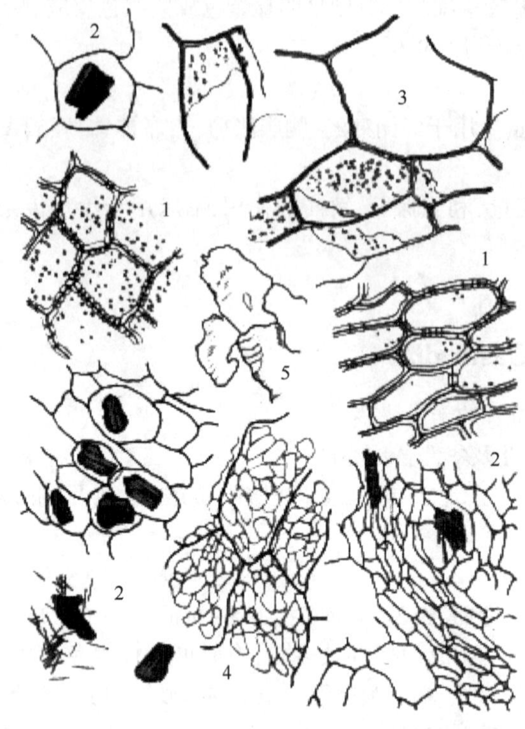

图 4-85　天麻(块茎)粉末图

1. 厚壁细胞;2. 草酸钙针晶束;3. 薄壁细胞(示纹孔);4. 薄壁细胞内含多糖类颗粒;5. 含糊化多糖类物的细胞碎块

5μm,木化,纹孔明显。②草酸钙针晶成束或散在,长 25 ~ 75(~ 93)μm。③用醋酸甘油水装片观察:含糊化多糖类物的薄壁细胞无色,有的细胞可见呈长卵形、长椭圆形或类圆形的颗粒,遇碘液显棕色或淡棕紫色。④螺纹导管、网纹导管及环纹导管直径 8 ~ 30μm(图 4-85)。

【化学成分】　主含对羟基苯甲醇-β-*D*-吡喃葡萄糖苷(天麻苷,也称天麻素)。尚含赤箭苷、对羟苄基甲醚以及对羟基苯甲醇(天麻苷元)等。

【理化鉴别】

(1) 取本品粉末 1g,加水 10ml,浸渍 4 小时,时时振摇,过滤。滤液加碘试液 2 ~ 4 滴,显紫红色至酒红色。

(2) 本品以天麻对照药材和天麻素对照品为对照,进行薄层色谱法试验。药材供试品色谱中,在与对照药材及对照品色谱相应的位置上,显相同颜色的斑点。

【检查】　本品含水分不得过 15.0%,总灰分不得过 4.5%。

【含量测定】　照高效液相色谱法测定,药材按干燥品计算,含天麻素($C_{13}H_{18}O_7$)不得少于 0.20%。

【应用】

1. 传统功效　平肝息风,止痉。用于头痛眩晕,肢体麻木,小儿惊风,癫　抽搐,破伤风。用量 3 ~ 9g。

2. 现代应用　本品有镇静、镇痛、抗惊厥及抗衰老等作用。临床用于治疗血管性头痛、偏头痛、破伤风、神经衰弱等。

【附注】　伪品

(1) 紫茉莉科植物紫茉莉(*Mirabilis jalapa* L.)的根。本品呈长圆锥形,有的有分枝,多已压扁。表面淡黄白色、灰黄白色或灰棕黄色,半透明,有纵沟纹及须根痕,有时扭曲。质硬,不易折断,断面角质样,有时可见同心环纹。

(2) 菊科植物大丽菊(*Dahlia pinnata* Cav.)的块根。本品呈长纺锤形,微弯,表面灰白色或类白色,有明显不规则的纵纹。顶端有茎基痕。顶端及末端呈纤维样。质硬,不易折断。断面类白色,角质样。

(3) 美人蕉科植物芭蕉芋(*Canna edulis* Ker-Gawl.)的根茎。本品呈扁圆形或长椭圆形,未去皮者表面有 3 ~ 8 个环节,去皮者环节不甚明显。质坚。断面半角质状,带粉性。味甜。粉末可见草酸钙簇晶和糊化的淀粉粒及分泌腔。

(4) 茄科植物马铃薯(*Solanum tuberosum* L.)的块茎。呈压扁的椭圆形,表面有不规则纵皱纹及浅沟,无点状环纹或有仿制的环纹。味甜,嚼之有马铃薯味。

根及根茎类药材的经验鉴别术语

1. 鸡肠风：巴戟天根外皮横向断裂而露出木部，形似连珠，又似鸡肠。
2. 鹅管白前：柳叶白前野生品根茎的断面中空。
3. 疙瘩丁：白芷根的外表面具有皮孔样的横向突起。
4. 云头：白术根茎的一端明显膨大，形似“如意头”。
5. 棕眼：半夏类球形块茎四周密布麻点状的须根痕。
6. 朱砂点：茅苍术根茎断面散有多数棕红色的油点。
7. 钉角：北乌头母根（草乌）表面具有突起的支根。
8. 鸡骨常山：常山根外皮易剥落露出淡黄色木部，枯瘦光滑如鸡骨。
9. 糟皮粉碴：内蒙古多伦所产赤芍外皮较粗糙，粉性足。
10. 怀中抱月：松贝鳞茎外层鳞叶 2 瓣，大小悬殊，大瓣紧抱小瓣，未抱部分呈新月形。
11. 虎皮斑：炉贝鳞茎表面常有黄棕色斑块。
12. 蝴蝶花纹：川芎根茎断面可见波状形成层环纹。
13. 锦纹：大黄根茎表面可见类白色网状纹理。
14. 星点：大黄根茎断面可见环列或散在的异常维管束。
15. 狮子盘头：党参根顶端有许多疣状突起，密集成不规则蜂窝状的茎残基痕迹。
16. 蚯蚓头：防风根头部有明显密集的横环纹。
17. 抽沟洼垄：西甘草根外表面有明显的皱纹及沟纹。
18. 云锦花纹：何首乌块根横断面可见皮部散列 4～11 个异常维管束。
19. 过桥：黄连根茎节间平滑而无须根的部分。
20. 玉栏金井菊花心：黄芪根断面皮部黄白色，木部淡黄色，具放射状纹理及裂隙。
21. 芦头、芦碗：人参等根及根茎类药材根顶端残留的根茎部分习称“芦头”，根茎上常有数个半圆形凹陷的茎痕习称“芦碗”。
22. 铜皮铁骨：三七根表面灰棕色有光泽，肉色黑褐带绿无裂隙。
23. 罗盘纹：商陆根横切面有明显的同心性筋脉环纹。
24. 鹦哥嘴、肚脐眼：天麻块茎的一端有红棕色的干枯芽苞，习称“鹦哥嘴”或“红小辫”；另一端有自母麻脱落后的圆脐形疤痕习称“肚脐眼”。
25. 砂眼：银柴胡根头部外表面有多数明显凹陷的须根痕点。
26. 岗纹：泽泻球茎外表面具有不规则隆起的横环纹。
27. 金包头：毛知母根茎顶端具残留的浅黄色叶痕及茎痕。

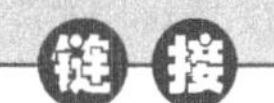

狗　　脊
Rhizoma Cibotii

【别名】　金毛狗脊

【来源】　蚌壳蕨科植物金毛狗脊[*Cibotium barometz*（L.）J. Sm.]的干燥根茎。

【产地】　主产于福建、四川等省。

【采收加工】　秋、冬两季采挖，除去泥沙，干燥；或削去硬根、叶柄及金黄色茸毛，趁鲜切厚片，干燥，为“生狗脊片”；蒸后，晒至六、七成干再切厚片，干燥，为“熟狗脊片”。

【性状鉴别】

1. 药材　呈不规则的长块状，长 10～30cm，直径 2～10cm。表面深棕色，残留金黄色绒毛；上

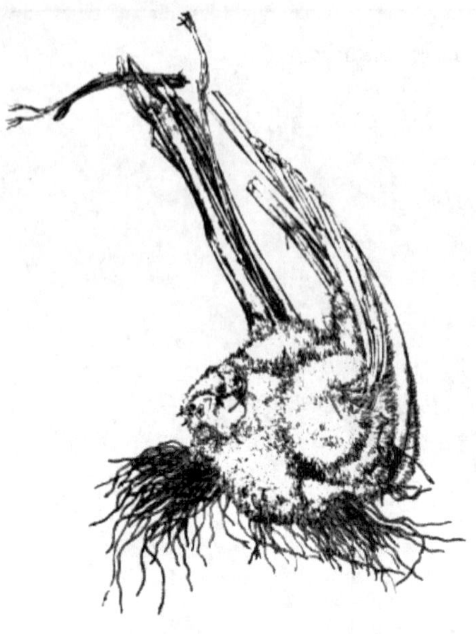

图4-86　狗脊(根茎)外形图

面有数个红棕色的木质叶柄,下面残存黑色细根。质坚硬,不易折断。无臭,味淡、微涩(图4-86)。

2. 饮片

(1) 生狗脊:生狗脊片呈不规则长条形或圆形,长5~20cm,宽2~10cm,厚1.5~5.0mm;切面浅棕色,较平滑,近边缘1~4mm处有1条棕黄色隆起的木质部环纹或条纹,边缘不整齐,偶有金黄色绒毛残留;质脆,易折断,有粉性(图4-87)。

(2) 熟狗脊:熟狗脊片呈黑棕色,质坚硬。

(3) 烫狗脊:形同生狗脊片。表面鼓起,表面棕褐色,无茸毛,质松脆。

以肥大、质坚实、无空心、外表有金黄色绒毛者为佳。生狗脊片以厚薄均匀,质脆,有粉性,无毛,无空心者为佳。熟狗脊片以片面黑棕色,质坚硬者为佳。

【化学成分】 根茎含绵马酚类,毛绒含鞣质及色素等。

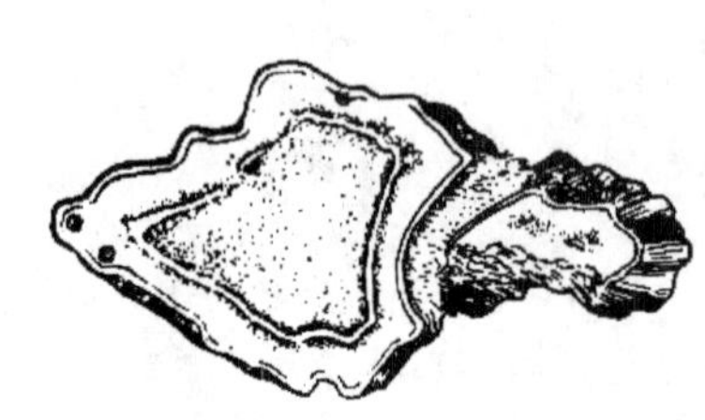

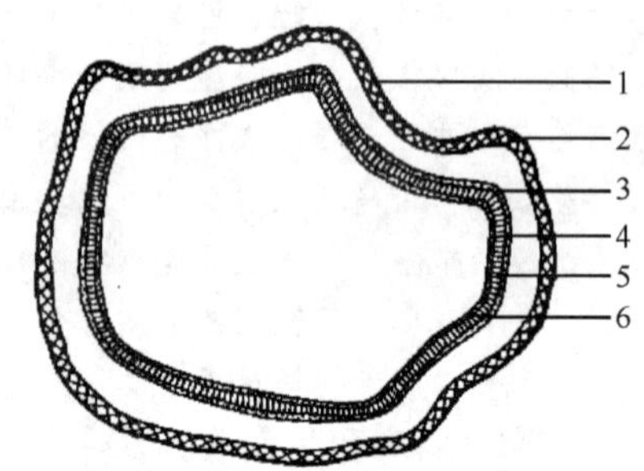

图4-87　狗脊(根茎)饮片图

【理化鉴别】

(1) 取生狗脊片折断,在紫外光(254nm)下观察,断面显淡紫色荧光,凸起的木质部环显黄色荧光。

(2) 本品以原儿茶醛对照品及原儿茶酸对照品为对照,进行薄层色谱法试验。供试品色谱中,在与对照品色谱相应的位置上,显相同的蓝色斑点。

【检查】 本品含水分不得过13.0%,总灰分不得过3.0%,酸不溶性灰分不得过1.0%。

【浸出物】 用热浸法测定,稀乙醇为溶剂,本品含醇溶性浸出物不得少于20.0%。

【功效】 补肝肾,强筋骨,祛风湿。用于腰膝酸软,下肢无力,风湿痹痛。用量6~12g。

绵马贯众

Rhizoma Dryopteridis Crassirhizomatis

【别名】 贯众　东北贯众

【来源】 为鳞毛蕨科植物粗茎鳞毛蕨(*Dryopteris crassirhizoma* Nakai)的干燥根茎及叶柄残基。

【产地】 主产于黑龙江、吉林、辽宁。

【采收加工】 秋季采挖,削去叶柄、须根,除去泥沙杂质,晒干。

【性状鉴别】

1. 药材　呈长倒卵形，略弯曲，上端钝圆或截形，下端较尖，有的纵剖为两半，长 7 ~ 20cm，直径 4 ~ 8cm。表面黄棕色或黑褐色，密被排列整齐的叶柄残基及鳞片，并有弯曲的须根。叶柄残基呈扁圆形，长 3 ~ 5cm，直径 0.5 ~ 1cm；表面有纵棱线，质硬而脆，断面略平坦，棕色，有黄白色维管束 5 ~ 13 个，环列；每个叶柄残基的外侧常有 3 条须根，鳞片条状披针形，全缘，常脱落。质坚硬，断面略平坦，深绿色至棕色，有黄白色维管束 5 ~ 13 个，环列，其外散有较多的叶迹维管束。气特异，味初淡而微涩，后渐苦、辛(图 4-88)。

以根茎个大、质坚实，叶柄残基断面棕绿色者为佳。

2. 饮片

(1) 绵马贯众：为不规则厚片或小块。外表、切面、气味同药材。

(2) 绵马贯众炭：形如绵马贯众。表面焦黑色，内部焦褐色，味涩。

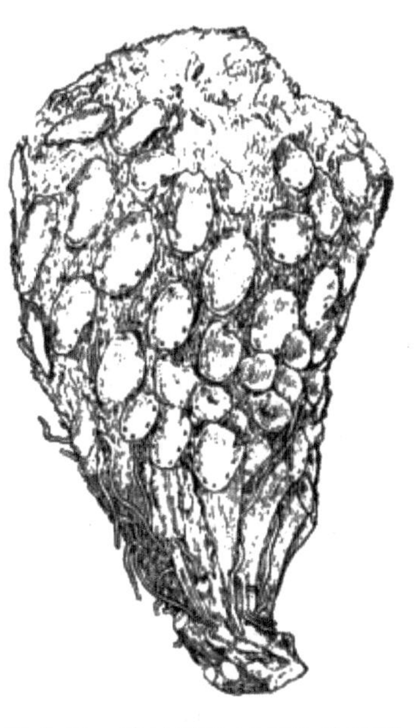

图 4-88　绵马贯众(根茎)外形图

【化学成分】　①主含间苯三酚衍生物绵马精，不稳定，能缓慢分解产生绵马酸类、黄绵马素类、白绵马素类的化合物。②挥发油。③鞣质。

间苯三酚类化合物为抗肿瘤与驱虫有效成分，以绵马精驱虫效力最强；但储存日久，有效成分易分解而疗效降低。挥发油亦有驱虫活性。

【理化鉴别】

(1) 取叶柄基部或根茎横切片，滴加 1% 香草醛溶液及盐酸，镜检，间隙腺毛呈红色。

(2) 本品以绵马贯众对照药材为对照，进行薄层色谱法试验。供试品色谱中，在与对照药材色谱相应的位置上，显相同的斑点。

【功效】　清热解毒，驱虫。用于虫积腹痛，疮疡。绵马贯众炭止血，用于崩漏。用量 4.5 ~ 9.0g。

【附注】　商品贯众来源复杂，同名异物现象严重，据调查全国称“贯众”的原植物有 9 科 17 属 49 种，在全国各地有使用习惯的有以下几个品种：

(1) 紫萁贯众：为紫萁科植物紫萁(*Osmunda japonica* Thunb.)的根茎及叶柄残基。主产于华东及西南地区。根茎呈圆柱形，稍弯曲。根茎横生或斜生，有的具分支，无鳞片，上侧密被叶柄残基，下侧生多数棕黑色弯曲的细根。叶柄基部呈扁圆柱形，两边具有耳状翅。质硬，不易折断，断面呈新月形，中空，可见“U”形的分体中柱。

(2) 狗脊贯众：为乌毛蕨科植物单芽狗脊蕨(*Woodwardia unigemmata* Nakai)及狗脊蕨[*W. japonica* (L. f) Sm.]的根茎及叶柄残基。主产于四川、贵州、云南、湖南、湖北等地。根茎呈长圆柱形，表面红棕色。根茎粗壮，密被粗短的叶柄基部及鳞片，叶柄基部镰刀状弯曲，背面呈螺旋状排列，下端生弯曲的须根一条(单芽狗脊 3 ~ 5 条)。质坚硬，断面可见分体中柱 2 ~ 4 个(单芽狗脊有分体中柱 5 ~ 8 个)，内面一对较大。

(3) 荚果蕨贯众：为球子蕨科植物荚果蕨[*Matteuccia struthiopteris* (L.) Todaro]的根茎及叶柄残基。主产于东北、河北、河南、陕西等地。根茎呈圆锥形或倒卵形，上端钝圆，下部稍尖，棕褐色，密被叶柄基部、须根及少数鳞片。叶柄基部上部扁平，下部较狭，中夹有一条纵棱，近上端有“V”或“M”形皱纹。断面可见呈“八字”形排列的分体中柱。

（4）乌毛蕨贯众：为乌毛蕨科植物乌毛蕨（*Blecknum orientale* L.）的根茎及叶柄残基。根茎呈圆柱形，表面棕褐色，密被中空的叶柄基部、须根及黑色的鳞片；叶柄基部呈扁圆柱形，质硬，不易折断，断面中央呈空洞状，可见分体中柱10数个，排列成环，内侧两个稍大；叶柄基部外侧有瘤状突出，其上部生须根10余条。

细　辛

Radix et Rhizoma Asari

【来源】　为马兜铃科植物北细辛［*Asarum heterotropoides* Fr. Schmidt var. *mandshuricum*（Maxim.）Kitag.］、汉城细辛（*A. sieboldii* Miq. var. *seoulense* Nakai）或华细辛（*A. sieboldii* Miq.）的干燥根及根茎。前两种习称“辽细辛”。

【产地】　**北细辛及汉城细辛**主产于东北各省。**华细辛**主产于陕西、河南、山东、浙江等省。

【采收加工】　夏季果熟期或初秋采挖，除净地上部分和泥沙，阴干。

【性状鉴别】

1. 药材

（1）北细辛：常卷缩成团。根茎横生呈不规则圆柱形，具短分枝，长1～10cm，直径2～4mm；表面灰棕色，粗糙，有环形的节，节间长2～3mm，分枝顶端有碗状的茎痕。根细长，密生节上，长10～20cm，直径1mm；表面灰黄色，平滑或具纵皱纹，有须根及须根痕；质脆，易折断，断面平坦，黄白色或白色。气辛香，味辛辣、麻舌（图4-89）。

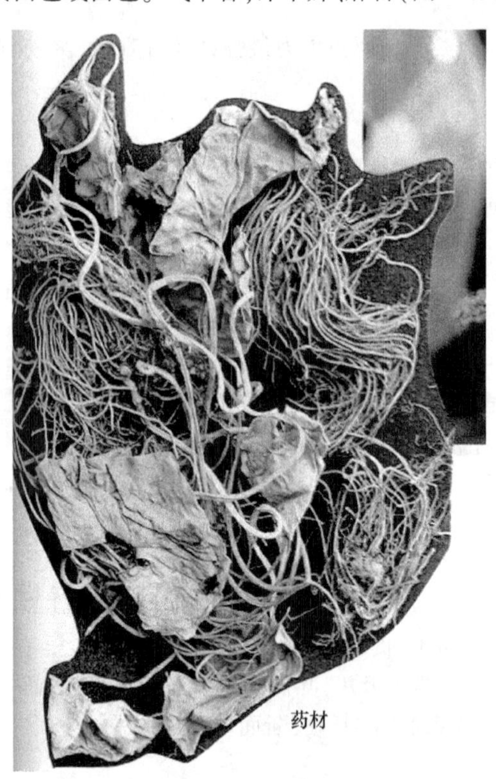

图4-89　北细辛外形图

（2）汉城细辛：根茎直径1～5mm，节间长0.1～1cm。

（3）华细辛：根茎长5～20cm，直径1～2mm，节间长0.2～1cm。气味较弱。

（4）栽培品：根茎多分枝，长5～15cm，直径2～6mm。根长15～40cm，直径1～2mm。

均以根灰黄、干燥、味辛辣而麻舌者为佳。

2. 饮片　细辛　呈不规则小段。根圆柱形，直径至约1mm；外表面灰黄色至灰褐色，可见须根及须根痕，断面黄白色。根茎呈不规则结节状或圆柱形结节状，灰褐色，节明显，可见叶柄痕及根痕。气香，用热水泡之，香气浓郁。味辛、辣。

【化学成分】　主含挥发油，如甲基丁香油酚、黄樟醚、细辛醚，α-蒎烯及β-蒎烯等。

【检查】　本品含总灰分不得过12.0%。

【含量测定】　照挥发油测定法测定，本品含挥发油不得少于2.0%（ml/g）。

【功效】　祛风散寒，通窍止痛，温肺化饮。用于风寒感冒、头痛、牙痛、鼻塞鼻渊、风湿痹痛、痰饮喘咳。用量1～3g。

虎　杖

Rhizoma et Radix Polygoni Cuspidati

【来源】 为蓼科植物虎杖(*Polygonum cuspidatum* Sieb. et Zucc.)的干燥根茎及根。

【产地】 主产于江苏、浙江、安徽、四川、贵州。

【采收加工】 春、秋两季采挖,除去须根,洗净,趁鲜切短段或厚片,晒干。

【性状鉴别】 药材　多为圆柱形短段或不规则厚片,长 1 ~ 7cm,直径 0.5 ~ 2.5cm。外皮棕褐色,有纵皱纹及须根痕,切面皮部较薄,木部宽广,棕黄色,射线放射状,皮部与木部较易分离。根茎髓中有隔或呈空洞状。质坚硬。气微,味微苦、涩(图 4-90)。

以条粗、木部宽广、质坚硬者为佳。

【化学成分】 ①蒽醌类。②二苯乙烯类。③鞣质及酚类。④多聚糖。⑤黄酮类等。

【理化鉴别】 本品以虎杖对照药材、大黄素对照品、大黄素甲醚对照品为对照,进行薄层色谱法试验。置紫外光灯(365nm) 下检视。供试品色谱中,在与对照药材及对照品色谱相应的位置上,显相同颜色的荧光斑点;置氨蒸气中熏后,斑点变为红色。

【检查】 本品含水分不得过 12.0% ,总灰分不得过 5.0% ,酸不溶性灰分不得过 1.0% 。

【浸出物】 用冷浸法测定,乙醇为溶剂,本品含醇溶性浸出物不得少于 9.0% 。

【含量测定】 照高效液相色谱法测定,按干燥品计,本品含大黄素($C_{15}H_{10}O_5$)不得少于 0.60% ,含虎杖苷($C_{20}H_{22}O_8$) 不得少于 0.15% 。

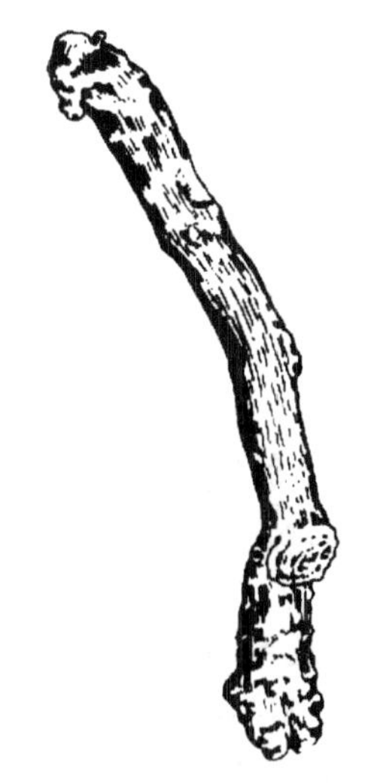

图 4-90　虎杖(根茎)外形图

【功效】 祛风利湿,散瘀定痛,止咳化痰。用于关节痹痛,湿热黄疸,经闭,癥瘕,水火烫伤,跌扑损伤,痈肿疮毒,咳嗽痰多。用量 9 ~ 15g。外用适量,制成煎液或油膏涂敷。

何　首　乌

Radix Polygoni Multiflori

【别名】 首乌

【来源】 为蓼科植物何首乌(*Polygonum multiflorum* Thunb.)的干燥块根。

【产地】 主产于河南、湖北、广西、广东等省区。

【采收加工】 秋、冬两季叶枯萎时采挖,削去两端,洗净,个大的切成块,干燥。

【性状鉴别】

1. 药材　呈团块状或不规则纺锤形,长 6 ~ 15cm,直径 4 ~ 12cm。表面红棕色或红褐色,皱缩不平,有浅沟,并有横长皮孔样突起及细根痕。体重,质坚实,不易折断,断面浅黄棕色或浅红棕色,显粉性,皮部有 4 ~ 11 个类圆形异型维管束环列,形成云锦状花纹,中央木部较大,有的呈木心。气微,味微苦而甘涩(图 4-91)。

以个大、体重、质坚实、色红褐、断面显云锦状花纹、粉性足者为佳。

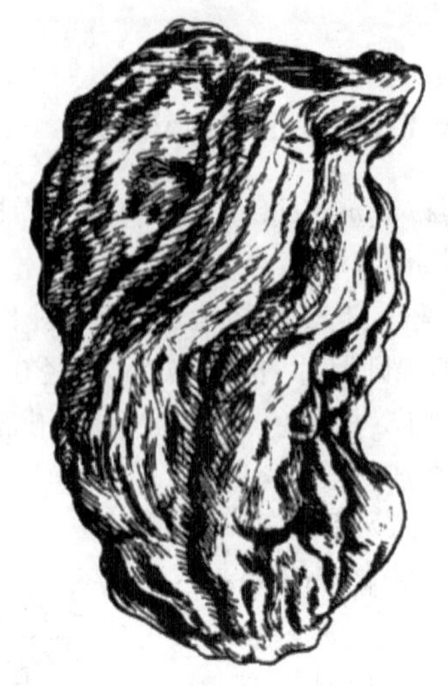
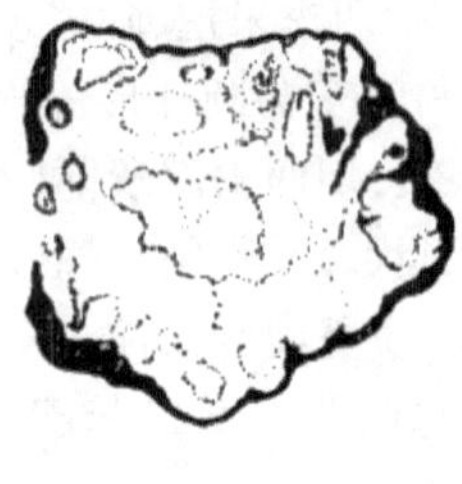

图4-91 何首乌(块根)外形及饮片图

2. 饮片

(1) 何首乌:为不规则圆形或钝五角星形横切片,厚约0.3cm。纵切片常呈不规则形。

(2) 制何首乌:为不规则皱缩的块片,厚约1cm。表面黑褐色或棕褐色,凹凸不平。质坚硬,断面角质样,棕褐色或黑色。气微,味微甘而苦涩。

【成分】 ①二苯乙烯苷类。②磷脂酰胆碱。③蒽醌类衍生物。④鞣质。⑤铁及锌含量较高。

【理化鉴别】

(1) 本品粉末微量升华得黄色柱状或针簇状结晶,遇碱液显红色。

(2) 本品以何首乌对照药材为对照,进行薄层色谱法试验。置紫外光灯(365nm)下检视。供试品色谱中,在与对照药材色谱相应的位置上,显相同颜色的条斑。

【含量测定】 照高效液相色谱法测定,本品含2,3,5,4′-四羟基二苯乙烯-2-O-β-D-葡萄糖苷($C_{20}H_{22}O_9$)不得少于1.0%。避光操作。

【功效】 解毒,消肿,润肠通便。用于瘰疬疮痈,风疹瘙痒,肠燥便秘,高血脂。用量6~12g。

商　陆

Radix Phytolaccae

【来源】 为商陆科植物商陆(*Phytolacca acinosa* Roxb.)或垂序商陆(*P. americana* L.)的干燥根。

【产地】 商陆主产于陕西、河南,湖北、安徽、江西等地亦产。垂序商陆主产于安徽、浙江、陕西。

【采收加工】 秋季至次春采挖,除去须根及泥沙,切成块或片,晒干或阴干。

【性状鉴别】

1. 药材 为横切或纵切的不规则块片,厚薄不等。外皮灰黄色或灰棕色。横切片弯曲不平,边缘皱缩,直径2~8cm;切面浅黄棕色或黄白色,木部隆起,形成数个突起的同心性环轮,俗称"罗盘纹"。纵切片弯曲或卷曲,长5~8cm,宽1~2cm,木部呈平行条状突起。质硬。气微,味稍甜,久嚼麻舌(图4-92)。

以片块大、色白、有粉性者为佳。

2. 饮片 醋商陆 形如商陆。黄棕色,略有醋气。

【成分】 ①三萜皂苷。商陆皂苷是商陆扶正固本的有效成分之一，商陆皂苷甲有很强的抗炎活性。②γ-氨基丁酸，为降压成分。③商陆多糖，具有显著的增强免疫活性。④降压成分组胺。⑤甾醇类：如菠菜甾醇、豆甾醇等。

【检查】 本品含杂质不得过 2%，水分不得过 13.0%，酸不溶性灰分不得过 2.5%。

【浸出物】 用冷浸法测定，本品含水溶性浸出物不得少于 10.0%。

【功效】 逐水消肿，通利大小便，解毒散结。用于水肿胀满，大小便不通；外治痈肿疮毒。用量 3～9g。外用鲜品捣烂或干品研末涂敷。孕妇禁用。

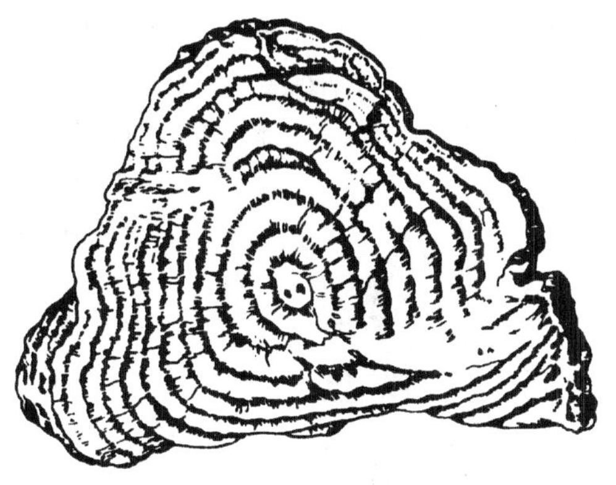

图 4-92　商陆(根)横切片图

太　子　参
Radix Pseudostellariae

【来源】 为石竹科植物孩儿参[*Pseudostellaria heterophylla* (Miq.) Pax ex Pax et Hoffm.]的干燥块根。

【产地】 主产于江苏、山东、安徽等省。多为栽培。

【采收加工】 夏季茎叶大部分枯萎时采挖，洗净，除去须根，置沸水中略烫后晒干或直接晒干。

【性状鉴别】 药材　呈细长纺锤形或细长条形，稍弯曲，长 3～10cm，直径 2～6mm。表面黄白色，较光滑，微有纵皱纹，凹陷处有须根痕。顶端有茎痕。质硬而脆，断面平坦，淡黄白色，角质样；或类白色，有粉性。气微，味微甘(图 4-93)。以条粗、色黄白、无须根者为佳。

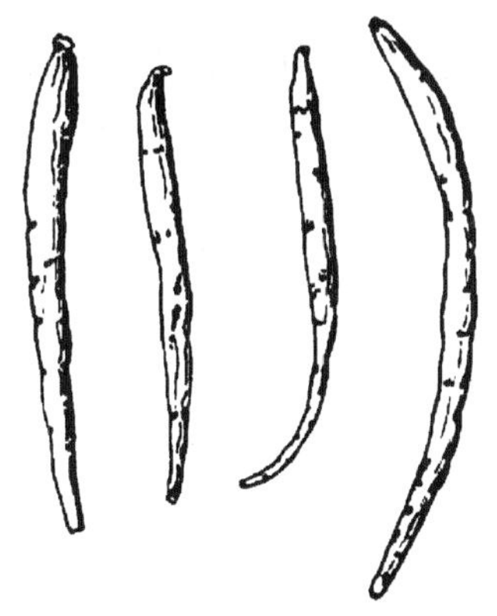

图 4-93　太子参(块根)外形图

【化学成分】 ①皂苷。②多种氨基酸。③β-谷甾醇。④胡萝卜苷。⑤太子参环肽 A、B。⑥果糖、蔗糖等。

【理化鉴别】 本品以太子参对照药材为对照，进行薄层色谱法试验。供试品色谱中，在与对照药材色谱相应的位置上，显相同颜色的斑点。

【功效】 益气健脾，生津润肺。用于脾虚体倦，食欲不振，病后虚弱，气阴不足，自汗口渴，肺燥干咳。用量 9～30g。

威　灵　仙
Radix et Rhizoma Clematidis

【来源】 为毛茛科植物威灵仙(*Clematis chinensis* Osbeck)、棉团铁线莲(*C. hexapetala* Pall.)或东北铁线莲(*C. manshurica* Rupr.)的干燥根及根茎。

【产地】 威灵仙主产于长江以南。**棉团铁线莲**主产于东北及山东。**东北铁线莲**主产于东北地区。

【采收加工】 秋季采挖，除去泥沙，晒干。

【性状鉴别】

(1) 威灵仙：根茎呈柱状，长 1.5～10cm，直径 0.3～1.5cm；表面淡棕黄色；顶端残留茎基；

质较坚韧,断面纤维性;下侧着生多数细根。根呈细长圆柱形,稍弯曲,长7~15cm,直径1~3mm;表面黑褐色,有细纵纹,有的皮部脱落,露出黄白色木部;质硬脆,易折断,断面皮部较广,木部淡黄色,略呈方形,皮部与木部间常有裂隙。气微,味淡(图4-94)。

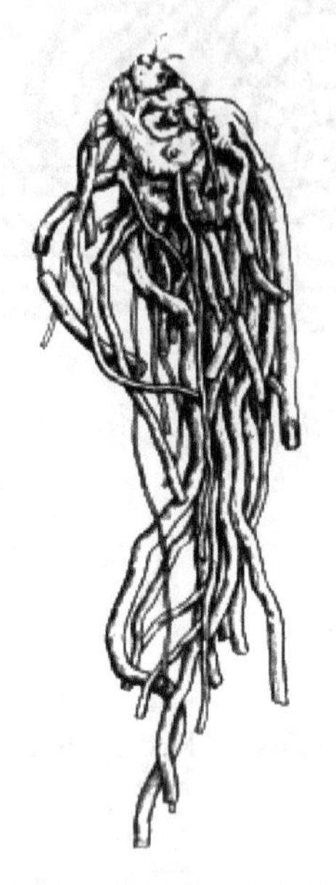
图4-94 威灵仙(根)外形图

(2) 棉团铁线莲:根茎呈短柱状,长1~4cm,直径0.5~1cm。根长4~20cm,直径1~2mm;表面棕褐色至棕黑色;断面木部圆形。味咸。

(3) 东北铁线莲:根茎呈柱状,长1~11cm,直径0.5~2.5cm。根较密集,长5~23cm,直径1~4mm,表面棕黑色,断面木部近圆形。味辛辣。

均以根粗长、色黑或棕黑、无地上残茎者为佳。

【化学成分】 威灵仙主含多种三萜类皂苷及原白头翁素;棉团铁线莲 主含白头翁素、生物碱、肉豆蔻酸等;东北铁线莲主含铁线莲皂苷A、铁线莲皂苷B、铁线莲皂苷C(皂苷元均为齐墩果酸)。

【理化鉴别】 本品以齐墩果酸对照品为对照,进行薄层色谱法试验。供试品色谱中,在与对照品色谱相应的位置上,显相同颜色的斑点。

【检查】 本品含水分不得过15.0%,总灰分不得过10.0%。

【浸出物】 用热浸法测定,乙醇为溶剂,本品含醇溶性浸出物不得少于15.0%。

【功效】 祛风除湿,通络止痛。用于风湿痹痛,肢体麻木,筋脉拘挛,屈伸不利,骨鲠咽喉。用量6~9g。

川　乌
Radix Aconiti

【来源】 为毛茛科植物乌头(*Aconitum carmichaeli* Debx.)的干燥母根。

【产地】 主产于四川、陕西。

【采收加工】 6月下旬至8月上旬采挖,除去子根、须根及泥沙,晒干。

【性状鉴别】

1. 药材 呈不规则圆锥形,稍弯曲,顶端常有残茎,中部多向一侧膨大,长2.0~7.5cm,直径1.2~2.5cm。表面棕褐色或灰棕色,皱缩,有小瘤状侧根及子根脱离后的痕迹。质坚实,断面类白色或浅灰黄色,形成层环纹多角形。气微,味辛辣、麻舌(图4-95)。

以饱满、质坚实、断面色白不空心者为佳。

2. 饮片 制川乌:为不规则长三角形的片。表面黑褐色或黄褐色,有灰棕色形成层环纹。体轻,质脆,断面有光泽。气微,微有麻舌感。

【化学成分】 ①生物碱:主要为剧毒的双酯类生物碱,如中乌头碱、乌头碱、次乌头碱、杰斯乌头碱、异翠雀花碱等。尚含川乌碱甲、乙和脂乌头碱等。②乌头多糖。

【理化鉴别】

(1) 取本品粉末约5g,加乙醚30ml与氨试液3ml,浸渍1小时,时时振摇,滤过,取滤液6ml,蒸干,残渣加7%盐酸羟胺甲醇溶液10滴与0.1%百里酚酞甲醇溶液2滴,滴加氢氧化钾饱和的甲醇溶液至显蓝色后,再多加4滴,置水浴中加热1分钟,用冷水冷却。滴加稀盐酸调节pH值

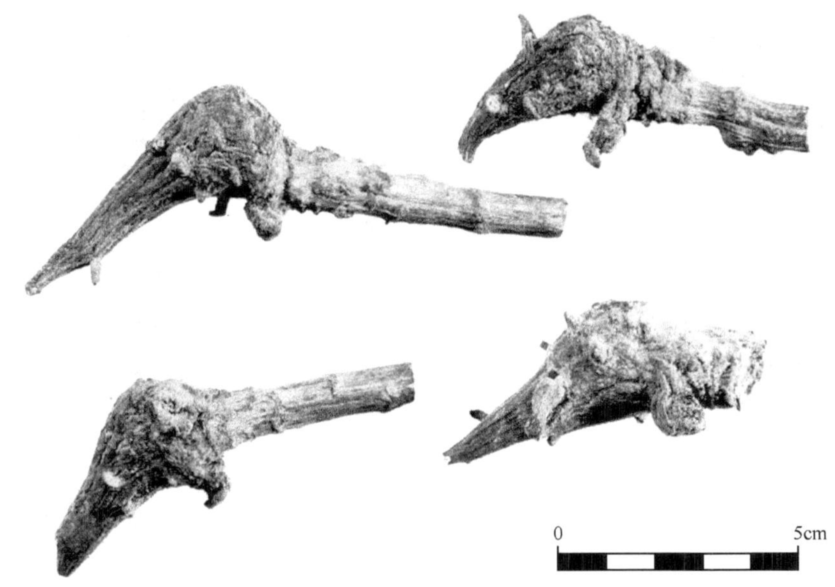

图 4-95　川乌药材外形图

至 2～3，加三氯化铁试液 1～2 滴与三氯甲烷 1ml，振摇，上层液显紫色（检查酯碱）。

（2）取本品粉末 0.5g，加乙醚 10ml 与氨试液 0.5ml，振摇 10 分钟，滤过。滤液置分液漏斗中，加硫酸液（0.25mol/L）20ml，振摇提取，分取酸液适量，用水稀释后照紫外-可见分光光度法测定，在 231nm 的波长处有最大吸收。

【检查】　本品含总灰分不得过 9.0%，酸不溶性灰分不得过 2.0%。

【功效】　有大毒，一般炮制后用。祛风除湿，温经止痛。用于风寒湿痹，心腹冷痛，寒疝作痛，麻醉止痛。制川乌用量 1.5～3g。

防　己

Radix Stephaniae Tetrandrae

【别名】　汉防己

【来源】　为防己科植物粉防己（*Stephania tetrandra* S. Moore）的干燥根。

【产地】　主产于浙江、福建、江西。

【采收加工】　秋季采挖，洗净，除去粗皮，晒至半干，切段，个大者再纵切，干燥。

【性状鉴别】

1. 药材　呈不规则圆柱形、半圆柱形或块状，多弯曲，长 5～10cm，直径 1～5cm。表面淡灰黄色，在弯曲处常有深陷横沟而成结节状的瘤块样。体重，质坚实，断面平坦，灰白色，富粉性，有排列较稀疏的放射状纹理（习称“车轮纹”）。气微，味苦（图 4-96）。

以质坚实、粉性足、味苦者为佳。

2. 饮片　防己片：为类圆形或破碎的厚片，切面灰白色，粉性，有稀疏的放射状纹理，周边色较深。气微，味苦。

【化学成分】　主含多种异喹啉类生物碱：主要为粉防己碱（汉防己甲素），防己诺林碱（汉防己乙素），轮环藤酚碱等。粉防己碱、防己诺林碱等具有镇痛、抗炎、降压、扩张冠脉、抗肿瘤等作用。

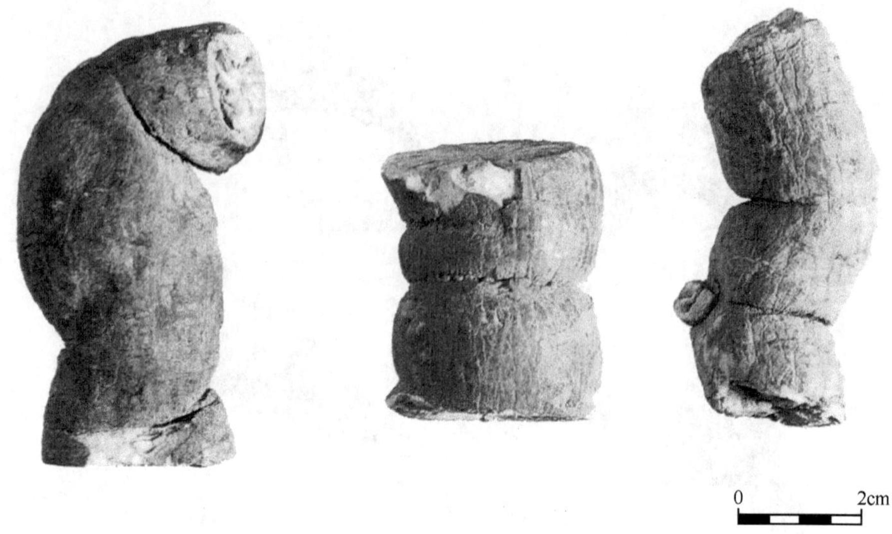

图 4-96　防己(根)外形图

【理化鉴别】

(1) 取本品粉末 2g,加 0.5mol/L 硫酸溶液 20ml,水浴加热 10 分钟,滤过,滤液加氨试液调至 pH 9,移置分液漏斗中,加苯 25ml,振摇提取,分取苯液 5ml,置瓷蒸发皿中,蒸干,残渣加 1% 钼硫酸试液数滴,即显紫色,渐变绿色至污绿色,放置,色渐加深(粉防己碱反应)。

(2) 本品以粉防己碱对照品、防己诺林碱对照品为对照,进行薄层色谱法试验。供试品色谱中,在与对照品色谱相应的位置上,显相同颜色的斑点。

【检查】 本品含水分不得过 12.0%,总灰分不得过 4.0%。

【浸出物】 用热浸法测定,甲醇作溶剂,本品含醇溶性浸出物不得少于 5.0%。

【含量测定】 照高效液相色谱法测定,本品按干燥品计算,药材含粉防己碱($C_{38}H_{42}N_2O_6$)和防己诺林碱($C_{37}H_{40}N_2O_6$)的总量不得少于 1.6%;饮片含粉防己碱($C_{38}H_{42}N_2O_6$)和防己诺林碱($C_{37}H_{40}N_2O_6$)的总量不得少于 1.4%。

【功效】 利水消肿,祛风止痛。用于水肿脚气,小便不利,湿疹毒疮,风湿痹痛;高血压。用量 4.5~9g。

延 胡 索

Rhizoma Corydalis

【别名】 元胡

【来源】 为罂粟科植物延胡索(*Corydalis yanhusuo* W. T. Wang)的干燥块茎。

【产地】 主产于浙江东阳、磐安。

【采收加工】 夏初茎叶枯萎时采挖,除去须根,洗净,置沸水中煮至恰无白心时,取出,晒干。

【性状鉴别】

1. 药材　呈不规则的扁球形,直径 0.5~1.5cm。表面黄色或黄褐色,有不规则的网状皱纹,顶端有略凹陷的茎痕,底部常有疙瘩状突起。质硬而脆,断面黄色,角质样,有蜡样光泽。气微,味苦(图 4-97)。

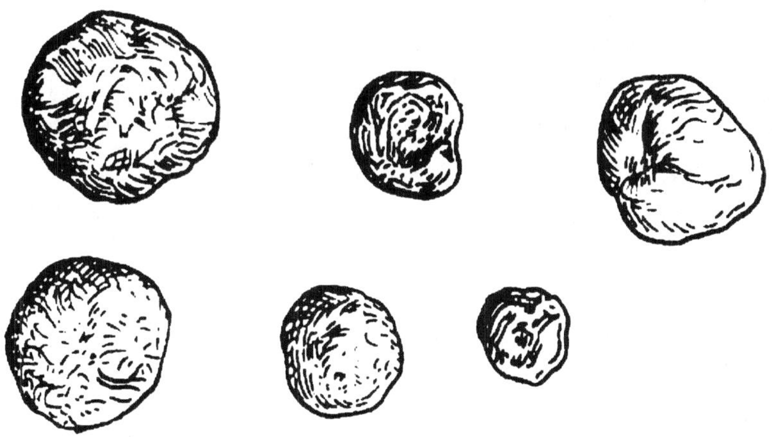

图 4-97　延胡索(块茎)外形图

2. 饮片

(1) 延胡索:为圆形厚片,或不规则的碎颗粒。切面、气味同药材。

(2) 醋延胡索:形同延胡索。表面深黄色或黄褐色,光泽不明显。略有醋气,味苦,略有酸味。

以个大、饱满、质坚实、断面色黄者为佳。商品分两等。一等每 50 克有 45 粒以内。二等每 50 克有 45 粒以外。

【化学成分】　主含多种生物碱:延胡索甲素、延胡索乙素(四氢帕马丁)、延胡索丙素、延胡索丁素、延胡索戊素、延胡索己素、延胡索庚素、延胡索辛素、延胡索壬素、延胡索癸素及去氢延胡索甲素等。延胡索乙素为镇痛、镇静的有效成分;去氢延胡索甲素对胃及十二指肠溃疡有疗效。

【理化鉴别】

(1) 取本品粉末 2g,加 0.25mol/L 硫酸溶液 20ml,振摇片刻,滤过。取滤液 2ml,加 1% 铁氰化钾溶液 0.4ml 与 1% 三氯化铁溶液 0.3ml 的混合液,即显深绿色,渐变深蓝色,放置后底部有较多的深蓝色沉淀。另取滤液 2ml,加重铬酸钾试液 1 滴,即生成黄色沉淀(鉴别延胡索乙素、丁素、戊素和己素等)。

(2) 本品以延胡索对照药材及延胡索乙素对照品为对照,进行薄层色谱法试验。置紫外光灯(365nm) 下检视。供试品色谱中,在与对照药材及对照品色谱相应的位置上,显相同颜色的荧光斑点。

【检查】　本品含水分不得过 15.0% ,总灰分不得过 4.0% ,酸不溶性灰分不得过 1.5% 。

【浸出物】　用热浸法测定,稀乙醇作溶剂,本品含醇溶性浸出物不得少于 13.0% 。

【含量测定】　照高效液相色谱法测定,本品按干燥品计算,含延胡索乙素($C_{21}H_{25}NO_4$)不得少于 0.050% 。

【功效】　活血,利气,止痛。用于胸胁、脘腹疼痛,经闭痛经,产后瘀阻,跌扑肿痛。用量 3 ~ 9g;研末吞服,一次 1.5 ~ 3g。

板　蓝　根

Radix Isatidis

【来源】　为十字花科植物菘蓝(*Isatis indigotica* Fort.)的干燥根。

【产地】　主产于河北、江苏、河南、安徽。全国许多地区均有栽培。

【采收加工】　秋季采挖,除去泥沙,晒干。

【性状鉴别】

1. 药材　呈圆柱形，稍扭曲，长10～20cm，直径0.5～1cm。表面淡灰黄色或淡棕黄色，有纵皱纹、横长皮孔样突起及支根痕。根头略膨大，可见暗绿色或暗棕色轮状排列的叶柄残基和密集的疣状突起。体实，质略软，断面皮部黄白色，木部黄色。气微，味微甜后苦涩（图4-98）。

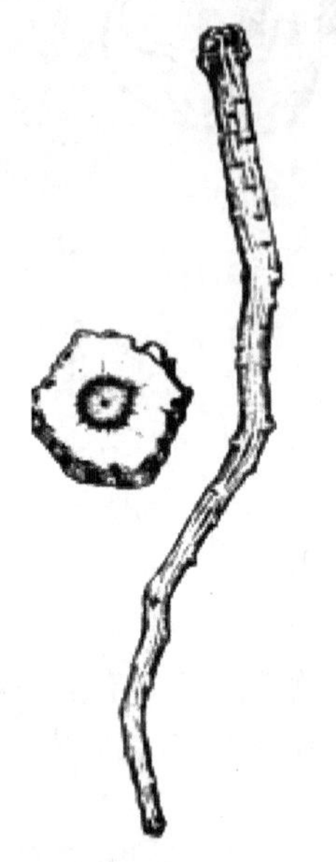

图4-98　板蓝根外形及饮片图

以条长、粗大、体实者为佳。

2. 饮片　板蓝根：为圆形厚片，切面气味同药材。

【化学成分】　①靛蓝、靛玉红。②氨基酸：如精氨酸、脯氨酸、谷氨酸、γ-氨基丁酸、缬氨酸和亮氨酸、棕榈酸。③多糖：如蔗糖。④苷类：如芥子苷，腺苷。⑤β-谷甾醇。

【理化鉴别】

（1）取本品水煎液，置紫外光灯（365nm）下观察，显蓝色荧光。

（2）本品以精氨酸对照品为对照，进行薄层色谱法试验。供试品色谱中，在与对照品色谱相应的位置上，显相同颜色的斑点。

【检查】　本品含水分不得过15.0%。

【浸出物】　用热浸法测定，45%乙醇作溶剂，本品含醇溶性浸出物不得少于25.0%。

【功效】　清热解毒，凉血利咽。用于温毒发斑，舌绛紫暗，痄腮，喉痹，大头瘟疫，丹毒，痈肿。用量9～15g。

地　榆

Radix Sanguisorbae

【来源】　为蔷薇科植物地榆（*Sanguisorba officinalis* L.）或长叶地榆[*S. officinalis* L. var. *longifolia*（Bert.）Yu et Li]的干燥根。后者习称"绵地榆"。

【产地】　地榆主产于东北、华东。绵地榆主产于安徽、江苏、浙江、江西。

【采收加工】　春季将发芽时或秋季植株枯萎后采挖，除去须根，洗净，干燥，或趁鲜切片，干燥。

【性状鉴别】

1. 药材

（1）地榆：呈不规则纺锤形或圆柱形，稍弯曲，长5～25cm，直径0.5～2cm。表面灰褐色至暗棕色，粗糙，具纵纹。质硬，断面较平坦，粉红色或淡黄色，木部略呈放射状排列。气微，味微苦涩（图4-99）。

（2）绵地榆：呈长圆柱形，稍弯曲，着生于短粗的根茎上；表面红棕色或棕紫色，有细纵纹。质坚韧，断面黄棕色或红棕色，皮部有多数黄白色或黄棕色绵状纤维。气微，味微苦涩。

均以条粗、质硬、断面色红、苦涩味重者为佳。

2. 饮片

（1）地榆：为不规则圆形或椭圆形片，厚0.2～0.5cm，直径0.3～2cm。地榆切面紫红色或棕褐色，略显粉质；长叶地榆皮部有众多黄白色至黄棕色絮状纤维。气微，味微苦涩。

（2）地榆炭：形如地榆，表面焦黑色，内部棕褐色。质脆，味焦苦涩。

【化学成分】　①鞣质。②三萜类及其皂苷。③黄酮类化合物。④地榆酸双内酯。⑤甾醇等。

【理化鉴别】

(1) 取本品粉末 2g,加乙醇 20ml,加热回流约 10 分钟,滤过,滤液滴加氨试液调节 pH 值至 8 ~ 9,滤过,滤渣备用,滤液蒸干,残渣加水 10ml 使溶解,滤过,取滤液 5ml,蒸干,加醋酐 1ml 与硫酸 2 滴,溶液显红紫色,放置后变为棕褐色(检查三萜皂苷)。

(2) 取(1)项下备用滤渣少量,加水 2ml,加三氯化铁试液 2 滴,显蓝黑色(可水解鞣质显色反应)。

(3) 本品以没食子酸对照品为对照,进行薄层色谱法试验。供试品色谱中,在与对照品色谱相应的位置上,显相同颜色的斑点。

【检查】　本品含水分不得过 14.0%,总灰分不得过 10.0%,酸不溶性灰分不得过 2.0%。

【含量测定】　取本品粉末(过四号筛)约 0.4g,精密称定,照鞣质含量测定法测定,即得。按干燥品计算,本品含鞣质不得少于 10.0%。

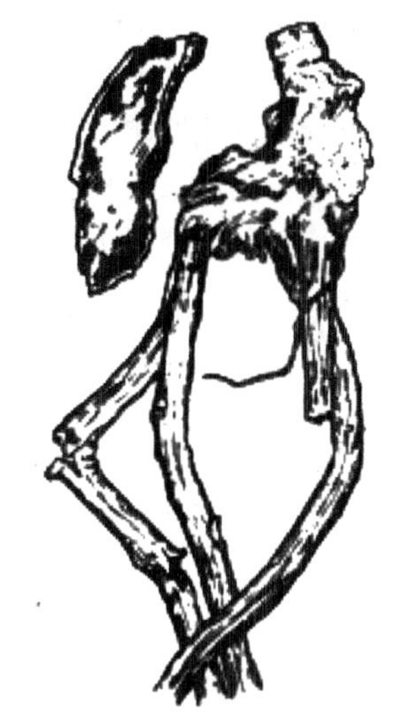

图 4-99　地榆(根)外形及饮片图

【功效】　凉血止血,解毒敛疮。用于便血,痔血,血痢,崩漏,水火烫伤,痈肿疮毒。用量 9 ~ 15g。外用适量,研末涂敷患处。

苦　参

Radix Sophorae Flavescentis

【来源】　为豆科植物苦参(*Sophora flavescens* Ait.)的干燥根。

【产地】　主产于山西、河南、河北。

【采收加工】　春、秋两季采挖,除去根头及小支根,洗净,干燥,或趁鲜切片,干燥。

【性状鉴别】

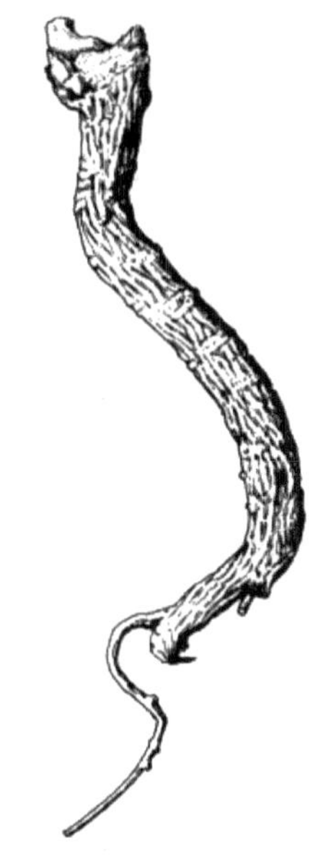

图 4-100　苦参(根)外形图

1. 药材　呈长圆柱形,下部常有分枝,长 10 ~ 30cm,直径 1.0 ~ 6.5cm。表面灰棕色或棕黄色,具纵皱纹及横长皮孔,外皮薄,多破裂反卷,易剥落,剥落处显黄色,光滑。质硬,不易折断,断面纤维性;气微,味极苦(图 4-100)。

以条匀、断面色黄白、无须根、味极苦者为佳。

2. 饮片　多为斜切片,形状大小不一,斜圆形或长圆形,切片厚 3 ~ 6mm;切面黄白色,具放射状纹理及裂隙,有的具异型维管束呈同心性环列或不规则散在。气微,味极苦。

【化学成分】　①生物碱:主要为苦参碱及氧化苦参碱、槐定碱,还含羟基苦参碱、N-甲基金雀花碱、D-异苦参碱等。②黄酮类:如苦参啶、苦参酮等。生物碱及黄酮类均为活性成分。苦参碱、氧化苦参碱等具有抗肿瘤、升高白细胞、抗炎、平喘、抗心律不齐、保肝等作用。

【理化鉴别】

(1) 取本品横切片,加氢氧化钠试液数滴,栓皮即呈橙红色,渐变为血红色,久置不消失。木质部不呈现颜色反应。

（2）取本品粗粉1g，加含0.5%盐酸乙醇溶液20ml，加热回流1小时，滤过，滤液加氨试液使呈中性，蒸干，残渣加1%盐酸溶液10ml使溶解，滤过，取滤液分置三支试管中，分别加入碘化铋钾、碘化汞钾、碘化钾碘试液，均有沉淀生成。

（3）取本品粉末0.5g，加甲醇10ml回流提取10分钟，取滤液加镁粉少量与盐酸3～4滴，加热，显红色；另取滤液点于滤纸上，喷以5%三氯化铝乙醇溶液，晾干，置紫外光灯（254nm）下观察，显黄绿色荧光。

（4）本品以苦参碱对照品、槐定碱对照品为对照，进行薄层色谱法试验，供试品色谱中，在与对照品色谱相应的位置上，显相同的橙色斑点；另以氧化苦参碱对照品为对照，进行薄层色谱法试验，供试品色谱中，在与对照品色谱相应的位置上，显相同的橙色斑点。

【检查】 本品含水分不得过11.0%，总灰分不得过8.0%，酸不溶性灰分不得过1.5%。

【浸出物】 用冷浸法测定，本品含水溶性浸出物不得少于20.0%。

【含量测定】 照高效液相色谱法测定，本品按干燥品计算，含苦参碱（$C_{15}H_{24}N_2O$）和氧化苦参碱（$C_{15}H_{24}N_2O_2$）的总量不得少于1.2%。

【功效】 清热燥湿，杀虫，利尿。用于热痢，便血，黄疸尿闭，赤白带下，阴肿阴痒，湿疹，皮肤瘙痒，疥癣麻风；外治滴虫性阴道炎。用量4.5～9g。外用适量，煎汤洗患处。

远　　志
Radix Polygalae

【来源】 为远志科植物远志（*Polygala tenuifolia* Willd.）或卵叶远志（*P. sibirica* L.）的干燥根。

【产地】 主产于山西、陕西。

【采收加工】 春、秋两季采挖，除去须根及泥沙，晒干。

【性状鉴别】

1. 药材　呈圆柱形，略弯曲，长3～15cm，直径0.3～0.8cm。表面灰黄色至灰棕色，有较密并深陷的横皱纹、纵皱纹及裂纹，老的横皱纹较密更深陷，略呈结节状。质硬而脆，易折断，断面皮部棕黄色，木部黄白色，皮部易与木部剥离。气微，味苦、微辛，嚼之有刺喉感（图4-101）。

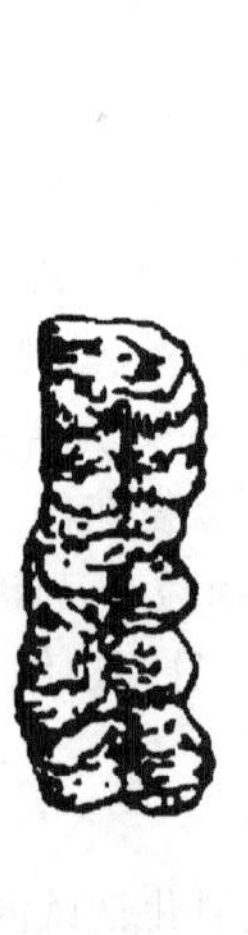
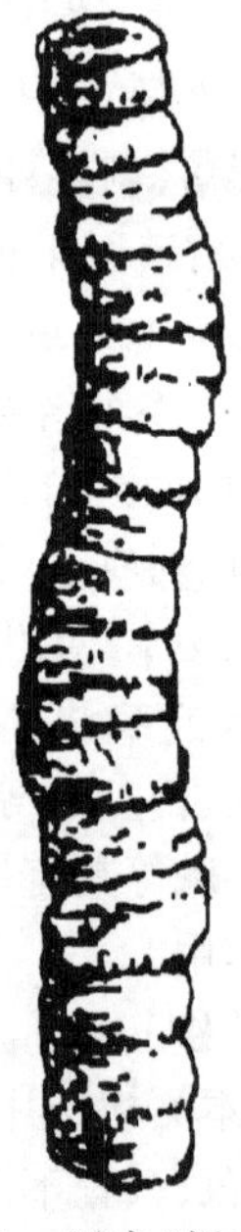
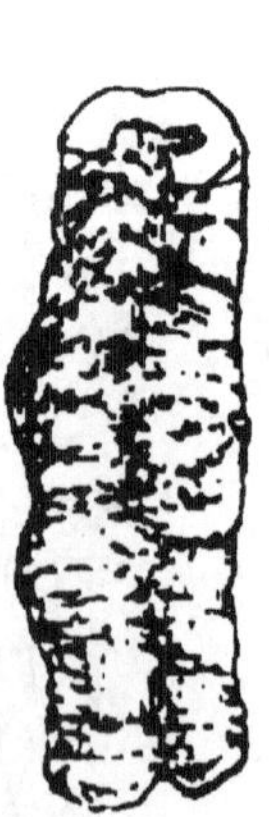

图4-101　远志（根）外形图

2. 饮片　制远志:为小圆柱形结节状小段,周边灰黄色或灰棕色,有较密而深陷的横皱纹及纵皱纹,切面木部黄白色,皮部棕黄色。味略甜,嚼之无刺喉感。

以条粗、色黄、肉厚、木心小者为佳。抽去木心的远志筒质量最好。远志筒商品分为两等。

【化学成分】　主含三萜类皂苷,皂苷以皮部含量最多。远志皂苷为祛痰有效成分。

【检查】　本品含水分不得过12.0%,总灰分不得过6.0%,酸不溶性灰分不得过1.5%。

【浸出物】　用热浸法测定,70%乙醇为溶剂,本品含醇溶性浸出物不得少于20.0%。

【含量测定】　照高效液相色谱法测定,本品按干燥品计算,含远志酸($C_{29}H_{44}O_6$)不得少于0.70%。

【功效】　益智安神,祛痰消肿。用于心悸,健忘,失眠多梦,痰多咳嗽,疮疡肿毒。用量3~9g。

白　芷
Radix Angelicae Dahuricae

【来源】　为伞形科植物白芷[*Angelica dahurica*(Fisch. ex Hoffm.)Benth. et Hook. f.]或杭白芷[*A. dahurica*(Fisch. ex Hoffm.)Benth. et Hook. f. var. *formosana*(Boiss.)Shan et Yuan]的干燥根。

【产地】　川白芷主产于四川省遂宁、达县、内江,重庆市。杭白芷主产于浙江杭州、余姚等地。禹白芷主产于河南禹县、长葛等地。祁白芷主产于河北安国、定县。

【采收加工】　夏、秋间叶黄时采挖,除去须根及泥沙,晒干或低温干燥。

【性状鉴别】

1. 药材　呈长圆锥形,长10~25cm,直径1.5~2.5cm。表面灰棕色或黄棕色,根头部钝四棱形或近圆形,具纵皱纹、支根痕及皮孔样的横向突起,有的排列成四纵行。顶端有凹陷的茎痕。质坚实,断面白色或灰白色,粉性,形成层环棕色,近方形或近圆形,皮部散有多数棕色油点。气芳香,味辛、微苦(图4-102)。

2. 饮片

(1) 白芷:为类圆形或圆形厚片。切面类白色,粉性,光滑,皮部宽,有多数棕色油点,形成层环圆形,棕色;周边土黄色,有皮孔样突起或支根痕。气芳香,味辛、微苦。

(2) 杭白芷:厚片,大小悬殊。大者多为类方形,切片形成层环类方形,皮孔分布于四角,突起。直径小者为类圆形,皮孔小而不明显,形成层环类圆形。

以根条肥壮均匀,皮细,粉质足,香气浓,不抽皱者为佳。商品白芷主要有川白芷、杭白芷、禹白芷和祁白芷。白芷商品按每千克支头数分为三等。

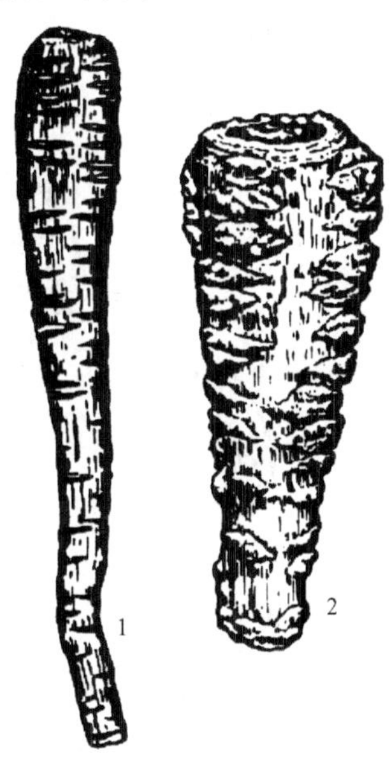

图4-102　白芷(根)外形图

1. 白芷;2. 杭白芷

【化学成分】　主含香豆素衍生物(欧前胡素、异欧前胡素等)、挥发油(榄香烯等)。

【理化鉴别】

(1) 取本品粉末0.5g,加水3ml,振摇,滤过。取滤液2滴,滴于滤纸上,置紫外光灯(365nm)下观察,显蓝色荧光(香豆素类荧光反应)。

(2) 取本品粉末0.5g,加乙醚3ml,振摇5分钟后,静置20分钟,分取上层清液1ml,加7%盐酸羟胺甲醇溶液与20%氢氧化钾甲醇溶液各2~3滴,摇匀,在水浴上微热,冷却后,加稀盐酸调节pH值至3~4,再加1%三氯化铁乙醇溶液1~2滴,显紫红色(香豆素类的显色反应)。

（3）本品以欧前胡素对照品、异欧前胡素对照品为对照，进行薄层色谱法试验，置紫外光灯（365nm）下检视。供试品色谱中，在与对照品色谱相应的位置上，显相同颜色的荧光斑点。

【检查】 本品含水分不得过14.0%，总灰分不得过6.0%，酸不溶性灰分不得过1.5%。

【浸出物】 用热浸法测定，稀乙醇为溶剂，本品含醇溶性浸出物不得少于15.0%。

【含量测定】 照高效液相色谱法测定，本品按干燥品计算，含欧前胡素（$C_{16}H_{14}O_4$）不得少于0.080%。

【功效】 散风除湿，通窍止痛，消肿排脓。用于感冒头痛、眉棱骨痛、鼻塞、鼻渊、牙痛、白带、疮疡肿痛。用量3～9g。

前 胡
Radix Peucedani

【来源】 为伞形科植物白花前胡（*Peucedanum praeruptorum* Dunn）的干燥根。

【产地】 主产于浙江、江西、四川等省。

【采收加工】 冬季至次春茎叶枯萎或未抽花茎时采挖，除去须根，洗净，晒干或低温干燥。

【性状鉴别】

1. 药材 呈不规则圆柱形、圆锥形或纺锤形，稍扭曲，下部常有分枝，长3～15cm，直径1～2cm。表面黑褐色至灰黄色，根头部多有茎痕及纤维状叶鞘残基，上部有密集的细环纹，下部有纵沟、纵皱纹及横向皮孔。质较柔软，干者质硬，可折断，断面不整齐，淡黄白色，皮部散有多数棕黄色小油点，形成层环棕色，射线放射状。气芳香，味微苦、辛（图4-103）。

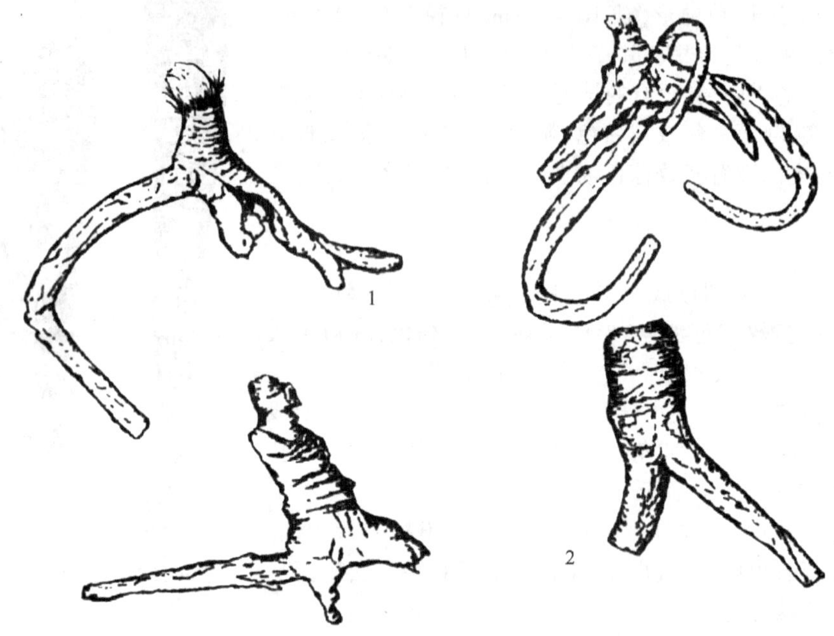

图4-103 前胡（根）外形图
1. 白花前胡；2. 紫花前胡

以根粗壮、皮部肉质厚、质柔软、断面油点多、香气浓者为佳。

2. 饮片

（1）前胡：为不规则类圆形薄片。切面淡黄白色或类白色，形成层环纹棕色或浅棕 色，射线放射状，皮部散有多数棕黄色油点。周边黑褐色或灰黄色。气芳香，味微苦、辛。

(2) 蜜前胡:形如前胡。切面深黄色,略有光泽,味微甜,略辛。

【化学成分】 主含挥发油、香豆素类(白花前胡甲素、乙素等)等成分。

【理化鉴别】 本品以白花前胡甲素对照品为对照,进行薄层色谱法试验,置紫外光灯(254nm)下检视。供试品色谱中,在与对照品色谱相应的位置上,显相同颜色的斑点。

【检查】 本品含水分不得过12.0%,总灰分不得过8.0%,酸不溶性灰分不得过2.0%。

【浸出物】 用冷浸法测定,稀乙醇为溶剂,本品含醇溶性浸出物不得少于20.0%。

【含量测定】 照高效液相色谱法测定,本品按干燥品计算,含白花前胡甲素($C_{21}H_{22}O_7$)不得少于0.90%。

【功效】 散风清热,降气化痰。用于风热咳嗽痰多,痰热喘满,咯痰黄稠。用量3~9g。

徐长卿

Radix et Rhizoma Cynanchi Paniculati

【来源】 为萝摩科植物徐长卿[*Cynanchum paniculatum* (Bge.) Kitag.]的干燥根及根茎。

【产地】 全国各地均产。

【采收加工】 秋季采挖,除去杂质,阴干。

【性状鉴别】

1. 药材　根茎呈不规则柱状,有盘节,长0.5~3.5cm,直径2~4mm。有的顶端带有残茎,细圆柱形,长约2cm,直径1~2mm,断面中空;根茎节处周围着生多数根。根呈细长圆柱形,弯曲,长10~16cm,直径1~1.5mm。表面淡黄白色至淡棕黄色,或棕色;具微细的纵皱纹,并有纤细的须根。质脆,易折断,断面粉性,皮部类白色或黄白色,形成层环淡棕色,木部细小。气香,味微辛凉(图4-104)。

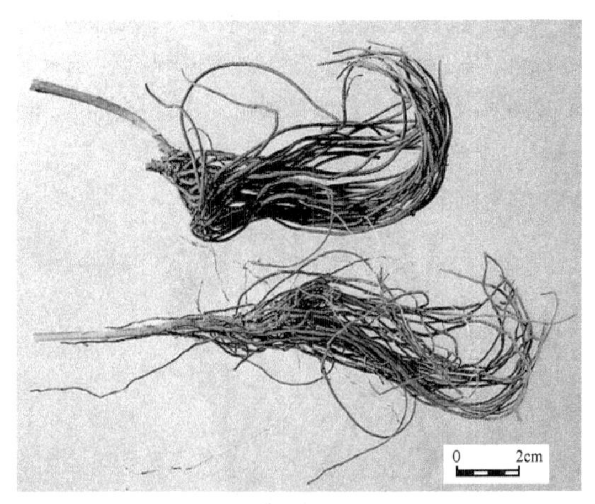

图4-104　徐长卿药材外形图

以根粗长、色棕红、气香浓者为佳。

2. 饮片　为不规则的小段,圆柱形。表面淡黄白色至淡棕黄色或棕色,切面、气味同药材。

【化学成分】 主含丹皮酚。

【理化鉴别】 本品以丹皮酚对照品为对照,进行薄层色谱法试验。供试品色谱中,在与对照品色谱相应的位置上,显相同的蓝褐色斑点。

【检查】 本品含水分不得过15.0%,总灰分不得过10.0%,酸不溶性灰分不得过5.0%。

【浸出物】 用热浸法测定,乙醇为溶剂,本品含醇溶性浸出物不得少于10.0%。

【含量测定】 照高效液相色谱法测定,本品按干燥品计算,含丹皮酚($C_9H_{10}O_3$)不得少于1.3%。

【功效】 祛风化湿,止痛止痒。用于风湿痹痛,胃痛胀满,牙痛、腰痛、跌扑损伤,湿疹、荨麻疹。用量4.5~9g。

紫　草

Radix Arnebiae

【来源】 为紫草科植物新疆紫草[*Arnebia euchroma* (Royle) Johnst.]或内蒙紫草(*A. guttata*

Bunge）的干燥根。

【产地】 新疆紫草主产于新疆；内蒙紫草主产于内蒙古、甘肃等省区。

【采收加工】 春、秋两季采挖，除去泥沙，干燥。

【性状鉴别】

1. 药材

（1）新疆紫草（软紫草）：呈不规则的长圆柱形，多扭曲，长7～20cm，直径1～2.5cm。表面紫红色或紫褐色，皮部疏松，呈条形片状，常10余层重叠，易剥落。顶端有的可见分歧的茎残基。体轻，质松软，易折断，断面不整齐，木部较小，黄白色或黄色。气特异，味微苦、涩（图4-105）。

（2）内蒙紫草：呈圆锥形或圆柱形，扭曲，长6～20cm，直径0.5～4cm。根头部略粗大，顶端有残茎1或多个，被短硬毛。表面紫红色或暗紫色，皮部略薄，常数层相叠，易剥离。质硬而脆，易折断，断面较整齐，皮部紫红色，木部较小，黄白色。气特异，味涩。

均以条粗大、色紫、皮厚、木心小者为佳。新疆紫草质量较好。

2. 饮片

（1）新疆紫草片（软紫草）：为不规则的圆柱形切片或条形片状，直径1.0～2.5cm。紫红色或紫褐色。皮部深紫色。圆柱形切片，木部较小，黄白色或黄色。

（2）内蒙紫草片（硬紫草）：为不规则的圆柱形切片或条形片状，有的可见短硬毛，直径0.5～4cm，质硬而脆。紫红色或紫褐色。皮部深紫色。圆柱形切片，木部较小，灰白色或黄色（图4-106）。

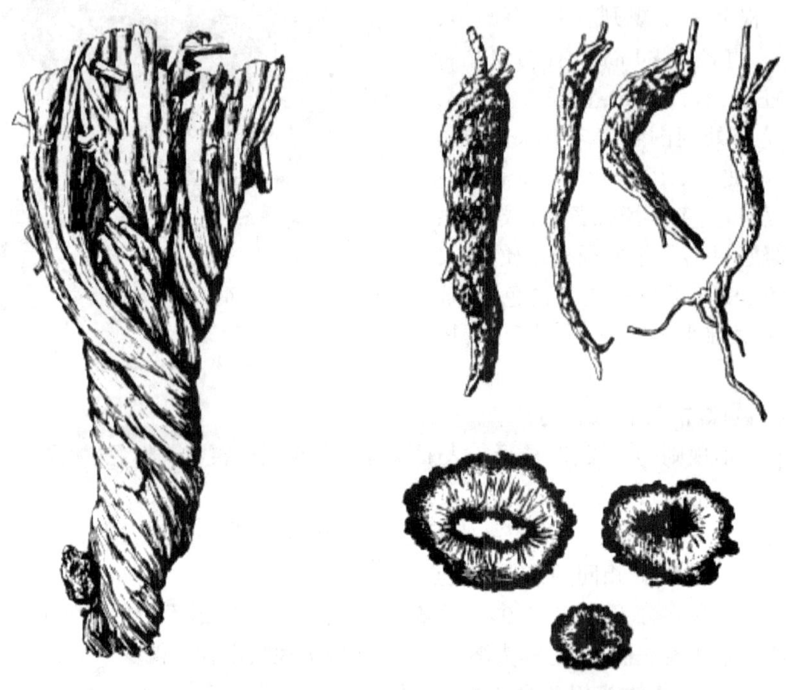

图4-105 软紫草（根）外形图　　图4-106 硬紫草（根）外形及饮片图

【化学成分】 主含萘醌类色素（紫草素等）等成分。

【理化鉴别】

（1）取本品粉末0.5g，置试管中，将试管底部加热，生成红色气体，并于试管壁凝结成红褐色油滴。

（2）本品以左旋紫草素对照品为对照，进行薄层色谱法试验。供试品色谱中，在与对照品色谱相应的位置上，显相同的紫红色斑点；再喷以10%氢氧化钾甲醇溶液，斑点变为蓝色。

【检查】 本品含水分不得过 15.0%。

【含量测定】 照紫外-可见分光光度法，在 516nm 的波长处测定吸光度，药材及饮片含羟基萘醌总色素以左旋紫草素（$C_{16}H_{16}O_5$）计，均不得少于 0.80%；照高效液相色谱法测定，本品按干燥品计算，药材及饮片含 β，β′-二甲基丙烯酰阿卡宁（$C_{21}H_{22}O_6$）均不得少于 0.30%。

【功效】 凉血，活血，解毒透疹。用于血热毒盛，斑疹紫黑，麻疹不透，疮疡，湿疹，水火烫伤。用量 5～9g。外用适量，熬膏或用植物油浸泡涂擦。

玄　参

Radix Scrophulariae

【来源】 为玄参科植物玄参（*Scrophularia ningpoensis* Hemsl.）的干燥根。

【产地】 主产于浙江省。四川、湖北、江苏等省亦产。多为栽培品。

【采收加工】 冬季茎叶枯萎时采挖，除去根茎、幼芽（供留种栽培用）、须根及泥沙，晒或烘至半干，堆放 3～6 天，发汗至内部变黑色，再晒干或烘干。

【性状鉴别】

1. 药材　呈类圆柱形，中部略粗或上粗下细，有的微弯似羊角状，长 6～20cm，直径 1～3cm。表面灰黄色或灰褐色，有不规则的纵沟、横向皮孔样突起及稀疏的横裂纹和须根痕。质坚实，不易折断，断面黑色，微有光泽。气特异似焦糖，味甘、微苦（图 4-107）。

以条粗壮、质坚实、断面乌黑色者为佳。

2. 饮片　为类圆形或不规则形薄片，直径 1～3cm。切面黑褐色，油润柔软，周边皱缩。气味同药材。

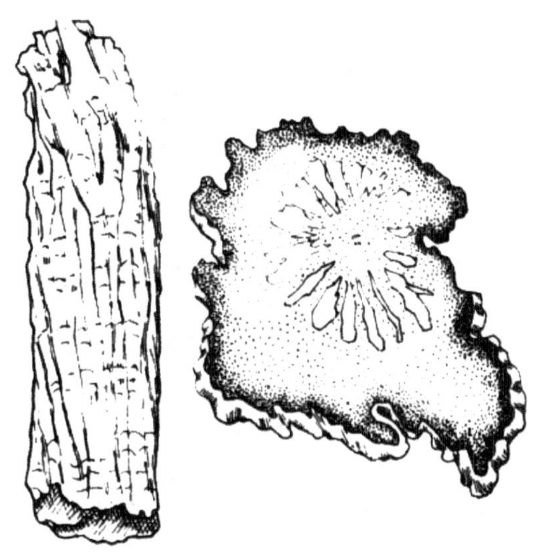

图 4-107　玄参（根）外形及饮片图

【化学成分】 ①玄参素。②环烯醚萜苷类：如哈巴苷、哈巴俄苷等。③另含 L～天冬酰胺、生物碱等多种成分。环烯醚萜苷类成分是使药材加工后内部能变乌黑色的成分。

【理化鉴别】 本品以哈巴苷、哈巴俄苷对照品为对照，进行薄层色谱法试验。药材供试品色谱中，在与对照品色谱相应的位置上，显相同颜色的斑点。

【检查】 本品含水分不得过 12.0%，总灰分不得过 5.0%，酸不溶性灰分不得过 1.8%。

【浸出物】 本品含水溶性浸出物（热浸法）不得少于 60.0%。

【含量测定】 照高效液相色谱法测定，药材按干燥品计算，含哈巴俄苷（$C_{24}H_{30}O_{11}$）不得少于 0.050%。

【功效】 凉血滋阴，泻火解毒。用于热病伤阴，舌绛烦渴，温毒发斑，津伤便秘，骨蒸劳嗽，目赤，咽痛，瘰疬，白喉，痈肿疮毒。用量 9～15g。

胡 黄 连

Rhizoma Picrorhizae

【来源】 为玄参科植物胡黄连（*Picrorhiza scrophulariiflora* Pennell）的干燥根茎。

【产地】 主产于西藏南部、云南西北部与四川西部。

【采收加工】 秋季采挖，除去须根及泥沙，晒干。

【性状鉴别】

1. 药材　呈圆柱形，略弯曲，偶有分枝，长3～12cm，直径0.3～1cm。表面灰棕色至暗棕色，粗糙，有较密的环状节，具稍隆起的芽痕或根痕，上端密被暗棕色鳞片状的叶柄残基。体轻，质硬而脆，易折断，断面略平坦，淡棕色至暗棕色，木部有4～10个类白色点状维管束排列成环。气微，味极苦（图4-108）。

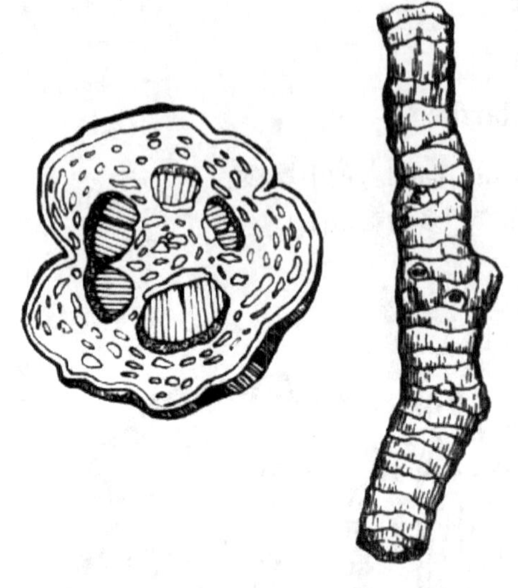

图4-108　胡黄连（根茎）外形及饮片图

以条粗、质脆、苦味浓者为佳。

2. 饮片　为不规则的圆形薄片，切面灰黑色或棕黑色，有白色点状维管束，周边深棕褐色。质脆。

【化学成分】　①环烯醚萜苷类：如胡黄连苷Ⅰ、Ⅱ、Ⅲ。②游离有机酸类：如香草酸、肉桂酸、阿魏酸等。

【理化鉴别】

（1）取本品粉末0.5g，置适宜器皿中，60℃～80℃升华4小时，置显微镜下观察，可见针状、针簇状、棒状、板状结晶及黄色球状物。

（2）取本品粉末5g，加水50ml，置60℃水浴中温浸20分钟，滤过。取滤液1ml，加三氯化铁乙醇溶液2滴，生成暗绿色沉淀；另取滤液1ml，加5% α-萘酚乙醇溶液2滴，摇匀，生成黄白色浑浊，缓缓沿管壁加硫酸0.5ml，两液接界处显紫色环，振摇后颜色变深，加水稀释，生成暗紫色沉淀。

（3）取（1）项下的升华物，加三氯甲烷数滴使溶解，作为供试品溶液，另取香草酸对照品、肉桂酸对照品为对照，进行薄层色谱法试验。置紫外光灯（254nm）下检视。供试品色谱中，在与对照品色谱相应的位置上，显相同颜色的斑点。

【检查】　本品含水分不得过13.0%，总灰分不得过7.0%，酸不溶性灰分不得过3.0%。

【浸出物】　本品含醇溶性浸出物（热浸法，乙醇作溶剂）不得少于30.0%。

【含量测定】　照高效液相色谱法测定，药材按干燥品计算，含胡黄连苷Ⅰ（$C_{24}H_{28}O_{11}$）与胡黄连苷Ⅱ（$C_{23}H_{28}O_{13}$）的总量不得少于9.0%。

【功效】　清湿热，除骨蒸，消疳热。用于湿热泻痢，黄疸，痔疾，骨蒸潮热，小儿疳热。用量1.5～9.0g。

茜　草

Radix et Rhizoma Rubiae

【来源】　为茜草科植物茜草（*Rubia cordifolia* L.）的干燥根及根茎。

【产地】　主产于陕西，江苏，安徽，山东等省。

【采收加工】　春、秋两季采挖，除去泥沙，干燥。

【性状鉴别】

1. 药材　根茎呈结节状，丛生数条粗细不等的根。根呈圆柱形，略弯曲，长10～25cm，直径0.2～1.0cm；表面红棕色或暗棕色，具细纵皱纹及少数细根痕，皮部脱落处呈黄红色。质脆，易折断，断面平坦，皮部狭，紫红色，木部宽广，浅黄红色，导管孔多数。气微，味微苦，久嚼刺舌（图4-109）。

以条粗、表面红棕色、断面红黄色、无茎基及泥土者为佳。

2. 饮片

(1) 茜草:为不规则的厚片或小段。切面、气味同药材。

(2) 茜草炭:形同茜草段或片,唯表面焦黑,内部棕褐色。

【化学成分】 ①蒽醌类:如茜草素、羟基茜草素、异茜草素等。②萘醌类:如大叶茜草素、2-氨基甲酰基-3-甲氧基1,4-萘醌等。

【理化鉴别】

(1) 取本品粉末0.2g,加乙醚5ml,振摇数分钟,滤过。滤液加氢氧化钠试液1ml,振摇,静置,使分层,水层显红色,醚层无色;置紫外光灯(365nm)下观察,显天蓝色荧光。

(2) 本品以茜草对照药材、大叶茜草素对照品为对照,进行薄层色谱法试验。药材供试品色谱中,在与对照药材和对照品色谱相应的位置上,显相同颜色的荧光斑点。

【含量测定】 照高效液相色谱法测定,本品按干燥品计算,含大叶茜草素($C_{17}H_{15}O_4$)不得少于0.40%。

【功效】 凉血,止血,祛瘀,通经。用于吐血,衄血,崩漏,外伤出血,经闭瘀阻,跌扑肿痛。用量6~9g。

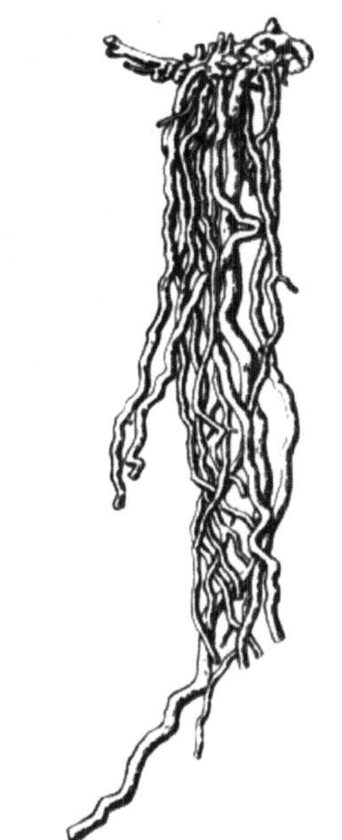

图4-109　茜草(根及根茎)外形图

天 花 粉

Radix Trichosanthis

【来源】 为葫芦科植物栝楼(*Trichosanthes kirilowii* Maxim.)或双边栝楼(*T. rosthornii* Harms)的干燥根。

【产地】 栝楼主产于河南、山东、江苏、安徽等省。双边栝楼主产于四川。

【采收加工】 秋、冬两季采挖,洗净,除去外皮,切段或纵剖成瓣,干燥。

【性状鉴别】

1. 药材　呈不规则圆柱形、纺锤形或瓣块状,长8~16cm,直径1.5~5.5cm。表面黄白色或淡棕黄色,有纵皱纹、细根痕及略凹陷的横长皮孔,有的有黄棕色外皮残留。质坚实,断面白色或淡黄色,富粉性,横切面可见黄色木质部,略呈放射状排列,纵切面可见黄色条纹状木质部。气微,味微苦(图4-110)。

以色白、质坚实、粉性足者为佳。

2. 饮片　为类圆形厚片。切面白色或淡黄色,富粉性,有黄色的筋脉点,略呈放射状排列。周边黄白色或淡棕色。质坚,细腻。气微,味微苦。

【化学成分】 ①多糖类:如栝楼多糖A、栝楼多糖B、栝楼多糖C、栝楼多糖D、栝楼多糖E,具有降血糖作用。②天花粉蛋白:新鲜天花粉根中的蛋白质制成针剂,用于中期妊娠引产,对于恶性葡萄胎和绒癌有效。③多种氨基酸:如瓜氨酸。④皂苷。

【理化鉴别】 本品以瓜氨酸对照品为对照,进行薄层色谱法试验。药材供试品色谱中,在与对照品色谱相应的位置上,显相同颜色的斑点。

【功效】 清热生津,消肿排脓。用于热病烦渴,肺热燥咳,内热消渴,疮疡肿毒。用量10~15g。

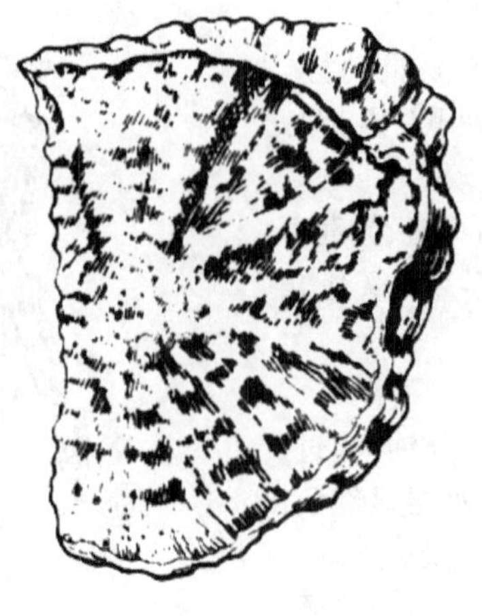
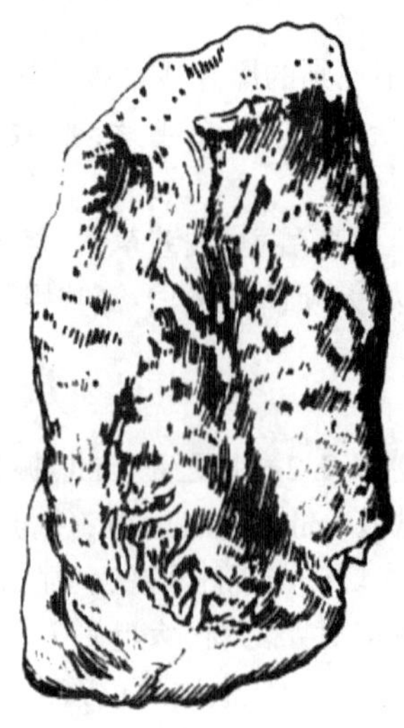

图 4-110　天花粉(根)外形图

南　沙　参
Radix Adenophorae

【来源】　为桔梗科植物轮叶沙参[*Adenophora tetraphylla* (Thunb.) Fisch.]或沙参(*A. stricta* Miq.)的干燥根。

【产地】　主产于安徽、江苏、浙江、贵州等地。

【采收加工】　春、秋两季采挖，除去须根，洗后趁鲜刮去粗皮，洗净，干燥。

【性状鉴别】

1. 药材　呈圆锥形或圆柱形，略弯曲，长 7～27cm，直径 0.8～3.0cm。表面黄白色或淡棕黄色，凹陷处常有残留粗皮，上部多有深陷横纹，呈断续的环状，下部有纵纹及纵沟。顶端具 1 或 2 个根茎。体轻，质松泡，易折断，断面不平坦，黄白色，多裂隙。气微，味微甘(图 4-111)。

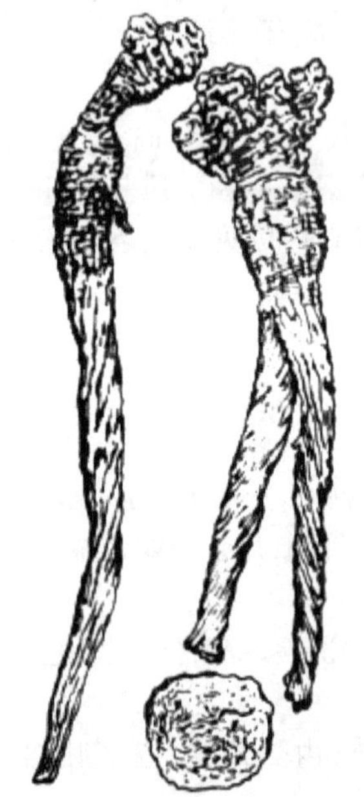

图 4-111　沙参(根)外形及饮片图

以粗细均匀、肥壮、色白者为佳。

2. 饮片　为圆形或类圆形厚片。切面黄白色或类白色，有多数不规则裂隙，呈花纹状；周边淡棕黄色，皱缩。质轻。气微，味微甘。

【化学成分】　轮叶沙参主含三萜类皂苷、蒲公英萜酮等。沙参主含皂苷、香豆素(花椒毒素)等。

【理化鉴别】

(1) 取本品粗粉 2g，加水 20ml，置水浴中加热 10 分钟，滤过。取滤液 2ml，加 5% α-萘酚乙醇溶液 2～3 滴，摇匀，沿管壁缓缓加硫酸 0.5ml，两液接界面呈紫红色环。另取滤液 2ml，加碱性酒石酸铜试液 4～5 滴，置水浴中加热 5 分钟，生成红棕色沉淀。

(2) 本品以南沙参对照药材为对照，进行薄层色谱法试验。药材供试品色谱中，在与对照药材色谱相应的位置上，显相同颜色的主斑点。

【检查】 本品含水分不得过 15.0%，总灰分不得过 6.0%，酸不溶性灰分不得过 2.0%。

【浸出物】 本品含醇溶性浸出物（热浸法，稀乙醇作溶剂）不得少于 30.0%。

【功效】 养阴清肺，化痰，益气。用于肺热燥咳，阴虚劳咳，干咳痰黏，气阴不足，烦热口干。用量 9～15g。

川 木 香
Radix Vladimiriae

【来源】 为菊科植物川木香［*Vladimiria souliei*（Franch.）Ling］或灰毛川木香［*V. souliei*（Franch.）Ling var. *cinerea* Ling］的干燥根。

【产地】 川木香主产于四川与西藏。灰毛川木香主产于四川。

【采收加工】 秋季采挖，除去须根、泥沙及根头上的胶状物，干燥。

【性状鉴别】

1. 药材 呈圆柱形或有纵槽的半圆柱形，稍弯曲，长 10～30cm，直径 1～3cm。表面黄褐色或棕褐色，具纵皱纹，外皮脱落处可见丝瓜络状细筋脉；根头偶有黑色发黏的胶状物，习称“油头”。体较轻，质硬脆，易折断，断面黄白色或黄色，有深黄色稀疏油点及裂隙，木部宽广，有放射状纹理；有的中心呈枯朽状。气微香，味苦，嚼之黏牙（图 4-112）。

以条粗、质硬、香气浓者为佳。

2. 饮片

（1）川木香：为类圆形厚片，直径 1～3cm。切面黄白色，散有棕黄色稀疏油点及裂隙，有的中心呈枯朽状，木部显菊花形放射状纹理，周边有一明显的环纹；外皮黄褐色或棕褐色。气微香，味苦。

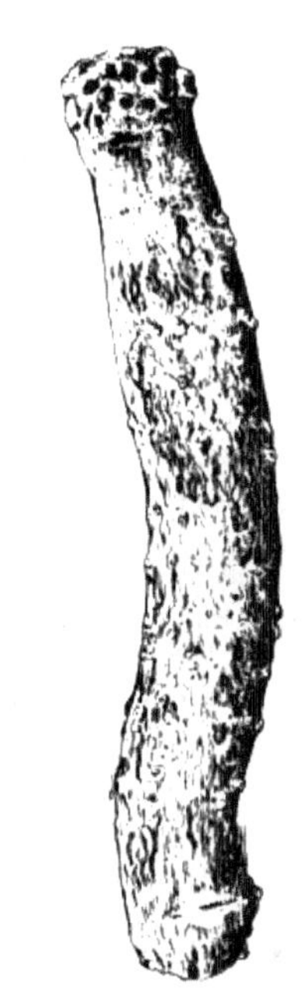

图 4-112 川木香（根）外形图

（2）煨川木香：形如川木香，棕黄色，气微香。

【化学成分】 ①挥发油：主含川木香内酯。②菊糖。

【理化鉴别】 本品以川木香对照药材为对照，进行薄层色谱法试验。药材供试品色谱中，在与对照药材色谱相应的位置上，显相同颜色的斑点。

【检查】 本品含总灰分不得过 4.0%。

【功效】 行气止痛。用于脘腹胀痛，肠鸣腹泻，里急后重，两胁不舒，肝胆疼痛。用量 3～9g。

苍 术
Rhizoma Atractylodis

【来源】 为菊科植物茅苍术［*Atractylodes lancea*（Thunb.）DC.］或北苍术［*A. chinensis*（DC.）Koidz.］的干燥根茎。

【产地】 茅苍术主产于江苏、湖北、河南等省。北苍术主产于华北及西北地区。

【采收加工】 春、秋两季挖取，除去泥沙，晒干，撞去须根。

【性状鉴别】

1. 药材

(1) 茅苍术:呈不规则连珠状或结节状圆柱形,略弯曲,偶有分枝,长3~10cm,直径1~2cm。表面灰棕色,有皱纹、横曲纹及残留的须根,顶端具茎痕或残留的茎基。质坚实,断面黄白色或灰白色,散有多数橙黄色或棕红色油点,习称“朱砂点”,暴露稍久,可析出白色细针状结晶,习称“起霜”。气香特异,味微甘、辛、苦(图4-113)。

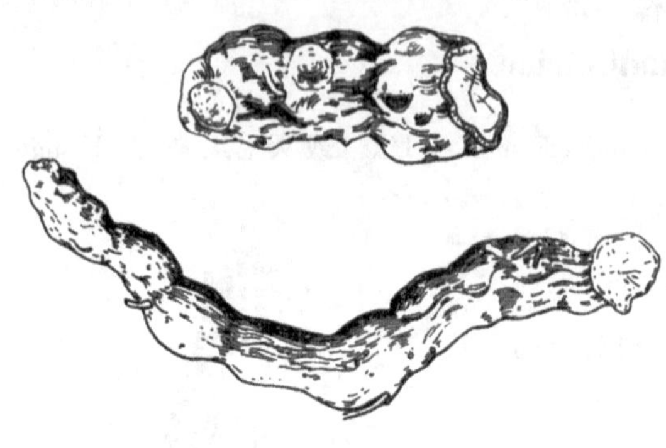

图4-113 苍术(根茎)外形图

(2) 北苍术:呈疙瘩块状或结节状圆柱形,长4~9cm,直径1~4cm。表面黑棕色,除去外皮者黄棕色。质较疏松,断面散有黄棕色油室。香气较淡,味辛、苦。

均以个大、质坚实、断面朱砂点多、香气浓者为佳。茅苍术优于北苍术。

2. 饮片

(1) 苍术:为不规则的厚片,边缘不整齐。切面黄白色或灰白色,散有多数橙黄色或棕红色的油点(朱砂点),有的有白毛状结晶(习称“起霜”);周边灰棕色,质坚实。气香特异,味辛、苦。

(2) 麸炒苍术:形如苍术片,表面深黄色或焦黄色,有香气。

【化学成分】 茅苍术根茎主含挥发油,主要为茅术醇、β-桉油醇、苍术素及苍术酮等。北苍术根茎挥发油中,主要成分为茅术醇、β-桉油醇、苍术素及苍术醇等。

【理化鉴别】

(1) 取本品粉末1g,加乙醚5ml,振摇浸渍15分钟,滤过。取滤液2ml,放于蒸发皿内,待乙醚挥散后,加含5%对二甲氨基苯甲醛的10%硫酸溶液1ml,显玫瑰红色,再于100℃烘5分钟,出现绿色。

(2) 本品以苍术对照药材为对照品,进行薄层色谱法试验。药材供试品色谱中,在与对照药材色谱相应的位置上显相同颜色的斑点;并应显有一相同的污绿色主斑点(苍术素)。

【检查】 本品含总灰分不得过7.0%。

【功效】 燥湿健脾,祛风散寒,明目。用于脘腹胀满,泄泻,水肿,脚气痿躄,风湿痹痛,风寒感冒,夜盲。用量3~9g。

泽　泻

Rhizoma Alismatis

【来源】 为泽泻科植物泽泻[*Alisma orientalis*(Sam.)Juzep.]的干燥块茎。

【产地】 主产于福建、四川、江西等省,多系栽培。

【采收加工】 冬季茎叶开始枯萎时采挖,洗净,干燥,装入竹筐中撞去须根及粗皮。

【性状鉴别】

1. 药材 呈类球形、椭圆形或卵圆形,长2~7cm,直径2~6cm。表面黄白色或淡黄棕色,有不规则的横向环状浅沟纹及多数细小突起的须根痕,底部有的有瘤状芽痕。质坚实,断面黄白色,粉性,有多数细孔。气微,味微苦(图4-114)。

以个大、色黄白、光滑、粉性足者为佳。传统认为建泽泻质较佳。

2. 饮片

(1) 泽泻:为圆形厚片。切面黄白色,粉性,有多数细孔;周边黄白色,有须根痕。气微,味微苦。

(2) 盐泽泻:形如泽泻片,表面微黄色,偶见焦斑,味微咸。

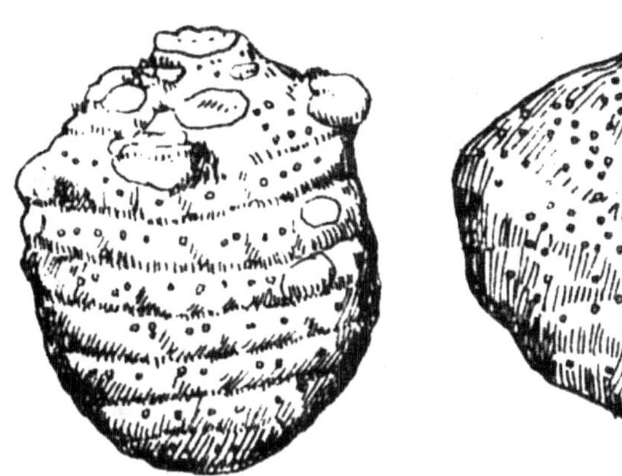

图 4-114　泽泻(块茎)外形图

【化学成分】 ①四环三萜酮醇类衍生物:泽泻醇 A、B、C 及泽泻醇 A 乙酸酯、泽泻醇 B 乙酸酯、泽泻醇 C 乙酸酯、表泽泻醇 A、泽泻薁醇、泽泻薁醇氧化物等。②挥发油。③胆碱。④糖类。⑤钾、钙、镁等元素。

【检查】 本品含总灰分不得过 5.0%,酸不溶性灰分不得过 0.5%。

【功效】 利小便,清湿热。用于小便不利,水肿胀满,泄泻尿少,痰饮眩晕,热淋涩痛,高血脂。用量 6~9g。

香　附

Rhizoma Cyperi

【来源】 为莎草科植物莎草(*Cyperus rotundus* L.)的干燥根茎。

【产地】 主产于山东、浙江、河南等省。

【采收加工】 秋季采挖,燎去毛须,置沸水中略煮或蒸透后晒干,或燎后直接晒干。

【性状鉴别】

1. 药材　多呈纺锤形,有的略弯曲,长 2.0~3.5cm,直径 0.5~1.0cm。表面棕褐色或黑褐色,有纵皱纹,并有 6~10 个略隆起的环节,节上有未除尽的棕色毛须及须根断痕;去净毛须者较光滑,环节不明显。质硬,经蒸煮者断面黄棕色或红棕色,角质样;生晒者断面色白而显粉性,内皮层环纹明显,中柱色较深,点状维管束散在。气香,味微苦(图 4-115)。

以个大、质坚实、色棕褐、香气浓者为佳。

2. 饮片

(1) 香附:为不规则的碎块或薄片,表面棕黄色或棕褐色,经蒸煮者内心黄棕色或红棕色,角质样;生晒者内心为黄白色,粉性,内皮层环纹明显。气香,味微苦。

(2) 醋香附:形如香附碎块或片,表面棕褐色,略有醋气味。

【化学成分】 主含挥发油,油中主要成分为香附烯、β-芹子烯、α-香附酮、β-香附酮等。

【理化鉴别】 本品以 α-香附酮对照品为对照,进行薄层色谱法试验,置紫外光灯(254nm)下检视。药材供试品色谱中,在与对照品色谱相应的位置上,显相同的深蓝色斑点;喷以二硝基苯肼试液,放置片刻,斑点渐变为橙红色。

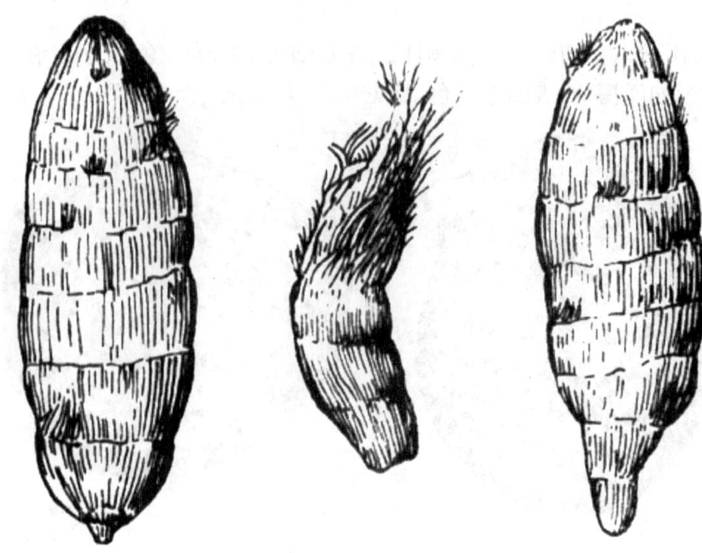

图4-115　香附(根茎)外形图

【检查】 本品含总灰分不得过4.0%。

【功效】 行气解郁,调经止痛。用于肝郁气滞,胸胁脘腹胀痛,消化不良,寒疝腹痛,乳房胀痛,月经不调,经闭痛经。用量6~9g。

天 南 星

Rhizoma Arisaematis

【来源】 为天南星科植物天南星[*Arisaema erubescens*(Wall.)Schott]、异叶天南星(*A. heterophyllum* Bl.)或东北天南星(*A. amurense* Maxim.)的干燥块茎。

【产地】 天南星主产于陕西、甘肃、云南、贵州;异叶天南星主产于湖北、湖南、四川;东北天南星主产于东北。

【采收加工】 秋、冬两季茎叶枯萎时采挖,除去须根及外皮,干燥。

【性状鉴别】

1. 药材 呈扁球形,高1~2cm,直径1.5~6.5cm。表面类白色或淡棕色,较光滑,顶端有凹陷的茎痕,周围有麻点状根痕,有的块茎周边有小扁球状侧芽。质坚硬,不易破碎,断面不平坦,白色,粉性。气微辛,味麻辣。

以个大、色白、粉性足者为佳。

2. 饮片

(1) 生天南星:性状鉴别特征同药材。

(2) 制天南星:为类圆形薄片。切面淡黄褐色,半透明角质样,光滑。质坚脆。微臭,味辛。

(3) 胆南星:呈方块状或圆柱状。棕黄色、灰棕色或棕黑色。质硬。气微腥,味苦。

【化学成分】 主含皂苷、生物碱、多糖、糖蛋白、多种氨基酸、甾醇及无机元素等。

【功效】 燥湿化痰,祛风止痉,散结消肿。用于顽痰咳嗽,风痰眩晕,中风痰壅,口眼歪斜,半身不遂,癫痫,惊风,破伤风。生用外治痈肿,蛇虫咬伤。用量3~9g,炮制后用。外用适量。

天南星伪品——虎掌南星

虎掌南星为天南星科植物掌叶半夏（*Pinellia pedatisecta* Schott）的块茎。主产于河南、河北、江苏、安徽等省，作虎掌南星入药。块茎扁球形，直径1.5～5.0cm，通常周边数个半球形小块茎，形如虎掌。

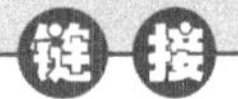

石 菖 蒲

Rhizoma Acori Tatarinowii

【来源】 为天南星科植物石菖蒲（*Acorus tatarinowii* Schott）的干燥根茎。

【产地】 主产于四川、浙江、江苏等省。

【采收加工】 秋、冬两季挖取根茎，除去须根及泥沙，晒干。

【性状鉴别】

1. 药材　呈扁圆柱形，多弯曲，常有分枝，长3～20cm，直径0.3～1cm。表面棕褐色或灰棕色，粗糙，有疏密不均的环节，节间长0.2～0.8cm，具细纵纹，一面残留须根或圆点状根痕；叶痕呈三角形，左右交互排列，有的其上有鳞毛状的叶基残余。质硬，断面纤维性，类白色或微红色，内皮层环纹明显，可见多数维管束小点及棕色油细胞。气芳香，味苦、微辛。

以条粗、断面类白色、香气浓者为佳。

2. 饮片　为类圆形或椭圆形薄片。切面类白色或微红色，或见环状的内皮层及棕色油点；周边棕褐色或灰棕色，留有须根或圆点状根痕。质硬而脆。气芳香，味苦、微辛（图4-116）。

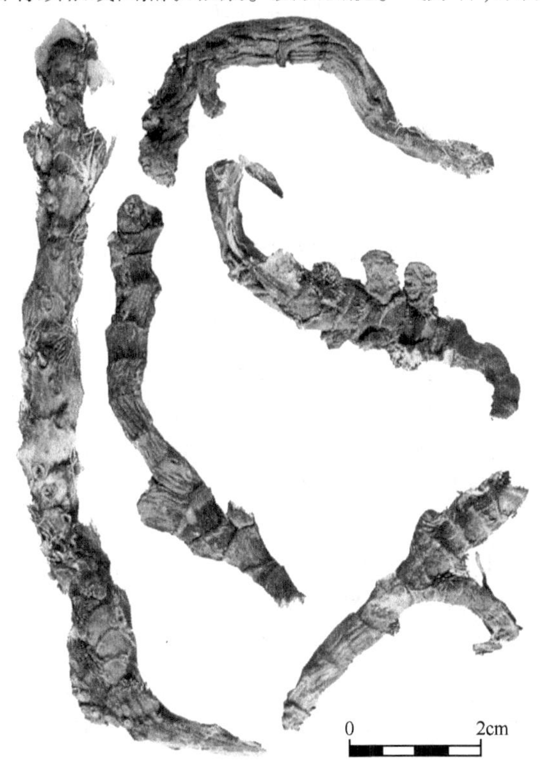

图4-116　石菖蒲药材外形图

【化学成分】 主含挥发油,油中主成分为β-细辛醚约62.38%、1-烯丙基-2,4,5三甲氧基苯(18.24%)、顺-甲基异丁香油酚、甲基丁香油酚、α-及γ-细辛醚等。

【理化鉴别】 取含量测定项下的挥发油,以石菖蒲对照药材为对照,进行薄层色谱法试验,置紫外灯(365nm)下检视。供试品色谱中,在与对照药材色谱相应的位置上,显相同颜色的荧光斑点;再以碘蒸气熏至斑点显色清晰,供试品色谱中,在与对照药材色谱相应的位置上,显相同颜色的斑点。

【检查】 本品含总灰分不得过10.0%。

【含量测定】 照挥发油测定法测定,本品含挥发油不得少于1.0%(ml/g)。

【功效】 化湿开胃,开窍豁痰,醒神益智。用于脘痞不饥,噤口下痢,神昏癫痫,健忘耳聋。用量3~9g。

石菖蒲伪品——水菖蒲

水菖蒲为天南星科植物水菖蒲(*Acorus calamus* L.)的干燥根茎。根茎较粗大,少有分枝。质硬,断面海绵样,类白色或淡棕色,有多数小空洞及维管束小点。气较浓而特异,味辛。

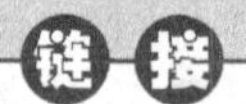

百　部
Radix Stemonae

【来源】 为百部科植物直立百部[*Stemona sessilifolia*(Miq.)Miq.]、蔓生百部[*S. japonica*(Bl.)Miq.]或对叶百部(*S. tuberosa* Lour.)的干燥块根。

【产地】 直立百部主产于安徽、江苏、浙江等省。蔓生百部主产于浙江;安徽、江苏等省亦产。对叶百部主产于湖北、广东、福建等省。

【采收加工】 春、秋两季采挖,除去须根,洗净,置沸水中略烫或蒸至无白心,取出,晒干。

【性状鉴别】

1. 药材

(1) 直立百部:呈纺锤形,上端较细长,皱缩弯曲,长5~12cm,直径0.5~1.0cm。表面黄白色或淡棕黄色,有不规则深纵沟,间或有横皱纹。质脆,易折断,断面平坦,角质样,淡黄棕色或黄白色,皮部较宽,中柱扁缩。气微,味甘、苦(图4-117)。

(2) 蔓生百部:两端稍狭细,表面多不规则皱褶及横皱纹。

(3) 对叶百部:呈长纺锤形或长条形,长8~24cm,直径0.8~2cm。表面浅黄棕色至灰棕色,具浅纵皱纹或不规则纵槽。质坚实,断面黄白色至暗棕色,中柱较大,髓部类白色。

均以根粗壮、质坚实、色黄白者为佳。

2. 饮片

(1) 百部:呈不规则厚片或不规则的条形斜片。表面灰白色、棕黄色,有深纵皱纹。切面灰白色、淡黄棕色或黄白色,角质样;皮部较厚,中柱扁缩。质韧而软。气微,味甘、苦。

(2) 蜜百部:形同百部片,表面棕黄色或棕褐色,略带焦斑,稍有黏性。味甜。

【化学成分】 主含生物碱类。直立百部主含直立百部碱、霍多林碱、原百部碱等。蔓生百部主含百部碱、蔓生百部碱(stemonamine)、原百部碱等。对叶百部主含对叶百部碱、氧化对叶百部碱、次对叶百部碱等。

【理化鉴别】 取本品粉末5g,加70%乙醇50ml,加热回流1小时,滤过,滤液蒸去乙醇,残

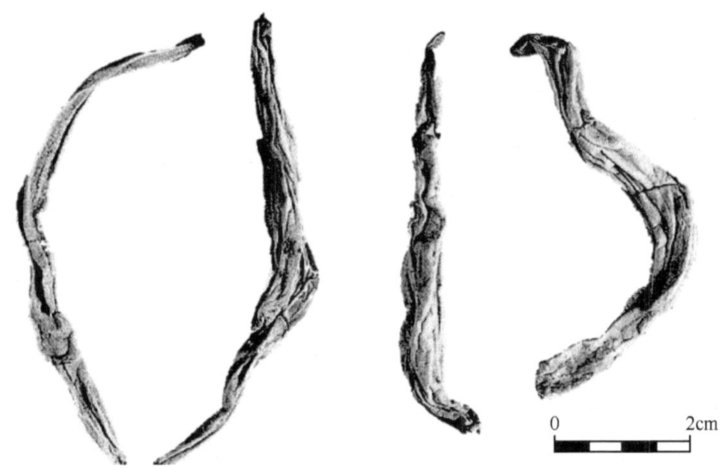

图 4-117　直立百部药材外形图

留物加浓氨溶液调至 pH 10～11，再加氯仿 5ml，振摇提取，分取氯仿层，蒸干，残渣加 1% 盐酸溶液 5ml 使溶解，滤过。滤液分作两份，一份滴加碘化铋钾试液，发生橙红色沉淀；另一份滴加硅钨酸试液，发生乳白色沉淀（检查生物碱）。

【浸出物】　用热浸法测定，本品含水溶性浸出物不得少于 50.0%。

【功效】　润肺下气，止咳，杀虫。用于新久咳嗽，肺痨咳嗽，百日咳；外用于头虱，体虱，蛲虫病，阴痒。蜜百部润肺止咳，用于阴虚痨嗽。用量 3～9g。外用适量。

知　母
Rhizoma Anemarrhenae

【来源】　为百合科植物知母（*Anemarrhena asphodeloides* Bge.）的干燥根茎。

【产地】　主产于河北、山西、陕西、河南、内蒙古等省区。

【采收加工】　春、秋两季采挖，除去须根及泥沙，晒干，习称“毛知母”；或除去外皮，晒干，习称“知母肉”、“光知母”。以河北易县产者为佳。

【性状鉴别】

1. 药材　呈长条状，微弯曲，略扁，偶有分枝，长 3～15cm，直径 0.8～1.5cm，一端有浅黄色的茎叶残痕，习称“金包头”。表面黄棕色至棕色，上面有一凹沟，具紧密排列的环状节，节上密生黄棕色的残存叶基，由两侧向根茎上方生长；下面隆起而略皱缩，并有凹陷或突起的点状根痕。质硬，易折断，断面黄白色。气微，味微甘、略苦，嚼之带黏性（图 4-118）。

以条粗、质硬、断面色黄白者为佳。

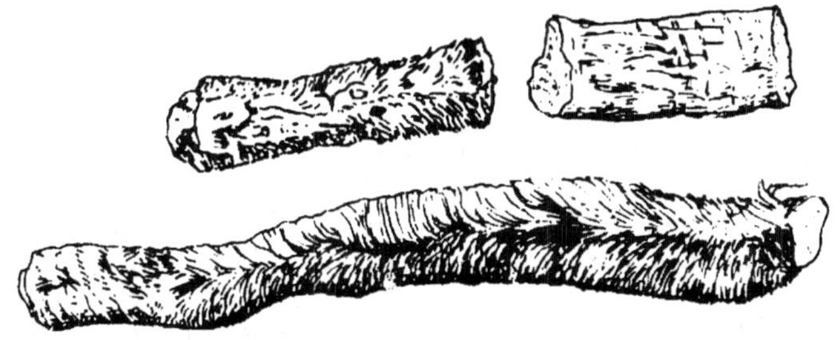

图 4-118　知母（根茎）外形图

2. 饮片

(1) 知母:为不规则类圆形的厚片。切面黄白色;周边黄棕色至棕色(毛知母)或黄白色(知母肉)。气微,味微甜、略苦,嚼之带黏性。

(2) 盐知母:形如知母片,色泽加深,味微咸。

【化学成分】 ①多种甾体皂苷:知母皂苷 A-Ⅰ、知母皂苷 A-Ⅱ、知母皂苷 A-Ⅲ、知母皂苷 A-Ⅳ、知母皂苷 B-Ⅰ、知母皂苷 B-Ⅱ等,其皂苷元有菝葜皂苷元等。②黄酮类:芒果苷、异芒果苷。③多糖类:4 种知母多糖。④烟酸,胆碱等。

【理化鉴别】 本品以菝葜皂苷元对照品为对照,进行薄层色谱法试验。药材供试品色谱中,在与对照品色谱相应的位置上,显相同颜色的斑点。

【检查】 本品含水分不得过 12.0%,总灰分不得过 8.5%,酸不溶性灰分不得过 4.0%。

【含量测定】 照高效液相色谱法测定,药材按干燥品计算,含菝葜皂苷元($C_{27}H_{44}O_3$)不得少于 1.0%。

【功效】 清热泻火,生津润燥。用于外感热病、高热烦咳、肺热燥咳,骨蒸潮热,内热消渴,肠燥便秘。用量 6~12g。

莪 术

Rhizoma Curcumae

【来源】 为姜科植物蓬莪术(*Curcuma phaeocaulis* Val.)、广西莪术(*C. kwangsiensis* S. G. Lee et C. F. Liang.)或温郁金(*C. wenyujin* Y. H. Chen et C. Ling)的干燥根茎。后者习称"温莪术"。

【产地】 蓬莪术主产于四川,广西莪术主产于广西,温郁金主产于浙江。

【采收加工】 冬季茎叶枯萎后采挖,洗净,蒸或煮至透心,晒干或低温干燥后除去须根及杂质。

【性状鉴别】

1. 药材

(1) 蓬莪术:呈卵圆形、长卵形、圆锥形或长纺锤形,顶端多钝尖,基部钝圆,长 2~8cm,直径 1.5~4cm。表面灰黄色至灰棕色,上部环节突起,有圆形微凹的须根痕或残留的须根,有的两侧各有 1 列下陷的芽痕和类圆形的侧生根茎痕,有的可见刀削痕。体重,质坚实,断面灰褐色至蓝褐色,蜡样,常附有灰棕色粉末,皮层与中柱易分离,内皮层环棕褐色。气微香,味微苦而辛(图 4-119)。蓬莪术与三棱性状对比见表 4-6。

表 4-6 蓬莪术与三棱性状对比鉴别表

	药材名	蓬莪术	三棱
	来源	为姜科植物蓬莪术(*Curcuma Phaeocaulis* Val.)的干燥根茎	为黑三棱科植物黑三棱(*Sparganium stoloniferum* Buch. -Ham.)削去外皮的干燥块茎
性状	形状	呈卵圆形、长卵形、圆锥形或长纺锤形,顶端多钝尖,基部钝圆	呈圆锥形,略扁
	表面颜色	灰黄色至灰棕色	黄白色或灰黄色
性状	表面特征	上部环节凸起,有的两侧各有 1 列下陷的芽痕和类圆形的侧生根茎痕	有刀削痕,须根痕小点状,略呈横向环状排列
	气味	气微香,味微苦而辛	气微,味淡,嚼之微有麻辣感

(2) 广西莪术:环节稍突起,断面黄棕色至棕色,常附有淡黄色粉末,内皮层环纹黄白色。

(3) 温莪术:断面黄棕色至棕褐色,常附有淡黄色至黄棕色粉末。气香或微香。

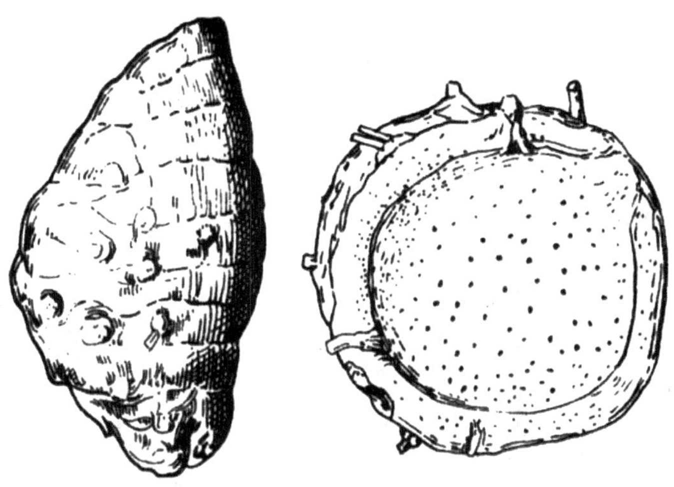

图 4-119　莪术(根茎)外形及横切片图

以个大、均匀、质坚实、香气浓者为佳。

2. 饮片

(1) 莪术:为类圆形或椭圆形薄片。切面黄绿色或棕褐色,有黄白色的内皮层环纹及淡黄棕色的点状维管束。周边灰黄色或棕黄色。气微香,味微苦而辛。

(2) 醋莪术:形如莪术片,色较深,有醋的气味。

【化学成分】　主含挥发油,包括多种倍半萜衍生物和桉油精。温莪术主成分有莪术醇、莪术酮、莪术二酮、α-和 β-蒎烯、樟烯、莪术烯、β-榄烯等。莪术醇、β-榄烯、莪术二酮为抗癌主要成分。莪术油制剂临床用于治疗早期宫颈癌。

【检查】

(1) 吸光度:精密称取本品中粉 30mg,加三氯甲烷 10ml,超声处理 40 分钟或浸泡 24 小时,滤过,滤液转移至 10ml 量瓶中,加三氯甲烷至刻度,摇匀,照紫外-可见分光光度法测定,在 242nm 波长处有最大吸收,吸光度不得低于 0.45。

(2) 本品含总灰分不得过 7.0%,酸不溶性灰分不得过 2.0%。杂质不得过 5%。

【浸出物】　本品含醇溶性浸出物(热浸法,稀乙醇作溶剂)不得少于 7.0%。

【含量测定】　照挥发油测定法测定,本品含挥发油不得少于 1.5% (ml/g)。

【功效】　行气破血,消积止痛。用于癥瘕痞块,瘀血闭经,食积胀痛,早期宫颈癌。用量6~9g。

姜　黄

Rhizoma Curcumae Longae

【来源】　为姜科植物姜黄(*Curcuma longa* L.)的干燥根茎。

【产地】　主产于四川,福建、广东、江西等省。

【采收加工】　冬季茎叶枯萎时采挖,洗净,煮或蒸至透心,晒干,除去须根。

【性状鉴别】

1. 药材　呈不规则卵圆形、圆柱形或纺锤形,常弯曲,有的具短叉状分枝,长 2~5cm,直径 1~3cm。表面深黄色,粗糙,有皱缩纹理和明显环节,并有圆形分枝痕及须根痕。质坚实,不易折断,断面棕黄色至金黄色,角质样,有蜡样光泽,内皮层环纹明显,维管束呈点状散在。气香特异,味苦、辛(图 4-120)。

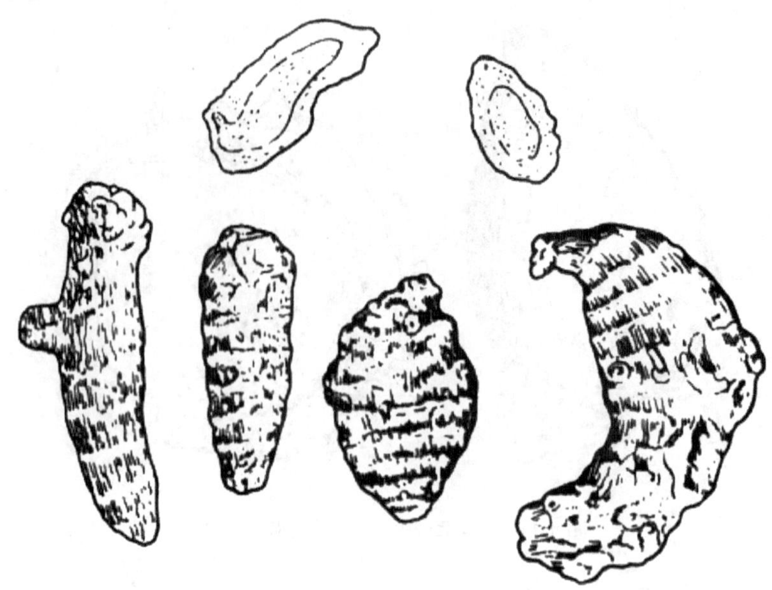

图4-120　姜黄(根茎)外形图

以质坚实、断面金黄、香气浓者为佳。

2. 饮片　为类圆形的薄片或厚片。切面棕黄色或金黄色,角质样,有蜡样的光泽,内皮层环明显,维管束点状散在。周边灰黄色或深黄色,粗糙,有纵皱纹。质坚硬。气特异,味苦辛。

【化学成分】 ①姜黄素类:如姜黄素、去甲氧基姜黄素及去二甲氧基姜黄素。②挥发油:主要成分有龙脑、樟脑、姜烯、姜黄烯、芳姜黄烯、姜黄酮、芳姜黄酮等。

【理化鉴别】 本品以姜黄对照药材和姜黄素对照品为对照,进行薄层色谱法试验。分别置日光下及紫外光灯(365nm)下检视。药材供试品色谱中,在与对照药材色谱及对照品色谱相应的位置上,分别显相同颜色的斑点和荧光斑点。

【检查】 本品含水分不得过 16.0% ,总灰分不得过 7.0% ,酸不溶性灰分不得过 1.0% 。

【浸出物】 本品含醇溶性浸出物(热浸法,稀乙醇作溶剂)不得少于 12.0% 。

【含量测定】 照挥发油测定法测定,本品含挥发油不得少于 7.0% (ml/g);照高效液相色谱法测定,本品按干燥品计算,含姜黄素($C_{21}H_{20}O_6$)不得少于 1.0% 。

【功效】 破血行气,通经止痛。用于胸胁刺痛,闭经,癥瘕,风湿肩臂疼痛,跌扑肿痛。用量 3 ~ 9g。外用适量。

本类其他常用中药简介

名称	来源	性状特征	功效
银柴胡	石竹科植物银柴胡(*Stellaria dichotoma* L. var. *lanceolata* Bge.)的干燥根	本品呈类圆柱形,偶有分枝,长 15 ~ 40cm,直径 0.5 ~ 2.5cm。表面浅棕黄色至浅棕色,有扭曲的纵皱纹及支根痕,多具孔穴状或盘状凹陷,习称"砂眼",从砂眼处折断可见棕色裂隙中有细砂散出。根头部略膨大,有密集的呈疣状突起的芽苞、茎或根茎的残基,习称"珍珠盘"。质硬而脆,易折断,断面不平坦,较疏松,有裂隙,皮部甚薄,木部有黄、白色相间的放射状纹理。气微,味甘。栽培品有分枝,多扭曲,纵皱纹细腻,几无砂眼。质地较密,几无裂隙,略显粉性。味微甜	祛虚热,除疳热

续表

名称	来源	性状特征	功效
白头翁	为毛茛科植物白头翁[*Pulsatilla chinensis* (Bge.) Regel]的干燥根	本品呈类圆柱形或圆锥形,稍扭曲,长6~20cm,直径0.5~2cm。表面黄棕色或棕褐色,具不规则纵皱纹或纵沟,皮部易脱落,露出黄色的木部,有的有网状裂纹或裂隙,近根头处常有朽状凹洞。根头部稍膨大,有白色绒毛,有的可见鞘状叶柄残基。质硬而脆,断面皮部黄白色或淡黄棕色,木部淡黄色。气微,味微苦涩	清热解毒,凉血止痢
升麻	为毛茛科植物大三叶升麻(*Cimicifuga heracleifolia* Kom.)、兴安升麻[*C. dahurica* (Turcz.) Maxim.]或升麻(*C. foetida* L.)的干燥根茎	本品为不规则的长形块状,多分枝,呈结节状,长10~20cm,直径2~4cm 。表面黑褐色或棕褐色,粗糙不平,有坚硬的细须根残留,上面有数个圆形空洞的茎基痕,洞内壁显网状沟纹;下面凹凸不平,具须根痕。体轻,质坚硬,不易折断,断面不平坦,有裂隙,纤维性,黄绿色或淡黄白色。气微,味微苦而涩	发表透疹,清热解毒,升举阳气
北豆根	防己科植物蝙蝠葛(*Menispermum dauricum* DC.)的干燥根茎	本品呈细长圆柱形,弯曲,有分枝,长可达50cm,直径0.3~0.8cm。表面黄棕色至暗棕色,多有弯曲的细根,并可见突起的根痕及纵皱纹,外皮易剥落。质韧,不易折断,断面不整齐,纤维性,木部淡黄色,呈放射状排列,中心有髓。气微,味苦	清热解毒,祛风止痛
山豆根	为豆科植物越南槐(*Sophora tonkinensis* Gapnep.)的干燥根及根茎	本品根茎呈不规则的结节状,顶端常残存茎基,其下着生根数条。根呈长圆柱形,多有分枝,长短不等,直径0.7~1.5cm。表面棕色至棕褐色,有不规则的纵皱纹及突起的横向皮孔。质坚硬,难折断,断面皮部浅棕色,木部淡黄色。味极苦,有豆腥气	清热解毒,消肿利咽
白蔹	葡萄科植物白蔹[*Ampelopsis japonica* (Thunb.) Makino]的干燥块根	纵瓣呈长圆形或近纺锤形,长4~10cm,直径1~2cm。切面周边常向内卷曲,中部有1凸起的棱线;外皮红棕色或红褐色,有纵皱纹、细横纹及横长皮孔,易层层脱落,脱落处呈淡红棕色。斜片呈卵圆形,长2.5~5cm,宽2~3cm。切面类白色或淡红棕色,可见放射状纹理,周边较厚,微翘起或略弯曲。体轻,质硬脆,易折断,折断时有粉尘飞出。气微,味甘	清热凉血,利尿通淋,解毒疗疮
藁本	伞形科植物藁本(*Ligusticum sinense* Oliv.)或辽藁本(*L. jeholense* Nakai et Kitag.)的干燥根茎及根	藁本:根茎呈不规则结节状圆柱形,稍扭曲,有分枝,长3~10cm,直径1~2cm。表面棕褐色或暗棕色,粗糙,有纵皱纹,上侧残留数个凹陷的圆形茎基,下侧有多数点状突起的根痕及残根。体轻,质较硬,易折断,断面黄色或黄白色,纤维状。气浓香,味辛、苦、微麻。辽藁本:较小,根茎呈不规则的团块状或柱状,有多数细长弯曲的根	祛风,散寒,除湿,止痛
续断	为川续断科植物川续断(*Dipsacus asperoides* C. Y. Cheng et T. M. Ai)的干燥根	本品呈圆柱形,略扁,有的微弯曲,长5~15cm,直径0.5~2cm。表面灰褐色或黄褐色,有稍扭曲或明显扭曲的纵皱及沟纹,可见横裂的皮孔及少数须根痕。质软,久置后变硬,易折断,断面不平坦,皮部墨绿色或棕色,外缘褐色或淡褐色,木部黄褐色,导管束呈放射状排列。气微香,味苦、微甜而后涩	补肝肾,强筋骨,续折伤,止崩漏

续表

名称	来源	性状特征	功效
白薇	萝摩科植物白薇(*Cynanchum atratum Bge.*)或蔓生白薇(*Cynanchum versicolorBge.*)的干燥根及根茎	本品根茎粗短,有结节,多弯曲。上面有圆形的茎痕,下面及两侧簇生多数细长的根,根长10~25cm,直径0.1~0.2cm。表面棕黄色。质脆,易折断,断面皮部黄白色,木部黄色。气微,味微苦	清热凉血,利尿通淋,解毒疗疮
紫菀	为菊科植物紫菀(*Aster tataricus* L. f.)的干燥根及根茎	本品根茎呈不规则块状,大小不一,顶端有茎、叶的残基,质稍硬。根茎簇生多数细根,长3~15cm,直径0.1~0.3cm,多编成辫状;表面紫红色或灰红色,有纵皱纹;质较柔韧。气微香,味甜、微苦	润肺下气,消痰止咳
三棱	为黑三棱科植物黑三棱(*Sparganium stoloniferum* Buch.-Ham.)的干燥块茎	本品呈圆锥形,略扁,长2~6cm,直径2~4cm。表面黄白色或灰黄色,有刀削痕,须根痕小点状,略呈横向环状排列。体重,质坚实。气微,味淡,嚼之微有麻辣感	破血行气,消积止痛
黄精	为百合科植物滇黄精(*Polygonatum kingianum* Coll. et Hemsl.)、黄精(*P. sibiricum* Red.)或多花黄精(*P. cyrtonema* Hua)的干燥根茎,分别习称"大黄精"、"鸡头黄精"、"姜形黄精"	大黄精:呈肥厚肉质的结节块状,结节长可达10cm以上,宽3~6cm,厚2~3cm。表面淡黄色至黄棕色,具环节,有皱纹及须根痕,结节上侧茎痕呈圆盘状,圆周凹入,中部突出。质硬而韧,不易折断,断面角质,淡黄色至黄棕色。气微,味甜,嚼之有黏性 鸡头黄精:呈结节状弯柱形,长3~10cm,直径0.5~1.5cm。结节长2~4cm,略呈圆锥形,常有分枝;表面黄白色或灰黄色,半透明,有纵皱纹,茎痕圆形,直径5~8mm 姜形黄精:呈长条结节块状,长短不等,常数个块状结节相连。表面灰黄色或黄褐色,粗糙,结节上侧有突出的圆盘状茎痕,直径0.8~1.5cm。味苦者不可药用	补气养阴,健脾,润肺,益肾
玉竹	为百合科植物玉竹[*Polygonatum odoratum*(Mill.)Druce]的干燥根茎	呈长圆柱形,略扁,少有分枝,粗细均匀,长4~18cm,直径0.3~1.6cm。表面黄白色或淡黄棕色,半透明,具纵皱及微隆起的环节,节上残留白色圆点状须根痕,有的有圆盘状茎痕。干时硬而脆,受潮变软,易折断,横切面角质样或显颗粒性。气微,味甘,嚼之发黏	养阴润燥,生津止渴
天冬	为百合科植物天冬[*Asparagus cochinchinensis*(Lour.)Merr.]的干燥块根	呈长纺锤形,两端渐细,略弯曲,长5~18cm,直径0.5~2cm。外皮多已除去,表面黄白色至淡黄棕色,半透明,光滑或具深浅不等的纵皱纹,偶有残存的灰棕色外皮。对光透视,有一条不透明的细木心。质硬或柔润,有黏性,断面角质样,中柱黄白色。气微,味甜、微苦	养阴润燥,清肺生津
射干	为鸢尾科植射干[*Belamcanda chinensis*(L.)DC.]的干燥根茎	呈不规则的结节状,有分枝,长3~10cm,直径1~2cm。表面黄褐色、棕褐色或黑褐色,皱缩,有排列较密的横向环纹。上面有数个圆盘状凹陷的茎痕,偶有茎基残存;下面有残留的细根及根痕。质硬,折断面黄色,颗粒性。气微,味苦、微辛	清热解毒,消痰,利咽
重楼	为百合科植物云南重楼[*Paris polyphylla* Smith var. *yunnanensis*(Franch.)Hand.-Mazz]或七叶一支花[*P. polyphylla* Smith var. *chinensis*(Franch.)Hara]的干燥根茎	药材呈结节状扁圆柱形,略弯曲,长5~12 cm,直径1.0~4.5cm。表面黄棕色或灰棕色;密具粗环纹,一面结节明显,结节上具椭圆形茎痕,另一面有须根痕。顶端具鳞叶及茎的残基。质坚实,断面平坦,白色至浅棕色,粉性。气微,味微苦、麻	清热解毒,消肿止痛,凉肝定惊

续表

名称	来源	性状特征	功效
土茯苓	为百合科植物光叶菝葜(*Smilax glabra* Roxb.)的干燥根茎	药材略呈圆柱形,或不规则条块,多分枝,有结节状隆起,长 5 ~ 22cm,直径 2 ~ 5cm。表面黄棕色,凹凸不平,有坚硬的须根残基,上端具茎痕。质坚硬,不易折断;断面类白色至红棕色,可见点状维管束。气微,味淡、涩	除湿,解毒,通利关节
干姜	姜科植物姜(*Zingber officinale* Rosc.)的干燥根茎	呈扁平块状,具指状分枝,长 3 ~ 7cm,厚 1 ~ 2cm。表面灰黄色,具纵皱纹及明显的环节。分枝顶端有茎痕或芽。质坚实,断面黄白色,内皮层环纹明显,维管束及黄色油点散在。气香、特异,味辛辣	温中散寒,回阳通脉,燥湿消痰
白及	为兰科植物白及[*Bletilla striata* (Thunb.) Reichb. f.]的干燥块茎	呈不规则扁圆形,多有 2 ~ 3 个爪状分枝,长 1.5 ~ 5cm,厚 0.5 ~ 1.5cm。表面灰白色或黄白色,有数圈同心环节和棕色点状须根痕,上面有突起的茎痕,下面有连接另一块茎的痕迹。质坚硬不易折断,断面类白色,角质样。气微,味苦,嚼之有黏性	收敛止血,消肿生肌

小结

根类与根茎类中药材的采收,一般在秋末春初,此时植物正处于休眠期,根与根茎部位贮藏的营养物质较丰富,故药材质量较好。

根与根茎类中药品种繁多,要抓住其识别要点,理解记忆。如大黄中的“星点”,何首乌中的“云锦纹”,三七的“铜皮铁骨”,党参的“狮子盘头”,松贝母的“怀中抱月”,天麻的“鹦哥嘴”、“凹肚脐”等。这些术语是在长期实践中的经验总结,也是中药材真伪鉴别的要点。

有些根与根茎类中药其性状相似,只有通过比较,才能达到鉴别的目的。如牛膝与川牛膝、葛根与粉葛、山药与天花粉、松贝与青贝、南柴胡与北柴胡、人参与西洋参、生地与玄参、木香与川木香、莪术与三棱、泽泻与三棱、续断与百部等。

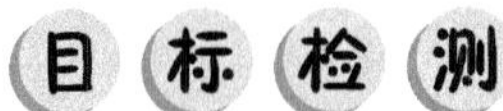

一、填空题

A 型题

1. 单子叶植物根茎的横断面有一圈环纹,它是
   A. 形成层　B. 木质部　C. 韧皮部　D. 内皮层环
2. 显微鉴定中药时,确认淀粉粒应加
   A. 间苯三酚试液　B. 水合氯醛试液　C. 碘试液　D. 盐酸
3. 狗脊表面特征比较特殊,其表面
   A. 光滑　B. 被光亮的金黄色茸毛　C. 被硬毛　D. 有皮孔
4. 生狗脊片近外皮 1 ~ 4mm 处有条突起的棕黄色环纹,该环纹是
   A. 皮层　B. 韧皮部　C. 形成层　D. 木质环纹
5. “星点”是大黄的识别要点,其存在的部位是
   A. 表面　B. 韧皮部　C. 木质部　D. 髓部

6. 真伪大黄的鉴别常用荧光试验法,正品大黄的稀甲醇浸出液,滴于滤纸上,再滴加稀乙醇扩散后,置紫外光灯(365nm)下观察可见

A. 棕色至棕红色荧光　B. 持久的亮蓝紫色荧光
C. 黄色荧光　D. 橙黄色荧光

7. 何首乌断面的"云锦纹"比较特殊,其存在部位是

A. 髓部　B. 皮部　C. 韧皮部　D. 木质部

8. 断面角质样,中央木心明显,其外围散有多数"筋脉点",排列成2~4轮,该药材是

A. 白芍　B. 赤芍　C. 川牛膝　D. 牛膝

9. 附子的来源是

A. 毛茛科植物乌头子根的加工品　B. 毛茛科植物北乌头侧根的加工品
C. 毛茛科植物乌头的主根　D. 毛茛科植物北乌头的主根

10. 盐附子横断面可见

A. 形成层环圆形　B. 形成层环多角形
C. 形成层环棕色　D. 木质部放射状

11. 味连的性状特征为

A. 多单枝,较粗壮,"过桥"长　B. 多单枝,较细小,弯曲
C. 多分枝,聚成簇,形如鸡爪　D. 长圆柱形,表面环节明显,味淡

12. 在中药理化鉴定中,黄连粉末加95%乙醇及30%硝酸各一滴,加盖玻片放置片刻,镜检应有

A. 方晶　B. 棱晶
C. 黄色针晶或针簇状结晶　D. 黄色、无晶体

13. 黄连药材折断面木质部在紫外光灯下显

A. 金黄色荧光　B. 淡蓝色荧光　C. 亮紫色荧光　D. 黄白色荧光

14. 其粉末加水合氯醛透化后,镜检,可见晶鞘纤维的中药是

A. 甘草　B. 黄连　C. 何首乌　D. 黄芪

15. 黄芪药材的气味为

A. 气微,味微苦　B. 气微,味微甜,嚼之微有豆腥气
C. 气芳香,味先苦后甜　D. 气微,味先甜后苦

16. 在中药粉末显微鉴定中,草酸钙簇晶直径20~68μm,棱角锐尖,该药材为

A. 半夏　B. 大黄　C. 人参　D. 麦冬

17. 人参的粉末显微特征为

A. 草酸钙簇晶、树脂道　B. 草酸钙方晶、树脂道
C. 草酸钙簇晶、油管　D. 草酸钙针晶、油室

18. "铜皮铁骨"是下列哪种中药的性状特征

A. 附子　B. 大黄　C. 三七　D. 黄芪

19. 具"狮子盘头"性状特征的中药是

A. 人参　B. 白芷　C. 黄芪　D. 党参

20. 其断面散有多数红色油点,久置表面析出白色针状结晶,该药材为

A. 北苍术　B. 白术　C. 黄芩　D. 茅苍术

21. 植物类中药材折断面显粉性表示

A. 含淀粉多　B. 含石细胞多　C. 含糖分多　D. 含纤维多

22. 在显微鉴定中,石细胞三面较厚、一面较薄的药材为

A. 黄连　B. 麦冬　C. 附子　D. 大黄

23. "鹦哥嘴"或"红小辫"是哪种药材的性状鉴别特征

A. 白及　B. 知母　C. 防风　D. 天麻

24. 在中药理化鉴定中,其水浸液加碘试液 2 滴,显紫红色至酒红色,该药材是
A. 天麻 B. 白及 C. 莪术 D. 附子
25. 天麻粉末显微鉴定中,应具有下列哪一项特征
A. 含有草酸钙方晶,并含有淀粉粒 B. 含有草酸钙针晶,并含有淀粉粒
C. 含有草酸钙簇晶,不含淀粉粒 D. 含有草酸钙针晶,不含淀粉粒

X 型题

26. 黄连来源于下列哪几种植物的根茎
A. 黄连 B. 雅连 C. 三角叶黄连
D. 云南黄连 E. 太白黄连
27. 党参的性状特征为
A. 圆柱形,根头部有多数突起的茎痕及芽痕
B. 中上部有横向的环纹,并有纵皱纹
C. 支根断落处常有黑褐色胶状物
D. 断面皮部淡黄白色至淡棕色,木质部淡黄色
E. 有特殊香气,味微甜
28. 人参(生晒参)的性状鉴别特征有
A. 有“芦头”、“芦碗 ” B. 上部有横纹 C. 断面形成环棕黄色
D. 中央有木心 E. 味淡
29. 麦冬的性状特征
A. 呈纺锤形,两端渐细 B. 表面黄白色 C. 断面粉性
D. 中央有细小木心(中柱) E. 质柔韧
30. 天麻的性状鉴别特征是
A. 呈长条形或椭圆形,扁缩而稍弯曲
B. 表面黄白色,具环节,有点状突起排列而成的多轮横环纹
C. 一端有红棕色干枯芽苞
D. 另一端有自母麻脱落后的圆脐形疤痕
E. 断面角质状,半透明

二、简答题

1. 根茎与根的区别?
2. 大黄的性状鉴别要点?
3. 人参的性状鉴定特征?
4. 甘草粉末有哪些主要显微特征?
5. 松贝与青贝的区别?
6. 天麻的性状鉴别特征?
7. 三七主根规格是如何划分的?
8. 边条红参的特点是什么?

第5章　茎木类中药

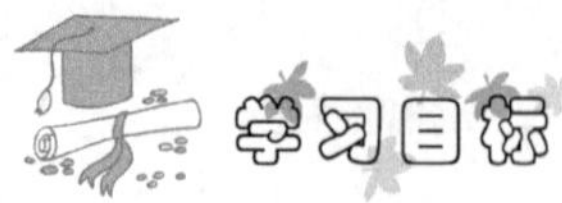

1. 掌握茎木类中药的性状、显微鉴定要点
2. 熟悉茎木类中药的来源、理化鉴定、主产地
3. 了解茎木类中药的采收加工、化学成分、功效

第1节　茎木类中药概述

一、茎木类中药的药用部位

茎木类中药是茎类(Caulis)中药和木类(Lignum)中药的总称。其药用部位多为木本药用植物的地上茎藤或茎的一部(如心材、茎刺、茎髓等),少数为草本植物的茎藤。

茎类中药多为木本植物的茎,包括茎藤(Caulis),如关木通、鸡血藤、大血藤;茎枝(Ramulus),如桑枝、桂枝;带钩茎枝,如钩藤;茎刺(Spina),如皂角刺;带刺状附属物的枝条,如鬼箭羽;茎的髓部(Medulla),如通草、灯心草;少数为草木植物的茎,如首乌藤(夜交藤)、天仙藤。有些草本植物的茎,如麻黄、石斛、桑寄生、槲寄生等,则归入全草类。

木类中药系木本植物茎的形成层以内的各部分,通称为木材。木材可分为边材和心材两部分。边材含水分较多,颜色较浅,又称液材;心材由于积蓄了较多的挥发油、树脂和色素类物质,因此颜色较深、质地亦较致密而重,且含有特殊成分。木类中药大多采用心材部分,如沉香、苏木、降香等。

二、茎木类中药性状鉴别要点

一般应注意其形状、大小、表面、颜色、质地、折断面及气味等。

茎类中药的形状多呈圆柱形,也有呈方柱形或扁圆柱形的,表面大多为棕黄色,少数显特殊的颜色(如鸡血藤为红紫色),多有明显的节和节间,有的节部膨大并残存有小枝痕、叶痕或芽痕,木质茎的表面因有木栓层而较粗糙,有深浅不一的纵横裂纹或栓皮剥落的痕迹,并可见到皮孔。已被剥去栓皮的茎则表面较为光滑,藤本茎常扭曲不直,髓部明显,有的髓部偏斜或有空洞。木质茎质地一般坚硬,折断面呈纤维性或裂片状,一般皮部较薄。茎的断面有放射状的木质部与射线相间排列,习称“车轮纹”、“菊花心”等,有的可见明显小孔(导管),如川木通、青风藤;有的韧皮部与木质部相间排列呈偏心形半圆形环,如鸡血藤。生长多年的木质茎并有年轮。草质茎表面多皱缩而形成纵向沟纹及隆起的棱线,质脆易断,折断面纤维状,髓部疏松或中央有空洞。

木类中药多呈不规则的块状、条状或片状,质地较致密而重,可通过形状、色泽、表面纹理与斑块、质地、密度、气味及水试(是否沉于水底及水浸液颜色)或火试(有无特殊气味及其他特殊现象)予以鉴别。如苏木表面色黄红至棕红,沉香表面可见黑褐色条纹(树脂);又如沉香质重而沉水,具香气,白木香质轻而不沉水,香气较淡。

三、茎木类中药显微鉴别要点

1. 茎类中药的组织构造　双子叶植物木质茎类中药的横切面观,自外而内包括周皮、皮层、中柱鞘、韧皮部、形成层、木质部、髓射线和髓部;草质茎的次生构造不发达,通常仍可见到表皮,角质层的厚度、毛茸和气孔都是其鉴别的主要特征。

除应注意以上各类组织的排列,各种细胞的分布,细胞内含物如各类结晶体、淀粉粒等特征的有无及形状外,有的还需通过解离组织制片法,仔细观察各类厚壁组织(导管、管胞、木纤维、石细胞等)的细胞形态、细胞壁的厚度和木化程度,有无壁孔、层纹和分隔等特征。如大血藤的木栓细胞内含红棕色物,络石藤的皮层外侧有断续的石细胞环带;鸡血藤的皮层散有内含棕红色物的石细胞群,韧皮部有韧皮纤维束及晶纤维等。

双子叶植物木质茎藤,有的具有异常构造,其韧皮部和木质部层状排列成数轮,如鸡血藤。有的髓部具数个维管束,如海风藤。有的具内生韧皮部,如络石藤。

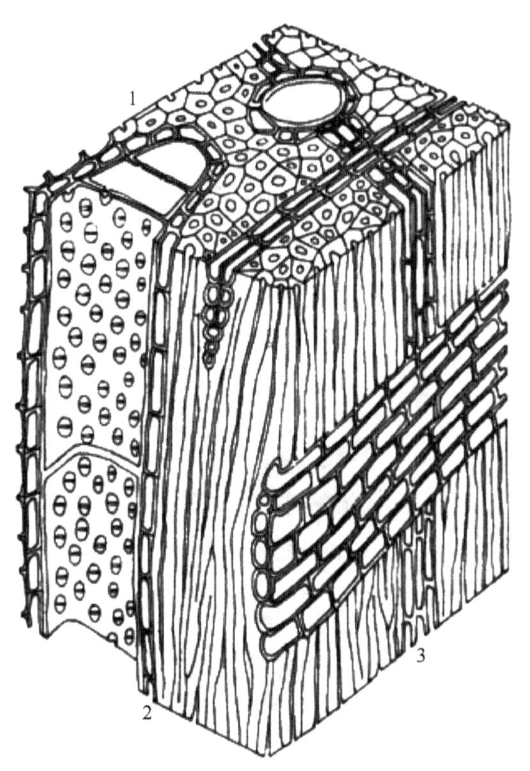

图 5-1　降香三向切面详图
1. 横切面;2. 切向切面;3. 径向切面

2. 木类中药的组织构造　应分别制作三个方向的切面,即横切面、径向纵切面、切向纵切面,观察三向切面的不同结构及每层结构的细胞特征(图 5-1)。横切面上可见射线的宽度,且呈辐射状排列,年轮同心环状,导管、管胞、木纤维、木薄壁细胞等的形状、大小及壁的厚薄等特征;径向切面上可见射线的高度和长度,且呈横卧状排列,导管、管胞、木纤维、木薄壁细胞等的长度、宽度及纹孔等特征;切向切面上可见射线的高度和宽度,且呈纺锤状排列,导管、管胞、木纤维、木薄壁细胞等的长度、宽度、纹孔等特征。必要时可制作解离组织片或粉末片观察。

此外,应注意少数木类中药具有异常结构,如沉香具有木间韧皮部(内含韧皮部)。

教学互动

1. 想一想什么是横切面、切向切面、径向切面?有什么区别?
2. 用手中的笔作为茎试一试,如何能得到横切面、切向切面、径向切面?

3. 茎木类中药的粉末显微特征　茎木类中药的粉末显微鉴定应注意导管的类型、长度、直径、导管壁上纹孔的排列方式、有无侵填体及侵填体的形状、颜色;管胞的有无、纹孔的类型;纤维的类型(纤维管胞、木纤维、晶纤维、分隔纤维等)、长度、直径、壁的厚薄、纹孔等;草酸钙结晶、淀粉粒、分泌组织的类型、形状、大小及分布等;石细胞、木薄壁细胞、木射线细胞、角质层、气孔、毛茸等特征。

> **案例5-1**
>
> 某中药店采购回一批木通药材,该药材茎呈圆柱形,平直或稍弯曲,表面灰黄色或棕黄色,有浅纵沟及棕褐色残余粗皮的斑点。节稍膨大,有枝痕。质坚硬,断面黄色或淡黄色,皮部薄,木部有多层整齐环状排列的导管,木射线明显。摩擦残余粗皮有樟脑样臭。气微,味苦。检验员发现与正品木通略有差异,未予检验合格。
>
> **思考题:**
>
> 试分析,该药材为什么药材,是否可以当作木通使用?

第2节 常用茎木类中药选论

木 通★
Caulis Akebiae

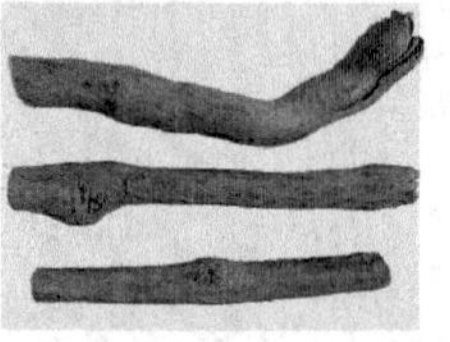

图5-2 木通药材图

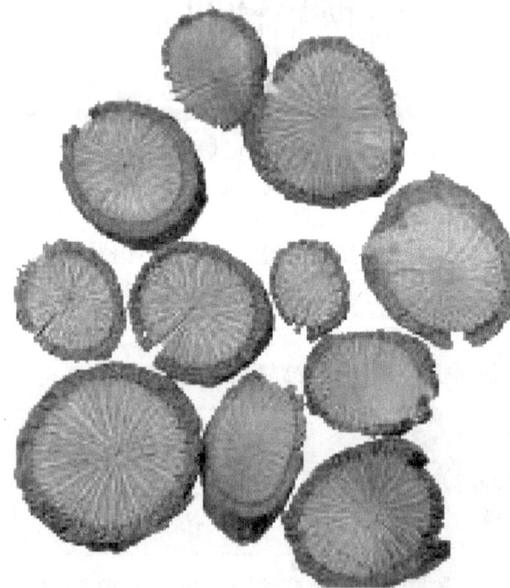

图5-3 木通饮片图

【来源】 为木通科植物木通[*Akebia quinata* (Thunb.) Decne.]、三叶木通[*A. trifoliata* (Thunb.) Koidz.]或白木通[*A. trifoliata* (Thunb.) Koidz. var. *australis* (Diels) Rehd.]的干燥藤茎。

【产地】 木通主产于江苏、浙江、安徽、江西等地;三叶木通主产于浙江省;白木通主产于四川省。

【采收加工】 秋季采收,截取茎部,除去细枝,阴干。

【性状鉴别】

1. 药材 呈圆柱形,常稍扭曲,长30~70cm,直径0.5~2cm。表面灰棕色至灰褐色,外皮粗糙而有许多不规则的裂纹或纵沟纹,具突起的皮孔。节部膨大或不明显,具侧枝断痕。体轻,质坚实,不易折断,断面不整齐,皮部较厚,黄棕色,可见淡黄色颗粒状小点,木部黄白色,射线呈放射状排列,髓小或有时中空,黄白色或黄棕色。气微,味微苦而涩(图5-2)。

2. 饮片 为不规则厚片,表面淡棕色或棕黄色,周边有纵纹,灰绿色或灰棕色,气微,味微苦(图5-3)。

商品以条粗、断面色黄者为佳。

教学互动

1. 同学们观察木通药材,找一找主要的性状鉴别特征。
2. 想一想射线是何种细胞构成的? 为什么?

【显微鉴别】

1. 横切面　木通木栓细胞数层,常含有褐色内含物;栓内层细胞 3 ~ 4 层,有的含草酸钙小棱晶。皮层 6 ~ 10 层,有的含数个小棱晶。中柱鞘由含晶纤维束与含晶石细胞群交替排列成连续的浅波浪形环带,纤维壁木化。维管束 16 ~ 26 个,木射线细胞壁木化增厚,具明显单纹孔。髓部细胞明显。

三叶木通的木栓细胞无褐色内含物,维管束(19 ~)27 ~ 31 个。白木通的含晶石细胞群仅存在于射线外侧,维管束 13 个。

2. 粉末　多为具缘纹孔导管,纹孔椭圆形;木纤维长梭形,壁具裂隙状单纹孔;中柱鞘纤维内含密集的小棱晶;含晶石细胞壁不规则加厚,内含数个棱晶;木射线细胞长方形,具单纹孔;髓部细胞圆柱形,常纵向相连成串,壁厚,常含数个棱晶。

【化学成分】　多含齐墩果酸、常春藤皂苷元、白桦脂醇、木通皂苷等成分。

【理化鉴别】

(1) 取本品粗粉 1g,加乙醇 10ml,加热 3 分钟,放冷,滤过,取滤液 0.5ml,置小瓷皿,蒸干,残渣加 2 滴磷钼酸溶液溶解,加浓氨试液 1 滴,显蓝色(齐墩果酸正反应)。

(2) 本品以齐墩果酸、常春藤皂苷元对照品为对照,进行薄层色谱法试验。供试品色谱中,在与对照品色谱相应的位置上,显相同颜色的斑点。

【检查】　本品含水分不得过 10.0% ,总灰分不得过 6.5% 。

【含量测定】　照高效液相色谱法测定,按干燥品计,本品含齐墩果酸($C_{30}H_{48}O_3$)和常春藤皂苷元($C_{30}H_{48}O_4$)的总量不得少于 0.15% 。

【应用】

1. 传统功效　清心火,利小便,通经下乳。用于胸中烦热,喉痹咽痛,尿赤,五淋,水肿,周身挛痛,经闭乳少。用量 3 ~ 6g。

2. 现代应用　用于急性尿道炎、水肿以及闭经。

【附注】

1. 川木通　为毛茛科植物小木通(*Clematis armandii* Franch.)或绣球藤(*C. montana* Buch.-Ham.)的干燥藤茎。呈长圆柱形,略扭曲,长 50 ~ 100cm,直径 2.0 ~ 3.5cm,粗皮多已除去。表面黄棕色或黄褐色,有纵向凹沟及棱线;节多膨大,有叶痕及侧枝痕;残余皮部易撕裂。质坚硬,不易折断。横切面边缘不整齐,残存皮部黄棕色,木部浅黄棕色或浅黄色,有黄白色放射状纹理及裂隙,其间布满导管孔,髓部较小,类白色或黄棕色,偶有空腔。气微,味淡。功效同木通,副作用较之木通小。

2. 关木通　为马兜铃科植物东北马兜铃(*Aristolochia mandshuriensis* Kom.)的茎藤。茎呈圆柱形,平直或稍弯曲,直径 1 ~ 6cm。表面灰黄色或棕黄色,有浅纵沟及棕褐色残余粗皮的斑点。节稍膨大,有枝痕。质坚硬,断面黄色或淡黄色,皮部薄,木部有多层整齐环状排列的导管木射线明显。摩擦残余粗皮有樟脑样臭。气微,味苦。因含马兜铃酸,有较强的肾毒性,目前已经禁用。

肾毒性中药——关木通

中药关木通来源于马兜铃科植物东北马兜铃（*Aristolochia manshuriensis* Kom.）的干燥藤茎，主要含马兜铃酸，有清心火、利小便、通经下乳之功效。但据近年来中药临床不良反应报道，含马兜铃酸的关木通及其制剂，经临床试验及使用，均有肾毒性作用，严重者可致泌尿系统癌变，故《中国药典》（2005年版）一部已将关木通、青木香、广防己三个含有马兜铃酸的中药品种删除了。

链接

沉　香★

Lignum Aquilariae Resinatum

【来源】 为瑞香科植物白木香[*Aquilaria sinensis*（Lour.）Gilg]含有树脂的心材。

【产地】 白木香主产于广东、海南、广西、福建等省区。我国台湾亦有栽培。

【采收加工】 全年均可采收，割取含树脂的木材，除去不含树脂的部分，阴干。

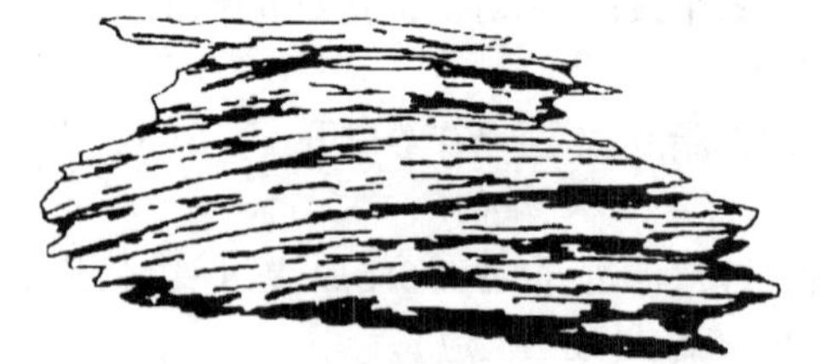

图5-4 沉香药材图

【性状鉴别】

1. 药材 呈不规则块状、片状或盔帽状，有的为小碎块。表面凹凸不平，有刀痕，可见黑褐色树脂与黄白色木部相间的斑纹，偶有孔洞及凹窝，表面多呈朽木状。质较坚实，断面刺状。气芳香，味苦。燃烧时气香浓，有油渗出（图5-4）。

商品以油润、体重、香气浓、能沉水者为佳。

2. 饮片 为不规则的极薄片、小碎块或细粉。表面可见黑色与黄白色交错的纹理。有特殊香气，味苦。燃烧时有油渗出，并有浓烟。粉末呈灰白色或棕褐色。

教学互动

1. 同学们观察沉香药材，找一找主要的性状鉴别特征。
2. 火试沉香，同学们闻到什么气味，看到什么现象，说一说这些能作为沉香的鉴别依据吗？

【显微鉴别】 白木香

1. 横切面 ①木射线宽1～2列细胞，含棕色树脂状物质。②导管呈圆形、多角形，直径42～128μm，2～10个成群存在，偶有单个散在，有的含棕色树脂状物质。③木纤维多角形，直径20～45μm，壁稍厚，木化。④内含韧皮部呈长椭圆状或条带状，常与射线相交，细胞壁薄，非木化，内含树脂状物及丝状物（菌丝）；其间散有少数纤维，筛管群多颓废。⑤有的细胞内含草酸钙柱晶（图5-5）。

2. 切向纵切面 ①木射线条状排列，宽1～2列细胞，高4～20个细胞。②导管为具缘纹孔，长短不一，多为短节导管，两端平截，具缘纹孔排列紧密，互列，导管直径42～128 μm，内含黄棕色树脂团块。③纤维细长，直径约20～45 μm，壁较薄，有单纹孔。④内含韧皮部细胞长方形。⑤管胞壁较薄，可见具缘纹孔。

3. 径向纵切面 ①木射线排列成横向带状，高4～20层细胞，细胞呈方形或长方形。②纤维径向壁上有单纹孔，余同切向纵切面。

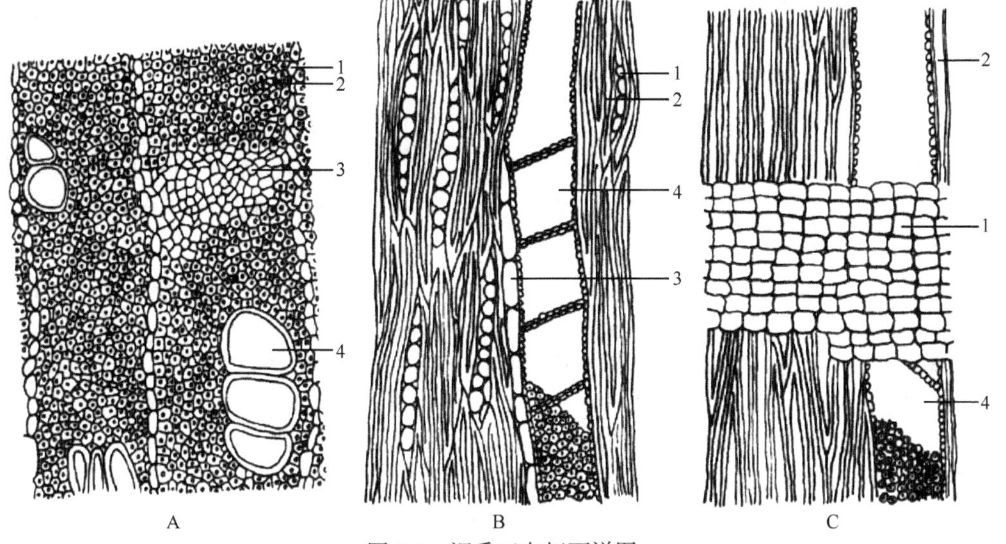

图 5-5　沉香三向切面详图

A. 横切面；B. 切向切面；C. 径向切面

1. 射线；2. 木纤维；3. 内含韧皮薄壁细胞；4. 导管

4. 粉末　白木香　淡棕色。有特异香气，味苦。

（1）纤维状管胞长梭形，多成束，直径 20～30μm，壁较薄，有具缘纹孔。

（2）韧型纤维直径 25～45μm，径向壁上有单斜纹孔。

（3）具缘纹孔导管多见，直径约至 128μm，具缘纹孔排列紧密，互列，导管内棕色树脂团块常破碎脱出。

（4）木射线细胞单纹孔较密。

（5）草酸钙柱晶，长 68μm，直径 9～15μm（图 5-6）。

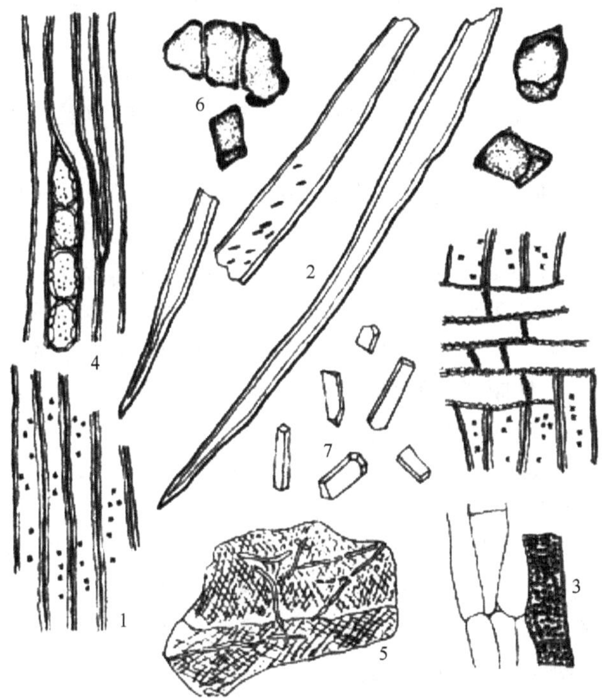

图 5-6　沉香粉末图

1. 纤维管胞；2. 韧型纤维；3. 导管；4. 木射线细胞；5. 内含韧皮薄壁细胞（示纹理及菌丝）；6. 树脂团块；7. 草酸钙柱晶

【化学成分】 主含挥发油及树脂。挥发油中含沉香螺萜醇(agarospirol)、白木香酸(agaropiric acid)及白木香醛等。

沉香螺萜醇、白木香酸及白木香醛具有镇静作用。

【理化鉴别】 取乙醇浸出物(热浸法),进行微量升华,得黄褐色油状物,香气浓郁,于油状物上加盐酸1滴与香草醛颗粒少量,再滴加乙醇1~2滴,渐显樱红色,放置后颜色加深。

【浸出物】 用热浸法测定,乙醇为溶剂,本品含醇溶性浸出物不得少于10.0%。

【应用】

1. 传统功效 行气止痛,温中止呕,纳气平喘。用于胸腹胀闷疼痛、胃寒呕吐呃逆、肾虚气逆咳喘等。用量1.5~4.5g。入煎剂宜后下。

2. 现代应用 用于祛痰止喘、老年虚喘、肋间神经痛,胃肠胀痛,呃逆、妇女的月经期腹痛。

【附注】

1. 进口沉香 来源于瑞香科植物沉香(*Aquilaria agallocha* Roxb.)含树脂的心材。主产于印度尼西亚、马来西亚、柬埔寨及越南等国。药材呈块状,有的呈圆柱形或盔帽状,大小不一。表面黄棕色或灰黑色,密布断续棕黑色的细纵纹(树脂);有时可见黑棕色树脂斑痕,质坚硬而重,能沉水或半沉水,气较浓,味苦。燃之有浓烟,香气浓烈。

2. 沉香别名 海南沉香、白木香、莞香、女儿香。

3. 沉香伪品 用它种木材加工的伪制品或混充品,呈不规则片状或块状,表面黄白色,可见刀劈痕、伪造的网状纹理及细小的孔洞,无树脂状物。气弱,味淡。

钩 藤*

Ramulus Uncariae cum Uncis

【别名】 大钩丁 双钩藤

【来源】 为茜草科植物钩藤[*Uncaria rhynchophylla* (Miq.) Jacks.]、大叶钩藤(*U. macrophylla* Wall.)、毛钩藤(*U. hirsuta* Havil.)、华钩藤[(*U. sinensis* (Oliv.) Havil)]、无柄果钩藤(*U. sessilifructus* Roxb.)的干燥带钩茎枝。

【产地】 钩藤主产于广西、广东、湖北、湖南等省区。大叶钩藤主产于广西、广东、云南等省区。毛钩藤主产于福建、广东、广西、台湾等省区。华钩藤主产于广西、贵州、湖南、湖北等省区。无柄果钩藤主产于广东、广西、云南等省区。

【采收加工】 秋、冬两季采收有钩的嫩枝,去叶,切成短段,晒干或蒸后晒干。

【性状鉴别】

1. 钩藤 为带单钩或双钩的茎枝小段,茎枝呈圆柱形或类方柱形,长2~3cm,直径2~5mm。表面红棕色至紫红色,具细纵纹,光滑无毛,有时可见白色点状皮孔。多数枝节上对生两个向下弯曲的钩,或仅一侧有钩,另一侧为凸起的瘢痕;钩略扁或稍圆,先端细尖,基部稍圆而扁宽阔;钩基部的枝上可见叶柄脱落后的窝点状痕迹和环状托叶痕。质轻而坚韧,断面皮部纤维性,髓部黄白色,疏松似海绵,或萎缩成空洞。气微,味淡(图5-7)。

2. 大叶钩藤 小枝两侧有纵沟,具突起的黄白色小点状皮孔,钩枝密被褐色长柔毛。钩长达3.5cm,表面灰棕色,末端膨大成小球。

3. 毛钩藤 枝或钩的表面灰白色或灰棕色,粗糙,有疣状凸起,被褐色粗毛。

4. 华钩藤 小枝方柱形,表面黄绿色,钩端渐尖,常留萎缩瘢痕,基部扁阔,常有宿存托叶,全缘。

5. 无柄果钩藤 钩枝四面有浅纵沟,具稀疏的褐色柔毛,叶痕明显。钩长1.0~1.8cm,表面棕黄色或棕褐色。折断面髓部浅黄白色。

商品以双钩、茎细、钩结实、光滑、色紫红、无枯枝钩者为佳。

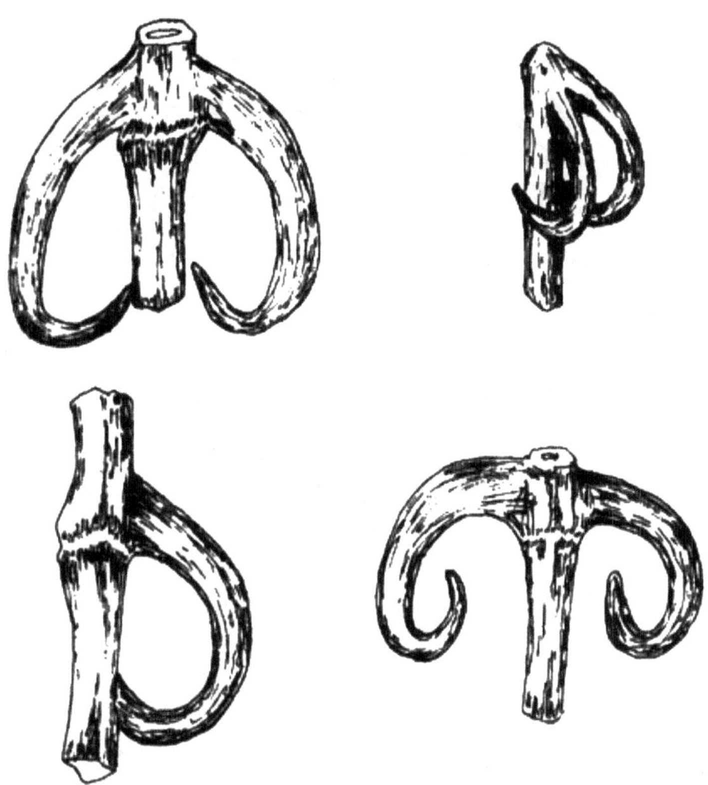

图5-7 钩藤(带钩茎枝)外形图

教学互动

同学们观察钩藤药材,说一说药材名称的由来。

【显微鉴别】

1. 茎枝横切面

(1) 钩藤:①表皮细胞外被略弯曲的角质层。②皮层细胞内含棕色物质及少量淀粉粒。③皮层内方纤维连成间断的环层。④韧皮部纤维有厚壁性细胞及薄壁性细胞,薄壁细胞含草酸钙砂晶。韧皮射线细胞宽1列。⑤形成层明显。⑥木质部导管类圆形,多单个散在,偶有2~4个并列。⑦髓宽阔,约占切面直径的一半,四周有1~2列环髓厚壁细胞,具明显的单纹孔,内含棕色物质。⑧薄壁细胞含草酸钙砂晶和小簇晶(图5-8)。

(2) 大叶钩藤茎:表皮外侧角质层表面观成条纹状。具单细胞或多细胞非腺毛。皮层细胞有的含色素。薄壁细胞中含砂晶或小簇晶。

(3) 毛钩藤茎:角质层表面观呈内凹的方格形。复表皮,薄壁细胞含砂晶。

(4) 华钩藤茎:具复表皮。薄壁细胞中含砂晶。

(5) 无柄果钩藤茎:角质层呈不规则的波状纹理,表面细胞外壁向外突起,具多数单细胞短角状毛,表面有疣状突起。薄壁细胞中含砂晶或簇晶。

2. 粉末 钩藤(茎和钩) 淡红棕色。气微,味淡。①韧皮纤维大多成束,直径16~42μm,非木化或微木化,孔沟不明显。②韧型纤维大多成束,甚长,直径15~24μm,壁稍厚,木化,具明显的单斜孔。③导管为螺纹、网纹、梯纹及具缘纹孔,后者直径至68μm。④韧皮薄壁细胞中含有草酸钙砂晶。⑤微木化的薄壁组织碎片众多(包括木射线、髓及木薄壁细胞),细胞呈类方形、类

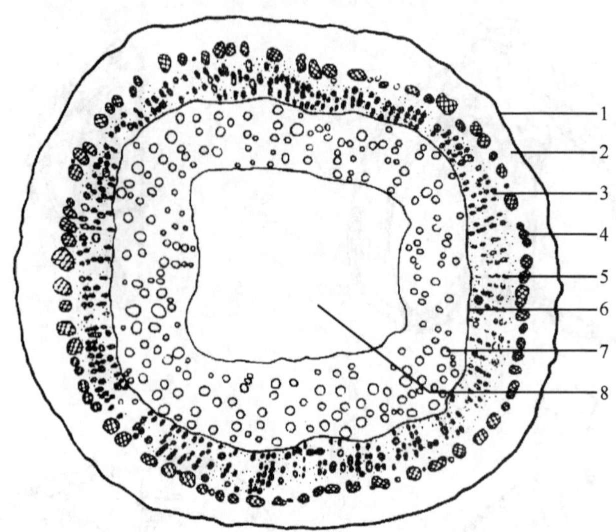

图 5-8 钩藤(茎枝)横切面简图

1. 表皮;2. 皮层;3. 韧皮部;4. 中柱鞘纤维束;5. 砂晶细胞;6. 形成层;7. 导管;8. 髓部

圆形、不规则形或细长方形,直径 17 ~ 72μm,壁稍增厚,具多数椭圆形或圆形单纹孔。⑥表皮细胞棕黄色,类方形、多角形或稍延长,直径长达 32μm,壁稍增厚,细胞内有油滴状物,断面观可见较厚的角质层。⑦纤维状管胞少见,大多与韧型纤维成束存在,具缘纹孔稀少(图 5-9)。

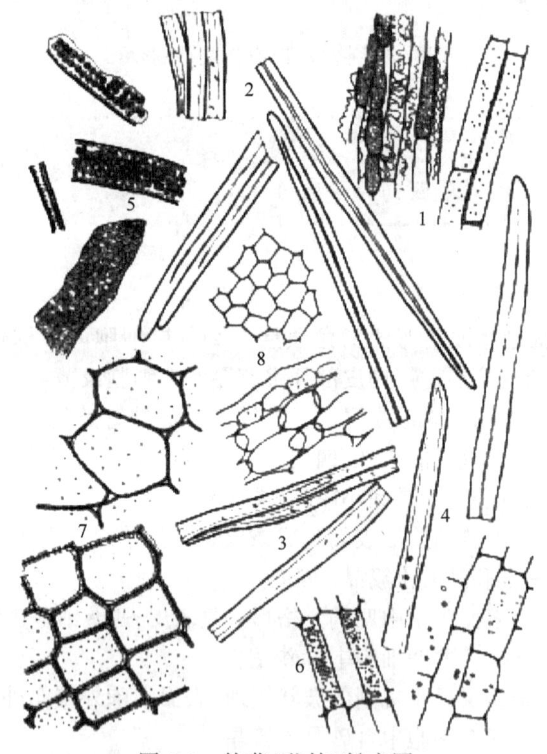

图 5-9 钩藤(茎枝)粉末图

1. 皮部薄壁细胞;2. 韧皮纤维;3. 韧型纤维;4. 纤维管胞;5. 导管;6. 草酸钙砂晶;7. 木化薄壁细胞;8. 表皮细胞

【化学成分】 主含生物碱类成分,如钩藤碱(rhynchophylline)、异钩藤碱(isorhynchophylline)、去氢钩藤碱、去氢异钩藤碱、柯南因碱等。

钩藤碱、异钩藤碱为钩藤降血压的有效成分。

【理化鉴别】

(1) 取本品粉末1g,加浓氨试液湿润,加氯仿30ml,振摇提取30分钟,滤过,滤液蒸干,残渣加盐酸(1→100)5ml使溶解,滤过,滤液分置三支试管,一管加碘化铋钾试液1~2滴,即生成黄色沉淀,一管加碘化汞钾试液1~2滴,即生成白色沉淀,一管加硅钨酸试液1~2滴,即生成白色沉淀(检查生物碱)。

(2) 取本品横切片置紫外光灯下观察,外皮呈浓紫褐色,切面呈蓝色。

【检查】 本品含水分不得过10.0%,总灰分不得过3.0%。

【浸出物】 用热浸法测定,乙醇为溶剂,本品含醇溶性浸出物不得少于6.0%。

【应用】

1. 传统功效　清热平肝,熄风定惊。用于头痛眩晕、感冒夹惊、惊痫抽搐、妊娠子痫等。用量3~12g。

2. 现代应用　用于治疗血管神经性头痛,高血压、脑血栓、脑动脉硬化、美尼尔综合征、脑梗死,小儿夜哭,高血压性视网膜病变等病症。

大 血 藤

Caulis Sargentodoxae

【来源】 为木通科植物大血藤[*Sargentodoxa cuneata* (Oliv.) Rehd. et Wils.]的干燥藤茎。

【产地】 主产于湖北、四川、江西、河南等省。我国台湾亦有栽培。

【采收加工】 秋冬两季采收藤茎,除去细枝及叶,切成小段或厚片,晒干。

【性状鉴别】

1. 药材　呈圆柱形,略弯曲,长30~60cm,直径1~3cm。表面灰棕色,粗糙,有浅纵沟和明显的横裂纹及疣状突起,栓皮有时呈片状剥落,剥落处显暗红棕色,有的可见膨大的节及略凹陷的枝痕或叶痕。质硬,体轻,易折断。横切面皮部呈红棕色,有数处向内嵌入木部,木部黄白色,有多数细孔状导管,红棕色的射线呈放射状。气微,味微涩(图5-10)。

2. 饮片　为长椭圆形的厚片。周边灰棕色或棕色,切面、气味同药材。商品以条匀、粗如指者为佳(图5-11)。

教学互动

同学们观察大血藤药材,找一找主要的性状鉴别特征。

【化学成分】 ①鞣质。②游离蒽醌类:大黄素、大黄素甲醚。③苷类:胡萝卜苷(daucosterol)、毛柳苷(salidroside)、鹅掌楸苷等。④β-谷甾醇及硬脂酸。

【理化鉴别】 本品以大血藤对照药材为对照,进行薄层色谱法试验。供试品色谱中,在与对照药材色谱相应的位置上,显相同颜色的斑点。

【功效】 清热解毒,活血祛风。用于肠痈腹痛、经闭、痛经、风湿痹痛、跌扑肿痛。用量9~15g。

鸡 血 藤

Caulis Spatholobi

【来源】 为豆科植物密花豆(*Spatholobus suberectus* Dunn)的干燥藤茎。

【产地】 主产于广东、广西、云南等省区。

【采收加工】 秋、冬两季采收,除去枝叶,切片,晒干。

【性状鉴别】 药材为椭圆形、长矩圆形或不规则的斜切片,厚0.3~1cm。栓皮灰棕色,有

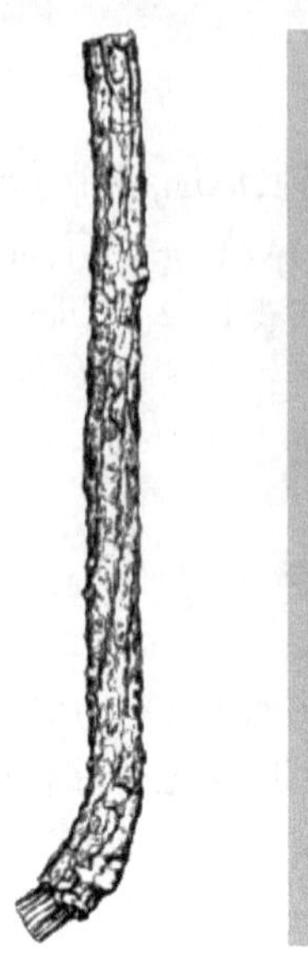

图 5-10 大血藤(茎)外形图

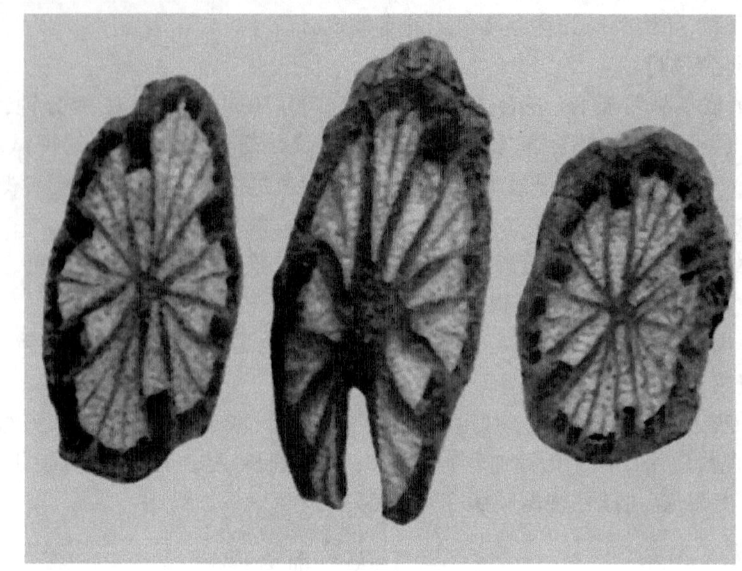

图 5-11 大血藤饮片图

的可见灰白色的斑,栓皮脱落处显红棕色。质坚硬。切面木部红棕色或棕色,导管孔多数;韧皮部有树脂状分泌物呈红棕色至黑棕色,与木质部相间排列呈 3～8 个偏心性半圆形环;髓部偏向一侧。气微、味涩(图 5-12)。

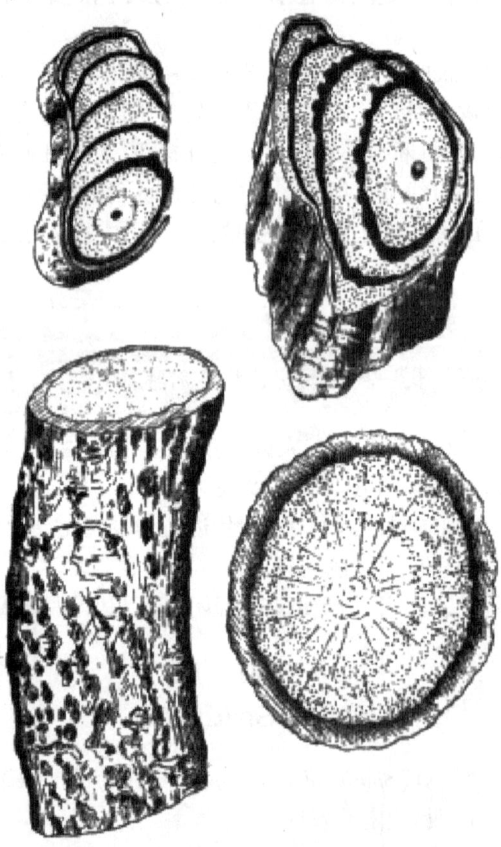

图 5-12 鸡血藤(茎)外形及饮片图

教学互动

同学们观察鸡血藤药材,运用植物学的知识说一说鸡血藤怎么会产生特别结构。

商品以条匀、切面有赤褐色层圈、树脂状分泌物多者为佳。

【化学成分】 主含多种异黄酮、二氢黄酮、查耳酮(如芒柄花素),拟雌内酯类,三萜类,甾醇类,鞣质等成分。

【理化鉴别】 本品以芒柄花素对照品为对照,进行薄层色谱法试验,置紫外光灯(254nm)下检视。供试品色谱中,在与对照品色谱相应的位置上,显相同颜色的荧光斑点。

【功效】 补血,活血,通络。用于月经不调、血虚萎黄、麻木瘫痪、风湿痹痛。用量 9 ~ 15g。

鸡血藤混淆品:厚果鸡血藤(*Millietia pachycarpa* Benth.)根和种子。有毒,只作杀虫剂,忌内服,不能混作鸡血藤用。

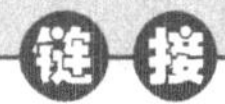

苏 木

Lignum Sappan

【来源】 为豆科植物苏木(*Caesalpinia sappan* L.)的干燥心材。

【产地】 主产于台湾、广东、广西、贵州等省区。

【采收加工】 全年可采,多于 5 ~ 7 月间,将树砍下,除去粗皮及边材,取其黄红色或红棕色的心材,晒干。用时劈成薄片或小块片。

【性状鉴别】

1. 药材 呈长圆柱形或对剖半圆柱形,长 10 ~ 100cm,直径 3 ~ 12cm。表面黄红色或棕红色,具刀削痕,常见纵向裂缝。质坚硬。横断面略具光泽,年轮明显,有的可见暗棕色、质松、带亮星的髓部。气微,味微涩。

2. 饮片 为不规则的极薄片或小块。表面红黄色或黄棕色,有的可见条形髓。质地致密,坚硬。气微,味微涩(图 5-13)。

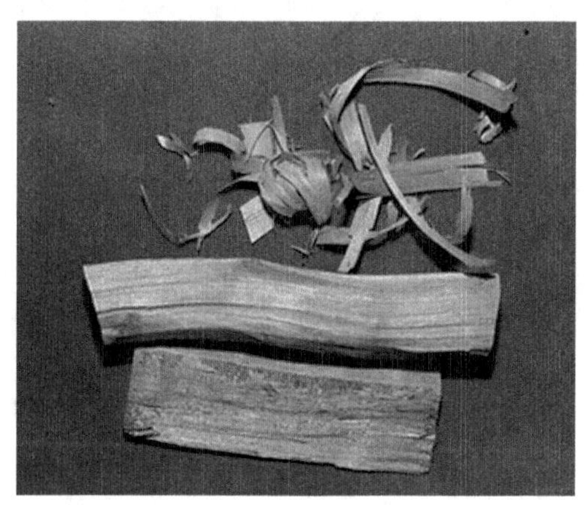

图 5-13 苏木外形图

教学互动

同学们观察苏木药材,找一找主要的性状鉴别特征。

【化学成分】 心材主含巴西苏木精(空气中易氧化为红色的巴西苏木色素),色烷类,黄酮类及挥发油类(如 d-α-菲兰烃、罗勒烯)等成分。

【理化鉴别】

(1) 取碎片投于热水,水染成红色,加酸变成黄色,再加碱液,仍变成红色。

(2) 取碎片滴加氢氧化钙试液,显深红色。

(3) 取本品粉末 10g,置带塞试管中,加水 50ml,密塞,放置约 4 小时,时时振摇,滤过,滤液显橘红色,置紫外光灯(365nm)下观察,显黄绿色荧光;取滤液5ml,加氢氧化钠试液2滴,显猩红色,置紫外光(365nm)下观察,显蓝色荧光;再加盐酸使成酸性后,溶液变为橙色,置紫外光(365nm)下观察,显黄绿色荧光(检查巴西苏木精)。

(4) 本品以苏木对照药材为对照,进行薄层色谱法试验。供试品色谱中,在与对照药材色谱相应的位置上,显相同颜色的斑点。

【浸出物】 用热浸法测定,稀乙醇为溶剂,本品含醇溶性浸出物不得少于10.0%。

【功效】 行血祛瘀,消肿止痛。用于经闭、痛经、产后瘀阻、胸腹刺痛、外伤肿痛。用量3~9g。

降　香

Lignum Dalbergiae Odoriferae

【来源】 为豆科植物降香檀(*Dalbergia odorifera* T. Chen)的树干和根的干燥心材。

【产地】 主产于广东、海南等省。

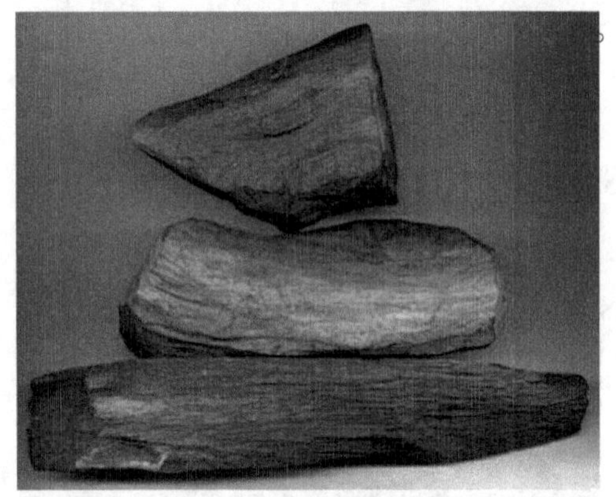

图5-14　降香外形图

【性状鉴别】

1. 药材　呈类圆柱形或不规则块状,大小不一。表面紫红色或红褐色,切面有致密的纹理。质硬,有油性。气微香,味微苦。入水下沉。火烧有黑烟及油冒出,残留白色灰烬(图5-14)。

2. 饮片　为不规则的薄片、小碎块或细粉,表面紫红色或红褐色,有致密的纹理,质硬,有油性。粉末紫红色或红褐色。气微香、味微苦。

商品以色紫红、质坚实、富油性、香气浓者为佳。

教学互动

1. 同学们观察降香药材,说一说如何与沉香相区别。
2. 火试沉香、苏木、降香,观察产生的烟、气味以及残留的灰烬。

【化学成分】 心材主含挥发油及多种黄酮类成分。

【理化鉴别】

(1) 取本品粉末1g,加石油醚10ml,浸渍15分钟,时时振摇,滤过。滤液挥干后,残渣加5%香草醛硫酸溶液1~2滴,即显棕红色,放置后渐变紫红色(检查挥发油)。

(2) 取本品粉末约1g,加乙醇10ml,置水浴上回流5分钟,滤过。取滤液1ml,置蒸发皿中蒸干,残渣加入硼酸饱和的丙酮溶液及10%枸橼酸丙酮溶液各1ml,继续蒸干,残渣置紫外光灯(365nm)下观察,显黄色荧光(检查黄酮类)。

(3) 本品2%无水乙醇浸出液,在波长232nm及275~285nm处,有2个较显著的紫外吸收峰。

(4) 本品以降香对照药材为对照,进行薄层色谱法试验。供试品色谱中,在与对照药材色谱相应的位置上,显相同颜色的斑点。

【功效】 行气止痛,活血止血。用于脘腹疼痛、肝郁胁痛、胸痹刺痛、跌扑损伤、外伤出血。用量9~15g。入煎剂宜后下。阴虚火旺,血热妄行者禁用。

通　草

Medulla Tetrapanacis

【来源】　为五加科植物通脱木[*Tetrapanax papyriferus*(Hook.)K. Koch]的干燥茎髓。

【产地】　主产于广东、海南等省。

【采收加工】　秋季采收，割取生长2～3年的茎髓，晒干，切成段或薄片。

【性状鉴别】

1. 药材　呈圆柱形，一般长20～40cm，直径1.0～2.5cm。表面白色或淡黄色，有浅纵沟纹。体轻，质松软，稍有弹性，易折断，断面平坦，显银白色光泽，中部有直径0.3～1.5cm的空心或半透明圆形薄膜，纵剖面薄膜呈梯状排列，实心者少见。气微，味淡（图5-15）。

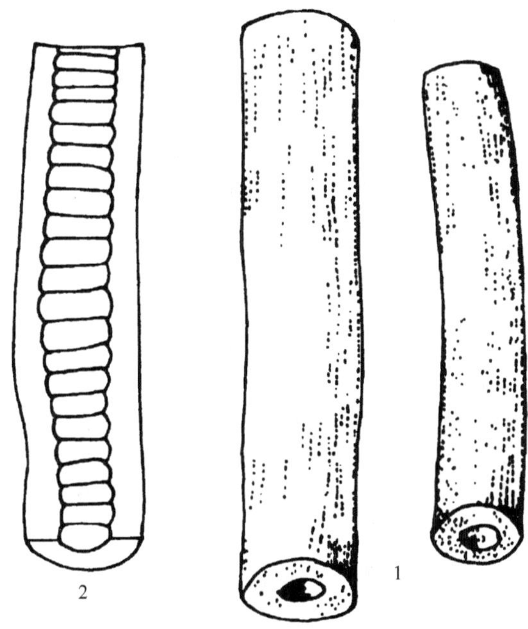

图5-15　通草外形图

1. 外形；2. 纵剖面（示分隔）

2. 饮片　通草：为圆形的厚片或小段，表面有银白色光泽，髓部中空或有半透明的薄膜。体轻，质松软，有弹性。气微，味淡。

商品“方通”为约10cm见方的片状物，表面白色，微有光泽；“通丝”则为细长碎纸片状，宽约3～5mm，长短不等。

教学互动

同学们观察通草药材，说一说它的药用部位有何不一般。

商品以条粗、色洁白、有弹性者为佳。

【化学成分】　主含肌醇（inositol）、多聚戊糖等成分。

【功效】　清热利尿，通乳。用于湿热尿赤、淋病涩痛、水肿尿少、乳汁不下。用量3～5g。

茎木类其他常用药材简介

名称	来源	性状特征	功效
桂枝	为樟科植物肉桂(*Cinnamomum cassia* Presl)的干燥嫩枝	呈长圆柱形,多分枝,长30~75cm,粗端直径0.3~1cm。表面红棕色至棕色,有纵棱线、细皱纹及小疙瘩状的叶痕、枝痕、芽痕,皮孔点状。质硬而脆,易折断。切片断面皮部红棕色,木部黄白色至浅黄棕色,髓部略呈方形。有特异香气,味甜、微辛,皮部味较浓	发汗解肌,温通经脉,助阳化气,平冲降气
桑枝	为桑科植物桑(*Morus alba* L.)的干燥嫩枝	呈长圆柱形,少有分枝,长短不一,直径0.5~1.5cm。表面灰黄色或黄褐色,有多数黄褐色点状皮孔及细纵纹,并有灰白色略呈半圆形的叶痕和黄棕色的腋芽。质坚韧,不易折断,断面纤维性。切片皮部较薄,木部黄白色,射线放射状,髓部白色或黄白色。气微,味淡	祛风湿,利关节
海风藤	为胡椒科植物风藤[*Piper kadsura*(Choisy)Ohwi]的干燥藤茎	呈扁圆柱形,微弯曲,长15~60cm,直径0.3~2.0cm。表面灰褐色或褐色,粗糙,有纵向棱状纹理及明显的节,节间长3~12cm,节部膨大,上生不定根。体轻,质脆,易折断,断面不整齐,皮部窄,木部宽广,灰黄色,导管孔多数,射线灰白色,放射状排列,皮部与木部交界处常有裂隙,中心有灰褐色髓。气香,味微苦、辛	祛风湿,通经络,止痹痛
青风藤	为防己科植物青藤[*Sinomenium acutum* (Thunb.)Rehd et Wils.]及毛青藤[*S. acutum* (Thunb.)Rehd. et Wils. var. *cinereum* Rehd. et Wils.]的干燥藤茎	呈长圆柱形,常微弯曲,长20~70cm或更长,直径0.5~2.0cm。表面绿褐色至棕褐色,有的灰褐色,有细纵纹及皮孔。节部稍膨大,有分枝。体轻,质硬而脆,易折断,断面不平坦,灰黄色或淡灰棕色,皮部窄,木部射线呈放射状排列,髓部淡黄白色或黄棕色。气微,味苦	祛风湿,通经络,利小便
络石藤	为夹竹桃科植物络石[*Trachelospermum jasminoides* (Lindl.) Lem.]的干燥带叶藤茎	茎呈圆柱形,弯曲,多分枝,长短不一,直径1~5mm;表面红褐色,有点状皮孔及不定根;质硬,断面淡黄白色,常中空。叶对生,有短柄;展平后叶片呈椭圆形或卵状披针形,长1~8cm,宽0.7~3.5cm;全缘,略反卷,上表面暗绿色或棕绿色,下表面色较淡,革质。气微,味微苦	祛风通络,凉血消肿
竹茹	为禾本科植物青秆竹(*Bambusa tuldoides* Munro)茎的中间层	为不规则的丝条,卷曲成团或长条形薄片。宽窄厚薄不等,浅绿色或黄绿色。体轻松,质柔韧,有弹性。气微,味淡	清热化痰,除烦止呕
灯心草	为灯心草科植物灯心草(*Juncus effusus* L.)的干燥茎髓	呈细圆柱形,长达90cm,直径0.1~0.3cm。表面白色或淡黄白色,有细纵纹。体轻,质软,略有弹性,易拉断,断面白色。气微,无味	清心火,利小便

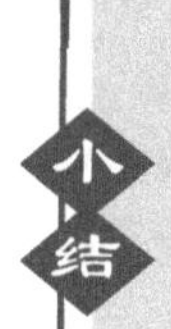

小结

通过本章学习，要求掌握下列知识点：茎木类药材性状鉴别要点；茎木类药材横切面显微特征，注意草质茎与木质茎的显微构造差异；茎木类药材粉末显微特征，尤其要注意木类药材的横切面、径向切面及切向切面的组织细胞特征；常用茎木类药材的来源、主产地、性状、主要化学成分及其显微、理化鉴别方法；《中国药典》（2005年版）一部对茎木类各药材规定的各类检查的最高限量、浸出物测定以及有效成分含量测定的最低限量。

目标检测

一、名词解释

1. 车轮纹 2. 菊花心 3. 火试

二、填空题

1. 茎木类药材应作________、________、________三向切面观察不同结构及每层结构的细胞特征。

2. 木通呈________形，常稍扭曲。表面________色至________色，外皮粗糙而有许多不规则的________，具突起的________。

3.《中国药典》规定，以热浸法测定，沉香含乙醇浸出物不得少于________。

4. 钩藤为茜草科植物________、________、________、________、________的干燥带钩茎枝。

三、选择题

A_1 型题

1. 沉香的药用部位是

A. 根茎 B. 根皮 C. 心材 D. 茎皮

2. 茎木类药材的显微鉴别特征种不包括

A. 皮层 B. 种皮 C. 韧皮部 D. 中柱鞘

3. 火试燃之有浓烟，香气浓烈的是

A. 沉香 B. 木通 C. 钩藤 D. 鸡血藤

4. 切面呈3～8个偏心性半圆形环，髓部偏向一侧的药材是

A. 大血藤 B. 通草 C. 苏木 D. 鸡血藤

5. 木通粉末显微特征中没有的特征是

A. 木纤维 B. 具缘纹孔导管 C. 棕色树脂状物质 D. 小棱晶

6. 木通来源于

A. 毛茛科 B. 马兜铃科 C. 木通科 D. 豆科

7. 下列药材中因毒副作用太强禁用的是

A. 木通 B. 通草 C. 关木通 D. 川木通

8. 表面紫红色或红褐色，切面有致密的纹理。质硬，有油性。气微香，味微苦。入水下沉。火烧有黑烟及油冒出，残留白色灰烬的药材是

A. 沉香 B. 苏木 C. 降香 D. 木香

9. 体轻，质松软，稍有弹性，易折断，断面平坦，显银白色光泽，中部空心或半透明圆形薄膜的是

A. 降香 B. 通草 C. 钩藤 D. 木通

10. 下列对钩藤的描述错误的是

A. 带单钩或双钩的茎枝 B. 茎枝呈圆柱形或类方柱形

C. 表面密布茸毛
D. 髓部黄白色，疏松似海绵，或萎缩成空洞

X 型题

11. 下列药材中使用心材的是
A. 降香　B. 沉香　C. 钩藤　D. 苏木

12. 属于豆科植物的药材有
A. 鸡血藤　B. 通草　C. 苏木　D. 降香

13. 沉香的性状鉴别特征有
A. 呈圆柱形或类方柱形
B. 有黑褐色树脂与黄白色木部相间的斑纹
C. 质较坚实，断面刺状
D. 燃之有浓烟，香气强烈

14. 降香的性状鉴别特征有
A. 类圆柱形或不规则块状
B. 表面紫红色或红褐色
C. 质硬，有油性，气香特异
D. 火烧有黑烟及油冒出，残留白色灰烬

15. 来源于木通科的药材是
A. 木通　B. 大血藤　C. 关木通　D. 川木通

16. 钩藤所含化学成分中具有降压作用的是
A. 钩藤碱　B. 去氢钩藤碱　C. 异钩藤碱　D. 去氢异钩藤碱

17. 沉香的功效有
A. 行气止痛　B. 温中止呕　C. 纳气平喘　D. 通经下乳

18. 对沉香粉末显微特征描述正确的有
A. 粉末淡棕色
B. 纤维状管胞长梭形，多成束
C. 具缘纹孔导管多见
D. 可见草酸钙柱晶

19. 具有香味的药材有
A. 木通　B. 沉香　C. 苏木　D. 降香

20. 对鸡血藤描述不正确的有
A. 毛茛科植物
B. 椭圆形、长矩圆形或不规则的斜切片
C. 横断面略具光泽，年轮明显
D. 入水下沉

四、简答题

1. 茎木类药材性状鉴定特征有哪些方面？
2. 请描述钩藤的主要性状特征？
3. 沉香和降香有哪些区别点？
4. 如何鉴别通草与其伪品？

第6章 皮类中药

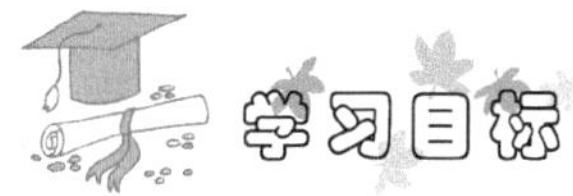

1. 掌握皮类中药的性状、显微鉴定要点
2. 熟悉皮类中药的来源、理化鉴定、主产地
3. 了解皮类中药的采收加工、化学成分、功效

第1节 皮类中药概述

一、皮类中药的药用部位

皮类(Cortex)中药主要指来源于裸子植物或木本双子叶植物的茎干、枝和根的形成层以外部位入药的药材。通常分为树皮类和根皮类,以树皮入药的较多,如厚朴、肉桂、黄柏、杜仲、秦皮等;以根皮入药的居少,如牡丹皮、五加皮、香加皮、地骨皮等。

我国特产药材——杜仲

杜仲又名丝棉木、荫叶榆、棉皮、棉树、玉丝皮,系我国特产树种,主要分布于河南、陕西、甘肃、浙江、江西、湖南、广西、广东、四川、贵州、云南等省区,以树皮(杜仲)、叶(杜仲叶)入药,主含松脂醇 $-\beta-D-$ 葡萄糖苷(降压成分)、杜仲胶、树脂、鞣质、珊瑚苷、杜仲醇、绿原酸等成分,具有补肝肾、强筋骨、安胎、降压等作用,临床治疗早期高血压、肾虚腰痛、胎动腰痛或频繁堕胎有明显疗效。

链接

二、皮类中药性状鉴别要点

皮类中药因植物来源、取皮部位、采集和加工干燥的方法不同,形成了外表形态上的特征变化,在鉴定时,应注意观察它的形状、外表面、内表面、断面特征及气味等,并正确运用相关术语进行描述。现将各部分特征分述如下。

1. 形状 由粗大老树上剥的皮,大多粗大而厚,呈长条状或板片状;枝皮则呈细条状或卷筒状;根皮多数呈短片状或筒状。一般描述术语如下。

(1) 平坦状:皮片呈板片状,较平整,如杜仲、黄柏。

(2) 弯曲状:皮片多向内表面弯曲,通常取自枝干或较小茎干的皮,易收缩而成弯曲状,由于弯曲的程度不同,又分如下几种形状。

1) 槽状或半管状:皮片向内弯曲呈半圆形,如企边桂。

2) 管状或筒状:皮片向内弯曲至两侧相接近成管状,这类形状常见于加工时用抽心法抽去木心的皮类中药,如牡丹皮。

3）单卷状：皮片向一面卷曲，以至两侧重叠，如肉桂。

4）双卷筒状：皮片两侧各自向内卷成筒状，如厚朴。

5）复卷筒状：几个单卷或双卷的皮重叠在一起呈筒状，如锡兰桂皮。

6）反曲状：皮片向外表面略弯曲，皮的外层呈凹陷状，如石榴树皮（图 6-1）。

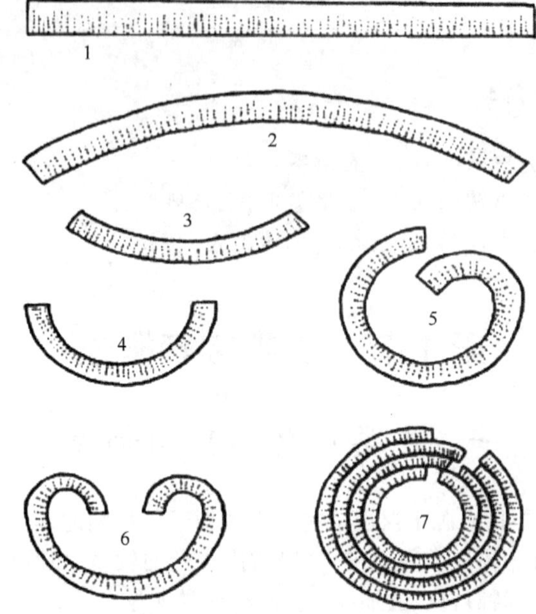

图 6-1 皮类中药的各种形状

1. 平坦；2. 弯曲；3. 反曲；4. 槽状；5. 单卷状；6. 双卷状；7. 复卷状

2. 外表面 皮的外表颜色多为灰黑色、灰褐色、棕褐色或棕黄色，有的树干皮外表面常有斑片状的地衣、苔藓等物附生，呈现不同颜色等。有的外表面常有片状剥离的落皮层和纵横深浅不同的裂纹，有时亦有各种形状的突起物而使树皮表面显示不同程度的粗糙；多数树皮尚可见到皮孔，通常是横向的，也有纵向延长的，皮孔的边缘略突起，中央略向下凹。皮孔的形状、颜色、分布的密度，常是鉴别皮类中药的特征之一。如合欢皮的皮孔呈红棕色，椭圆形；牡丹皮的皮孔呈灰褐色，横长略呈凹陷状；杜仲的皮孔呈斜方形。少数皮类中药的外表面有刺，如红毛五加皮；或有钉状物，如海桐皮等。部分皮类中药，木栓层已除去或部分除去而较光滑，如桑白皮、黄柏等。

3. 内表面 颜色各不相同，如肉桂呈红棕色，杜仲呈紫褐色，黄柏呈黄色，苦楝皮呈黄白色。有些含油的皮类中药，内表面经刻划，出现油痕，可根据油痕的情况结合气味等，判断该药材的质量，如肉桂、厚朴等。一般较平滑或具粗细不同的纵向皱纹，有的显网状纹理，如椿白皮。

4. 折断面 皮类中药横向折断面的特征和皮的各组织的组成和排列方式有密切关系，因此是皮类中药的重要鉴别特征，折断面的性状主要如下。

（1）平坦状：组织中富含薄壁细胞而无石细胞群或纤维束的皮，折断面较平坦，无显著突起物，如牡丹皮。

（2）颗粒状：组织中富含石细胞群的皮，折断面常呈颗粒状突起，如肉桂。

（3）纤维状：组织中富含纤维的皮，折断面多显细的纤维状物或刺状物突出，如桑白皮、合欢皮。

(4) 层状:组织构造中的纤维束和薄壁组织成环带状间隔排列,折断时形成明显的层片状,如苦楝皮、黄柏等。

有些皮的断面外层较平坦或呈颗粒状,内层呈纤维状,说明纤维主要存在于韧皮部,如厚朴。有的皮类中药在折断时有胶质丝状物相连,如杜仲。有些皮在折断时有粉尘出现,这些皮的组织较疏松,含有较多的淀粉,如白鲜皮。

5. 气味　气味也是鉴别中药的重要方法,它和皮中所含成分有密切关系,各种皮的外形有时很相似,但其气味却完全不同。如香加皮和地骨皮,前者有特殊香气,味苦而有刺激感,后者气味均较微弱。肉桂与桂皮外形亦较相似,但肉桂味甜而微辛,桂皮则味辛辣而凉。

三、皮类中药显微鉴别要点

1. 皮类中药的横切面构造　从外向内依次为周皮、皮层、韧皮部。鉴定时,首先观察横切面各部分组织的界限和宽厚度,然后再进行各部组织的详细观察和描述,各部位在观察时应注意的特征分述如下。

(1) 周皮:包括木栓层、木栓形成层与栓内层三部分。木栓层细胞多整齐地排列成行,细胞呈扁平形,切向延长,壁薄,栓化或木化,黄棕色或含红棕色物质。有的木栓细胞壁均匀地或不均匀地增厚并木化,如杜仲木栓细胞内壁特厚,肉桂的最内一列木栓细胞的外壁特别增厚。木栓层发达的程度随植物的种类有较大的区别。木栓形成层细胞常为扁平而薄壁的细胞,在一般的皮类药材中不易区别。栓内层存在于木栓形成层的内侧,径向排列成行,细胞壁不栓化,亦不含红棕色物质,少数含叶绿体而显绿色,又称绿皮层。栓内层较发达时,其内方的细胞形态,多为不规则形,此时常不易与皮层细胞区别。

(2) 皮层:细胞大多是薄壁性的,略切向延长,常可见细胞间隙,靠近周皮部分常分化成厚角组织。皮层中常可见到纤维、石细胞和各种分泌组织,如油细胞、乳管、黏液细胞等,常见的细胞内含物有淀粉粒和草酸钙结晶。

(3) 韧皮部:包括韧皮部束和射线两部分。韧皮部束外方,有的为初生韧皮部,其筛管群常呈颓废状而皱缩,最外方常有厚壁组织如纤维束、石细胞群形成环带或断续的环带。次生韧皮部占大部分,除筛管和伴胞外,常有厚壁组织、分泌组织等,应注意其分布位置、分布特点和细胞特征,有些薄壁细胞内常可见到各种结晶体或淀粉粒。

射线可分为髓射线和韧皮射线两种。髓射线较长,常弯曲状,外侧渐宽成喇叭口状;韧皮射线较短,两者都由薄壁细胞构成,不木化,细胞中常含有淀粉粒和草酸钙结晶。射线的宽度和形状在鉴别时较为重要。

2. 皮类中药的粉末显微特征　在鉴定皮类中药时常需观察粉末的显微特征,包括纤维和石细胞的形状、长度、宽度,细胞壁的性质、厚度、壁孔、壁沟、层纹,油细胞或乳汁细胞,淀粉粒,草酸钙结晶,木栓细胞、韧皮射线等,都是鉴定的重要依据,且较横切面更为清晰。如厚朴、黄柏的分枝状石细胞,黄柏的晶鞘纤维,桑白皮的含(方)晶石细胞,厚朴、肉桂的油细胞,杜仲含橡胶质的乳汁细胞,桑白皮、牡丹皮、香加皮的淀粉粒,牡丹皮、苦楝皮的草酸钙簇晶,黄柏、合欢皮、苦楝皮的草酸钙方晶,地骨皮、秦皮的草酸钙砂晶、肉桂的草酸钙针晶等,均为各种皮类药材显微鉴别的主要特征。在皮类中药中,不应观察到木质部及髓部的组织和细胞,如导管、管胞、木纤维、木薄壁细胞等。

某中药生产厂进得一批杜仲药材，检验员验货时发现，此批杜仲皮薄、灰黑色，折断面亦具白色胶丝，但无光泽且疏而较脆，拉之即断。该检验员应当如何做出检验结论？鉴定依据是什么？

案例6-1

第2节　常用皮类中药选论

牡　丹　皮*

Cortex Moutan

【来源】 为毛茛科植物牡丹(*Paeonia suffruticosa* Andr.)的干燥根皮。

【产地】 主要产于安徽、四川、河南及山东等省。主要为栽培品。

【采收加工】 秋季采挖根部，除去细根及茎基，剥取根皮，晒干。

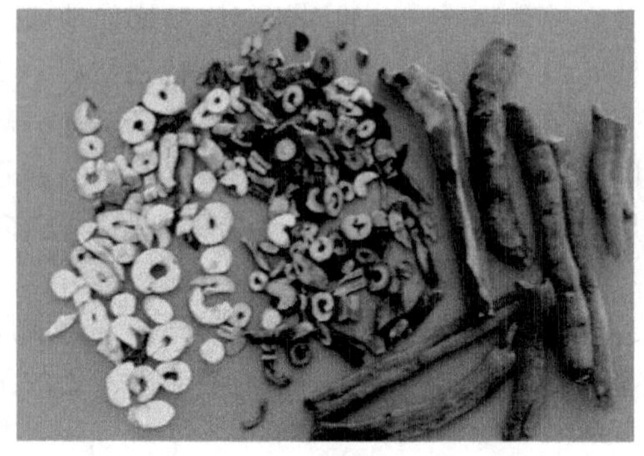

图6-2　牡丹皮药材、饮片图

【性状鉴别】

1. 药材　呈筒状或半筒状，有纵剖开的裂缝，向内卷曲或张开，长5～20cm，直径0.5～1.2cm，厚1～4mm。外表面灰褐色或黄褐色，有多数横长皮孔及细根痕，栓皮脱落处粉红色。内表面淡灰黄色或浅棕色，有明显的细纵纹，常见发亮的结晶。质硬而脆，易折断，断面较平坦，粉性，灰白色至粉红色。气芳香，味微苦而涩(图6-2)。

2. 饮片　为圆形薄片。外表面灰褐色或黄褐色，栓皮脱落处呈粉红色；内表面淡灰黄色或浅棕色，常见发亮的结晶，切面淡粉红色或灰白色。质脆，粉性。气芳香，味微苦而涩(图6-2)。

商品分原丹皮和粉丹皮，通常以粉丹皮为佳。以条粗长、皮厚、无木心、断面白色、粉性足、结晶多、香气浓者为佳。按产地论，以主产于安徽铜陵凤凰山的“凤丹皮”为道地药材。

【显微鉴别】

1. 横切面

(1) 木栓层由多列细胞组成，壁浅红色。

(2) 皮层菲薄，为数列切向延长的薄壁细胞。

(3) 韧皮部占大部分。

(4) 射线宽1～3列细胞。

(5) 韧皮部、皮层薄壁细胞以及细胞间隙中含草酸钙簇晶；薄壁细胞和射线细胞中含色素或淀粉粒(图6-3)。

2. 粉末　淡红棕色。气芳香，味微苦而涩。

(1) 淀粉粒众多，单粒呈类球形或多角形，直径3～16μm，脐点点状、裂缝状、三叉状或星状；复粒由2～6分粒组成。

（2）草酸钙簇晶甚多，直径 9～45μm，有时含晶细胞连接，簇晶排列成行，或一个细胞中含有数个簇晶，或簇晶充塞于细胞间隙中。

（3）木栓细胞长方形，壁稍厚，浅红色。

（4）有时可见牡丹酚针状、片状结晶（图 6-4）。

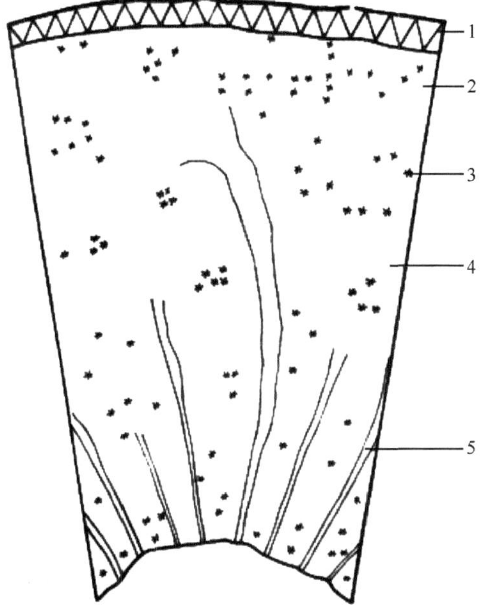

图 6-3 牡丹皮（根皮）横切面简图

1. 木栓层；2. 皮层；3. 草酸钙簇晶；4. 韧皮部；5. 韧皮射线

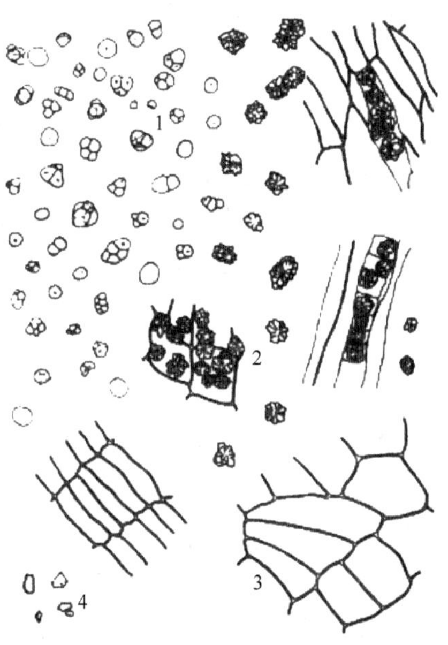

图 6-4 牡丹皮（根皮）粉末图

1. 淀粉粒；2. 草酸钙簇晶；3. 木栓细胞；4. 草酸钙方晶

教学互动

1. 同学们观察牡丹皮药材，找一找主要的性状鉴别特征。
2. 想一想牡丹皮怎么会具有香气？香气与什么相关系？

【化学成分】

（1）主含酚类化合物，如丹皮酚（paeonol）、牡丹酚苷（paeonoside）等。

（2）萜类化合物，如芍药苷（paeoniflorin）等。

（3）挥发油。

（4）苯甲酸及植物甾醇等。丹皮酚具有镇痛、解痉作用，也有一定的抑菌作用。

【理化鉴别】

（1）取本品粉末进行微量升华，升华物在显微镜下呈长柱形、针状、羽状结晶，于结晶上滴加三氯化铁醇溶液，则结晶溶解而成暗紫色（检查丹皮酚）。

（2）取本品粉末 0.15g，加无水乙醇 25ml，振摇数分钟，滤过。取滤液 1ml，加无水乙醇至 25ml，照分光光度法试验，在 274nm 波长处有最大吸收。

（3）取本品粉末 2g，加乙醚 20ml，振摇 2 分钟，滤过。取滤液 5ml，置水浴上蒸干，放冷，残渣中加硝酸数滴，先显棕黄色，后变鲜绿色（丹皮酚的反应，芍药根皮粉末显黄色）。

(4) 本品以丹皮酚对照品为对照,进行薄层色谱法试验,供试品色谱中,在与对照品色谱相应的位置上,显相同蓝褐色斑点。

【检查】 本品含水分不得过13.0%,总灰分不得过5.0%,酸不溶性灰分不得过1.0%。

【浸出物】 用热浸法测定,乙醇为溶剂,本品含醇溶性浸出物不得少于15.0%。

【含量测定】 照高效液相色谱法测定,按干燥品计,本品含丹皮酚($C_9H_{10}O_3$)不得少于1.2%。

【应用】

1. 传统功效 清热凉血,活血化瘀。用于温毒发斑、吐血衄血、骨蒸潮热、经闭痛经、痈肿疮毒、跌扑伤痛。用量6~12g。

2. 现代应用 临床上用于抗动脉粥样硬化、治疗高血压、心律失常、糖尿病、肝炎,也用于镇静安眠、调节机体免疫、抗菌消炎。

厚　朴*

Cortex Magnoliae Officinalis

【别名】 厚皮 重皮 赤朴 烈朴

【来源】 为木兰科植物厚朴(*Magnolia officinalis* Rehd. et Wils.)及凹叶厚朴(*M. offcinalis* Rehd. et Wils. var. *biloba* Rehd. et Wils.)的干燥干皮、枝皮和根皮。

【产地】 主产于四川、湖北、浙江、福建等省。多为栽培品。

【采收加工】 4~6月剥取根皮及枝皮直接阴干;干皮,置沸水中微煮后,堆置阴湿处,"发汗"至内表面变紫褐色或棕褐色时,再蒸软,取出,卷成筒状,干燥。

【性状鉴别】

1. 药材

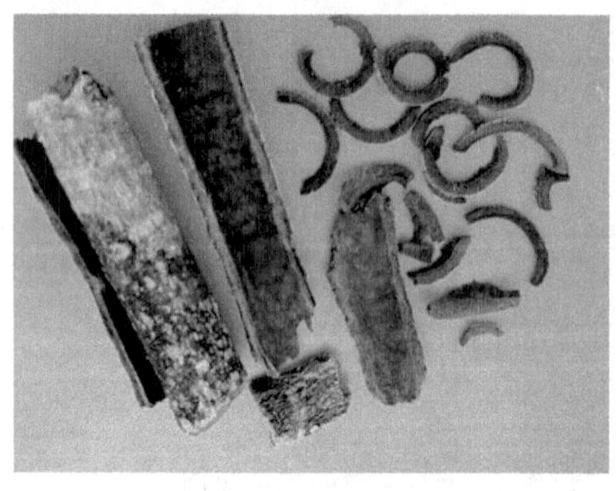

图6-5 厚朴药材、饮片图

(1) 干皮:呈卷筒状或双卷筒状,长30~35cm,厚2~7mm,习称"筒朴";近根部干皮一端展开如喇叭口,长13~25cm,厚3~8mm,习称"靴筒朴"。外表面灰棕色或灰褐色,粗糙,有时呈鳞片状,较易剥落,有明显的椭圆形皮孔和纵皱纹。刮去粗皮者显黄棕色。内表面紫棕色或深紫褐色,具细密纵纹,划之显油痕。质坚硬,不易折断,断面外部灰棕色,颗粒性;内部紫褐色或棕色,纤维性,富油性,有的可见多数发亮的细小结晶。气香,味辛辣、微苦(图6-5)。

(2) 根皮(根朴):呈单筒状或不规则块片,有的弯曲似"鸡肠",习称"鸡肠朴"。质硬,易折断,断面纤维性。嚼之残渣较多。余同干皮。

(3) 枝皮(枝朴):皮薄,呈单筒状,长10~20cm,厚1~2mm。表面灰棕色,具皱纹。质脆,易折断,断面纤维性。余同干皮。

商品以皮厚、肉细、油性足、内表面色紫棕而有发亮结晶物、香气浓者为佳。按产地论,又分川朴("紫油厚朴")和温朴,通常以川朴为佳。

2. 饮片

(1) 厚朴:为弯曲的丝条状,断面纤维性,外表面黄棕色,内表面深紫褐色。气香,味辛辣、微苦。

(2) 姜厚朴:为弯曲的丝条状,断面纤维性,呈紫褐色。稍具姜辣气味。

教学互动

1. 同学们观察厚朴药材和饮片,找一找主要的性状鉴别特征。

2. 大家用指甲刻划厚朴内表面,出现什么特征现象?

【显微鉴别】

1. 干皮横切面

(1) 木栓层由10余列细胞组成;有的可见落皮层。

(2) 皮层外侧有石细胞环带,内侧散有多数油细胞和石细胞群,石细胞多呈分枝状,稀有纤维束。

(3) 韧皮部射线宽1~3列细胞,向外渐宽,韧皮纤维众多,壁极厚,单个散在或2~5个相连;油细胞散在。

(4) 薄壁细胞中含少量黄棕色物质或充满糊化的淀粉粒,另含少数草酸钙方晶(图6-6)。

2. 粉末

(1) 厚朴:棕色。气香,味辛辣、微苦。①石细胞众多,呈长圆形、类方形或不规则分枝状,直径10~65μm,有时可见层纹,木化。②纤维直径15~32μm,壁甚厚,有的呈波浪形或一边呈锯齿状,孔沟不明显,木化。③油细胞呈椭圆形或类圆形,直径50~85μm,含黄棕色油状物。④木栓细胞呈多角形,壁薄微弯曲。⑤草酸钙方晶及棱晶少见(图6-7)。

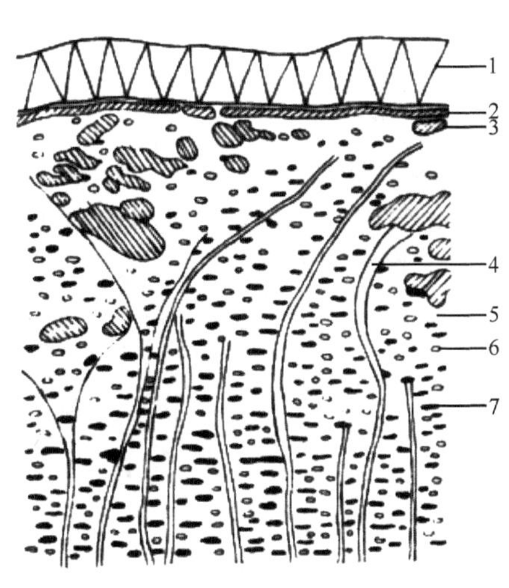

图6-6 厚朴(干皮)横切面简图

1. 木栓层;2. 栓内层(石细胞层);3. 石细胞群;4. 韧皮射线;5. 韧皮部;6. 油细胞;7. 纤维束

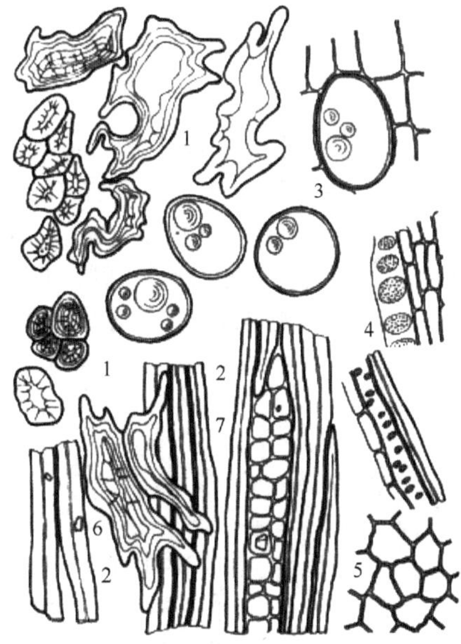

图6-7 厚朴(干皮)粉末图

1. 石细胞;2. 纤维;3. 油细胞;4. 筛管分子;5. 木栓细胞;6. 草酸钙方晶;7. 射线细胞

(2) 凹叶厚朴:粉末与以上区别点为纤维一边呈齿状凹凸;油细胞直径27~75μm;木栓细胞壁非薄而平直,常多层重叠。

【化学成分】

(1) 挥发油,油中主要含 α、β-桉油醇(α、β-eudesmol)。

(2) 厚朴酚(magnolol)及和厚朴酚(honokiol);此外尚含三羟基厚朴酚、去氢三羟基厚朴酚、三羟基厚朴醛。

(3) 生物碱类,如木兰箭毒碱、氧化黄心树宁碱。

(4) 鞣质。α、β-桉油醇有镇静作用;厚朴酚有抗菌作用。

【理化鉴别】

(1) 取本品粗粉 3g,加氯仿 30ml,回流 30 分钟,滤过。取滤液,在紫外光灯(365nm)下,顶面观显紫色荧光,侧面观上层显黄绿色荧光,下层显棕色荧光。

(2) 本品酸性乙醇提取液,加碘化铋钾试剂,生成橙红色沉淀;加硅钨酸试剂,生成白色沉淀(检查生物碱)。

(3) 本品以厚朴酚与和厚朴酚对照品为对照,进行薄层色谱法试验。供试品色谱中,在与对照品色谱相应的位置上,应显相同颜色的斑点。

【含量测定】 照高效液相色谱法测定,本品含厚朴酚($C_{18}H_{18}O_2$)与和厚朴酚($C_{18}H_{18}O_2$)的总量不得少于 2.0%。

【应用】

1. 传统功效 燥湿消痰,下气除满。用于湿滞伤中,脘痞吐泻,食积气滞,腹胀便秘,痰饮喘咳。用量 3~12g。

2. 现代应用 用于湿滞伤中、脘痞、腹胀、呕吐泻痢、宿食不消、咳喘等。

肉 桂*

Cortex Cinnamomi

【来源】 为樟科植物肉桂(*Cinnamomum cassia* presl)的干燥树皮。

【产地】 主产于广西、广东等省区,云南、福建等省亦产。多为栽培。

【采收加工】 每年分两期采收,第一期于 4 月~5 月,第二期于 9 月~10 月,以第二期产量大,香气浓,质量佳。采收时选取适龄肉桂树,剥下树皮,放于阴凉处,按各种规格修整,或置于木质的"桂夹"内压制成型,阴干或先置阴凉处 2~3 天后,于弱光下晒干。

肉桂的加工

桂通(官桂) 为剥取栽培 5~6 年生幼桂的干皮和粗枝皮,或老树枝皮,不经压制,自然卷曲成筒状。

企边桂 为剥取 10 年生以上树的干皮,将两端削成斜面,突出桂心,夹在木质的凹凸板中间,压成两侧向内卷曲的浅槽状。

板桂 剥取老年树最下部近地面的干皮,夹在木质的桂夹内,晒至九成干,经纵横堆叠,加压,约一个月完全干燥,成为扁平板状。

桂碎 为桂皮加工过程中的碎块。

进口桂有清化桂、企边桂、桂楠、夹桂、筒桂五个规格。

链接

【性状鉴别】

1. 药材　呈槽状或卷筒状,长30～43cm,宽或直径为3～10cm,厚约2～8mm。外表面灰棕色,有不规则的细皱纹及横向突起的皮孔,有时可见灰白色的地衣斑;内表面红棕色,较平坦,有细纵纹,用指甲刻划可见油痕。质硬而脆,易折断,断面不平坦,外侧棕色而较粗糙,内侧红棕色而油润,中间有1条黄棕色的线纹(石细胞环带)。气香浓烈,味甜、辣(图6-8)。

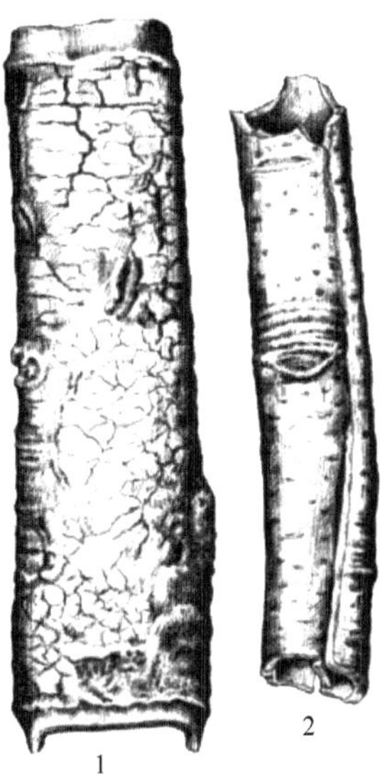

图6-8　肉桂外形图

1. 企边桂;2. 油桂筒

2. 饮片　为不规则的碎块。其余特征同药材。

商品以不破碎、体重、外皮细、肉厚、断面色紫、油性大、香气浓厚、味甜辣、嚼之渣少者为佳。

【显微鉴别】

1. 横切面

(1) 木栓细胞数列,最内层细胞外壁特厚,木化。

(2) 皮层散有石细胞、油细胞及黏液细胞。

(3) 韧皮部约占皮的二分之一厚度,外部石细胞群断续排列成环,其外侧有纤维束存在,石细胞通常外壁较薄;射线细胞1～2列,细胞内常散在多数细小草酸钙针晶或柱晶;厚壁纤维常单个稀疏散在或2～3个成束;油细胞随处可见;黏液细胞亦较多。

(4) 薄壁细胞中充满淀粉粒,直径10～20μm(图6-9)。

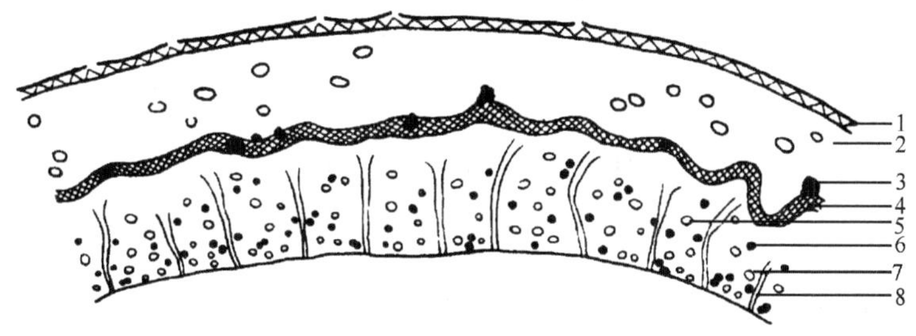

图6-9　肉桂(树皮)横切面简图

1. 木栓层;2. 皮层;3. 纤维束;4. 石细胞群;5. 油细胞;6. 纤维;7. 韧皮部;8. 射线

2. 粉末　红棕色。气香浓烈,味甜、辣。

(1) 纤维多单个散在,少数2～3个并列,长梭形,平直或波状弯曲,长195～920μm,直径25～50μm,壁极厚,纹孔不明显,木化。

(2) 石细胞类圆形、类方形或多角形,直径32～88μm,壁厚,有的一面菲薄。

(3) 油细胞类圆形或长圆形,直径45～108μm,含黄色油滴状物。

(4) 草酸钙针晶或柱晶较细小,成束或零星散在于射线细胞中。

(5) 木栓细胞多角形,含红棕色物。

(6) 淀粉粒极多,圆球形或多角形,直径10～20μm(图6-10)。

教学互动

1. 同学们观察肉桂药材和粉末,找一找主要的性状鉴别特征,与厚朴进行比较。

2. 运用所学到的鉴别知识,试谈谈肉桂的品质。

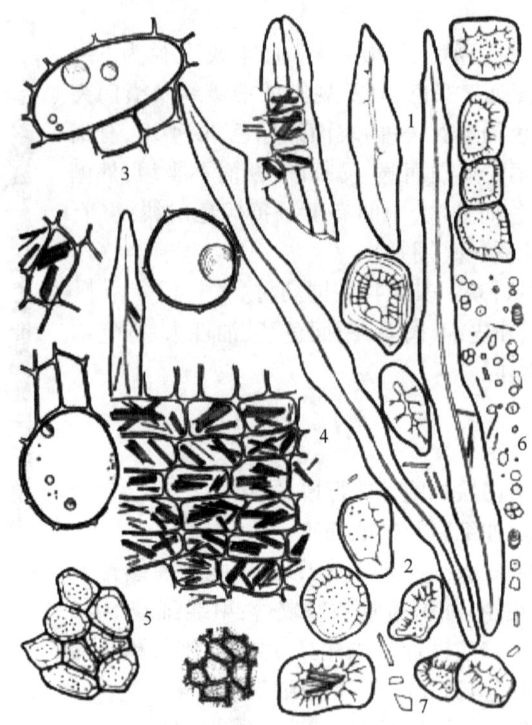

图6-10　肉桂(树皮)粉末图

1. 纤维;2. 石细胞;3. 油细胞;4. 草酸钙针晶;5. 木栓细胞;6. 淀粉粒;7. 片状草酸钙结晶

【化学成分】

(1) 挥发油,油中主成分为桂皮醛(cinnamaldehyde,约 85%),乙酸桂皮酯(cinnamyl acetate)。

(2) 香豆素类。

(3) 少量的苯甲醛、桂皮酸等。桂皮醛是肉桂具有镇静、镇痛、解热作用的有效成分。

【理化鉴别】

(1) 取粉末少许,加氯仿振摇后,吸取氯仿液 2 滴于载玻片上,待干,再滴加 10% 的盐酸苯肼液 1 滴,加盖玻片镜检,可见桂皮醛苯腙的杆状结晶。

(2) 取挥发油少许,滴加异羟肟酸铁试剂,显橙色(检查内酯类)。

(3) 本品以桂皮醛对照品为对照,进行薄层色谱法试验。供试品色谱中,在与对照品色谱相应的位置上,显相同颜色的斑点。

【检查】 本品含水分不得过 15.0% ,总灰分不得过 5.0% 。

【含量测定】 照高效液相色谱法测定,按干燥品计,本品含桂皮醛(C_9H_8O)不得少于 1.5% 。照挥发油测定法测定,本品含挥发油不得少于 1.2% (ml/g)。

【应用】

1. 传统功效　补火助阳,引火归源,散寒止痛,活血通经。用于阳痿、宫冷、腰膝冷痛、肾虚作喘、阳虚眩晕、目赤咽痛、心腹冷痛、虚寒吐泻、寒疝、崩漏、经闭、痛经。用量 1.0 ~ 4.5g。有出血者及孕妇慎用,不宜与赤石脂同用。

2. 现代应用　镇静解热,降血压,扩张末梢血管、促进血液循环、降低胆固醇,预防血吸虫病,并健胃、杀菌,治疗胃痛、胃肠胀气绞痛及外用于皮肤病。

【附注】 桂皮　为樟科植物天竺桂、阴香、细叶香桂或川桂等的树皮,来源较复杂。皮薄、质硬、不油润、气清香而凉似樟脑。虽含桂皮醛,但其成分上与肉桂不尽相同,不可作肉桂入药,一般作食用香料。

杜　仲*

Cortex Eucommiae

【来源】 为杜仲科植物杜仲(*Eucommia ulmoides* Oliv.)的干燥树皮。

【产地】 主产于四川、湖北、贵州及河南等省。多为栽培。

【采收加工】 春夏两季剥取栽植近十年的树皮,趁新鲜刮去粗皮,将树皮内表面相对层层叠放,严密埋藏于稻草内,使之"发汗"至内皮呈紫褐色时,取出晒干。

【性状鉴别】

1. 药材　呈扁平的板片状或两边稍向内卷,大小不一,厚3~7mm。外表面淡灰棕色或灰褐色,未刮净粗皮者可见纵沟或裂纹,具斜方形皮孔,有的可见地衣斑;刮去粗皮者淡棕色而平滑。内表面暗紫色或紫褐色,光滑。质脆,易折断,断面有细密、银白色、富弹性的胶丝相连,一般可拉至1cm以上才断。气微,味稍苦,嚼之有胶状感(图6-11)。

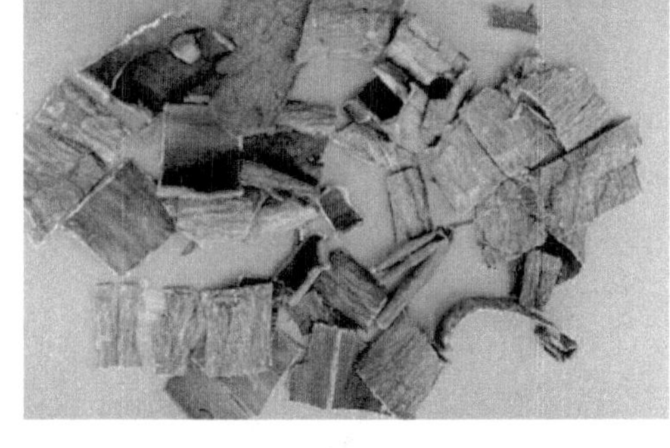

图6-11　杜仲(树皮)外形图

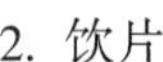

2. 饮片

(1) 杜仲:呈1.0~1.5cm的小方块或呈丝状。外表面淡棕色或灰褐色,有明显的皱纹或纵裂的槽纹,内表面暗紫色,光滑。切面有细密、银白色、富弹性的橡胶丝相连。气微,味稍苦。

(2) 盐杜仲:形如生杜仲,呈焦黑色或灰棕色,断面白丝易断,略具咸味。

教学互动

1. 同学们观察杜仲药材,找一找主要的性状鉴别特征。
2. 谈一谈是如何简单利用真品杜仲的性状特征来与伪品相区分。

以皮厚、块大、去净粗皮、内表面暗紫色、断面丝多者为佳。

【显微鉴别】

1. 横切面

(1) 落皮层残存,内侧有数个木栓组织层带,每层为排列整齐、内壁特别增厚且木化的木栓细胞。两层带间为颓废的皮层组织,细胞壁木化。

(2) 韧皮部有5~7层石细胞环带,每环有3~5列石细胞并伴有少数纤维。射线2~3列细胞,近栓内层时向一方偏斜。

(3) 白色胶丝团随处可见,以韧皮部为多,此胶丝存在于乳汁细胞内(图6-12)。

2. 粉末　呈棕色。气微,味稍苦,嚼之有胶状感。

(1) 石细胞众多,大多成群,类长方形、类圆形或不规则形,壁厚,胞腔小,孔沟明显,有的胞腔内含胶丝团。

(2) 木栓细胞成群或单个,表面观呈多角形,壁不均匀增厚,木化,有细小纹孔;侧面观长方形,壁一面薄,三面增厚。

(3) 橡胶丝成条状或扭曲成团,表面显颗粒性(图6-13)。

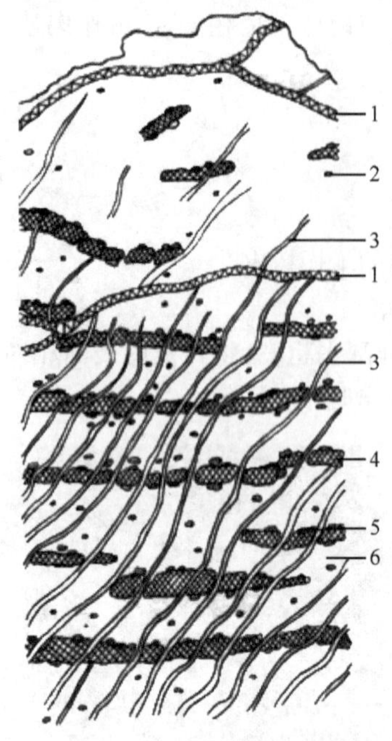

图6-12 杜仲(干皮)横切面简图

1. 木栓层;2. 橡胶质;3. 射线;4. 石细胞;
5. 纤维群;6. 韧皮部

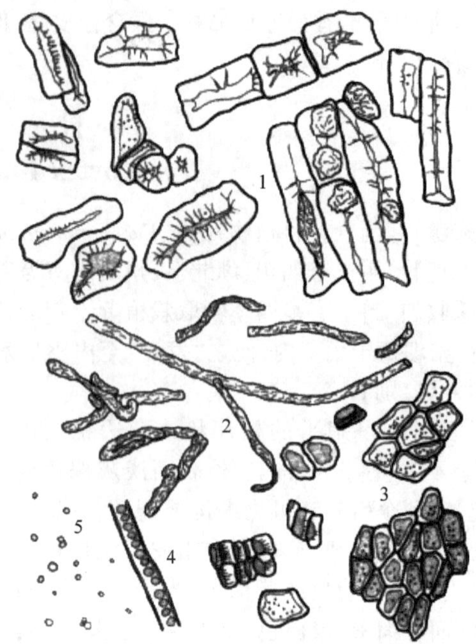

图6-13 杜仲(干皮)粉末图

1. 石细胞;2. 橡胶丝;3. 木栓细胞;
4. 筛管分子;5. 淀粉粒

【化学成分】

(1) 木脂素类,如松脂醇二-*β*-*D*-葡萄糖苷。

(2) 环烯醚萜苷类,如京尼平苷(geniposide)、桃叶珊瑚苷(aucubin)等。

(3) 三萜类,如 β-谷甾醇、白桦脂醇等。

(4) 硬质橡胶(杜仲胶,gutta-percha)。

松脂醇二-*β*-*D*-葡萄糖苷为杜仲降压的有效成分。

【理化鉴别】

(1) 取本品粗粉 10g,加乙醇 100ml 回流提取,回收乙醇至膏状,加蒸馏水搅拌后过滤,滤液加数滴对二甲氨基苯甲醛试液,加热煮沸 10 分钟,溶液呈蓝色(检查桃叶珊瑚苷)。

(2) 取本品粉末 1g,加氯仿 10ml,浸渍 2 小时,滤过,滤液蒸干,加乙醇 1ml,产生具弹性的胶膜。

【浸出物】 用热浸法测定,75% 乙醇为溶剂,本品含醇溶性浸出物,药材不得少于 11.0%,盐杜仲不得少于 12.0%。

【含量测定】 照高效液相色谱法测定,本品含松脂醇二-β-D-葡萄糖苷($C_{32}H_{42}O_{16}$)不得少于 0.10%。

【应用】

1. 传统功效 补肝肾,强筋骨,安胎。用于肾虚腰痛、筋骨无力、妊娠漏血、胎动不安、高血压病。用量 6 ~ 9g。

2. 现代应用 治疗肾虚腰痛、阳痿遗精、尿频、耳鸣,用于克服高血压、高血脂引起的头晕、头痛、冠心病、动脉硬化。

【附注】

1. 杜仲别名 丝连皮 扯丝皮 丝棉皮 玉丝皮 思仲

2. 杜仲混淆品 浙江、贵州、湖北、云南、四川等部分地区使用卫矛科植物丝棉木(*Euonymus bungeanus* Maxim.)、游藤卫矛(*E. vagars* Wall.)、云南卫矛(*E. yunnanensis* Franch.)的树皮作"土杜仲"入药。其折断面亦具白色胶丝,但无光泽且疏而较脆,拉之即断,均不能代杜仲药用。

黄 柏★

Cortex Phellodendri Chinensis

【来源】 为芸香科植物黄皮树(*Phellodendron chinense* Schneid.)的干燥树皮,习称"川黄柏"。

【产地】 主产于四川、贵州等省,陕西、湖北、云南、湖南等省亦产。

【采收加工】 3~6月采收,选10年左右的树,剥取树皮,晒至半干,压平,刮净粗皮至显黄色,刷净晒干,置干燥通风处,防发霉和变色。

【性状鉴别】

1. 药材 呈板片状或浅槽状,长宽不等,厚3~6mm。外表面黄棕色或黄褐色,较平坦或具纵沟纹,有的可见皮孔痕及残存的灰褐色粗皮。内表面暗黄色或淡棕黄色,具细密的纵棱纹。体轻,质较硬,断面深黄色,纤维性,呈裂片状分层。气微,味极苦,嚼之有黏性,可使唾液染成黄色(图6-14)。

商品以皮厚、断面色鲜黄、无栓皮者为佳。

2. 饮片 呈微卷曲的丝状,外表黄褐色或黄棕色,内表面暗黄色或淡棕黄色,具细密的纵棱纹。切面深黄色,呈纤维性。体轻,质硬。气微,味极苦。

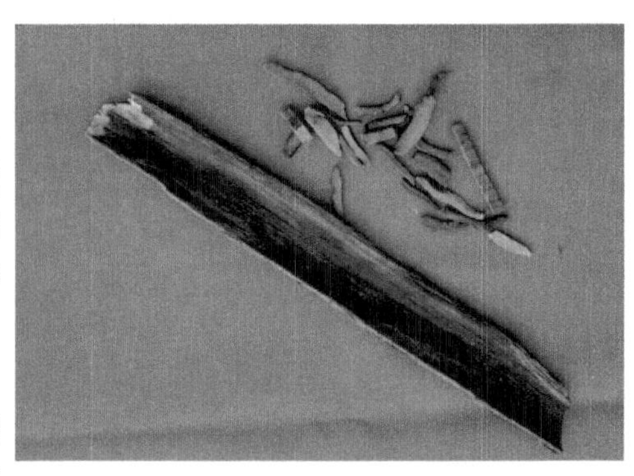

图6-14 川黄柏(树皮)外形图

知识拓展

盐黄柏 形如黄柏丝,深黄色,偶有焦斑,略具咸味。

酒黄柏 形如黄柏丝,深黄色,偶有焦斑,略具酒味。

黄柏炭 形如黄柏丝,表面焦黑色,内部焦褐色,质轻而脆,味微苦涩。

【显微鉴别】

1. 横切面

(1) 未去净外皮者,木栓层由多列长方形细胞组成,内含棕色物质。栓内层细胞中含草酸钙方晶。

(2) 皮层较狭窄,散有纤维束及石细胞群,石细胞多分枝状,壁极厚,层纹明显。

(3) 韧皮部占树皮的极大部分,外侧有少数石细胞,纤维束切向排列呈断续的层带(又称硬韧带),纤维束周围薄壁细胞中常含草酸钙方晶,形成晶鞘纤维。

(4) 射线宽2~4列,常弯曲而细长。

(5) 薄壁细胞中含有细小的淀粉粒和草酸钙方晶,黏液细胞随处可见(图6-15)。

2. 粉末 鲜黄色。气微,味极苦,嚼之有黏性,可使唾液染成黄色。

(1) 石细胞鲜黄色,类圆形或类多角形,直径35~128μm,单个或成群,有的呈不规则分枝状,枝端锐尖,壁极厚,层纹细密,少数壁稍薄,胞腔较大。

(2) 纤维及晶纤维较多,鲜黄色,多成束,壁极厚,胞腔线形;晶纤维的含晶细胞壁不均匀增厚,木化,方晶密集。

(3) 黄色黏液细胞多单个散在,遇水膨胀呈圆形或矩圆形,直径40~70μm,壁薄,内含无定形黏液汁。

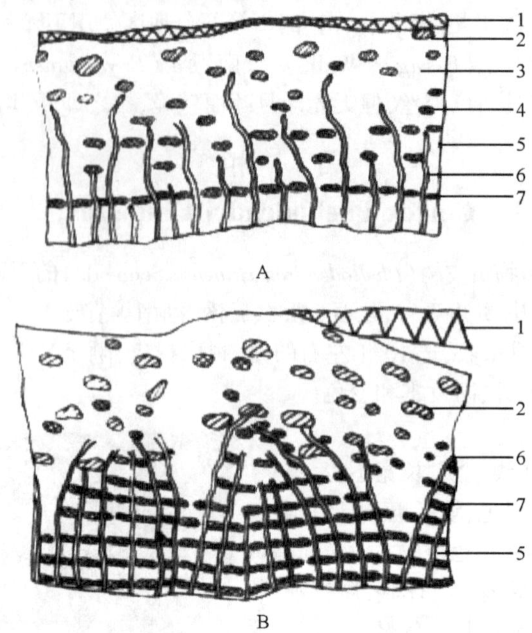

图6-15　黄柏(树皮)横切面简图

A. 黄柏;B. 黄皮树

1. 木栓层;2. 石细胞群;3. 皮层;4. 纤维束;5. 软韧部;6. 射线;7. 硬韧部

(4) 草酸钙方晶较多,呈正方形、多面形或双锥形(图6-16)。

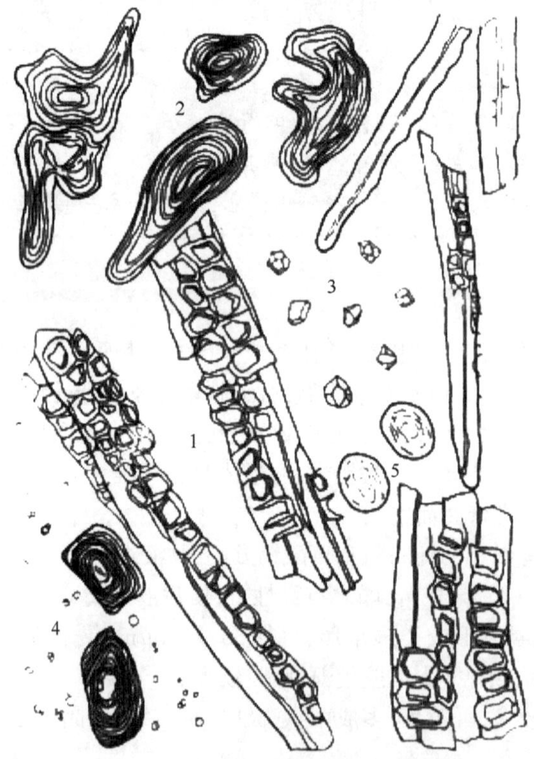

图6-16　黄柏粉末图

1. 纤维及晶纤维;2. 石细胞;3. 草酸钙方晶;4. 淀粉粒;5. 黏液细胞

教学互动

1. 同学们观察黄柏粉末,找一找主要的鉴别特征。
2. 想一想什么是晶纤维,还有哪些药材含有晶纤维。

【化学成分】

(1) 主含生物碱类:如小檗碱(berberine),并含少量黄柏碱、木兰碱、掌叶防己碱(棕榈碱)等。

(2) 苦味质:黄柏酮、黄柏内酯(柠檬苦素)。

(3) 甾醇类:如 γ-谷甾醇、β-谷甾醇、豆甾醇。

(4) 黏液质等。

【理化鉴别】

(1) 取本品断面,置紫外光灯(365nm)下观察,显亮黄色荧光。

(2) 取本品粉末 1g,加乙醚 10ml,振摇后,滤过,滤液挥干后,残渣加冰醋酸 1ml 使溶解,再加浓硫酸 1 滴,放置,溶液呈紫棕色(检查黄柏酮及植物甾醇)。

(3) 取本品粉末 0.1g,加乙醇 10ml,振摇数分钟,滤过,滤液蒸去乙醇,加硫酸 1ml,沿管壁滴加氯试液 1ml,在两液接界处显红色环(检查小檗碱)。

(4) 本品以黄柏对照药材和盐酸小檗碱对照品为对照,进行薄层色谱法试验。置紫外光灯(365nm)下检视,供试品色谱中,在与对照药材色谱相应的位置上,显相同颜色的荧光斑点,在与对照品色谱相应的位置上,显相同的一个黄色荧光斑点。

【检查】 本品含水分不得过 12.0%,总灰分不得过 8.0%。

【浸出物】 用冷浸法测定,稀乙醇为溶剂,本品含醇溶性浸出物不得少于 14.0%。

【含量测定】 照高效液相色谱法测定,按干燥品计,本品含小檗碱以盐酸小檗碱($C_{20}H_{18}ClNO_4$)不得少于 3.0%。

【应用】

1. 传统功效 清热燥湿,泻火除蒸,解毒疗疮。用于湿热泻痢、黄疸、热淋、脚气、痿躄、骨蒸劳热、盗汗、遗精、带下、疮疡肿毒、湿疹瘙痒。盐黄柏 能滋阴降火,盗汗骨蒸。黄柏炭 善于止血,用于崩漏及赤白带下。用量 3~12g。

2. 现代应用 常用于黄疸型肝炎、细菌性痢疾、糖尿病、前列腺炎、痛风性肾病的治疗,在皮肤病方面发挥作用,用于痈疽疮疡、窦道久治不愈及外伤感染性伤口、灰指甲等病症。

【附注】 关黄柏(Cortex Phellodendri Amurensis)为芸香科植物黄檗(*Phellodendron amurense* Rupr.)的干燥树皮,习称"关黄柏"。主产于辽宁、吉林等省。通常较川黄柏薄,厚 2~4mm。外表面黄绿色或淡棕黄色,具不规则的纵裂纹,皮孔痕小而少见,偶有灰白色的粗皮残留。内表面黄色或黄棕色。体轻,质硬,断面鲜黄色或黄绿色。其余性状同川黄柏。饮片呈丝状,外表面黄绿色或淡棕黄色,较平坦。内表面黄色或黄棕色。切面鲜黄色或黄绿色。体轻,质较硬。气微,味苦。显微特征与川黄柏相似,不同点是关黄柏木栓细胞呈方形,皮层比较宽广,石细胞较川黄柏略少,韧皮部外侧几无石细胞。射线较平直,硬韧部不甚发达。主含小檗碱、黄柏酮等成分。功效同川黄柏。用高效液相色谱法进行含量测定,按干燥品计,本品含盐酸小檗碱($C_{20}H_{18}ClNO_4$)不得少于 0.60%。

秦 皮★

Cortex Fraxini

【别名】 苦榴皮 腊树皮

【来源】 为木犀科植物苦枥白蜡树（*Fraxinus rhynchophylla* Hance）、白蜡树（*F. chinensis* Roxb.）、尖叶白蜡树（*F. szaboana* Lingelsh.）或宿柱白蜡树（*F. stylosa* Lingelsh.）的干燥枝皮或干皮。

【产地】 主产于辽宁、吉林、陕西、四川等省。

【采收加工】 春、秋季整枝时，剥下干皮或枝皮，晒干。

【性状鉴别】

1. 药材

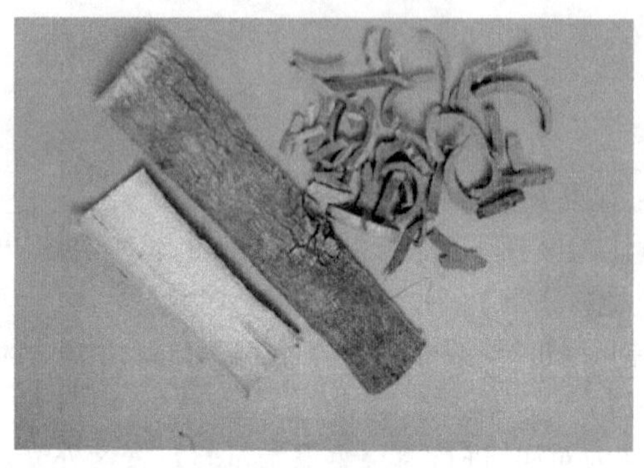

图6-17 秦皮药材、饮片图

（1）枝皮：卷筒状或槽状，长10～60cm，皮厚1.5～3mm。外表面灰白色、灰棕色至黑棕色或相间呈斑状，平坦或稍粗糙，密布灰白色圆点状皮孔及细斜皱纹，有的具分枝痕。内表面黄白色或棕色，较平滑。质硬而脆，折断面纤维性，黄白色。气微，味苦（图6-17）。

（2）干皮：为长条状块片，厚3～6mm。外表面灰棕色，具龟裂状沟纹及红棕色圆形或横长的皮孔。质坚硬，断面纤维性较强，易成层剥离呈裂片状。

2. 饮片 呈丝状，宽3～5mm。外表面灰褐色或灰黑色，稍粗糙，有浅色斑点。内表面黄白色或棕色，略有光泽。切面黄白色，纤维性。气微，味苦。

商品以条大、整齐、色灰白、有斑点者为佳。

教学互动

同学们观察秦皮药材和饮片，找一找主要的性状鉴别特征。

【显微鉴别】

1. 横切面 苦枥白蜡树树皮。

（1）木栓细胞为5～10余列细胞，部分内壁增厚，木栓化。

（2）栓内层为数列多角形厚角细胞。

（3）皮层较宽，纤维及石细胞单个或成群散在。

（4）韧皮部外侧有石细胞及纤维束组成的切向排列的断续环带，内方纤维束及少数石细胞成层状排列，被射线分隔形成井字形。射线宽1～3列细胞。

（5）薄壁细胞中含草酸钙砂晶（图6-18）。

2. 粉末 淡黄白色。气微，味苦。

（1）纤维平直或稍弯曲，边缘微波状或凹凸，直径15～40μm，壁极厚，木化，纹孔不明显，胞腔线形，表面有时可见不规则斜向纹理。

（2）石细胞形态多样，作不规则分枝，壁甚厚，孔沟明显。

（3）木栓细胞表面观多角形，壁微木化或木化，纹孔较稀疏。

（4）薄壁细胞内含草酸钙砂晶。

教学互动

同学们观察秦皮粉末，找一找主要的性状鉴别特征。

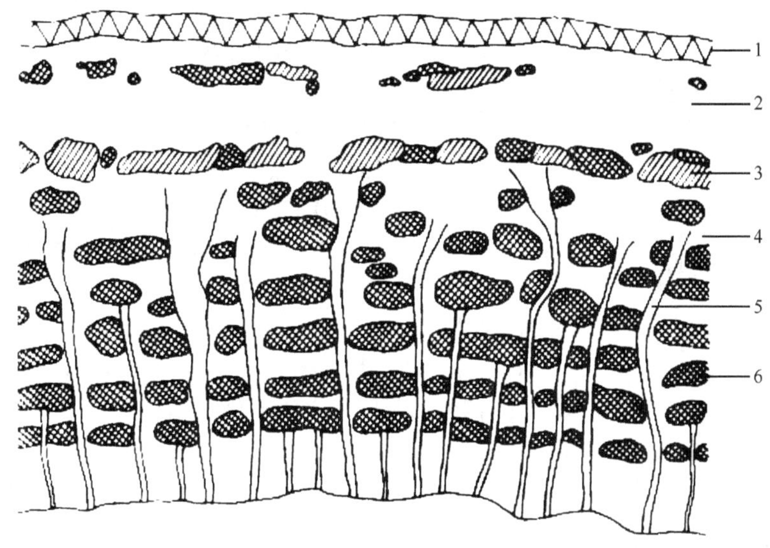

图 6-18 秦皮(树皮)横切面简图

1. 木栓层;2. 皮层;3. 石细胞群;4. 韧皮部;5. 射线;6. 纤维束

【化学成分】 苦枥白蜡树树皮中含:①香豆精类:秦皮乙素(七叶树素 aesculetin)及秦皮甲素(七叶树苷 aesculin)等。②鞣质。③甘露醇。④生物碱。宿柱白蜡树尚含丁香苷、宿柱白蜡苷等成分。

【理化鉴别】

(1) 取本品粉末1g,加乙醇10ml,置水浴上回流10分钟,滤过。取滤液1ml,滴加1%三氯化铁试液2~3滴,显暗绿色,再加氨试液3滴与水6ml,摇匀,对光观察,显深红色(检查秦皮乙素)。

(2) 取本品少许浸入热水或乙醇中,浸出液在日光下显碧蓝色荧光(因树皮含有荧光结晶物质秦皮甲素及乙素)。

(3) 本品以秦皮甲素、秦皮乙素对照品为对照,进行薄层色谱法试验。置紫外光灯(254nm)下检视。供试品色谱中,在与对照品色谱相应的位置上,显相同颜色的斑点;喷以三氯化铁试液-铁氰化钾试液(1∶1)的混合溶液,斑点变为深蓝色。

【检查】 本品含水分不得过7.0%,总灰分不得过8.0%。

【浸出物】 用热浸法测定,乙醇为溶剂,本品含醇溶性浸出物不得少于8.0%。

【含量测定】 照高效液相色谱法测定,按干燥品计,本品含秦皮甲素($C_{15}H_{16}O_9$)和秦皮乙素($C_9H_6O_4$)的总量不得少于1.0%。

【应用】

1. 传统功效 清热燥湿,收涩,明目。用于热痢、泄泻、赤白带下、目赤肿痛、目生翳膜。用量6~12g。

2. 现代应用 临床上主要用于治疗多种炎症、细菌性痢疾等疾病,并可用于清热燥湿、止咳平喘,并具有抗肿瘤作用、抗氧化作用以及神经保护和血管保护等作用。

桑 白 皮
Cortex Mori

【来源】 为桑科植物桑(*Morus alba* L.)的干燥根皮。

【产地】 全国各地均有野生或栽培。

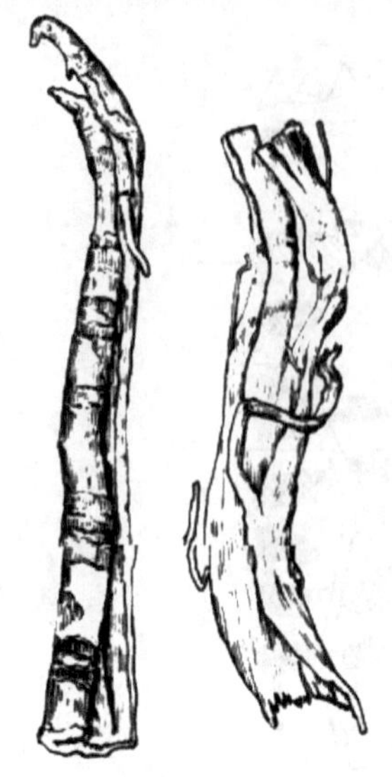

图 6-19 桑白皮(根皮)外形图

【采收加工】 秋末叶落时至次春发芽前采挖根部,刮去黄棕色粗皮,纵向剖开,剥取根皮,晒干。

【性状鉴别】

1. 药材 呈扭曲的卷筒状、槽状或板片状,长短宽窄不一,厚 1 ~ 4mm。外表面白色或淡黄白色,较平坦,偶有残留未除尽的橙黄色或棕黄色鳞片状粗皮;内表面黄白色或淡黄色,有细纵纹。体轻,质韧,纤维性强,难折断,易纵向撕裂,撕裂时有白色粉尘飞扬。气微,味微甘(图 6-19)。

2. 饮片

(1) 桑白皮:呈丝状,宽 3 ~ 5mm。外表面白色或淡黄白色,较平坦;内表面黄白色或灰黄色,有细纵纹。质韧,纤维性强,撕裂时有白色粉末飞出。气微,味微甘。

(2) 蜜桑白皮:形如桑白皮丝,呈深黄色,质滋润,略有光泽。味甜。

商品以色白、粉性足者为佳。

教学互动

同学们观察桑白皮药材,找一找主要的性状鉴别特征。

【化学成分】

(1) 黄酮类衍生物,如桑皮素(mulberrin)、桑皮色烯素、环桑皮素及环桑皮色烯素等。

(2) 香豆精类,如东莨菪素及伞形花内酯。

(3) 桑酮 A、B 及桑根酮 C、D 等。

【理化鉴别】 本品以桑白皮对照药材为对照,进行薄层色谱法试验。置紫外光灯(365nm)下检视。供试品色谱中,在与对照药材色谱相应的位置上,显相同的两个荧光主斑点。

【功效】 泻肺平喘,利水消肿。用于肺热咳喘、水肿胀满尿少、面目肌肤浮肿。用量 6 ~ 12g。

白 鲜 皮

Cortex Dictamni

【别名】 白藓皮

【来源】 为芸香科植物白鲜(*Dictamnus dasycarpus* Turcz.)的干燥根皮。

【产地】 主产于辽宁、河北、山东。

【采收加工】 春、秋两季采挖根部,除去泥沙及粗皮,剥取根皮,干燥。

【性状鉴别】

1. 药材 呈卷筒状,长 5 ~ 15cm,直径 1 ~ 2cm,厚 2 ~ 5mm。外表面灰白色或淡灰黄色,具细皱纹及细根痕,常有突起的颗粒状小点。内表面类白色,有细纵纹。质脆,折断时有粉尘飞扬,断面不平坦,略带层片状,剥去外层,迎光检视有闪烁的小亮点。有羊膻气,味微苦(图 6-20)。

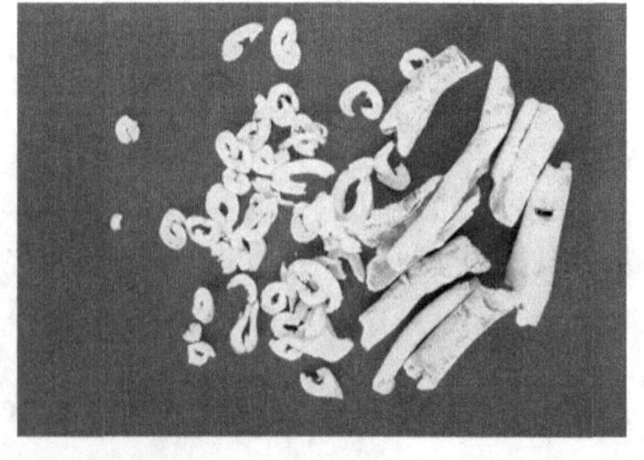

图 6-20 白鲜皮药材、饮片图

2. 饮片 为圆形的厚片,外表面灰白色或淡灰黄色;内表面类白色,切面乳白色。有羊膻气,味微苦。

商品以条大、皮厚、色灰白者为佳。

【化学成分】 主含生物碱、谷甾醇、皂苷等成分。

【理化鉴别】 本品以白鲜皮对照药材、梣酮对照品为对照,进行薄层色谱法试验。供试品色谱中,在与对照药材和对照品色谱相应的位置上,显相同颜色的斑点。

【功效】 清热燥湿,祛风解毒。用于湿热疮毒、黄水淋漓、湿疹、风疹、疥癣疮疡、风湿热痹、黄疸尿赤。用量4.5~9.0g。

香 加 皮

Cortex Periplocae

【来源】 为萝摩科植物杠柳(*Periploca sepium* Bge.)的干燥根皮。

【产地】 主产于河北、山东、山西、陕西、甘肃等省。

【采收加工】 春、秋两季采挖根部,剥取根皮,晒干。

【性状鉴别】

1. 药材 呈卷筒状或槽状,少数呈不规则片状,长3~10cm,直径1~2cm,厚2~4mm。外表面灰棕色或黄棕色,栓皮松软常呈鳞片状,易剥落。内表面淡黄色或淡黄棕色,较平滑,有细纵纹。体轻,质脆,易折断,断面不整齐,黄白色。有特异的香气,味苦,稍有麻舌感(图6-21)。

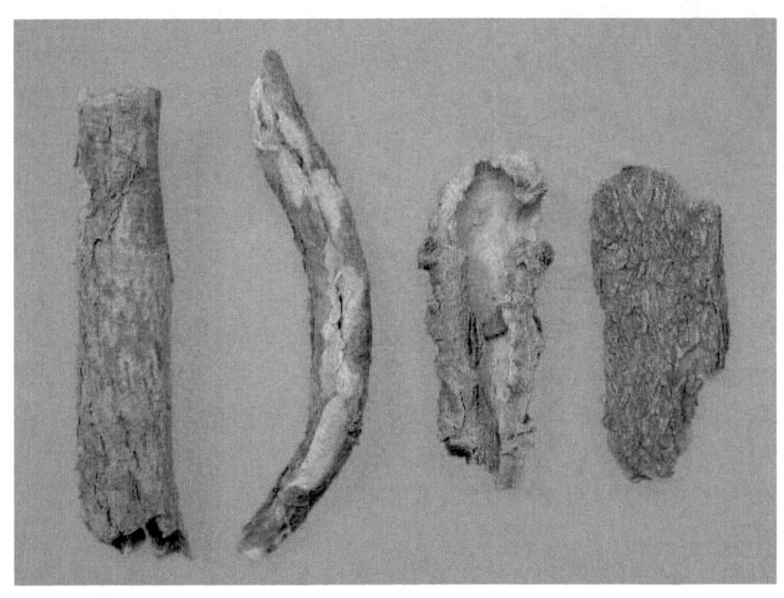

图6-21 香加皮(根皮)外形图

2. 饮片 为不规则的厚片,外表面灰棕色或黄棕色,粗糙。内表面淡黄色或淡黄棕色,较平滑,有细纵纹。切断面黄白色。有特异香气,味苦。

商品以块大、皮厚、香气浓、无木心者为佳。

【化学成分】

(1) 强心苷类,如杠柳毒苷G(periplocin,即 glycosideG)等。

(2) C_{21}甾苷类成分,如杠柳苷K、杠柳苷H_1、杠柳苷E及多种其他的C_{21}甾苷。

(3) 香气成分为4-甲氧基水杨醛等。

【理化鉴别】

(1) 取本品粉末10g，置250ml烧瓶中，加水150ml，加热蒸馏，馏出液具特异香气，收集馏出液10ml，分置二支试管中，一管中加1%三氯化铁溶液1滴，即显红棕色；另一管中加硫酸肼饱和溶液5ml与醋酸钠结晶少量，稍加热，放冷，生成淡黄绿色沉淀，置紫外光灯(365nm)下观察，显强烈的黄色荧光。

(2) 取本品粉末的乙醇回流提取液，用紫外-可见分光光度法测定，在波长278nm处有最大吸收。

(3) 本品以4-甲氧基水杨醛对照品为对照，进行薄层色谱法试验。供试品色谱中，在与对照品色谱相应的位置上，显相同颜色的斑点。

【功效】 祛风湿，壮筋骨。用于风寒湿痹、腰膝酸软、心悸气短、下肢浮肿。用量3～6g。

地 骨 皮

Cortex Lycii

【来源】 为茄科植物枸杞(*Lycium chinense* Mill.)或宁夏枸杞(*L. barbarum* L.)的干燥根皮。

【产地】 枸杞主产于河北、河南、山西、陕西等省。宁夏枸杞主产于宁夏、甘肃等省区。

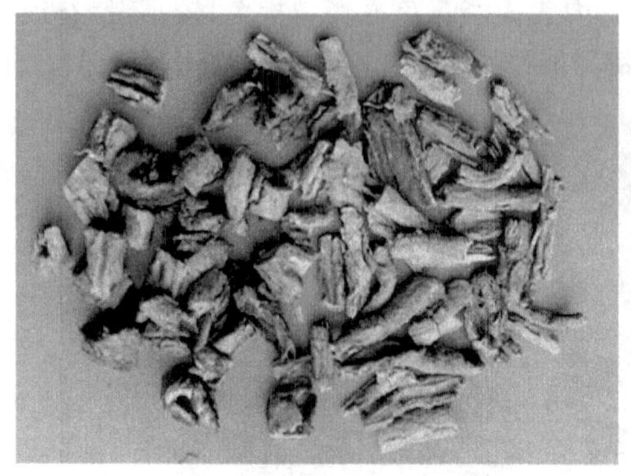

图6-22 地骨皮(根皮)外形图

【采收加工】 全年可采，剥取根皮，晒干。清明前采的质较优。

【性状鉴别】 药材 呈筒状、槽状或不规则卷片，长3～10cm，直径0.5～1.5cm，厚1～3mm。外表面灰黄色至棕黄色，粗糙，具不规则纵裂纹，易成鳞片状剥落。内表面黄白色至灰黄色，较平坦，有细纵纹。体轻，质脆，易折断，断面不平坦，外层黄棕色，内层灰白色。气微，味微甘而后苦(图6-22)。

商品以块大、肉厚、无木心者为佳。

【化学成分】

(1) 生物碱：如甜菜碱(betaine)。

(2) 有机酸：如亚油酸、亚麻酸。

(3) 枸杞酰胺等。

(4) 桂皮酸和多量酚性物质、β-谷甾醇、维生素B_1。

【理化鉴别】

(1) 取本品粉末1g，加甲醇10ml，在水浴上加热回流提取，滤过。取滤液，分别滴在白瓷板上，分别加硅钨酸试剂显白色沉淀；加碘化铋钾试剂显棕色沉淀；加碘化汞钾试剂显黄棕色沉淀(检查生物碱)。

(2) 本品断面置紫外光灯下观察，外层显棕色荧光，内层显淡蓝色荧光，陈旧药材则显淡黄色荧光。粉末的5%水浸液显深乌绿色荧光；粉末的70%乙醇浸出液则显淡蓝色荧光。

【功效】 凉血除蒸，清热降火。用于阴虚潮热、骨蒸盗汗、肺热咳嗽，咯血、衄血、内热消渴。用量9～15g。

地骨皮与香加皮的性状比较

药材名	地骨皮	香加皮
来源	茄科植物枸杞(*Lycium chinense* Mill.)或宁夏枸杞(*L. barbarum* L.)的干燥根皮	萝藦科植物杠柳(*Periploca sepium* Bge.)的干燥根皮
形状	呈筒状、槽状或不规则卷片	呈卷筒状或槽状,少数呈不规则片状
外表面	灰黄色至棕黄色,粗糙,具不规则纵裂纹,易成鳞片状剥落	灰棕色或黄棕色,栓皮松软常呈鳞片状,易剥落
断面	不平坦,外层黄棕色,内层灰白色	不整齐,黄白色
气味	气微,味微甘而后苦	有特异的香气,味苦,稍有麻舌感

链接

皮类其他常用药材简介

名称	来源	性状特征	功效
土荆皮	为松科植物金钱松(*Pseudolarix kaempteri* Gord.)的干燥根皮或近根树皮	根皮呈不规则的长条状,扭曲而稍卷,大小不一,厚2~5mm。外表面灰黄色,粗糙,有皱纹及灰白色横向皮孔样突起,粗皮常呈鳞片状剥落,剥落处红棕色;内表面黄棕色至红棕色,平坦,有细致的纵向纹理。质韧,折断面呈裂片状,可层层剥离。气微,味苦而涩。树皮呈板片状,厚约至8mm,粗皮较厚。外表面龟裂状,内表面较粗糙	杀虫,止痒
苦楝皮	为楝科植物川楝(*Melia toosendan* Sieb. et Zucc.)或楝(*M. azedarach* L.)的干燥树皮及根皮	呈不规则板片状、槽状或半卷筒状,长宽不一,厚2~6mm。外表面灰棕色或灰褐色,粗糙,有交织的纵皱纹及点状灰棕色皮孔,除去粗皮者淡黄色;内表面类白色或淡黄色。质韧,不易折断,断面纤维性,呈层片状,易剥离。气微,味苦	驱虫,疗癣
五加皮	为五加科植物细柱五加(*Acanthopanax gracilistylus* W. W. Smith)的干燥根皮	呈不规则卷筒状,长5~15cm,直径0.4~1.4cm,厚约0.2cm。外表面灰褐色,有稍扭曲的纵皱纹及横长皮孔样斑痕;内表面淡黄色或灰黄色,有细纵纹。体轻,质脆,易折断,断面不整齐,灰白色。气微香,味微辣而苦	祛风湿,补肝肾,强筋骨
紫荆皮	为豆科植物紫荆(*Cercis chinensis* Bunge.)干燥树皮	呈长圆筒状或槽状的块片,均向内卷曲,长约6~25cm,宽约3cm,厚约3~6mm,外表灰棕色,有皱纹,内表面紫棕色,有细纵纹理。质坚实,不易折断,断面灰红色。对光照视,可见细小的亮星。气微,味涩	活血通经,消肿解毒
地枫皮	为木兰科植物地枫皮(*Illicium difengpi* K. I. B. et K. I. M.)的干燥树皮	呈卷筒状或槽状,长5~15cm,直径1~4cm,厚0.2~0.3cm。外表面灰棕色至深棕色,有的可见灰白色地衣斑,粗皮易剥离或脱落,脱落处棕红色。内表面棕色或棕红色,具明显的细纵皱纹。质松脆,易折断,断面颗粒状。气微香,味微涩	祛风除湿,行气止痛

小结

通过本章学习，要求掌握下列知识点：皮类药材的性状鉴别要点；皮类药材横切面显微特征，注意韧皮部的射线、纤维或石细胞；皮类药材的粉末显微特征，重点观察各种细胞的形状及细胞壁、细胞内含物等特征；常用皮类药材的来源、主产地、性状、主要化学成分、显微鉴别、理化鉴别；《中国药典》(2005年版)一部对皮类各药材规定的各类检查的最高限量、浸出物测定以及有效成分含量测定的最低限量。

目标检测

一、名词解释

1. 发汗 2. 晶纤维 3. 周皮 4. 靴筒朴 5. 企边桂

二、填空题

1. 皮类中药的横切面构造从外向内依次为________、________、________。

2. 韧皮部包括________和________两部分。

3. 牡丹皮粉末显微特征主要有________、________、________和________。

4. 肉桂内表面________，较平坦，有细纵纹，用指甲刻划可见________。质硬而脆，易折断，断面________，外侧棕色而较粗糙，内侧红棕色而油润，中间有________。

5. 杜仲断面有细密、________色、富弹性的________相连，一般可拉至________以上才断。

6. 黄柏气微，味________，嚼之有________，可使唾液染成________。

7. 秦皮化学成分主要有________、________、________、________。

三、选择题

A型题

1. 牡丹皮的药用部分是

A. 干皮 B. 根皮 C. 树皮 D. 枝皮

2. 厚朴来源于

A. 芸香科 B. 毛茛科 C. 木兰科 D. 樟科

3. 下列何种植物的干皮、枝皮、根皮均可入药

A. 厚朴 B. 秦皮 C. 杜仲 D. 牡丹皮

4. 下列折断面具有细密、银白色、富有弹性的橡胶丝的药材为

A. 黄柏 B. 牡丹皮 C. 肉桂 D. 杜仲

5. 某中药呈槽状或卷筒状，外表面灰棕色，内表面红棕色，划之显油痕。断面不平坦，外层与内层间有1条黄棕色的线纹。气香浓烈，味甜、辣。此中药为

A. 厚朴 B. 牡丹皮 C. 肉桂 D. 杜仲

6. 皮类的显微组织构造中无

A. 韧皮部 B. 木质部 C. 周皮 D. 皮层

7. 牡丹皮内表面常见的闪亮结晶是

A. 牡丹酚 B. 牡丹苷 C. 挥发油 D. 芍药苷

8. 补肝肾，强筋骨，安胎是下列哪种药的功效

A. 肉桂 B. 杜仲 C. 黄柏 D. 厚朴

9. 以芸香科植物黄皮树的干燥树皮入药的是

A. 川黄柏　B. 牡丹皮　C. 关黄柏　D. 杜仲

10. 有效成分是小蘖碱的皮类中药是

A. 黄柏　B. 牡丹皮　C. 秦皮　D. 杜仲

X 型题

11. 对牡丹皮描绘正确的是

A. 毛茛科植物牡丹的干燥根皮　B. 内表面常见发亮的结晶

C. 断面较平坦,粉性,淡粉红色　D. 气清香,味淡

E. 主含丹皮酚、原丹皮酚

12. 对厚朴的粉末特征描绘正确的是

A. 纤维　B. 油细胞　C. 腺毛　D. 黏液细胞　E. 石细胞

13. 厚朴的商品药材有

A. 筒朴　B. 靴朴　C. 川朴　D. 温朴　E. 紫油朴

14. 以树皮入药的中药有

A. 厚朴　B. 牡丹皮　C. 肉桂　D. 桑白皮　E. 杜仲

15. 气香的皮类中药有

A. 厚朴　B. 牡丹皮　C. 肉桂　D. 桑白皮　E. 杜仲

16. 肉桂的主要性状特征有

A. 呈槽状或卷筒状　B. 内表面指甲刻划可见油痕

C. 断面平坦　D. 富含弹性的胶丝

E. 气香浓烈,味甜、辣

17. 黄柏的主要显微粉末特征有

A. 晶纤维　B. 腺毛　C. 草酸钙方晶　D. 黏液细胞　E. 石细胞

18. 厚朴的原植物有

A. 川朴　B. 凹叶厚朴　C. 厚朴　D. 温朴　E. 大叶厚朴

19. 下列属于皮类药材的有

A. 白鲜皮　B. 杜仲　C. 香加皮　D. 肉桂　E. 黄柏

20. 肉桂的有效成分有

A. 黄酮类　B. 挥发油　C. 香豆素类　D. 桂皮碱　E. 桂皮酸

四、简答题

1. 皮类药材性状鉴别主要包括哪些方面?

2. 如何对厚朴及其伪品进行鉴别?

3. 黄柏与关黄柏在性状上有哪些区别?

第7章 叶类中药

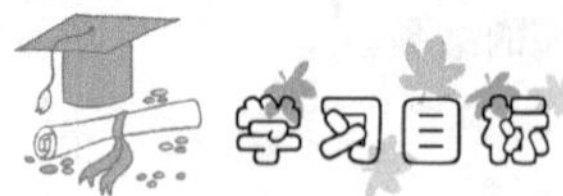

1. 掌握叶类中药的性状、显微鉴定要点
2. 熟悉叶类中药的来源、理化鉴定、主产地
3. 了解叶类中药的采收加工、化学成分、功效

第1节 叶类中药概述

一、叶类中药的药用部位

叶类(Folium)中药一般多用完整而已长成的干燥叶,多为单叶,少数用复叶的小叶,前者如枇杷叶、艾叶、银杏叶等,后者如番泻叶;也有带部分嫩枝的叶入药,如侧柏叶等。

二、叶类中药的性状鉴别要点

叶类中药鉴定时,首先应观察大量叶的颜色与状态,是完整的或是破碎的,是单叶或是复叶的小叶片,有无茎枝或叶轴,是平坦的还是皱缩的等;其次要选择具有代表性的样品来观察,并注意观察其全形、大小和其他特征,如已皱缩或破碎则常需将其浸泡在水中使之湿润并展开后观察;如要测量叶片的长度和宽度,则应选择最大、最小和中等大小的叶片作为测量对象;第三,一般应注意叶片的形状、长度及宽度;叶端、叶缘及叶基的形态;叶片上、下表面的色泽及有无毛茸和腺点,叶脉的类型、凹凸和分布情况;叶片的质地;叶柄的有无、形状及长短;叶翼、叶轴、叶鞘、托叶及茎枝的有无以及叶片的气和味等。在观察叶片的表面特征时,可借助解剖镜或放大镜仔细观察叶上下表面的毛茸、腺点、腺鳞以及有无叶鞘和托叶等特征。

三、叶类中药的显微鉴别要点

叶类中药的显微鉴别主要观察叶片中脉部分的横切面构造和叶片的上下表面制片或者粉末制片。

1. 叶类中药的组织构造　叶的横切面构造包括表皮、叶肉及叶脉3部分;叶的表面制片主要观察上下表皮细胞的形状、垂周壁的弯曲程度及增厚情况、平周壁有无角质层、皱纹或突起、非腺毛和气孔等。鉴定时,应注意下列各部分组织的特征。

(1) 表皮:应注意观察上下表皮细胞特征及附属物,如角质层、蜡被、结晶体、毛茸的种类和形态及内含物等。表皮多为1层细胞,亦有为1层以上细胞的复表皮,如夹竹桃叶。细胞通常均紧密相接,多呈略扁平或近方形;单子叶禾本科植物叶的上表皮细胞有较大的运动细胞,如淡竹叶等。有的表皮细胞较大,内含葡萄状钟乳体,如桑科植物桑叶,或含螺旋状钟乳体,如爵床科植物穿心莲叶;有的表皮细胞内含簇状橙皮苷结晶体,如唇形科植物薄荷叶;有的表皮细胞内含黏液质，如豆科植物番泻叶。表皮外壁常被角质层，尚可见腺毛、非腺毛和气孔等。

表皮细胞一般多为略等径性的多边形细胞，在叶脉附近或叶脉部位及单子叶植物叶的表皮细胞则是长方形，其长径与中脉相平行。各种表皮细胞的垂周壁显示不同程度弯曲，如枇杷叶的上表皮细胞垂周壁较平直，而下表皮较弯曲；薄荷叶上下表皮细胞的垂周壁均较弯曲；有的表皮细胞垂周壁呈连珠状增厚等。表皮细胞的外平周壁常具角质层，显不同程度的纹理，有波状、放射状、点状、条状等。有的表皮细胞向外突出而呈乳头状，如荷叶。表皮细胞上有无毛茸和毛茸的类型，如非腺毛和腺毛的形态、细胞组成、表面特征、壁是否木化、排列情况和分布密度是观察叶类中药极为重要的特征。

此外，叶的上下表皮上气孔的存在、分布情况以及其气孔类型也是叶类中药鉴定的重要特征之一。气孔的数目在植物不同种间有较大区别，同种植物上下表皮的气孔数目亦不同，通常下表皮较多。一种植物叶单位面积上的气孔数与表皮细胞数的比值称为气孔指数。它有一定的范围且较为恒定，可用来区别不同种的植物和中药。

$$\text{气孔指数} = \frac{\text{单位面积上的气孔数} \times 100}{\text{单位面积上的气孔数} + \text{同面积表皮细胞数}}$$

（2）叶肉：通常位于上表皮之下和下表皮之上，可分为栅栏组织和海绵组织两部分。栅栏组织通常位于上表皮之下，由一至数列长圆柱形的细胞组成，细胞长轴与叶面垂直，细胞内常含大量叶绿体，形成异面叶，如薄荷叶；也有上下表皮细胞内方均有栅栏组织，形成等面叶，如桉叶、番泻叶。栅栏组织一般不通过主脉，有些叶类中药的栅栏组织通过主脉，如番泻叶、穿心莲叶等。栅栏组织细胞与表皮细胞之间有一定的关系，一个表皮细胞下的平均栅栏细胞数称为**“栅表比”**，栅表比在同属不同种叶的鉴定上具有一定意义。海绵组织常占叶肉组织的大部分，内有侧脉维管束分布。观察叶肉组织中是否有结晶体如钟乳体、草酸钙结晶、橙皮苷结晶等，有无分泌组织，如油细胞、黏液细胞、油室、间隙腺毛、分泌道等，以及是否有异型细胞、厚壁细胞等的存在，其形状及分布等都是重要的鉴别特征。

（3）中脉：叶片中脉横切面上、下表皮的凹凸程度，在叶类中药的鉴定上有其特殊性。一般叶的中脉上、下表皮内方大多有数层厚角组织，但亦有少数叶的中脉部分有栅栏组织通过，如番泻叶。中脉维管束通常为1个外韧型维管束，木质部位于上方，排列成槽状或新月形至半月形，韧皮部在木质部的下方。有的中脉维管束分裂成2～3个或更多，维管束外围有的有纤维等厚壁组织包围，如蓼大青叶；有的为双韧型维管束，如罗布麻叶。

叶类中药尚可通过测定脉岛数加以鉴定。**“脉岛数”**是指每平方毫米面积中脉岛（叶脉中最微细的叶脉所包围的叶肉单位为一个脉岛）的数目。同种植物的叶，单位面积的脉岛数目是固定不变的，且不随植物生长的年龄和叶片的大小而变化，因此可作为叶类中药的鉴别特征之一。

2. 叶类中药的粉末显微特征　叶类中药的粉末显微特征主要观察毛茸（腺毛、非腺毛和腺鳞）、气孔、表皮细胞、草酸钙或碳酸钙结晶、角质层等，少数有分泌组织和纤维。叶的角质层纹理可用扫描电镜观察鉴别。

第2节　常用叶类中药选论

蓼大青叶★

Folium Polygoni Tinctorii

【别名】　大青叶　靛青叶　蓝靛叶

【来源】　为蓼科植物蓼蓝（*Polygonum tinctorium* Ait.）的干燥叶。

【产地】 主产于河北安国、山东、辽宁、山西等地，为栽培品。

【采收加工】 夏、秋季枝叶茂盛时采收，可采两次，除去茎枝及杂质，干燥。

【性状鉴别】 叶多皱缩、破碎，蓝绿色或黑蓝色。完整者展平后呈椭圆形或卵圆形，长3～8cm，宽2～5cm，先端钝，基部渐狭，全缘。叶脉浅黄棕色，于下表面略突起。叶柄扁平，偶带膜质托叶鞘。质脆。气微，味微涩而稍苦（图7-1）。以叶完整、色蓝绿者为佳。

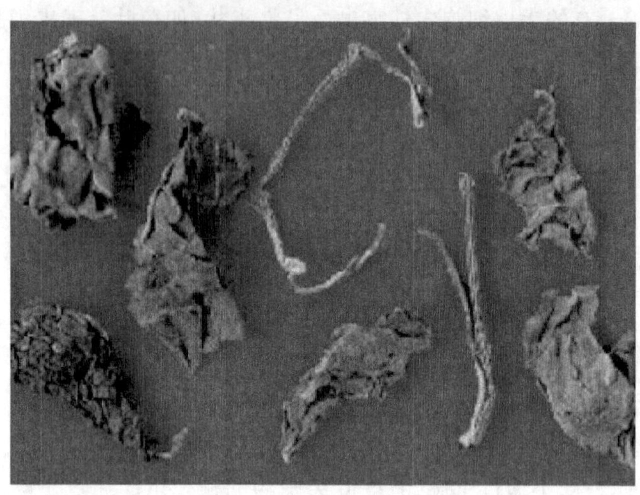

图7-1 蓼大青叶药材图

【显微鉴别】

1. 横切面

（1）上、下表皮各1列细胞，切向延长，下表皮细胞稍小。

（2）叶肉为异面叶型，栅栏组织不通过主脉，由2～3列细胞组成，细胞短柱状；叶肉细胞内含大型草酸钙簇晶及多量蓝色至蓝黑色色素。

（3）主脉向下突出，维管束外韧型，6～8个排列成环，上方一个较大，每个维管束韧皮部外围均有纤维束，纤维壁厚且木化（图7-2）。

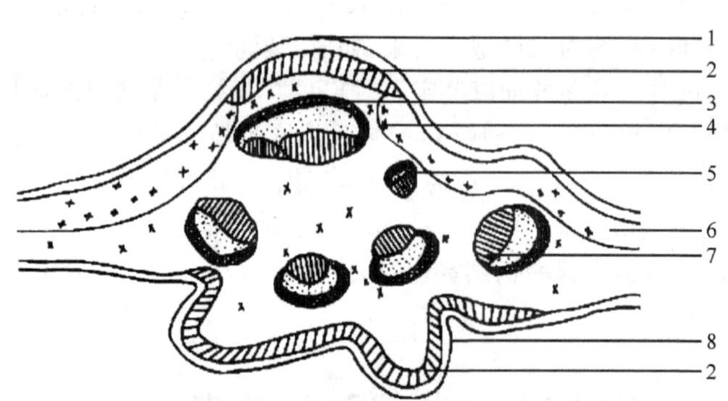

图7-2 蓼大青叶（主脉）横切面简图

1. 上表皮；2. 厚角组织；3. 纤维；4. 草酸钙簇晶；5. 韧皮部；6. 栅栏组织；7. 木质部；8. 下表皮

2. 粉末 蓝绿色。气微，味微涩而稍苦。

（1）表皮细胞多角形，垂周壁平直或微波状弯曲。

（2）气孔多为平轴式。

(3) 腺毛头部多为4~8个细胞,柄2个细胞并列,亦有多细胞构成多列的。

(4) 非腺毛多列性,壁木化增厚。

(5) 叶肉细胞内含蓝色至蓝黑色色素颗粒;草酸钙簇晶多见,直径12~80μm。

【化学成分】 主含靛玉红(indirubin)、靛蓝(indigo)。另含N-苯基-2-萘胺、虫漆蜡醇、β-谷甾醇等。

【理化鉴别】 本品以靛蓝对照品为对照,苯-三氯甲烷-丙酮(5:4:1)为展开剂,进行薄层色谱法试验。供试品色谱中,在与对照品色谱相应的位置上,显相同的蓝色斑点。

【含量测定】 照高效液相色谱法测定,本品含靛蓝($C_{16}H_{10}N_2O_2$)不得少于0.50%。

【功能与主治】

1. 传统功效　清热解毒,凉血消斑。用于温病发热、发斑发疹、肺热喘咳、喉痹、痄腮、丹毒、痈肿等症。用量9~15g。

2. 现代应用　抗甲型流感病毒。

大　青　叶★

Folium Isatidis

【别名】 蓝靛叶　大青　菘蓝叶

【来源】 为十字花科植物菘蓝(*Isatis indigotica* Fort.)的干燥叶。

【产地】 主产于河北、江苏、安徽、河南等省。大多为栽培品。

【采收加工】 夏、秋两季分2~3次采收,除去杂质,晒干。第1次在6月中旬,采后及时施肥,第2次在7月下旬,若施肥管理得当,9~10月份可采收第3次。北方地区一般在夏、秋(霜降前后)分两次采收。

【性状鉴别】 多皱缩卷曲,有的破碎。完整的叶片展平后呈长椭圆形至长圆状倒披针形,长5~20cm,宽2~6cm,先端钝圆,全缘或微波状,基部渐狭下延至叶柄成翼状;上表面暗灰绿色,有的可见色较深稍突起的小点。叶脉于背面较明显;叶柄长4~10cm,淡棕黄色。质脆。气微,味微酸、苦、涩(图7-3)。商品以叶大、色暗灰绿色者为佳。

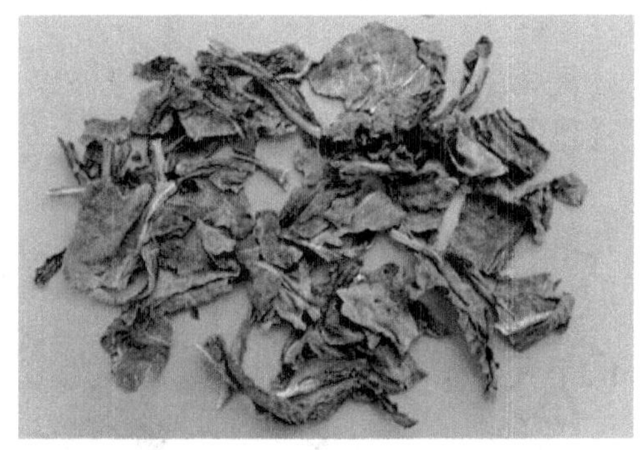

图7-3　大青叶药材图

教学互动

同学们观察大青叶药材,和蓼大青叶比较,找一找主要的性状区别。

【显微鉴别】

1. 叶横切面

(1) 上下表皮均为1列切向延长的细胞,外被角质层。

(2) 叶肉中栅栏组织与海绵组织无明显区分。

(3) 主脉维管束4~9个,外韧型,中间1个形状较大,在每个维管束的上、下侧均可见到厚壁组织。

(4) 薄壁组织中有含芥子酶的分泌细胞,类圆形,较其周围薄壁细胞小(图 7-4)。

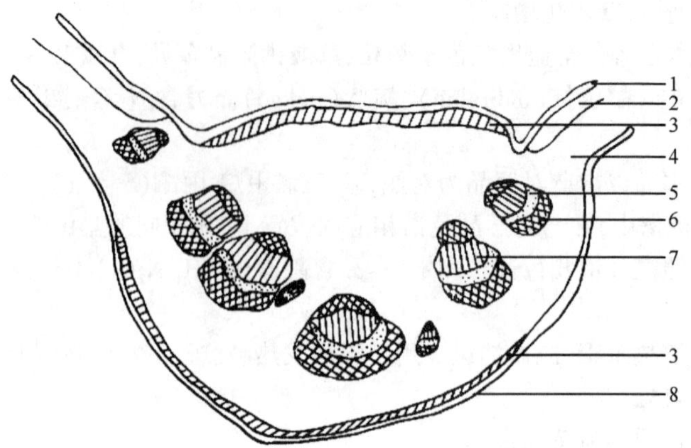

图 7-4 大青叶(主脉)横切面简图

1. 上表皮;2. 栅栏组织;3. 厚角组织;4. 海绵组织;5. 韧皮部;6. 纤维束;7. 木质部;8. 下表皮

2. 粉末 绿褐色。气微,味微酸、苦、涩。

(1) 上表皮细胞垂周壁平直,表面被角质层;下表皮细胞垂周壁稍弯曲,略呈连珠状增厚。

(2) 气孔不等式,副卫细胞 3 ~ 4 个。

(3) 叶肉断面栅栏组织与海绵组织无明显区分,可见蓝色靛蓝结晶和淡黄绿色橙皮苷样结晶(图 7-5)。

【化学成分】 主含靛玉红、靛蓝、色胺酮、黑芥子苷等成分。

【理化鉴别】

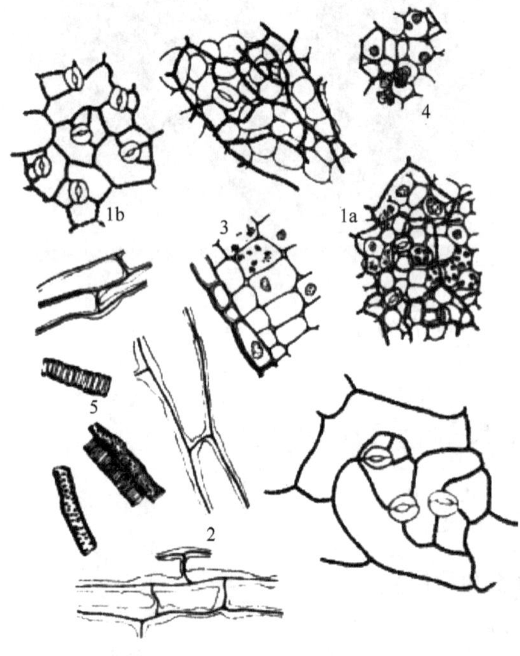

图 7-5 大青叶粉末图

1. 表皮细胞(a. 上表皮;b. 下表皮);2. 厚角组织;3. 靛蓝结晶;4. 橙皮苷结晶;5. 导管

(1) 本品粉末进行微量升华,可得蓝色或紫红色细小针状、片状或簇状结晶。

(2) 本品粉末水浸液在紫外光灯下显蓝色荧光。

(3) 本品以靛蓝、靛玉红对照品为对照,进行薄层色谱法试验,供试品色谱中,在与对照品色谱相应的位置上,分别显相同的蓝色斑点和浅紫红色斑点。

【检查】 本品含水分不得过 13.0% 。

【浸出物】 用热浸法测定,乙醇为溶剂,本品含醇溶性浸出物不得少于 16.0% 。

【含量测定】 照高效液相色谱法测定,本品含靛玉红($C_{16}H_{10}N_2O_2$)不得少于 0.020% 。

【应用】

1. 传统功效 清热解毒,凉血消斑。用于温邪入营、高热神昏、发斑发疹、黄疸、热痢、痄腮、喉痹、丹毒、痈肿等。用量 9 ~ 15g。鲜品 50 ~ 100g。外用捣敷或煎水洗。

2. 现代应用　杀菌、抗病毒作用强，应用于乙型脑炎、腮腺炎、流感、黄疸、痄疾、淋巴腺炎、消化系统炎症等多方面病毒、细菌感染的治疗。

大青叶与蓼大青叶的性状比较

药材名	大青叶	蓼大青叶
来源	十字花科植物菘蓝（*Isatis indigotica* Fort.）的干燥叶	蓼科植物蓼蓝（*Polygonum tinctorium* Ait.）的干燥叶
颜色	上表面暗灰绿色	蓝绿色或蓝黑色
形状	完整的叶片展平后呈长椭圆形至长圆状倒披针形，基部渐狭下延至叶柄成翼状	完整者展平后呈椭圆形或卵圆形，偶带膜质托叶鞘
味	微酸而苦、涩	微涩而稍苦

链接

番　泻　叶*

Folium Sennae

【别名】　泻叶

【来源】　为豆科植物狭叶番泻（*Cassia angustifolia* Vahl）或尖叶番泻（*C. acutifolia* Delile）的干燥小叶。

【产地】　狭叶番泻主产于红海以东至印度一带，盛栽于印度南端丁内未利，故商品又名印度番泻叶或丁内未利番泻叶，现埃及和苏丹亦产。

尖叶番泻主产于埃及的尼罗河中上游地区，由亚历山大港输出，故商品又称埃及番泻叶或亚历山大番泻叶；现我国广东、海南及云南西双版纳等地均有栽培。

【采收加工】　狭叶番泻在开花前摘下叶片，阴干后分级，然后用水压机打包。尖叶番泻在9月间果实将成熟时，剪下枝条，摘取叶片晒干，按全叶与碎叶分别包装。

【性状鉴别】

1. 狭叶番泻叶　呈长卵形或卵状披针形，长1.5～5.0cm，宽0.4～2.0cm，全缘，叶端急尖，叶基稍不对称。上表面黄绿色，下表面浅黄绿色，无毛或近无毛，叶脉稍隆起。革质。气微弱而特异，味微苦，稍有黏性（图7-6）。

2. 尖叶番泻叶　呈披针形或长卵形，略卷曲，叶端短尖或微凸，叶基不对称。两面均有细短毛茸。

商品以叶片大、完整、色绿、梗少、无泥沙杂质者为佳。

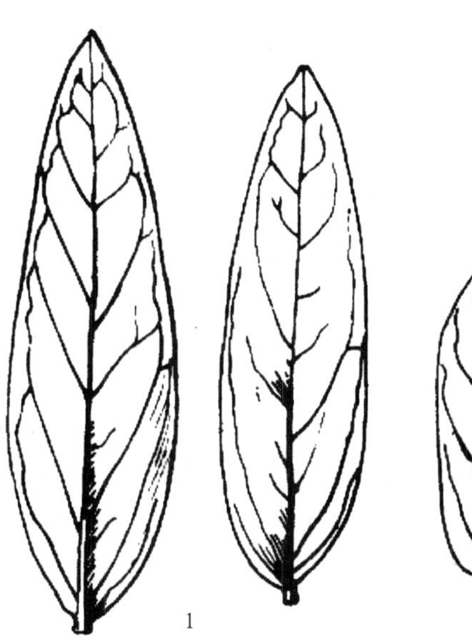

图7-6　番泻叶外形图

1. 狭叶番泻叶；2. 尖叶番泻叶

教学互动

番泻叶这样特征的药材，说一说可以像泡茶一样服用吗？

【显微鉴别】

1. 叶横切面

(1) 表皮细胞中常含黏液质；上下表皮均有气孔；非腺毛单细胞，壁厚，多具疣状突起，基部稍弯曲。

(2) 叶肉组织为等面叶型。上下表皮内方均有1列栅栏细胞，上面栅栏组织通过主脉，细胞较长，约长150μm，下面栅栏细胞较短。

(3) 海绵组织细胞中含有草酸钙簇晶。

(4) 主脉维管束外韧型，上下两侧均有微木化的中柱鞘纤维束，外有含草酸钙棱晶的薄壁细胞，形成晶鞘纤维(图7-7)。

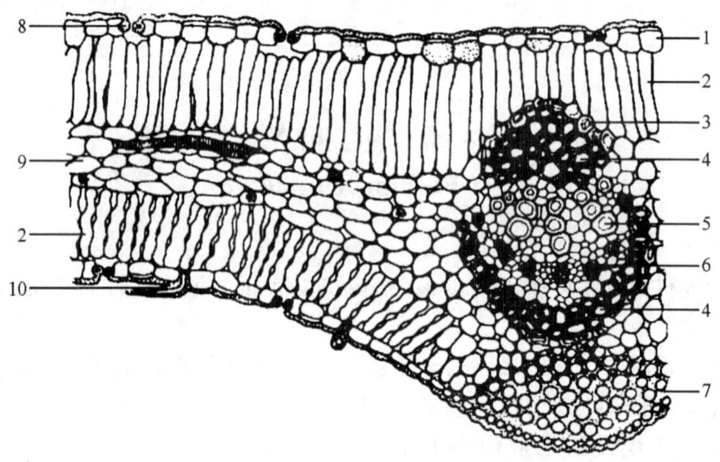

图7-7　尖叶番泻叶(主脉)横切面组织图

1. 表皮；2. 栅栏组织；3. 草酸钙方晶；4. 纤维束；5. 导管；6. 筛管群；7. 厚角组织；8. 气孔；9. 海绵组织；10. 非腺毛

2. 粉末　淡绿色或黄绿色。气微弱而特异，味微苦，稍有黏性。

(1) 晶纤维多，草酸钙方晶直径12~15μm。

(2) 非腺毛单细胞，长100~350μm，直径12~25μm，壁厚，有疣状突起，基部稍弯曲。

(3) 上下表皮细胞表面观呈多角形，垂周壁平直；气孔平轴式，副卫细胞2~3个，多为2个。

(4) 薄壁细胞含草酸钙簇晶，直径9~20μm(图7-8)。

【化学成分】

(1) 二蒽酮苷类，主要为番泻苷A、番泻苷B(sennoside A、sennoside B)，番泻苷C、番泻苷D(sennoside C、sennoside D)及芦荟大黄素双蒽酮苷。

(2) 游离蒽醌及其苷：大黄酸、芦荟大黄素、大黄酸葡萄糖苷、芦荟大黄素葡萄糖苷等。

(3) 黏液质。

【理化鉴别】

(1) 本品粉末遇碱液显红色。

(2) 取本品粉末25mg，加水50ml及盐酸2ml，置水浴中加热15分钟，放冷，加乙醚40ml，振摇提取，分取醚层，通过无水硫酸钠脱水，滤过，取滤液5ml，蒸干，放冷，加氨试液5ml，溶液显黄

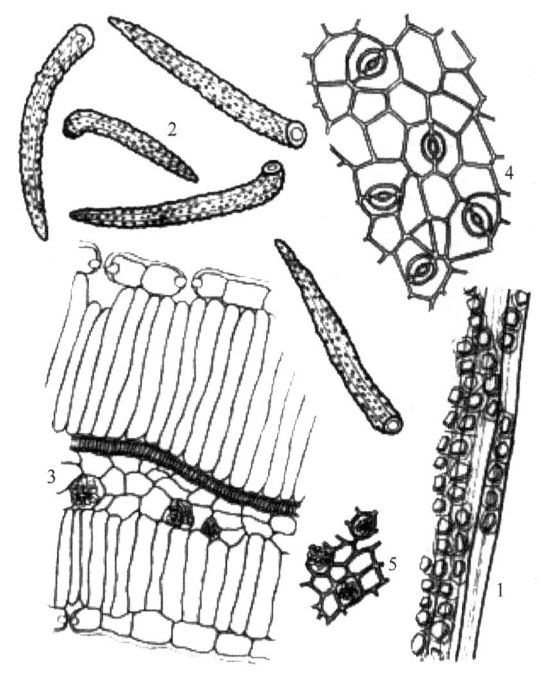

图7-8　狭叶番泻叶粉末图

1. 晶纤维;2. 非腺毛;3. 叶组织碎片;4. 表皮细胞及气孔;5. 草酸钙簇晶

色或橙色,置水浴中加热2分钟后,变为紫红色(蒽醌类反应)。

(3)本品以番泻叶对照药材为对照,进行薄层色谱法试验,供试品色谱中,在与对照药材色谱相应的位置上,应显相同颜色的斑点。

【检查】　本品含杂质不得过6%,水分不得过10.0%。

【含量测定】　照紫外-可见分光光度法测定,本品含总番泻苷以番泻苷B($C_{42}H_{38}O_{20}$)计,不得少于2.5%。

【应用】

1. 传统功效　泻热行滞,通便,利水。用于热结积滞、便秘腹痛、水肿胀满。用量2~6g。

2. 现代应用　泻下,减肥。番泻叶长期使用会减弱胃肠蠕动功能,导致排便更困难,加重便秘!而且停药后根本不能正常排便。这一点不光是服用泻叶的病人存在,长期服用含泻叶的成药、保健品如肠润茶、减肥茶、牛黄清胃丸等也会出现类似现象。

【附注】　混淆品:耳叶番泻叶为豆科植物耳叶番泻树(*Cassia auriculata* L.)的干燥小叶。常混在进口的狭叶番泻叶中。呈卵圆形或倒卵圆形,先端钝圆或微凹下并具短刺,叶基对称或不对称,灰黄绿色或红棕色,密被灰白色长茸毛,无叠压线纹。显微特征:非腺毛细长,甚密,表面较光滑。

石　韦★

Folium Pyrrosiae

【别名】　金星草　小石韦　飞刀剑

【来源】　为水龙骨科植物庐山石韦[*Pyrrosia sheareri*(Bak.)Ching]、石韦[*P. lingua*(Thunb.)Farwell]或有柄石韦[*P. petiolosa*(Christ)Ching]的干燥叶。

【产地】 主产于浙江、安徽、湖南、陕西等省。

【采收加工】 春、夏、秋均可采收,除去根茎及须根,晒干。

【性状鉴别】

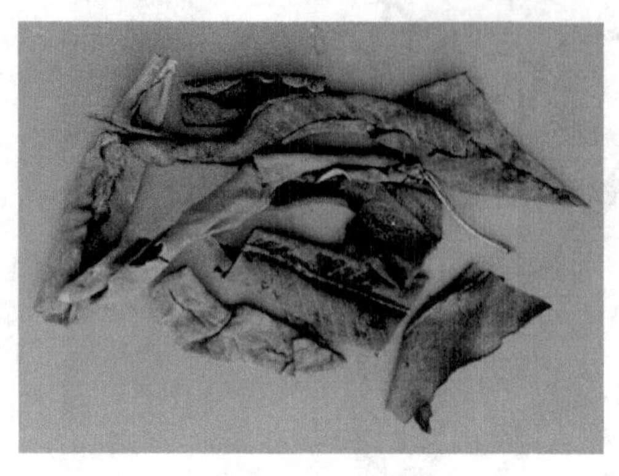

图7-9 石韦药材图

1. 药材

(1) 庐山石韦:叶柄具四棱,略扭曲,有纵槽,长10~20cm,直径1.5~3mm。叶片略皱缩,展开后呈披针形,长10~25cm,宽3~5cm,先端渐尖,基部耳状偏斜,全缘,叶缘常向内卷曲。上表面黄绿色或灰绿色,散布有黑色圆形小凹点;下表面密生红棕色星状毛,有的叶片具棕色圆点状的孢子囊群,在侧脉间排成多行,几乎布满叶背。叶片厚,革质。气微,味微涩苦(图7-9)。

(2) 石韦:叶柄长5~10cm,直径约1.5mm。叶片披针形或长圆披针形,长8~12cm,宽1~3cm,基部楔形,对称。孢子囊群在侧脉间,排列紧密而整齐。

(3) 有柄石韦:叶柄长3~12cm,直径约1mm。叶片多卷曲成筒形,展平后呈长圆形或卵状长圆形,长3~8cm,宽1~2.5cm,基部楔形,对称,下表面侧脉不明显,布满孢子囊群。

2. 饮片 石韦:呈丝条状,多卷曲,展平后,长1~5cm,全缘,革质。上表面黄绿色至灰绿色,散有圆形小凹点。背面灰黄褐色,绒毛状,用放大镜观察,密布淡棕色星状毛,有的背面布满棕色孢子囊群,孢子囊群脱落处可见小点状凹陷。叶柄细,宽约1mm,具纵槽。质稍韧。气微,味微苦涩。

以叶片大、完整、色绿、梗少、无泥沙杂质者为佳。

教学互动

同学们观察石韦药材,找一找主要的性状鉴别特征。

【化学成分】

1. 庐山石韦 主含芒果苷(mangiferin)、异芒果苷、(isomangiferin)、香草酸、绿原酸、延胡索酸、原儿茶醛等。

2. 石韦 主含绿原酸、山奈素、槲皮素、异槲皮素、三叶豆苷、里白烯(diploptene)、芒果苷等。

3. 有柄石韦 主含绿原酸、里白烯、木犀草素(luteolin)、槲皮素、山柰素等。

【理化鉴别】 本品以绿原酸为对照品,以醋酸丁酯-甲酸-水(7:2.5:2.5)为展开剂,进行薄层色谱法试验,置紫外光灯(365nm)下检视,供试品色谱中在与对照品色谱相应的位置上,显相同颜色的斑点。

【浸出物】 用热浸法测定,稀乙醇为溶剂,药材含醇溶性浸出物不得少于18.0%。

【含量测定】 照高效液相色谱法测定,药材按干燥品计算,含绿原酸($C_{16}H_{18}O_9$)不得少于0.30%。

【应用】

1. 传统功效 利尿通淋,清热止血。用于热淋、血淋、石淋、小便不通、淋沥涩痛、吐血、衄血、尿血、崩漏、肺热喘咳。用量6~12g。

2. 现代应用 治疗支气管哮喘、慢性气管炎,急、慢性肾炎及肾盂肾炎。

艾 叶

Folium Artemisiae Argyi

【来源】 为菊科植物艾(*Artemisia argyi* Levl. et Vant.)的干燥叶。

【产地】 全国大部分地区均有分布。主产于山东、安徽、湖北、河北等省。

【采收加工】 春末夏初花未开时采叶,除去杂质,晒干或阴干。

【性状鉴定】 药材多皱缩、破碎,有短柄。完整叶片展平后呈卵状椭圆形,羽状深裂,裂片椭圆状披针形,边缘有不规则的粗锯齿;上表面灰绿色或深黄绿色,有稀疏的柔毛及腺点;下表面密生灰白色绒毛。质柔软。气清香,味苦(图7-10)。

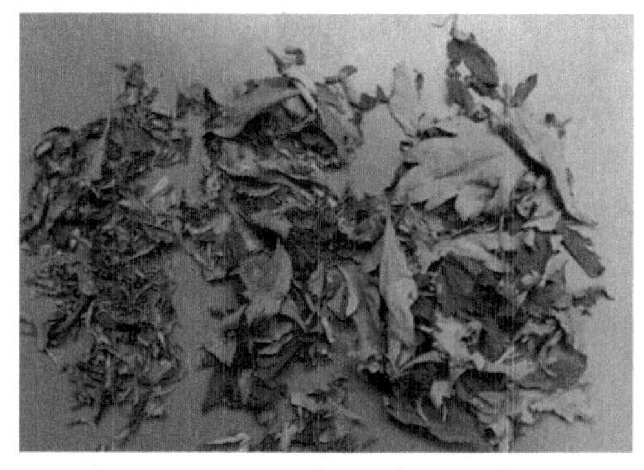

图7-10 艾叶外形图

以叶片大、完整、色绿、梗少、无泥沙杂质者为佳。

【化学成分】 主含挥发油,油中主要为1,8-桉叶素、α-侧柏酮、α-水芹烯、β-丁香烯、莰烯、樟脑、α-松油醇等成分。

【功效】 散寒止痛,温经止血。用于小腹冷痛,经寒不调,宫冷不孕,吐血,衄血,崩漏经多妊娠下血等。外治皮肤瘙痒。醋艾叶炭温经止血。用量:3~9g。外用适量。

> 艾又名家艾、艾蒿,我国民间自古就有"端午采艾,悬门户上,以禳毒气"的习俗,它所产生的奇特芳香可驱蚊蝇、虫蚁、净化空气。
>
> 链接

枇 杷 叶

Folium Eriobotryae

【来源】 为蔷薇科植物枇杷[*Eriobotrya japonica*(Thunb.)Lindl.]的干燥叶。

【产地】 主产于广东、广西、江苏等省区,多栽培。江苏产量大,广东质量佳。

【采收加工】 全年可采,多在4~5月采叶,扎把晒干。

【性状鉴别】

1. 药材 呈长椭圆形或倒卵形,长12~30cm,宽4~9cm。先端尖,基部楔形,边缘上部有疏锯齿,近基部全缘。上表面灰绿色、黄棕色或红棕色,较光滑;下表面密被黄色绒毛,主脉于下表面显著突起,侧脉羽状;叶柄极短,被棕黄色绒毛。革质而脆,易折断。气微,味微苦(图7-11)。

商品以叶完整、色绿、叶厚者为佳。

2. 饮片 枇杷叶呈丝条状,宽5~10mm。灰绿色、黄棕色或红棕色,背面无绒毛。质地、气味同药材。

3. 蜜枇杷叶 形如枇杷叶丝,表面呈老黄色,微显光泽,略带黏性。味微甜。

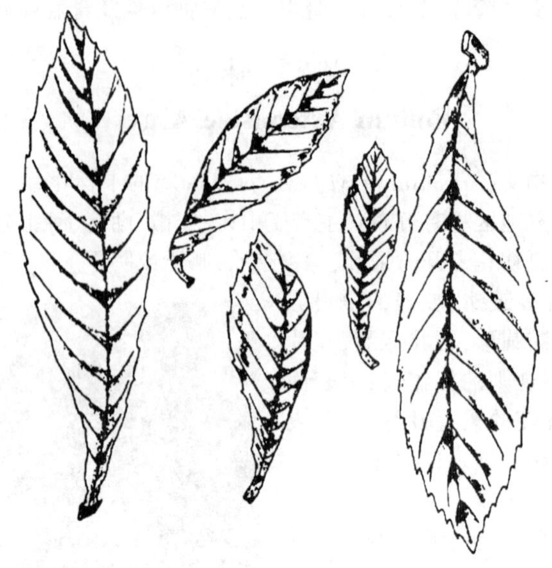

图 7-11　枇杷叶外形图

教学互动

同学们观察枇杷叶药材，说一说它的主要特征是什么？

【化学成分】　主含皂苷、糖类、熊果酸、齐墩果酸、枇杷苷、挥发油（如橙花椒醇等）、鞣质及维生素 B_1 等成分。

【理化鉴别】　取本品粉末 2g，用水 20ml 煮 10 分钟，趁热过滤。取滤液 1ml，加入新配制的斐林试剂 4～5 滴，在沸水中加热 5 分钟，产生砖红色沉淀。

【浸出物】　用热浸法测定，药材含水溶性浸出物不得少于 10.0%。

【功效】　清肺止咳、降逆止呕。用于肺热咳嗽、气逆喘急、胃热呕逆、烦热口渴等症。用量6～9g。

罗布麻叶

Folium Apocyni Veneti

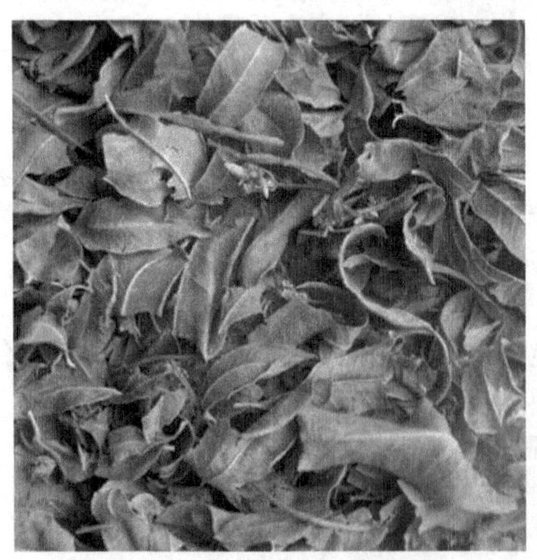

图 7-12　罗布麻叶药材图

【来源】　为夹竹桃科植物罗布麻（*Apocynum venetum* L.）的干燥叶。

【产地】　主产于辽宁、吉林、内蒙古、安徽、陕西等省区。

【采收加工】　夏季采收，除去杂质，干燥。

【性状鉴别】　药材多皱缩卷曲，有的破碎，完整叶片展平后呈椭圆状或卵圆状披针形，长2～5cm，宽 0.5～2cm，淡绿色或灰绿色，先端钝，有小芒尖，基部钝圆或楔形，边缘具细齿，常反卷，两面无毛，叶脉于下表面突起；叶柄细，长约 4mm。质脆。气微，味淡（图 7-12）。

商品以完整、色绿者为佳。

教学互动

同学们观察枇杷叶药材，找一找主要的性状鉴别特征。

【化学成分】 主含黄酮类，以异槲皮苷（罗布麻甲素）和槲皮素（罗布麻乙素）为主，多种氨基酸及橡胶等成分。

【理化鉴别】 本品以罗布麻叶对照药材为对照，进行薄层色谱法试验。置紫外光灯（365nm）下检视。供试品色谱中，在与对照药材色谱相应的位置上，显相同颜色的荧光斑点。

【浸出物】 用热浸法测定，75%乙醇为溶剂，本品含醇溶性浸出物不得少于20.0%。

【含量测定】 照高效液相色谱法测定，本品按干燥品计算，含槲皮素（$C_{15}H_{11}O_7$）不得少于0.60%。

【功效】 平肝安神，清热利水。用于肝阳眩晕、心悸失眠、浮肿尿少、原发性高血压、神经衰弱、肾炎浮肿。用量6～12g。

叶类其他常用中药简介

名称	来源	性状特征	功效
侧柏叶	为柏科植物侧柏[*Platycladus orientalis*（L.）Franco]的干燥枝梢及叶	带叶枝梢多分枝，小枝扁平，长短不一。叶细小鳞片状，深绿色或黄绿色，交互对生，贴伏于枝上。质脆，易折断。气清香。味苦涩、微辛	凉血止血，生发乌发
紫苏叶	为唇形科植物紫苏[*Perilla frutescens*（L.）Britt.]的干燥叶（或带嫩枝）	叶片多皱缩卷曲、破碎。完整的叶展平后呈卵圆形，先端长尖或急尖，基部圆形或宽楔形，边缘具圆锯齿。两面紫色，或上表面绿色，下表面紫色，疏生灰白色毛，下表面有多数凹点状的腺鳞。叶柄长2～7cm，紫色或紫绿色。质脆。气清香，味微辛	解表散寒，行气和胃
银杏叶	为银杏科植物银杏（*Ginkgo biloba* L.）的干燥叶	多皱折或破碎，完整者呈扇形。黄绿色或浅棕黄色，上缘呈不规则的波状弯曲，有的中间凹入，深者可达叶长的4/5。具二叉状平行叶脉，细而密，光滑无毛，易纵向撕裂。叶基楔形，体轻。气微，味微苦	敛肺，平喘，活血化瘀，止痛
荷叶	为睡莲科植物莲（*Nelumbo nucifera* Gaertn.）的干燥叶	呈半圆形或折扇形，展开后呈类圆形，全缘或稍呈波状，直径20～50cm。上表面深绿色或黄绿色，较粗糙；下表面淡灰棕色，较光滑，有粗脉21～22条，自中心向四周射出；中心有突起的叶柄残基。质脆，易破碎。稍有清香气，味微苦	清热解暑，升发清阳，凉血止血
桑叶	桑科植物桑（*Morus alba* L.）的干燥叶	完整者有柄，叶片展平后呈卵形或宽卵形；先端渐尖，基部截形、圆形或心形，边缘有锯齿或钝锯齿，有的不规则分裂。上表面黄绿色或浅黄棕色，有的有小疣状突起；下表面颜色稍浅，叶脉突出，小脉网状，脉上被疏毛，脉基具簇毛。质脆。气微，味淡、微苦涩	疏散风热，清肺润燥，清肝明目
人参叶	为五加科植物人参（*Panax ginseng* C. A. Mey.）的干燥叶	常扎成小把，呈束状或扇状，长12～35cm。掌状复叶带有长柄，暗绿色，3～6枚轮生。小叶通常5枚，偶有7或9枚，呈卵形或倒卵形。基部的小叶长2～8cm，宽1～4cm；上部的小叶大小相近，长4～16cm，宽2～7cm。基部楔形，先端渐尖，边缘具细锯齿及刚毛，上表面叶脉生刚毛，下表面叶脉隆起。纸质，易碎。气清香，味微苦而甘	补气，益肺，祛暑，生津

续表

名称	来源	性状特征	功效
杜仲叶	为杜仲科植物杜仲(*Eucommia ulmoides* Oliv.)的干燥叶	多破碎,完整叶片展平后呈椭圆形或卵形,长7~15cm,宽3.5~7cm。表面黄绿色或黄褐色,微有光泽,先端渐尖,基部圆形或广楔形,边缘有锯齿,具短叶柄。质脆,搓之易碎,折断面有少量银白色橡胶丝相连。气微,味微苦	补肝肾,强筋骨
功劳叶	为小蘗科植物阔叶十大功劳[*Mahonia bealei* (Fort.) Carr.]或细叶十大功劳[*M. fortunei* (Lindl.) Fedde]干燥的叶	阔叶十大功劳叶卵状椭圆形,先端渐尖而有锐刺,基部心形或近截形而歪斜,边缘两侧各具2~8个刺状齿,细叶十大功劳叶,呈狭披针形,边缘两侧各具6~13个刺状齿;齿尖向叶背微弯,上面紫绿色有光泽,下面黄绿色,质硬而脆;气微弱,味淡	清热解毒,消肿止痛,健脾止泻

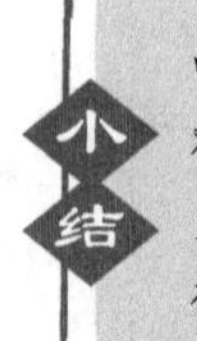

通过本章学习,要求掌握下列知识点:叶类药材性状鉴别主要特征有叶片表皮、叶肉、叶脉及其角质层、蜡被、结晶体、毛茸等附属物;叶类药材粉末显微特征,主要观察毛茸(腺毛、非腺毛和腺鳞)、气孔、表皮细胞、草酸钙或碳酸钙结晶、角质层等,少数有分泌组织和纤维;常用叶类药材的来源、主产地、采收加工、性状、主成分、显微鉴别、理化鉴别;《中国药典》(2005年版)一部对叶类药材规定的各类检查的最高限量、浸出物测定以及有效成分含量测定的最低限量。

目标检测

一、名词解释

1. 气孔指数 2. 栅表比 3. 脉岛 4. 脉岛数

二、填空题

1. 叶的横切面构造包括________、________及________三部分。

2. 番泻叶的功效有________、________、________。

3. 蓼大青叶完整者展平后呈________或________,先端钝,基部渐狭,全缘。叶脉浅黄棕色,于下表面略突起。叶柄扁平。质________。气微,味________。

4. 狭叶番泻呈长卵形或卵状披针形,全缘,叶端急尖,叶基稍________。上表面________,下表面________色,无毛或近无毛,叶脉稍隆起。

5. 石韦来源于________科植物________、________或________的干燥叶。

三、选择题

A型题

1. 叶类药材显微鉴定尤应注意观察

A. 海绵组织 B. 维管束 C. 栅栏组织 D. 表皮

2. 以下药材以小叶入药的是

A. 蓼大青叶 B. 银杏叶 C. 番泻叶 D. 大青叶

3. 番泻叶横切面叶肉组织为

A. 等面型　　B. 异面型　　C. 反面型　　D. 正面型

4. 艾叶来源于

A. 菊科　　B. 毛茛科　　C. 豆科　　D. 芸香科

5. 某中药完整者展平后呈卵圆形,边缘具圆锯齿,两面紫色或上表面绿色,下表面紫色,疏生灰白色毛。气清香,味微辛。该中药是

A. 艾叶　　B. 枇杷叶　　C. 紫苏叶　　D. 番泻叶

6. 大青叶来源于

A. 蓼科　　B. 十字花科　　C. 豆科　　D. 菊科

7. 主产于印度、埃及的药材是

A. 枇杷叶　　B. 紫苏叶　　C. 艾叶　　D. 番泻叶

8. 功效散寒止痛,温经止血的中药是

A. 紫苏叶　　B. 枇杷叶　　C. 艾叶　　D. 番泻叶

X 型题

9. 叶的组成有

A. 叶片　　B. 叶柄　　C. 托叶　　D. 单叶

10. 对大青叶描述正确的是

A. 菘蓝的干燥叶　　B. 含靛玉红、靛蓝

C. 清热解毒,凉血消斑　　D. 多为栽培品

11. 番泻叶的主要化学成分有

A. 蒽醌苷类　　B. 游离蒽醌类　　C. 鞣质　　D. 生物碱

12. 气香的药材有

A. 艾叶　　B. 枇杷叶　　C. 紫苏叶　　D. 番泻叶

13. 番泻叶粉末主要显微鉴别特征有

A. 晶纤维　　B. 单细胞非腺毛　　C. 草酸钙簇晶　　D. 平轴式气孔

14. 主要化学成分为挥发油的中药有

A. 紫苏叶　　B. 番泻叶　　C. 银杏叶　　D. 艾叶

15. 蓼大青叶的粉末显微特征有

A. 表皮细胞多角形　　B. 平轴式气孔

C. 内含色素颗粒　　D. 草酸钙簇晶

四、简答题

1. 比较蓼大青叶与大青叶在性状、功效上的区别?

2. 比较狭叶番泻与尖叶番泻在性状上的区别?

3. 如何鉴别罗布麻叶?

五、实例分析题

一中年妇女因听说番泻叶可以减肥,去药材市场买回番泻叶,发现购买的叶片小,其叶端钝圆,下表面灰绿色,叶片两面均具有较多的茸毛。和番泻叶长卵形或卵状披针形,叶端尖,叶基稍不对称,下表面浅黄绿色的性状有一定差别。此种叶片能正常服用吗,为什么?

第8章　花类中药

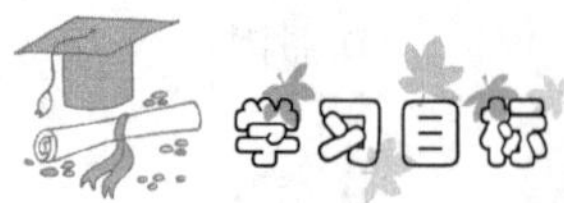

1. 掌握花类中药的性状、显微鉴定要点
2. 熟悉花类中药的来源、理化鉴定、主产地
3. 了解花类中药的采收加工、化学成分、功效

第1节　花类中药概述

一、花类中药的药用部位

花类(Flos)中药通常包括干燥完整的花、花序或花的某一部分。大多是尚未开放的花蕾,如辛夷、丁香、槐米、金银花;有的是完全开放的花,如洋金花、红花;有的药用花序是采收未开放的,如款冬花;有的要采收完全开放的头状花序,如菊花、旋覆花;而夏枯草实际上采收的是带花的果穗。药用仅为花的某一部分的有西红花系柱头、莲须系雄蕊、玉米须系花柱、松花粉和蒲黄等则为花粉粒等。

二、花类中药的性状鉴别要点

首先要辨明花类中药的入药部分,是单花、花序或是花的个别部分;其次要依次观察花的形状、大小、表面特征(颜色及附属物)、质地及气味等。花类中药常因采收、干燥而多皱缩或破碎,观察时可先将干燥药材放入水中浸泡后,再行解剖并借助于放大镜、解剖镜观察清楚。花的形状较为特殊,常见的有圆锥状(如辛夷)、棒状(如金银花)、团簇状(如菊花)、丝状(如莲须)、粉末状(如蒲黄)等;颜色一般较新鲜时稍暗淡,气味也较新鲜时淡,如丁香呈红棕色且有浓郁的香气。鉴别时,如以单花入药则要注意观察花的全形与大小,花梗的有无及长短,萼片、花瓣、雄蕊和雌蕊的数目、形状、排列、颜色、被毛与否、离合程度、气味等特征;如以花序入药,除单朵花的观察外,尚需注意花序类别、总苞片或苞片的数目、形状、大小、颜色以及着生情况等;如以花的一部分入药,则只需观察此部分的形态结构特征。菊科植物还需观察花序托的形状,有无被毛等。

教学互动

同学们日常生活中应用过哪些花?一般运用在哪些方面?

三、花类中药的显微鉴别要点

花类中药的显微鉴别除花梗和膨大花托制作横切片外,一般只作表面制片和粉末观察。雄蕊和雌蕊柱头尚可作整体装片,透化后观察。

1. 花类中药的组织构造

(1) 花梗和花托:有些花类中药常带有部分花梗和花托,如丁香。其横切面构造与草质茎相似,从外向内依次为表皮、皮层、内皮层、维管束及髓部,观察时应注意有无厚壁组织、分泌组织及草酸钙结晶、淀粉粒等特征。

(2) 苞片和萼片:与叶片构造相类似,通常叶肉组织分化不明显,主要由表皮、基本薄壁组织和维管束组成,鉴定时以观察表面特征为主,包括上、下表皮细胞的形状及垂周壁是否弯曲,气孔的有无、分布与类型,毛茸的有无、形状、分布及类型,分泌组织(如黏液腔)的种类及形状、草酸钙结晶的类型、形状及分布等。

(3) 花瓣:花瓣构造较萼片简单,且变异较大,上(内)表皮细胞外平周壁常呈乳头状(如密蒙花)或毛茸状突起(如红花),无气孔,可见角质层纹;下(外)表皮细胞的垂周壁常呈波状弯曲,有的向胞腔内弯曲而形成小囊状胞间隙,偶见毛茸及少数气孔。相当于叶肉的部分,由数层排列疏松的大型薄壁细胞组成,有时可见分泌组织及其贮藏物质,如丁香有油室,红花有管状分泌组织,内贮红棕色物质。维管束细小,仅见少数螺纹导管。

(4) 雄蕊:雄蕊包括花丝和花药两部分。花丝构造简单,有时被毛茸,如闹羊花花丝下部被两种非腺毛。花药主要为花粉囊,花粉囊内壁细胞的壁常不均匀地增厚,如网状、螺旋状、环状或点状,且大多木化。花粉粒的形状、大小、外壁纹理,萌发孔的类型、数目等常因植物种类不同而异,有鉴定意义。如金银花、洋金花、红花的花粉粒形状为圆球形,丁香的花粉粒形状类三角形等,表面有的光滑(如西红花、槐米),有的有刺状突起(如红花、金银花),或有放射状纹理(如洋金花)、网状纹理(如蒲黄)等。花粉粒的外壁上有萌发孔或萌发沟,一般双子叶植物的花粉粒萌发孔为3个或3个以上,单子叶植物和裸子植物花粉粒萌发孔为1个。花粉粒的形状和萌发孔数,镜检时常因观察面(极面观或赤道面观)的不同而有改变,应注意区分。雄蕊中有时药隔上端还有附属物,鉴别时也应注意。

(5) 雌蕊:包括子房、花柱和柱头。子房壁的表皮多为薄壁细胞,有的表皮细胞分化成毛茸(如闹羊花)或各种形状的突起。花柱表皮细胞有时分化成毛状物,如红花。柱头表皮细胞常呈乳头状突起,如红花;或者分化成毛茸状,如西红花;也有不作毛茸状突起者,如洋金花。

2. 花类中药的粉末显微特征　花类中药的粉末显微鉴别的重点是花粉粒和花粉囊内壁细胞,其次是毛茸、草酸钙结晶、分泌组织、花瓣表皮细胞、气孔等。只要在粉末中察见花粉粒,就可指示花类的存在。花粉粒的形态和外壁纹饰可采用扫描电镜技术进行鉴别。

第2节　常用花类中药选论

丁　香★

Flos Caryophylli

【别名】 公丁香

【来源】 为桃金娘科植物丁香(*Eugenia caryophyllata* Thunb.)的干燥花蕾。

【产地】 主产于坦桑尼亚、印度尼西亚、马来西亚及东非沿岸国家。以桑给巴尔岛产量大,质量佳。现我国海南、广东等省有栽培。

【采收加工】 通常当花蕾由绿转红时采摘,晒干。

【性状鉴别】 呈研棒状,长1~2cm。花冠圆球形,直径0.3~0.5cm,花瓣4,覆瓦状抱合,棕褐色至褐黄色,花瓣内为雄蕊和花柱,搓碎后可见众多黄色细粒状的花药。萼筒圆柱状,略扁,有的稍弯曲,红棕色或棕褐色,上部有4枚三角状的萼片,十字状分开;质坚而重,富油性。气芳香浓烈,味辛辣,有麻舌感。投入水中,萼筒部垂直向下(图8-1)。

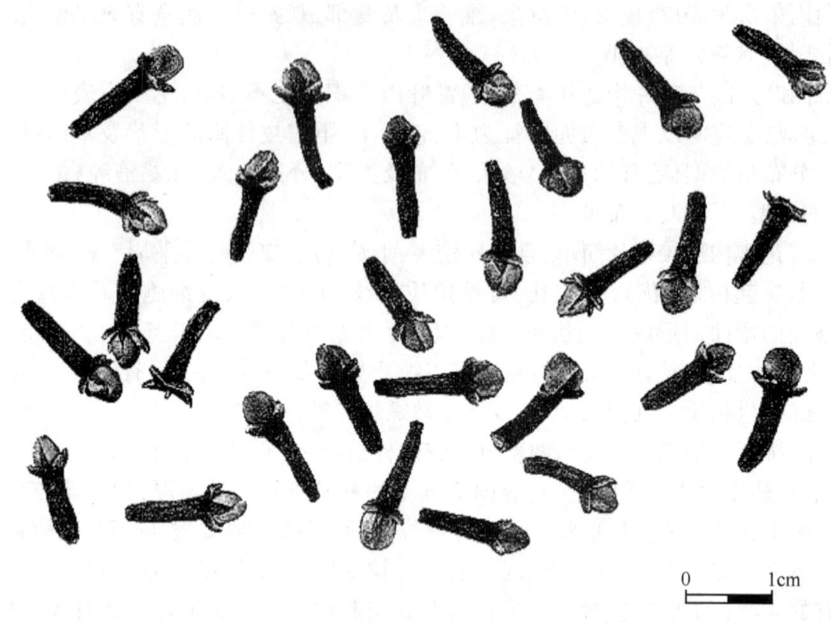

图8-1 丁香外形图

商品以完整、个大、油性足、颜色深红、香气浓郁、入水下沉者为佳。

教学互动

1. 同学们观察丁香药材,找一找主要的性状鉴别特征。
2. 闻一闻丁香的香味有什么特别的地方?

【显微鉴别】

1. 萼筒中部横切面

(1) 表皮细胞1列,有较厚的角质层和气孔。

(2) 皮层外侧散有2~3列径向延长的椭圆形油室;其下有数十个小型双韧维管束,断续排列成环,维管束外围有少数中柱鞘纤维,壁厚,木化;内侧为数列薄壁细胞组成的通气组织,有大型细胞间隙。

(3) 中心轴散有多数细小维管束。

(4) 薄壁细胞含细小的草酸钙簇晶,见图8-2。

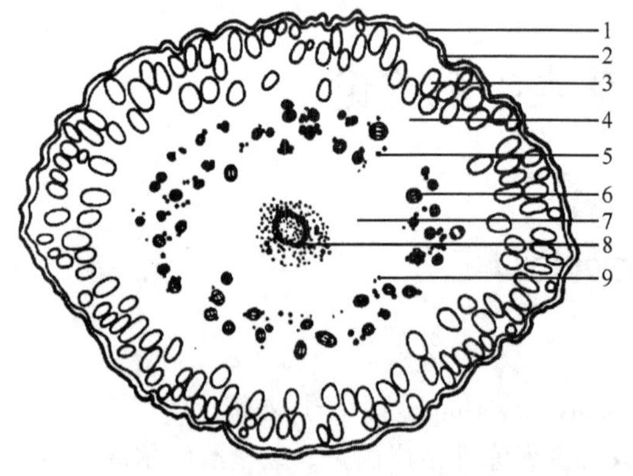

图8-2 丁香(花托)横切面简图

1. 角质层;2. 表皮;3. 油室;4. 皮层;5. 纤维;6. 维管束;7. 通气组织;8. 轴柱维管束;9. 草酸钙簇晶

2. 粉末 暗红棕色,香气浓郁。

(1) 纤维梭形,两端钝圆,壁较厚。

(2) 花粉粒众多,极面观呈三角形,赤道面观双凸镜形,具3副合沟,角端各有一个萌发孔,无色或淡黄色。

（3）草酸钙簇晶极多，直径4～26μm，往往成行排列。

（4）油室多破碎，分泌细胞界限不清，含黄色油状物（图8-3）。

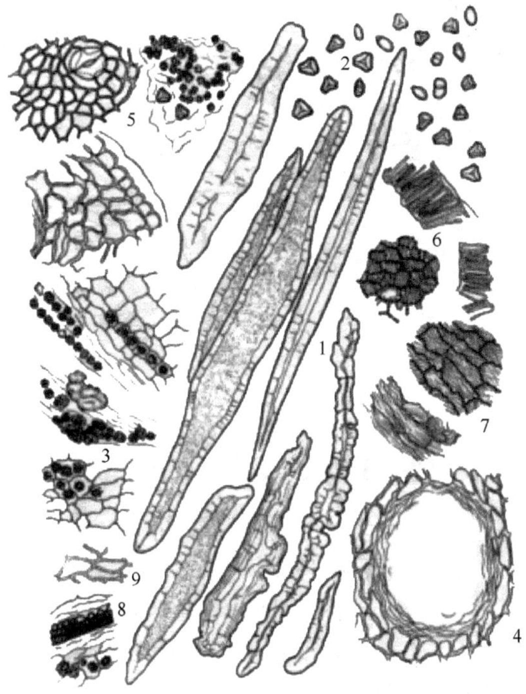

图8-3　丁香（花蕾）粉末图

1. 纤维；2. 花粉粒；3. 草酸钙簇晶；4. 油室；5. 花托表皮细胞；6. 花粉囊内壁细胞；7. 花丝表皮细胞；8. 螺纹导管；9. 花瓣表皮细胞

【化学成分】　主含挥发油，油中主要成分为丁香油酚（eugenol），占80%～95%，β-丁香烯约9.12%，乙酰基丁香油酚约7.33%等。

【理化鉴别】

（1）取粉末约0.5g，置小玻璃管中，加氯仿2ml，浸渍约5分钟，吸取氯仿浸液2～3滴，滴于载玻片上，速加3%氢氧化钠的氯化钠饱和液1滴，加盖玻片，不久，即有簇状细针形丁香酚钠结晶产生。

（2）本品以丁香酚对照品对照，以石油醚-醋酸乙酯（9∶1）为展开剂，5%香草醛硫酸溶液为显色剂，进行薄层色谱法试验，供试品色谱中，在与对照品色谱相应的位置上，显相同颜色的斑点。

【检查】　本品含杂质不得过4%，含水分不得过12.0%。

【含量测定】　照气相色谱法测定，本品含丁香酚（$C_{10}H_{12}O_2$）不得少于11.0%。

【应用】

1. 传统功效　温中降逆，补肾助阳。用于脾胃虚寒、呃逆呕吐、食少吐泻、心腹冷痛、肾虚阳痿。用量1～3g。不宜与郁金同用。

2. 现代应用　临床上用于芳香健胃剂、镇痉剂、驱风剂。治慢性消化不良、胃肠充气、子宫疝痛等症。此外，还用于治乳头裂（俗称乳头疮）。

【附注】

1. 母丁香 为丁香的干燥近成熟果实。药材呈长倒卵形至矩圆形，类似两端钝圆的橄榄核

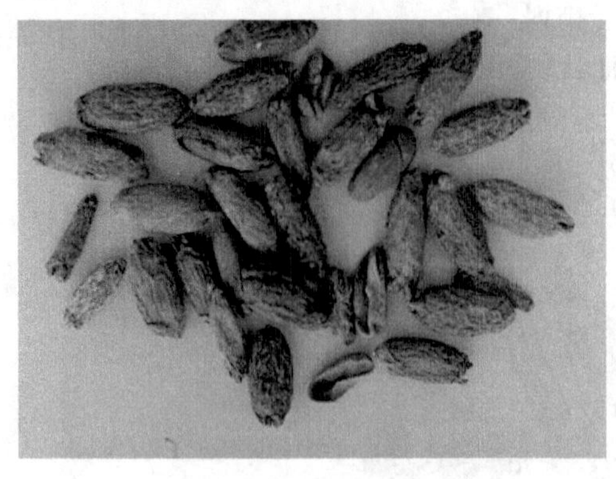

图 8-4 母丁香外形图

状,顶端有齿状萼片 4 枚,向内略弯曲,基部有果柄残痕。表面棕褐色或带有土红色粉末,粗糙,多细皱纹。果皮与种皮为薄壳状,易脱落;种仁倒卵形,暗棕色,由 2 片肥厚的子叶抱合而成,子叶形如鸡舌,故又称“鸡舌香”。质坚硬,难破碎。气香,味辛(图 8-4)。

2. 丁香油 为丁香花蕊经水蒸气蒸馏所得的挥发油,无色或淡黄色液体,比重 1.047 ~ 1.060,具丁香特有的香气,久贮渐变棕色,并浓稠。药用丁香油含丁香酚 85% ~90% (ml/ml),用作香料和兴奋剂、芳香剂、防腐剂以及龋齿局部镇痛剂。

金 银 花★

Flos Lonicerae Japonicae

【别名】 银花 双花 忍冬花

【来源】 为忍冬科植物忍冬(*Lonicera japonica* Thumb.)的干燥花蕾或带初开的花。

【产地】 主产于山东、河南,全国大部地区均产。多为栽培。

【采收加工】 5 ~6 月采收未开放的花蕾,置通风处阴干或晒干。

【性状鉴别】 药材 呈细长鼓槌状、棒状,上粗下细,稍弯曲,长 2 ~3cm,上部直径约 3mm,下部直径约 1.5mm。表面黄白色或绿白色(贮久色渐深),密被短柔毛。花萼绿色,细小,先端 5 裂,裂片有毛。开放者,花冠筒状,先端二唇形。雄蕊 5 个,附于筒壁,黄色,雌蕊 1 个,子房无毛。气清香,味淡、微苦(图 8-5)。

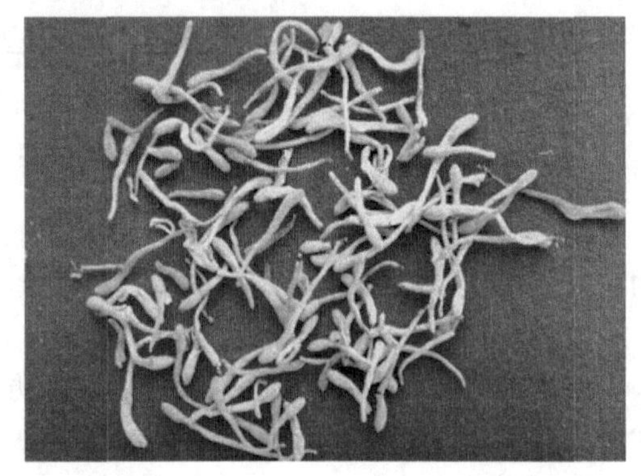

图 8-5 金银花(忍冬花蕾)外形图

商品以花蕾大、含苞待放、色黄白、滋润丰满、香气浓者为佳。商品按产区可分为密银花(即南银花,主产河南密县一带),济银花(即东银花,主产山东济南一带),山银花(即土银花,为其他各地所产)。除山银花分一、二等外,其他均分为一至四等。以河南的密银花品质最优,山东的济银花产量最大。

教学互动

同学们观察金银花药材,找一找主要的性状鉴别特征。

【显微鉴别】

1. 粉末 浅黄色。气清香,味淡、微苦。

(1) 花粉粒众多,黄色,球形,外壁具细刺状突起,萌发孔 3 个。

(2) 腺毛有两种,一种头部呈倒圆锥形,顶部略平坦,由 10 ~33 个细胞排成 2 ~4 层,直径 40 ~108μm,腺柄 2 ~5 个细胞,长 70 ~700μm;另一种头部呈类圆形或扁圆形,较小,由 4 ~20 个细胞组成,直径 24 ~80μm,腺柄 2 ~4 个细胞,长 24 ~80μm。腺毛头部细胞含黄棕色分泌物。

(3) 非腺毛为单细胞,有两种:一种长而弯曲,壁薄,有微细疣状突起;另一种较短,壁稍厚,具壁疣,有的具单或双螺纹。

(4) 薄壁细胞中含细小草酸钙簇晶(图8-6)。

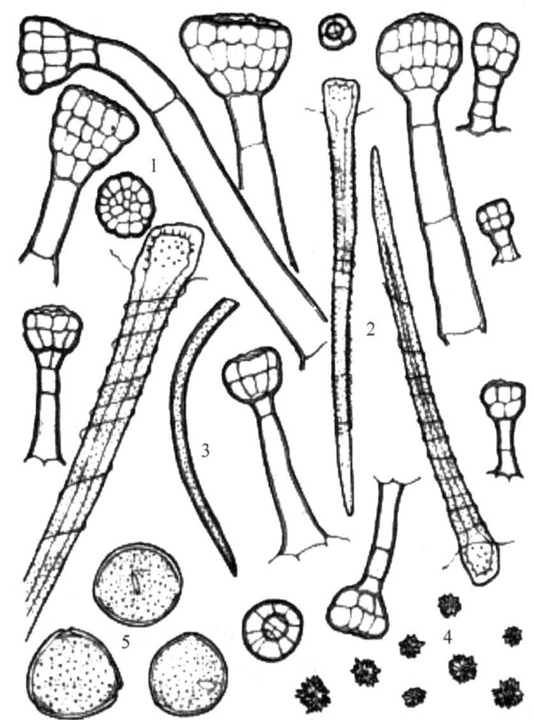

图8-6 忍冬(花蕾)表面制片

1. 腺毛;2. 厚壁性非腺毛;3. 薄壁性非腺毛;4. 草酸钙簇晶;5. 花粉粒

【化学成分】

(1) 绿原酸(chlorogenic acid)、异绿原酸。

(2) 黄酮类成分。

(3) 挥发油类。

(4) 含肌醇(inositol)及皂苷。绿原酸、异绿原酸为主要的抗菌有效成分。

【理化鉴别】 本品以绿原酸对照品为对照,以醋酸丁酯-甲酸-水(7∶2.5∶2.5)为展开剂,进行薄层色谱法试验,置紫外光灯(365nm)下检视。供试品色谱中在与对照品色谱相应的位置上,显相同颜色的荧光斑点。

【检查】 本品含水分不得过12.0%,总灰分不得过10.0%,酸不溶性灰分不得过3.0%。含铅不得过百万分之五,镉不得过千万分之三,砷不得过百万分之二,汞不得过千万分之二,铜不得过百万分之二十。

【含量测定】 照高效液相色谱法测定,本品含绿原酸($C_{16}H_{18}O_9$)不得少于1.5%,含木犀草苷($C_{21}H_{20}O_{11}$)不得少于0.10%。

【应用】

1. 传统功效 清热解毒,凉散风热。用于痈肿、疔疮、喉痹、丹毒、热血毒痢、风热感冒、温病发热。用量6~15g。

2. 现代应用 治疗急性扁桃体炎、钩端螺旋体病、急性炎症、外科化脓性疾病、厚发性高血压、肿瘤放疗、化疗后口干。

【附注】

1. 山银花(Flos Lonicerae)来源于同属植物灰毡毛忍冬(*L. macranthoides* Hand-Mazz.)、红腺忍冬(*L. hypoglauca* Miq.)或华南忍冬 *L. confusa* DC. 的干燥花蕾或带初开的花。灰毡毛忍冬花棒状而稍弯曲,长3~4.5cm,上部直径约2mm,下部直径约1mm,表面绿棕色至黄白色,总花梗集结成簇,质稍硬,手捏稍有弹性,气清香,味微苦甘。红腺忍冬花长2.5~4.5cm,直径0.8~2mm,表面黄白色至黄棕色,无毛或被疏毛。萼筒无毛,先端5裂,裂片长三角形,被毛。开放者,花冠下唇反转,花柱无毛。华南忍冬花长1.6~3.5cm,直径0.5~2mm,萼筒和花冠密被灰白色毛,子房有毛。

2. 金银花混淆品　土银花 忍冬科忍冬属植物(*Lonicera* sp.)的干燥花蕾。长8~15mm,表面密被棕黄色柔毛。气微、味淡。其余特征同忍冬。

红　花*

Flos Carthami

【别名】 红蓝花　草红花　刺红花

【来源】 为菊科植物红花(*Carthamus tinctorus* L.)的干燥花。

【产地】 主产于河南、浙江、四川、云南等省。为栽培品。

【采收加工】 5~7月间花冠由黄变红时择晴天早晨露水未干时采摘,阴干或晒干。

【性状鉴别】 为不带子房的管状花,长约1~2cm。花冠红黄色或红色,筒部细长,先端5裂,裂片呈狭条形,长5~8mm;雄蕊5,花药聚合呈筒状,黄白色;柱头长圆柱形,顶端微分叉,微露出花药筒外。质柔软。气微香,味微苦。花浸水中,水染成金黄色。以花冠长、色红而鲜艳、无枝刺、质柔润、手握软如茸毛者为佳(图8-7)。

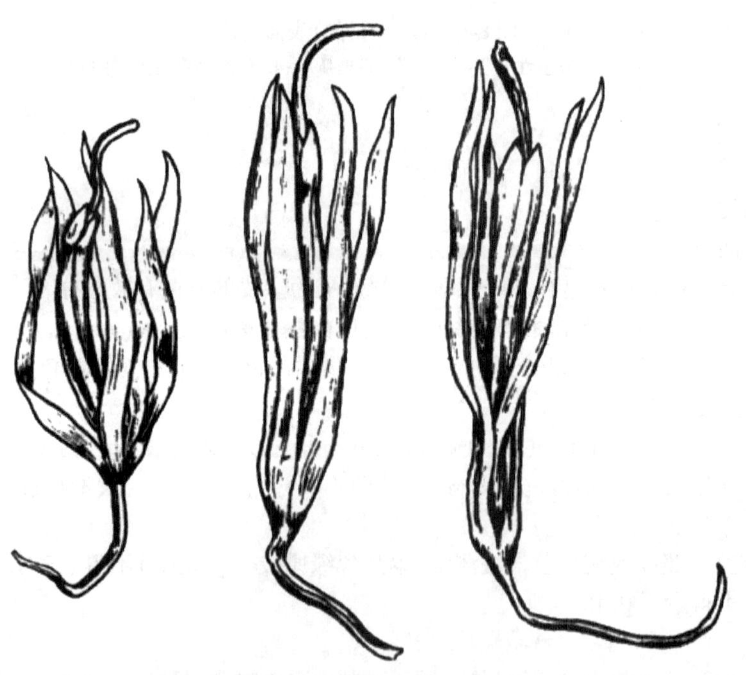

图8-7　红花(筒状花)外形图

教学互动

1. 同学们观察红花药材，找一找主要的性状鉴别特征，运用植物学知识，说一说红花的药用部位。

2. 准备一杯水，放入红花药材观察水颜色的变化，说一说能否作为红花真伪的鉴别依据？

商品按产地不同分为怀红花（河南产），杜红花（浙江产），草红花（四川产），金红花（江苏产），云红花（云南产），各地红花均分为一、二等货。

【显微鉴别】

1. 粉末　橙红色。气微香，味微苦。

（1）花粉粒类圆形、椭圆形或橄榄形，直径约至60μm，外壁有刺状突起，具3个萌发孔。

（2）花冠、花丝、柱头碎片多见，有长管道状分泌细胞，常位于导管旁，含黄棕色至红棕色分泌物。花冠裂片顶端表皮细胞外壁突起呈绒毛状。

（3）花柱表皮细胞分化成圆锥形末端较尖的单细胞毛。

（4）薄壁细胞中偶见草酸钙小方晶（图8-8）。

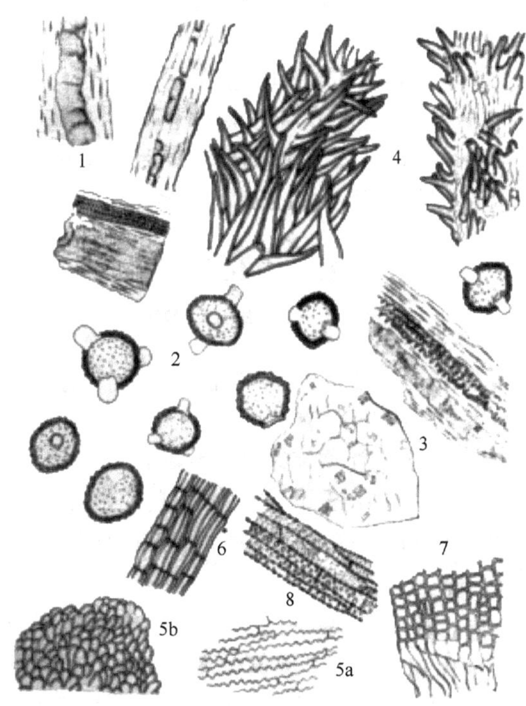

图8-8　红花（筒状花）粉末图

1. 分泌细胞；2. 花粉粒；3. 草酸钙方晶；4. 花柱碎片；5. 花冠裂片表皮细胞（5a. 表面观；5b. 顶端）；6. 花粉囊内壁细胞；7. 花药基部细胞；8. 网纹细胞

【化学成分】

（1）含黄酮类，如红花苷（carthamin）、红花醌苷（cathamone）及新红花苷（neocarthamin）、芦丁、槲皮素等。

（2）色素类，如红花素（carthamidin）、红花黄色素等。

（3）脂肪酸，如棕榈酸、肉豆蔻酸、月桂酸等。

(4) 挥发油。

【理化鉴别】

(1) 取本品2g,加水20ml浸渍过夜,溶液显金黄色,而花不褪色。滤过,残渣加10%碳酸钠溶液8ml,浸渍,滤过。滤液加醋酸使成酸性,即发生红色沉淀。

(2) 取本品1g,加稀乙醇10ml浸渍,倾取浸出液,将一滤纸条悬挂于浸出液内,5分钟后把滤纸条放入水中,随即取出,滤纸条上部显淡黄色,下部显淡红色(检查红花苷)。

(3) 本品以红花对照药材为对照,醋酸乙酯-甲酸-水-(7:2:3:0.4)为展开剂,进行薄层色谱法试验。供试品色谱中,在与对照药材色谱相应的位置上,显相同颜色的斑点。

【检查】 本品含杂质不得过2%,水分不得过13.0%,总灰分不得过15.0%,酸不溶性灰分不得过5.0%。

照紫外-可见分光光度法,在518nm的波长处测定本品红色素的吸光度不得低于0.20。

【浸出物】 用冷浸法测定,本品含水溶性浸出物不得少于30.0%。

【含量测定】 照高效液相色谱法测定,本品按干燥品计算,含羟基红花黄色素A($C_{27}H_{30}O_{15}$)不得少于1.0%;含山奈素($C_{15}H_{10}O_6$)不得少于0.050%。

【应用】

1. 传统功效 活血通经、散瘀止痛。用于经闭、痛经、恶露不行、癥瘕痞块、跌扑损伤、疮疡肿痛。用量3~9g。

2. 现代应用 治疗冠心病、脑血栓、脑动脉硬化、静脉炎,用于高血压脑出血后遗之偏瘫、预防流行性出血热,治疗砸伤、扭伤所致的皮下充血、肿胀及腱鞘炎,神经性皮炎、扁平疣,治疗急慢性肌肉劳损、防治褥疮、因注射引起的局部硬结肿块症,治疗青少年近视眼,治疗突发性耳聋、胃溃疡、多种炎症感染等。孕妇忌服,有出血倾向者不宜多用。

菊 花*

Flos Chrysanthemi

【来源】 为菊科植物菊(*Chrysanthemum morifolium* Ramat.)的干燥头状花序。药材按产地和加工方法不同,分为“亳菊”、“滁菊”、“贡菊”、“杭菊”。

【产地】 主产于安徽、河南、浙江、江苏等省。多为栽培。

【采收加工】 10月中旬至11月初,选择晴天露水干后或午后分批采收,及时干燥或薄摊于通风处。亳菊常扎把倒挂,阴干或晒干;杭菊多蒸后晒干;贡菊多烘干,或先阴干后扎包入石灰缸中干燥。

【性状鉴别】

1. 亳菊 呈倒圆锥形或圆筒形,有时稍压扁呈扇状。直径1.5~3.0cm,离散。总苞片3~4层,苞片卵形或椭圆形,草质,黄绿色或褐绿色,外面被柔毛,边缘膜质。花托半球形,无托片或托毛。舌状花位于外围,数层,雌性,类白色或淡黄白色,劲直,上举,纵向折缩,散生金黄色腺点;管状花多数,两性,位于中央,常为舌状花所隐藏,黄色,顶端5齿裂。瘦果不发育,无冠毛。体轻,质柔润,干时松脆。气清香,味甘,微苦。

2. 滁菊 呈不规则球形或扁球形,直径1.5~2.5cm。舌状花类白色,不规则扭曲,内卷,边缘皱缩,有时可见淡褐色腺点;管状花大多隐藏。

3. 贡菊 呈扁球形或不规则球形,直径1.5~2.5cm。舌状花白色或类白色,斜升,上部反折,边缘稍内卷而皱缩,通常无腺点;管状花少,多外露。

4. 杭菊 碟形或扁球形,直径2.5~4.0cm,常数个相连成片。舌状花类白色或黄色,平展或微折叠,彼此粘连,通常无腺点;管状花较多,外露。

商品按产地分为亳菊、滁菊、贡菊、杭菊,均以花朵完整、颜色新鲜、气清香、少梗者为佳。怀菊主产于河南怀庆,销华南,并出口。川菊主产于四川,销广东等地。

教学互动

同学们观察菊花药材,比较四种菊花的特征,说一说它们的区别。

【化学成分】

(1) 含绿原酸。

(2) 含挥发油,油中主成分为菊花酮(chrysanthenone)、龙脑、龙脑乙酸酯等。

(3) 含生物碱,如腺嘌呤、胆碱、水苏碱。

(4) 含黄酮类成分,如木犀草素-7-葡萄糖苷、大波斯菊苷、刺槐素苷等。

【理化鉴别】 本品以绿原酸对照品为对照,以甲苯-醋酸乙酯-甲酸-冰醋酸-水(2∶30∶2∶2∶4)的上层溶液为展开剂,进行薄层色谱法试验。置紫外光灯(365nm)下检视,供试品色谱中,在与对照品色谱相应的位置上,显相同颜色的斑点。

【含量测定】 照高效液相色谱法测定,本品按干燥品计算,含绿原酸($C_{16}H_{18}O_9$)不得少于0.20%。

【应用】

1. 传统功效 散风清热,平肝明目。用于风热感冒、头痛眩晕、目赤肿痛、眼目昏花。用量5~9g。

2. 现代应用 本品具有杀菌消炎作用,临床治疗高血压、动脉硬化症、冠心病、神经官能症、疔疮等。

【附注】 野菊花:又名山菊花、路边菊、野黄菊花,为菊科植物野菊(*Chrysanthemum indicum L.*)的头状花序。花序呈类球形,直径0.3~1cm,棕黄色。总苞由4~5层苞片组成。舌状花一轮,黄色,皱缩卷曲;管状花多数,深黄色。体轻。气芳香,味苦。清热解毒。杀菌作用强于菊花,用于疔疮痈肿、目赤肿痛、头痛眩晕。

款 冬 花*

Flos Farfarae

【别名】 冬花 款冬 生冬花 炙冬花

【来源】 为菊科植物款冬(*Tussilago farfara* L.)的干燥花蕾。

【产地】 主产于河南、甘肃、山西、陕西等省。

【采收加工】 冬季在花未出土时采挖,摘取花蕾,去净花梗及泥土,阴干。

【性状鉴别】

1. 药材 呈长圆棒状。常2~3个花序连在一起,习称"连三朵",长1~2.5cm,直径0.5~1cm。上端较粗,下端渐细或带有短梗,基部具有浅紫色的鳞片状叶,花头外面被有多数鱼鳞状苞片,苞片外表面紫红色或淡红色,内表面密被白色絮状茸毛。体轻,撕开后可见白色丝状绵毛。气清香,味微苦而辛(图8-9)。

2. 饮片 蜜款冬花 形如款冬花,表面棕黄色,有焦斑,具光泽,略带黏性,味甜。

商品以蕾大、肥壮、色紫红鲜艳、花梗短者为佳。木质老梗及已开花者不可供药用。

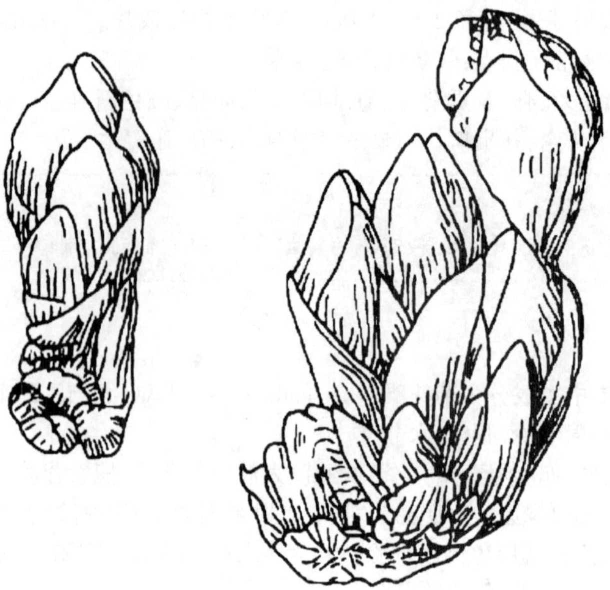

图 8-9　款冬花(花蕾)外形图

【显微鉴别】　粉末:棕色,棉绒状。

(1) 非腺毛极长,1~4 细胞,顶端细胞长,扭曲盘绕成团,直径 5~17μm,壁薄。

(2) 腺毛略呈棒槌形,长 104~ 216μm,直径 16~52μm,头部稍膨大,4~6 细胞;柄部多细胞,2 列(侧面观呈 1 列)。

(3) 冠毛为多列性分枝状毛,各分枝单细胞,先端渐尖。

(4) 花粉粒类圆球形,直径 28~48μm,具 3 孔沟,表面有尖刺。

(5) 花粉囊内壁细胞表面观类长方形,具纵向条状增厚壁。

(6) 苞片表皮细胞表面观。垂周壁薄或略呈连珠状增厚,具细波状角质纹理;边缘的表皮细胞呈绒毛状。

(7) 筒状花冠裂片边缘的内表皮细胞类长圆形,有角质纹理。

(8) 柱头表皮细胞外壁乳头状突起,有的分化成短绒毛状。

此外,有厚壁细胞,含黄色分泌物的分泌细胞及菊糖团块。

【化学成分】

(1) 含三萜类和倍半萜类成分,如款冬二醇(*faradiol*)、山金车二醇(*arnidiol*)等。

(2) 黄酮类成分,如芸香苷、金丝桃苷等。

(3) 含皂苷、挥发油、鞣质及黏液质等。

【理化鉴别】　取本品粗粉 1g,置沙氏提取器中,用乙醇提取至提取液近无色,浓缩至约 5ml,做以下试验:

(1) 取浓缩液 1ml,置水试管中,加镁粉少许,再加盐酸 2~3 滴,溶液显棕红色(检查黄酮)。

(2) 取浓缩液 1ml,置蒸发皿中,水浴蒸干,残渣用氯仿 1ml 溶解,转入试管中,沿管壁缓缓加入浓硫酸 1ml,使分两层,氯仿层显绿色荧光,硫酸层显红色荧光(检查三萜醇)。

【应用】

1. 传统功效　润肺下气,止咳化痰。用于新久咳嗽、喘咳痰多、劳嗽咳血。蜜款冬花偏于润肺止咳。用量 4.5~9g。通常和紫菀合用以增强疗效。恶皂荚、消石、玄参。畏贝母、辛夷、麻黄、黄芩、黄连、黄耆、青葙。

2. 现代应用 治疗哮喘、慢性支气管炎等呼吸道疾病。

西 红 花★

Stigma Croci

【别名】 番红花 藏红花

【来源】 为鸢尾科植物番红花(*Crocus sativus* L.)的干燥柱头。

【产地】 主产于西班牙,意大利、德国、法国、希腊等国亦产。我国浙江、江苏、北京、上海等地有栽培。

【采收加工】 开花期晴天的早晨采花,摘取柱头,盖一张薄吸水纸后晒干,或 40℃ ~ 50℃烘干,或在通风处晾干。

【性状鉴别】 呈线形,三分枝,长约 3cm,上部较宽而略扁平,顶端边缘显不整齐的齿状,内侧有一短裂缝,下端有时残留一小段黄色花柱。暗红色,无油润光泽。体轻,质松软,干后质脆易断。气特异,味微苦。

入水可见橙黄色成直线下降,并逐渐扩散,水被染成黄色,无沉淀。柱头呈喇叭状,有短缝;在短时间内,用针拨之不破碎(图 8-10)。

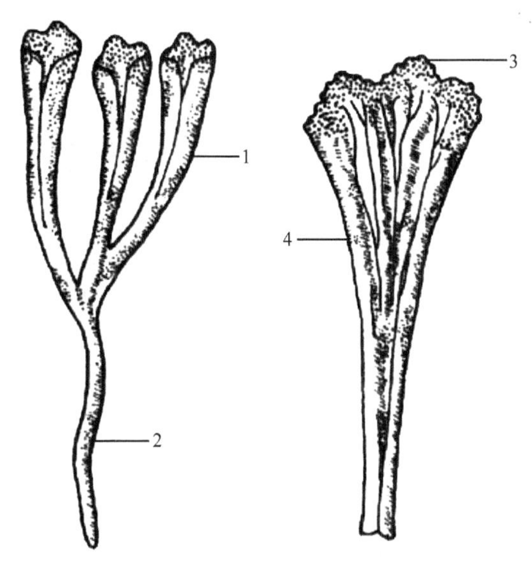

图 8-10 西红花外形图

1. 柱头;2. 花柱;3. 绒毛状;4. 部分柱头(示脉纹)

> **教学互动**
>
> 同学们观察比较西红花和红花的特征,说一说它们的区别。

商品以柱头色暗红、黄色花柱少者为佳。

【显微鉴别】 粉末:橙红色。气特异,味微苦。

(1) 表皮细胞表面观长条形,壁薄,微弯曲,有的外壁凸出呈乳头状或绒毛状,表面隐约可见纤细纹理。

(2) 柱头顶端表皮细胞绒毛状,表面有稀疏纹理。

(3) 草酸钙结晶聚集于薄壁细胞中,呈颗粒状、圆簇状、梭形或类方形,直径 2 ~ 14μm。

(4) 花粉粒少见,呈圆球形(图 8-11)。

【化学成分】

(1) 含胡萝卜素类化合物和苦味素,其中主要为番红花苷-Ⅰ(crocin-Ⅰ),番红花苷-Ⅱ,番红花苷-Ⅲ,番红花苷-Ⅳ,番红花单甲酯和二甲酯,α-胡萝卜素、β-胡萝卜素,α-番红花酸,玉米黄质,番红花苦苷。

(2) 含挥发油,油中主要为番红花醛(safranal)。

【理化鉴别】

(1) 取本品少许,置白瓷板上,加硫酸 1 滴,酸液显蓝色,经紫色缓缓变为红褐色或棕色(检查番红花苷和苷元)。

(2) 本品的甲醇回流提取液,稀释(30mg/100ml)后按紫外-可见分光光度法测定,在 432nm 处测得的吸光度不得低于 0. 50;在 458nm 处测定吸光度, 458nm 处的吸光度与 432nm 处的吸光

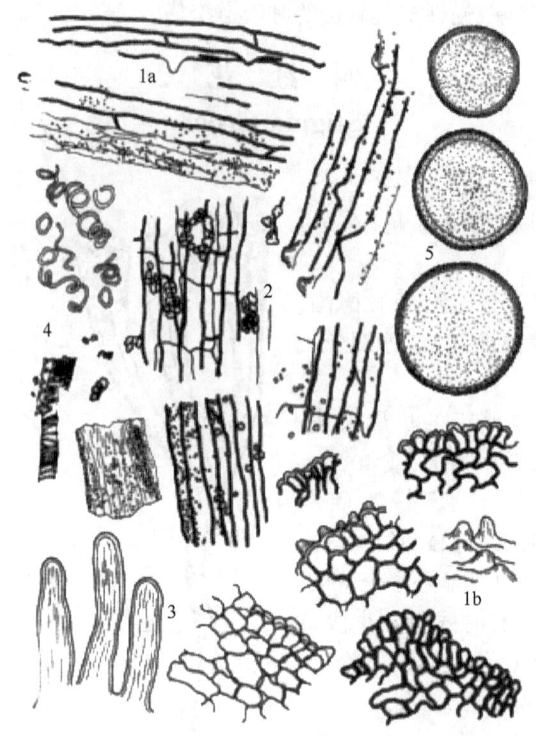

图8-11 西红花(柱头)粉末图

1. 表皮细胞(1a. 表面观;1b. 断面观);2. 草酸钙结晶;3. 绒毛状细胞;4. 导管;5. 花粉粒

度的比值为0.85~0.90。

(3) 本品以西红花对照药材为对照,进行薄层色谱法试验。分别置日光下及紫外光灯(365nm)下检视,供试品色谱中,在与对照药材色谱相应位置上,应显相同颜色的斑点或荧光斑点(避光操作)。

【检查】 精密称定本品2g,在105℃干燥6小时,减失重量不得过12.0%;本品含总灰分不得过7.5%,酸不溶性灰分不得过1.5%。

【浸出物】 用热浸法测定,30%乙醇为溶剂,本品含醇溶性浸出物不得少于55.0%。

【含量测定】 照高效液相色谱法测定,本品按干燥品计算,含西红花苷-Ⅰ($C_{44}H_{64}O_{24}$)和西红花苷-Ⅱ($C_{38}H_{54}O_{19}$)的总量不得少于10.0%。

【功能与主治】

1. 传统功效 活血化瘀,凉血解毒,解郁安神。用于经闭癥瘕、产后瘀阻、温毒发斑、忧郁痞闷、惊悸发狂等症。用量3~9g。

2. 现代应用 临床用治经闭腹痛,产后血晕,堕胎等。

【附注】

1. 西红花掺伪品 本品为进口药材,价格昂贵,曾发现伪品或掺伪。以其他植物的花丝、花冠狭条或纸浆条片等染色后伪充,可于显微镜下检识;若掺有合成染料或其他色素,则水溶液常呈红色或橙黄色,而非黄色;淀粉及糊精等的掺伪,可用碘试液检识;若有矿物油或植物油掺杂,则在纸上留有油渍;若有甘油、硝酸铵等水溶性物质掺杂,则水溶性浸出物含量增高;掺不挥发性盐类,则灰分含量增高。

2. 西红花的伪品

(1) 鸢尾科植物番红花的雄蕊经染色仿制而成。本品雄蕊长约1cm,暗红色。常对折搓制而成,展开后,药室螺旋状扭曲,药室末端箭形,花丝线状,质柔。

(2) 睡莲科植物莲的干燥雄蕊。本品呈线形,花药常扭转,纵裂,长1.2~1.5cm,直径0.1cm,淡黄色至棕黄色,先端具棒状药隔附属物。花丝长1.5~1.8cm,棕黄色。气微香,味涩。

(3) 禾本科植物玉蜀黍柱头及花柱经染色仿制品。本品呈线状,长1~3cm,表面砖红色,略扁平,边缘具稀疏的毛。

(4) 用纸浆、染料和油性物质加工而成的仿制品。本品多呈丝状,水中浸泡边缘不整齐,无波状突起,顶端不呈喇叭状。表面红色或深红色。

辛　夷
Flos Magnoliae

【别名】 迎春花　木笔花

【来源】 为木兰科植物望春花(*Magnolia biondii* Pamp.)、玉兰(*M. denudata* Desr.)或武当玉兰(*M. sprengeri* Pamp.)的干燥花蕾。

【产地】 主产于河南、安徽、湖北、四川、陕西等省。

【采收加工】 冬末春初花未开放时采收,除去枝梗及杂质,阴干。

【性状鉴别】

1. 望春花　呈长卵形,似毛笔头,长1.2~2.5cm,直径0.8~1.5cm。基部常具木质短梗,长约5mm,梗上有类白色点状皮孔。苞片2~3层,每层2片,两层苞片之间有小鳞芽,苞片外表面密被灰白色或灰绿色有光泽的长茸毛,内表面类棕色,无毛。花被片9,类棕色,外轮花被片3,条形,约为内两轮长的1/4,呈萼片状,内两轮花被片6,每轮3,轮状排列。除去花被,雄蕊和雌蕊多数,螺旋状排列。体轻,质脆。气芳香,味辛、凉而稍苦(图8-12)。

2. 玉兰　长1.5~3cm,直径1~1.5cm。基部枝梗较粗壮,皮孔浅棕色。苞片外表面密被灰白色或灰绿色茸毛。花被片9,内外轮同型。

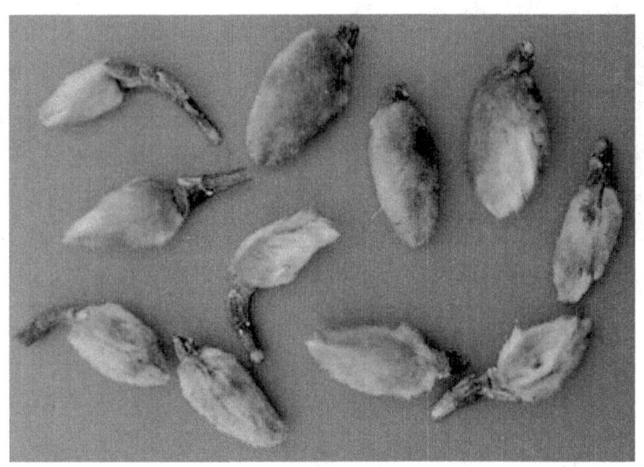

图8-12　辛夷外形图

3. 武当玉兰　长2~4cm,直径1~2cm。基部枝梗粗壮,皮孔红棕色。苞片外表面密被淡黄色或淡黄绿色茸毛,有的最外层苞片茸毛已脱落而呈黑褐色。花被片10~12(~15),内外轮无明显差异。

商品以完整、内瓣紧密、无枝梗、香气浓者为佳。

教学互动

1. 同学们观察辛夷的主要性状特征，说一说为何有称辛夷为木笔花。
2. 比较望春花、玉兰、武当玉兰的花被片数。

【化学成分】 主含挥发油，油中主要成分为α-蒎烯及β-蒎烯和1,8-桉叶素等；木脂素类成分，如木兰脂素（magnolin）等；生物碱类、黄酮类成分等。

【理化鉴别】 本品以木兰脂素对照品为对照，氯仿-乙醚（5∶1）为展开剂，10%硫酸乙醇溶液为显示剂，进行薄层色谱试验。供试品色谱中，在与对照品色谱相应的位置上，显相同的紫红色斑点。

【检查】 本品含水分不得过18.0%。

【含量测定】 照挥发油测定法测定，本品含挥发油不得少于1.0%（ml/g）；照高效液相色谱法测定，本品按干燥品计算，含木兰脂素（$C_{23}H_{28}O_7$）不得少于0.40%。

【功效】 散风寒、通鼻窍。用于风寒、头痛、鼻塞、鼻渊、鼻流涕。用量3～9g。外用适量。

槐花

Flos Sophorae

【来源】 为豆科植物槐（*Sophora japonica* L.）的干燥花及花蕾。前者习称“槐花”，后者习称“槐米”。

【产地】 主产于河北、山东、河南、安徽、江苏、辽宁等省。

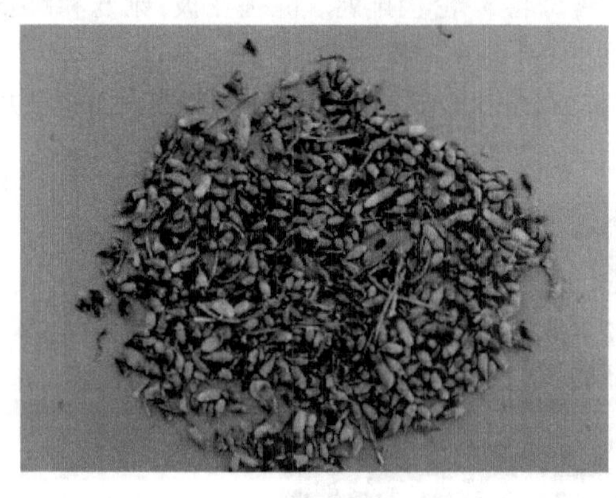

图8-13 槐米（花蕾）外形图

【采收加工】 夏季采收花蕾，及时干燥。

【性状鉴别】

1. 槐花 皱缩而卷曲，花瓣多散落。完整者花萼钟状，黄绿色，先端5浅裂；花瓣5，黄色或黄白色，1片较大，近圆形，先端微凹，其余4片长圆形。雄蕊10，其中9个基部连合，花丝细长。雌蕊圆柱形，弯曲。体轻。气微，味微苦。

2. 槐米 呈卵形或椭圆形，长2～6mm，直径2mm。花萼下部有数条纵纹，先端具明显的5齿裂。萼的上方为黄白色未开放的花瓣。花梗细小。体轻，质松脆，手捻即碎。气微，味微苦涩（图8-13）。

教学互动

同学们观察槐米、槐花的主要性状特征，它们主要区别在哪里。

商品以个大、紧缩、色绿者为佳。

【化学成分】

（1）黄酮类成分，如芦丁（芸香苷rutin）、槐花米甲素（sophorin）等。

（2）三萜皂苷类，如槐花米乙素、槐花米丙素等。

（3）桦皮醇（betulin）及槐二醇（sophoradiol）。

【理化鉴别】 本品以芦丁对照品为对照，进行薄层色谱试验。置紫外光灯（365nm）下检视，供试品色谱中，在与对照品色谱相应的位置上，显相同颜色的荧光斑点。

【浸出物】 用热浸法测定，30%甲醇为溶剂，槐花含醇溶性浸出物不得少于37.0%，槐米则不得少于43.0%。

【含量测定】 照紫外-可见分光光度法测定，本品按干燥品计算，含总黄酮以无水芦丁($C_{27}H_{30}O_{16}$)计，槐花不得少于8.0%，槐米不得少于20.0%；照高效液相色谱法测定，本品按干燥品计算，含无水芦丁($C_{27}H_{30}O_{16}$)槐花不得少于6.0%，槐米不得少于15.0%。

【功效】 凉血止血，清肝泻火。用于便血、痔血、血痢、崩漏、吐血、衄血、肝热目赤、头痛眩晕。用量4.5～9.0g。

槐角 Fructus Sophorae 为槐的干燥成熟果实。能清热泻火，凉血止血。

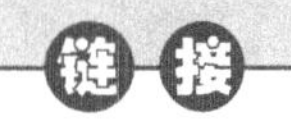

洋 金 花
Flos Daturae

【来源】 为茄科植物白花曼陀罗(*Datura metel* L.)的干燥花。

【产地】 主产于江苏、浙江、福建、广东等省，多栽培。

【采收加工】 4～11月花初开时采收，晒干或低温干燥。

【性状鉴别】 通常皱缩成条状，完整者长9～15cm。用水湿润展平后，花萼呈筒状，长为花冠的2/5，灰绿色或灰黄色，先端5裂，基部具纵脉纹5条，表面微具毛茸；花冠呈喇叭状，淡黄色或黄棕色，顶端5浅裂，裂片先端有短尖，短尖下有明显的纵脉纹3条，两裂片之间微凹，剖开，内有雄蕊5枚，花丝贴生于花冠筒内，长为花冠的3/4；雌蕊1枚，柱头棒状。烘干品质柔韧，气特异；晒干品质脆，气微，味微苦(图8-14)。

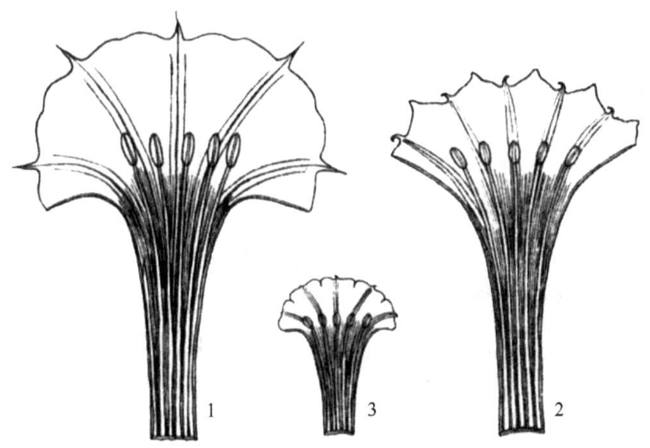

图8-14 洋金花(花)纵剖面图

1. 白花曼陀罗；2. 毛曼陀罗；3. 紫花曼陀罗

【化学成分】 主含生物碱类，如东莨菪碱(hyoscine 或 scopolamine)、莨菪碱(hyoscyamine)，并含去甲莨菪碱(norhyoscyamine)。

【理化鉴别】

(1) 取本品粉末4g，加乙醇15ml，振摇约15分钟，滤过。滤液蒸干，加1%硫酸溶液2ml，搅拌后滤过。滤液加氨试液呈碱性，再用三氯甲烷2ml振摇提取，分取三氯甲烷液，蒸干。加发烟硝酸约5滴，蒸干得黄色残渣，冷后加乙醇制氢氧化钾试液2～3滴，显深紫色，渐变为暗红色，再加固体氢氧化钾1小块，则紫色复显（检查莨菪烷类生物碱）。

（2）本品以硫酸阿托品与氢溴酸东莨菪碱对照品为对照，醋酸乙酯-甲醇-浓氨试液（17∶2∶1）为展开剂，喷稀碘化铋钾试液，进行薄层色谱法试验。供试品色谱中，在与对照品色谱相应的位置上，显相同颜色的斑点。

【检查】 本品含水分不得过11.0%，总灰分不得过11.0%，酸不溶性灰分不得过2.0%。

【浸出物】 用热浸法测定，乙醇为溶剂，本品含醇溶性浸出物不得少于9.0%。

【含量测定】 照高效液相色谱法测定，本品按干燥品计算，含东莨菪碱（$C_{17}H_{21}NO_4$）不得少于0.15%。

【功效】 本品有毒，能平喘止咳，镇痛解痉。用于哮喘咳嗽、脘腹冷痛、风湿痹痛、小儿慢惊。用量0.3～0.6g，宜入丸散；亦可作卷烟分次燃吸（1日量不超过1.5g）。外用适量。

1. 商品品质 以朵大、不破碎、花冠肥厚者为佳。

2. 别名 曼陀罗、羊惊花、山茄花、风茄花、枫茄花、醉仙桃、大麻子花、广东闹羊花、大喇叭花、金盘托荔枝、假荔枝。

3. 应用注意 外感及痰热咳喘、青光眼、高血压及心动过速患者禁用。

中毒可出现口干，皮肤干燥，瞳孔散大，脉快，颜面潮红，甚则使血压下降而致死。解救可服吐剂，洗胃并服鞣酸制剂，后给以盐类泻剂，强心剂，镇静剂。亦有用绿豆皮4两，金银花2两，连翘1两，甘草5钱。水1000毫升，煎至200毫升，1次服，每2小时服1次。

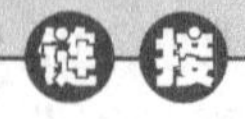

蒲　黄

Pollen Typhae

【来源】 为香蒲科植物水烛香蒲（*Typha angustifolia* L.）、东方香蒲（*T. orientalis* Plesl）或同属其他植物的干燥花粉。

【产地】 水烛香蒲主产于江苏、浙江、山东、安徽、湖北等省，东方香蒲则主产于贵州、山东、山西及东北各省。

【采收加工】 夏季采收蒲棒上部的黄色雄花序，晒干后碾轧，筛取花粉。剪取雄花后晒干，成为带有雄花的花粉，即为草蒲黄。

【性状鉴别】

1. 药材 蒲黄 为鲜黄色粉末。体轻，放水中则飘浮水面。手捻有滑腻感，易附着手指上。气微，味淡（图8-15）。

草蒲黄 为具有花丝、花药等杂质的蒲黄花粉，花丝黄棕色，不光滑。

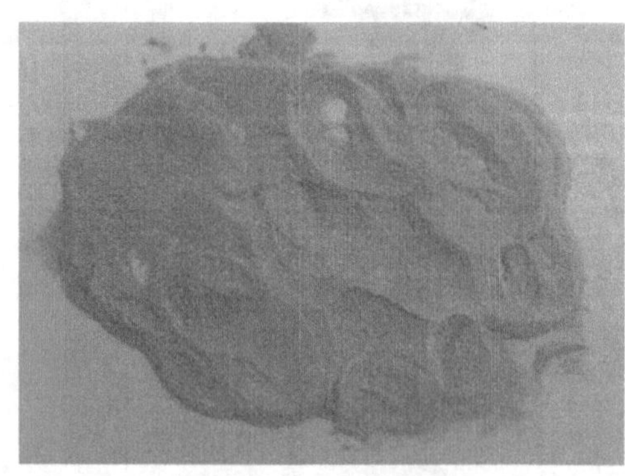

图8-15 蒲黄药材图

2. 饮片 蒲黄炭 形如蒲黄，表面黑褐色。

商品以粉细、质轻、色鲜黄、滑腻感强者为佳。草蒲黄质次。

【化学成分】

（1）主含黄酮类，如香蒲新苷（typhaneoside）、异鼠李素-3-O-新橙皮糖苷、芸香苷、槲皮素、异鼠李素等。

（2）还含 β-谷甾醇。

（3）氨基酸等。

【理化鉴别】

（1）取本品 0.1g，加乙醇 5ml，温浸，滤过。取滤液 1ml，加盐酸 2 ~ 3 滴和镁粉少许，溶液渐显樱红色。（检查黄酮）

（2）取本品 0.2g，加水 10ml，温浸，滤过。取滤液 1ml，加三氯化铁试液 1 滴，显淡绿棕色。

（3）本品以异鼠李素、异鼠李素-3-O-新橙皮糖苷、香蒲新苷对照品为对照，进行薄层色谱法试验。置紫外光灯（254nm）下检视。供试品色谱中在与对照品色谱相应的位置上，显相同颜色的斑点。

【检查】　本品含杂质不得过 10%，水分不得过 13.0%。

【浸出物】　用热浸法测定，乙醇为溶剂，本品含醇溶性浸出物不得少于 15.0%。

【含量测定】　照高效液相色谱法测定，本品按干燥品计算，含异鼠李素-3-O-新橙皮糖苷（$C_{28}H_{32}O_{16}$）不得少于 0.10%。

【功效】　止血、化瘀、通淋。用于吐血、衄血、咯血、崩漏、外伤出血、经闭痛经、脘腹刺痛、跌扑肿痛、血淋涩痛。用量 4.5 ~ 9g。外用适量。孕妇慎用。

花类其他常用药材简介

名称	来源	性状特征	功效
旋覆花	为菊科植物旋覆花（*Inula japonica* Thunb.）或欧亚旋覆花（*I. britannica* L.）的干燥头状花序	呈扁球形或类球形，直径 1 ~ 2cm。总苞由多数苞片组成，呈覆瓦状排列，苞片披针形或条形，灰黄色，长 4 ~ 11mm；总苞基部有时残留花梗，苞片及花梗表面被白色茸毛，舌状花 1 列，黄色，长约 1cm，多卷曲，常脱落，先端 3 齿裂；管状花多数，棕黄色，长约 5mm，先端 5 齿裂；子房顶端有多数白色冠毛，长 5 ~ 6mm。有的可见椭圆形小瘦果。体轻，易散碎。气微，味微苦	降气，消痰，行水，止呕
芫花	为瑞香科植物芫花（*Daphne genkwa* Sieb. et Zucc.）的干燥花蕾	常3 ~ 7 朵簇生于短花轴上，基部有苞片 1 ~ 2 片，多脱落为单朵。单朵呈棒槌状，多弯曲，长 1 ~ 1.7cm，直径约 1.5mm；花被筒表面淡紫色或灰绿色，密被短柔毛，先端 4 裂，裂片淡紫色或黄棕色。质软。气微，味甘、微辛	泻水逐饮，解毒杀虫
月季花	蔷薇科植物月季花（*Rosa chinensis* Jacq.）半开放的花	干燥的花朵呈圆球形，杂有散碎的花瓣。花直径约 1.5 ~ 2cm，呈紫色或粉红色。花瓣多数呈长圆形，有纹理，中央为黄色花蕊，花萼绿色，先端裂为 5 片，下端有膨大成长圆形的花托。质脆，易破碎。微有清香气，味淡微苦	活血调经

续表

名称	来源	性状特征	功效
玫瑰花	为蔷薇科植物玫瑰(*Rosa rugosa* Thunb.)的干燥花蕾	略呈半球形或不规则团状,直径0.7~1.5cm。残留花梗上被细柔毛,花托半球形,与花萼基部合生;萼片5,披针形,黄绿色或棕绿色,被有细柔毛;花瓣多皱缩,展平后宽卵形,呈覆瓦状排列,紫红色,有的黄棕色;雄蕊多数,黄褐色;花柱多数,柱头在花托口集成头状,略突出,短于雄蕊。体轻,质脆。气芳香浓郁,味微苦涩	行气解郁,和血,止痛
凌霄花	为紫葳科植物凌霄[*Campsis grandiflora* (Thunb.) K. Schum.]或美洲凌霄[*C. radicans* (L.) Seem.]的干燥花	凌霄多皱缩卷曲,黄褐色至棕褐色,完整花朵长4~5cm。萼筒钟状,长2~2.5cm,裂片5,裂至中部,萼筒基部至萼齿尖有5条纵棱。花冠先端5裂,裂片半圆形,下部联合呈漏斗状,表面可见细脉纹,内表面较明显。雄蕊4,着生在花冠上,2长2短,花药个字形,花柱1,柱头扁平。气清香,味微苦、酸 美洲凌霄完整花朵长6~7cm。萼筒长1.5~2cm,硬革质,先端5齿裂,裂片短三角状,长约为萼筒的1/3,萼筒外无明显的纵棱;花冠内表面具明显的深棕色脉纹	凉血,化瘀,祛风
葛花	为豆科植物野葛[*Pueraria lobata*(Willd.) Ohwi]干燥的花	干燥花蕾呈不规则的扁长圆形或略成扁肾形,长5~15mm,宽2~6mm,厚2~3mm。萼片灰绿色,基部连合,先端5齿裂,裂片披针形,其中2齿合生,表面密被黄白色毛茸,基部有两片披针钻形的小苞片。花瓣5片等长,突出于萼外或被花萼包被,蓝紫色,外部颜色较浅,呈淡蓝紫色或淡棕色。雄蕊10枚,其中9枚连合,雌蕊细长,微弯曲,外面被毛。气微弱,味淡	解酒毒,除胃热

小结

通过本章学习,要求掌握下列知识点:花类药材性状鉴别,应注意入药部分是单花、花序或是花的个别部分,其次要依次观察花的形状、大小、表面特征(颜色及附属物)、质地及气味等,因花类多皱缩或破碎,必要时可先将干燥药材放入水中浸泡后观察;花类药材粉末显微特征包括花粉粒和花粉囊内壁细胞、毛茸、草酸钙结晶、分泌组织、花瓣表皮细胞、气孔等;常用花类药材的来源、主产地、采收加工、性状、显微鉴别、主成分、理化鉴别;《中国药典》(2005年版)一部对花类药材规定的各类检查的最高限量、浸出物测定以及有效成分含量测定的最低限量。

目标检测

一、填空题

1. 花由________、________、________、________、________、________组成。
2. 金银花系忍冬科植物________的干燥花蕾或带初开的花。
3. 红花的功效是________、________。
4. 菊花按产地和加工方法不同,分为________、________、________、________。
5. 款冬花呈________,常2~3个花序连在一起,习称________。
6. 西红花呈线形,三分枝。________色,无油润光泽。体轻,质________,干后质脆易断。气________,味________。
7. 辛夷为________科植物________、________或________的干燥花蕾。

二、选择题

A_1 型题

1. 使用开放的花作为药用部位的是
   A. 丁香　B. 槐米　C. 红花　D. 洋金花
2. 将整个花序作为药用部位的是
   A. 槐花　B. 红花　C. 菊花　D. 金银花
3. 形似毛笔头的药材是
   A. 辛夷　B. 丁香　C. 蒲黄　D. 凌霄花
4. 花粉作为药用部位的是
   A. 洋金花　B. 西红花　C. 菊花　D. 蒲黄
5. 放入水中,水被染成金黄色的药材是
   A. 菊花　B. 红花　C. 玫瑰花　D. 丁香
6. 槐花来源于
   A. 豆科　B. 菊科　C. 十字花科　D. 蔷薇科
7. 下列药材中有毒的是
   A. 洋金花　B. 菊花　C. 槐花　D. 荷花
8. 入水可见橙黄色成直线下降,并逐渐扩散,水被染成黄色,无沉淀的药材是
   A. 洋金花　B. 西红花　C. 菊花　D. 蒲黄

X 型题

9. 下列药用部位是花蕾的药材是
   A. 菊花　B. 辛夷　C. 槐米　D. 丁香
10. 下列对红花描述正确的是
    A. 不带子房的管状花　B. 来源于菊科
    C. 花浸水中,水染成红色　D. 质柔软、气微香、味微苦
11. 红花粉末显微特征正确的是
    A. 橙红色　B. 花粉粒具3个萌发孔
    C. 花冠、花丝、柱头碎片　D. 草酸钙小方晶
12. 款冬花粉末显微特征正确的是
    A. 棕色,棉绒状　B. 花粉粒类圆球形,表面有尖刺
    C. 腺毛呈棒槌形　D. 菊糖团块
13. 对西红花描述正确的是
    A. 鸢尾科番红花的干燥花蕾　B. 呈线形,三分枝,长约3cm

C. 暗红色,油润光泽　　D. 气特异,味微苦

14. 西红花的作用有

A. 活血化瘀　B. 凉血解毒　C. 解郁安神　D. 止咳平喘

15. 有效成分为挥发油的药材有

A. 菊花　B. 辛夷　C. 槐米　D. 丁香

三、简答题

1. 花类药材的性状鉴别包括哪些方面?
2. 比较"亳菊"、"滁菊"、"贡菊"、"杭菊"的性状特征。
3. 如何区别望春花、玉兰和武当玉兰?

四、实例分析题

某药店采购一批红花,检验员验货时发现,该红花外观性状符合红花的鉴别特征,但放入水中水却染成红色。根据你所学习的知识判断该红花是否可以入库,为什么?

第9章　果实种子类中药

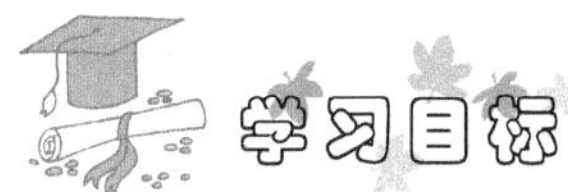

1. 掌握果实种子类药材的来源、主产地、性状鉴别、显微鉴别、主成分、理化鉴别
2. 熟悉果实种子类药材的采收加工、检查、浸出物或含量测定
3. 了解易混果实种子类药材的伪品及其性状鉴别要点

第1节　果实类中药概述

果实种子类中药包括果实(fructus)类和种子(semen)类中药。果实及种子是植物体两种不同的器官,但在商品药材中常未严格区分。果实大多包含着种子,与种子一起入药,如马兜铃、乌梅等;有的只用种子,如决明子、沙苑子;有的以果实贮存、销售,临用时再剥去果皮取出种子入药,如巴豆、砂仁等。这两类中药关系密切,且外形和组织构造又不相同,故列入一章,分别加以概述。

一、果实类中药的药用部位

果实类中药通常是以完全成熟或将近成熟的果实入药,如栀子、瓜蒌等;少数以幼果入药,如青皮、枳实。多数采用完整的果实,如五味子、南山楂;有的采用全部果皮,如山茱萸、大腹皮;或采用部分果皮,如陈皮;也有采用带有部分果皮的果柄,如甜瓜蒂;或果实上的宿萼,如柿蒂;甚至仅采用中果皮部分的维管束组织,如橘络、丝瓜络;有的采用整个果穗,如桑椹。

有一部分果实外形较小,状如种子,通常以"子"命名,如五味子、枸杞子、女贞子、蛇床子、牛蒡子、地肤子、苍耳子等,应注意鉴别。

教学互动

你还知道哪些以"子"命名的果实类药材?

二、果实类中药的性状鉴别要点

果实类药材性状鉴定时,首先应辨明入药部分,是完整的果实还是果实的某一部分,并注意果实的形状、大小、颜色、顶端、基部、表面、质地、切断面、气味以及有无残存苞片、花萼、雄蕊、花柱基及果柄等。完整的果实通常呈圆球形或扁球形,顶端常有花柱残基或其他附属物,基部有果柄或果柄痕,有的带有宿存的花被(如地肤子),并要注意种子的数目、着生位置、形状、大小、色泽和表面特征。果实类中药的表面大多干缩而有皱纹,肉质果尤为明显,如乌梅;果皮表面常稍有光泽,如栀子;有的被粉霜,如五味子;有的具毛茸,如蔓荆子;有的可见凹下的油点,如陈皮、吴茱萸。伞形科植物的果实，表面具有隆起的棱线，如小茴香、蛇床子。有的果实具有纵直棱角，如使君子。气味对鉴别果实类药材也很重要。有的果实类药材有浓烈的香气和特殊的味道，可作为鉴别真伪及品质优劣的依据，如枸杞子味甜、乌梅味酸、鸦胆子味极苦。

果实类饮片性状鉴别时，要注意观察饮片的形状、切面的颜色及周边的特征。直径较大的果实类药材常切成厚片、丝、块等，如木瓜、陈皮、瓜蒌等；有的呈碎块，如栀子；有的要去刺，如蒺藜、苍耳子；直径较小的果实不需切制，鉴别特征同原药材。

果实的类型

依果实的来源、结构和果皮的性质不同分为单果、聚合果和聚花果三大类。单果又根据果实成熟时果皮是肉质还是干燥的不同，分为肉质果和干果。肉质果包括浆果（枸杞子、五味子）、核果（桃、杏）、柑果（橘、酸橙）、梨果（山楂、木瓜）、瓠果（瓜蒌、罗汉果）。干果又根据果皮是否开裂，分为裂果和不裂果；裂果包括蓇葖果（八角茴香）、荚果（槐角、猪牙皂）、角果（菘蓝及萝卜的果实）、蒴果（罂粟壳、马兜铃）；不裂果包括颖果（小麦、薏苡）、瘦果（牛蒡子、苍耳子）、翅果（杜仲果实）、胞果（地肤子）、坚果（茺蔚子）、双悬果（小茴香、蛇床子）。聚合果包括聚合蓇葖果（八角茴香）、聚合浆果（五味子）、聚合瘦果（金樱子）、聚合核果（覆盆子）、聚合坚果（莲子）。聚花果主要有无花果、桑椹等。

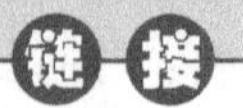

三、果实类中药的显微鉴别要点

（一）果实类中药的组织构造

果实是由果皮和种子组成的，果皮的构造随果实的类型而异，通常可分为外果皮、中果皮及内果皮三部分。少数种类的果皮分层不明显，甚至有的果实（如伞形科、禾本科、胡椒科）的种皮与果皮愈合而不易分离，主要依靠果皮的特征鉴别。

1. 外果皮　相当于叶片的下表皮。通常为一列表皮细胞，外被角质层。有的具非腺毛，如乌梅、覆盆子；少数具腺毛，如吴茱萸、补骨脂；或具腺鳞，如蔓荆子。偶有气孔存在。表皮角质层平滑或有各种纹理，有的呈不规则网状纹理如连翘，平直线纹如五味子，或颗粒状如山茱萸。有的表皮细胞中含有色物质或色素，如花椒；有的表皮细胞间嵌有油细胞，如五味子。有的外果皮由表皮和下皮细胞组成，且下皮细胞特化为石细胞，如胡椒。

2. 中果皮　相当于叶片的叶肉组织，通常较厚，由多层薄壁细胞组成，期间有细小的维管束散在，一般为外韧型，也有双韧型如茄科果实，或两个外韧型维管束合成维管柱如小茴香等。有的可见石细胞（如胡椒）、油细胞（如五味子）、油室（如枳壳）或油管（如小茴香）等。有的中果皮细胞含草酸钙砂晶（如枸杞子）、棱晶（如陈皮）、簇晶（如栀子）、橙皮苷结晶（如陈皮）或淀粉粒（如五味子）。

3. 内果皮　相当于叶片的上表皮，是果皮的最内层组织，变异较大，大多由一列薄壁细胞组成。有的内果皮细胞全为石细胞，如胡椒。有些核果的内果皮，则由多层石细胞组成。伞形科植物双悬果的内果皮，常由5～8个狭长的薄壁细胞互相并列为一群，各群以斜角联合呈镶嵌状，称为“镶嵌细胞”。

果实内种子的显微特征在种子类中药中叙述。

(二) 果实类中药的粉末显微特征

果实类中药粉末显微鉴别时,主要观察果皮表皮碎片、中果皮薄壁细胞、纤维、石细胞、结晶、种皮、胚乳及胚的组织碎片。此外,应注意有无镶嵌细胞、内果皮碎片等。

第2节　种子类中药概述

一、种子类中药的药用部位

种子类中药大多采用完整的干燥成熟种子,如槟榔、苦杏仁、马钱子、决明子等;少数用种子的一部分,如绿豆衣种皮药用,肉豆蔻衣和龙眼肉以假种皮入药,肉豆蔻以种仁入药,莲子心以胚入药,大豆黄卷则用发了芽的种子,淡豆豉为发酵加工品。

二、种子类中药的性状鉴别要点

种子由种皮和种仁两部分组成,种皮上常有种脐、合点、种脊、种孔、种阜、假种皮等附属结构。种仁一般又包括胚乳和胚,胚乳有时分为内胚乳与外胚乳,胚又分为子叶、胚芽、胚茎(胚轴)、胚根等四部分。

种子类药材性状鉴别时,通常要注意种子的形状、大小、颜色、表面纹理、种脐、合点和种脊的位置及形状、各种纹理、突起、毛茸和种阜的有无,纵、横切面,质地以及气味等。

种子类饮片多为原药材,少数较大的种子切成块、去皮或制成粉、霜等。炮制后的种子应注意观察其色泽和气味的变化以及切面的特征。

种子形状多呈圆球形、类圆球形或扁圆球形,少数为线形、纺锤形或心形。表面常有各种纹理,如蓖麻子带有色泽鲜艳的花纹;也有的具毛茸,如马钱子;除常有的种脐、合点和种脊外,少数种子还有种阜存在,如蓖麻子、巴豆等。剥去种皮可见种仁部分,注意有无胚乳。一般无胚乳种子的内胚乳仅为一层透明膜状物,子叶发达,如苦杏仁;有胚乳种子有的具发达的胚乳,富油质的如酸枣仁,显粉性的如毒扁豆,呈角质样的如马钱子。有的胚乳和种皮交错形成大理石样纹理,如槟榔。胚大多直立,少数弯曲,如王不留行、菟丝子、决明子、白芥子等。有的种子水浸后种皮显黏性,如葶苈子、车前子;有的种子水浸后种皮呈龟裂状,如牵牛子。此外,尚可用某些特定试剂以观察种子有无淀粉粒、糊粉粒、脂肪油或特殊成分等。

三、种子类中药的显微鉴别要点

(一) 种子类中药的组织构造

种子主要包括种皮、胚乳和胚三部分。种子类中药的显微鉴别特征主要在种皮,因为种皮的构造随植物的种类而异,最富有鉴别意义。

1. 种皮　种子通常只有一层种皮,但有的种子有两层,即外种皮和内种皮。种皮常由下列一种或数种组织组成。

(1) 表皮层:多数种子种皮的表皮由1列薄壁细胞组成。有的表皮细胞充满黏液质,如白芥子;有的表皮细胞含有色素,如青葙子。有的部分表皮细胞形成非腺毛,如牵牛子;有的表皮细胞成为狭长的栅状细胞,其细胞壁常有不同程度的木化增厚,如青葙子。有的表皮细胞中单独或成群地散列着石细胞,如苦杏仁、桃仁;也有表皮层全由石细胞组成,如天仙子。

(2) 栅状细胞层:有些种子的表皮下方有栅状细胞层,通常由 1 列或 2 ~ 3 列狭长的细胞排列而成,壁多木化增厚,如决明子;有的内壁和侧壁增厚,而外壁菲薄,如白芥子。在栅状细胞的外缘处,有时可见一条折光率较强的光辉带,如牵牛子、菟丝子。

(3) 色素层:具有颜色的种子,除表皮层含色素外,内层细胞或者内种皮细胞中也可含有色物质,如白豆蔻等。

(4) 油细胞层:含挥发油的种子的表皮层下,有油细胞层,内贮挥发油,如白豆蔻、砂仁等。

(5) 石细胞层:除种子的表皮有时为石细胞外,也有表皮的内层几乎全为石细胞组成,如瓜蒌仁;或内种皮为石细胞层,如白豆蔻。

(6) 营养层:多数种子的种皮中,常有数列贮有淀粉粒的薄壁细胞,称为营养层。在种子发育过程中,淀粉已被消耗,故成熟的种子营养层往往成为扁缩颓废的薄层。有的营养层中尚包括一层含糊粉粒的细胞。

2. 胚乳　通常由贮藏大量脂肪油和糊粉粒的薄壁细胞组成,有时细胞中含淀粉粒或草酸钙结晶。大多数种子具内胚乳。在无胚乳的种子中,也可见到 1 ~ 2 列残存的内胚乳细胞。胚乳细胞的细胞壁大多为纤维素,也有为半纤维素的增厚壁,其上具有明显微细的纹孔;胚乳细胞中有时含草酸钙结晶;有时糊粉粒中也有小簇晶存在,如小茴香。少数种子有发达的外胚乳,或外胚乳成颓废组织而残留。也有少数种子的种皮和外胚乳的折合层不规则地伸入内胚乳中,形成错入组织,如槟榔;也有为外胚乳伸入内胚乳中而形成的错入组织,如肉豆蔻。

3. 胚　胚是种子中未发育的幼体,包括胚根、胚茎、胚芽及子叶四部分。子叶的构造与叶片大致相似,其表皮下方常可看到明显的栅栏组织。胚的其他部分一般亦全由薄壁细胞组成。植物器官中只有种子含有糊粉粒。糊粉粒的形状、大小及构造常依植物种类而异,在中药鉴定中有着重要的意义。糊粉粒是种子中贮藏的颗粒状的蛋白质。

(二) 种子类中药的粉末显微特征

种子类中药粉末鉴别特征的主要标志是糊粉粒,此外还应注意种皮碎片、纤维、石细胞或可能出现的栅状细胞、杯状细胞、色素细胞、硅质块、分泌组织等,均为鉴别的主要依据。

第 3 节　常用果实种子类中药选论

五　味　子*

Fructus Schisandrae Chinensis

【来源】　为木兰科植物五味子[*Schisandra chinensis* (Turcz.) Baill.]干燥成熟果实。习称“北五味子”。

【产地】　主产辽宁、黑龙江、吉林等省。

【采收加工】　秋季果实成熟时采摘,晒干或蒸后晒干,除去果梗及杂质。

【性状鉴别】

1. 药材　呈不规则的球形或扁球形,直径 5 ~ 8mm。表面红色、紫红色或暗红色,皱缩,显油润;有的表面呈黑红色或出现“白霜”。果肉柔软,种子 1 ~ 2 粒,肾形,表面棕黄色,有光泽,种皮薄而脆。果肉气微,味酸;种子破碎后,有香气,味辛、微苦(图9-1)。

商品以粒大、果皮紫红、肉厚、柔润者为佳。

2. 饮片 醋五味子 表面乌黑色,油润,稍有光泽。果肉柔软,有黏性。种子表面红棕色,有光泽。

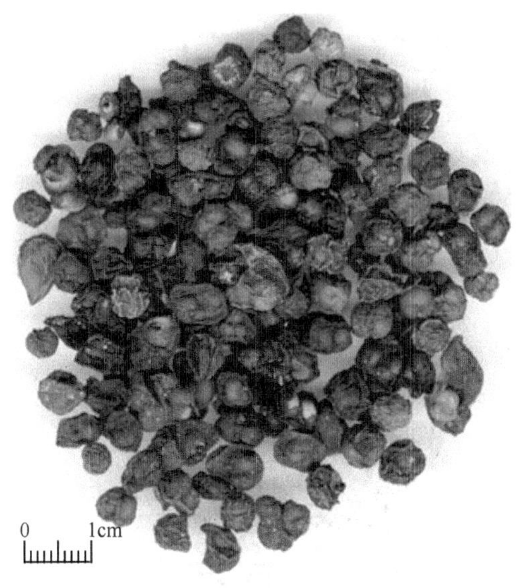

图9-1 五味子药材外形图

【显微鉴别】

1. 横切面 外果皮为1列方形或长方形细胞,壁稍厚,外被角质层,散有油细胞;中果皮薄壁细胞10余列,含淀粉粒,散有小型外韧型维管束;内果皮为1列小方形薄壁细胞。种皮最外层为1列径向延长的石细胞,壁厚,纹孔及孔沟细密;其下为数列类圆形、三角形或多角形的石细胞,纹孔较大;石细胞层下为数列薄壁细胞,种脊部位有维管束;油细胞层为1列长方形细胞,含棕黄色油滴;再下为3~5列小形细胞;种皮内表皮为1列小细胞,壁稍厚;胚乳细胞含脂肪油滴及糊粉粒(图9-2)。

2. 粉末 暗紫色。种皮表皮石细胞表面观呈多角形或长多角形,直径18~50μm,壁厚,孔沟极细密,胞腔内含深棕色物。种皮内层石细胞呈多角形、类圆形或不规则形,直径约至83μm,壁稍厚,纹孔较大。果皮表皮细胞表面观类多角形,垂周壁略呈连珠状增厚,表面有角质线纹;表皮中散有油细胞。中果皮细胞皱缩,含暗棕色物,并含淀粉粒(图9-3)。

【化学成分】 主含柠檬醛等挥发油成分以及五味子甲素、γ-五味子素、五味子醇甲、五味子酯甲等木脂素类成分。

【理化鉴别】 本品以五味子对照药材、五味子甲素对照品为对照,进行薄层色谱法试验。供试品色谱中,在与对照药材和对照品色谱相应的位置上,应显相同颜色的斑点。

【检查】 本品含杂质不得过1%。

【含量测定】 照高效液相色谱法测定,本品含五味子醇甲($C_{24}H_{32}O_7$)不得少于0.40%。

【应用】

1. 传统功效 收敛固涩,益气生津,补肾宁心。用于久嗽虚喘,梦遗滑精,遗尿尿频,久泻不止,自汗,盗汗,津伤口渴,气短脉虚,内热消渴,心悸失眠。用量1.5~6.0g。

2. 现代应用 本品具有中枢抑制、降低血清转氨酶、强壮等作用,临床用于治疗各型肝炎、神经衰弱等症。

【附注】 南五味子(Fructus Schisandrae Sphenantherae)本品为木兰科植物华中五味子(*Schisandra sphenanthera* Rehd. et Wils.)的干燥成熟果实。主产于湖北、河南、陕西、山西、甘肃等省。秋季果实成熟时采摘,晒干,除去果梗及杂质。本品呈球形或扁球形,直径4~6mm。表面棕红色至暗棕色,干瘪,皱缩,果肉常紧贴于种子上。种子1~2粒,肾形,表面棕黄色,有光泽,种皮薄而脆。果肉气微,味微酸。化学成分、性味功效及商品要求均同五味子(图9-4)。《中国药典》(2005年版)一部要求本品含杂质不得过1%,含五味子酯甲($C_{30}H_{32}O_9$)不得少于0.12%。

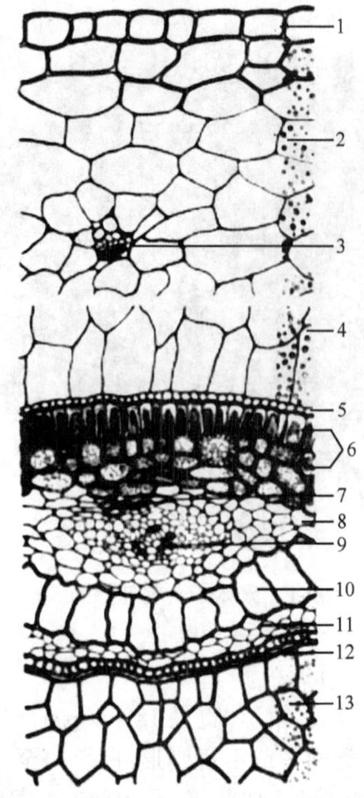

图 9-2 五味子(果实)横切面组织图

1. 外果皮;2. 中果皮;3. 维管束;4. 中果皮薄壁细胞;5. 内果皮;6. 种皮石细胞;7. 纤维束;8、11. 薄壁细胞;9. 种脊维管束;10. 油细胞;12. 种皮内表皮细胞;13. 胚乳细胞

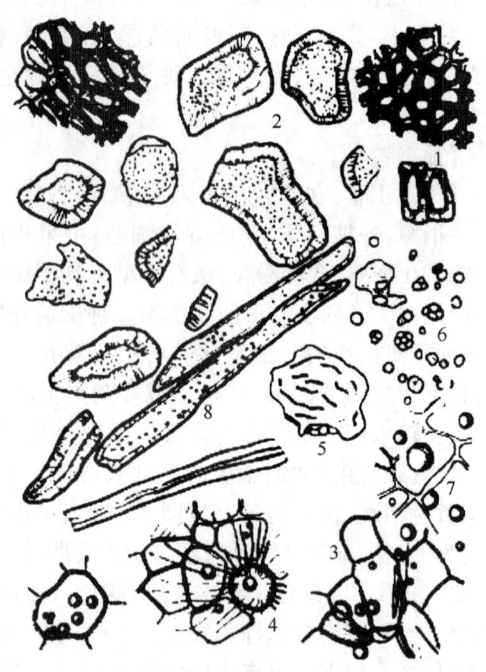

图 9-3 五味子(果实)粉末图

1. 种皮表皮石细胞;2. 种皮内层石细胞;3. 果皮表皮细胞;4. 油细胞及挥发油滴;5. 中果皮细胞;6. 淀粉粒;7. 内胚乳细胞及脂肪油滴;8. 纤维

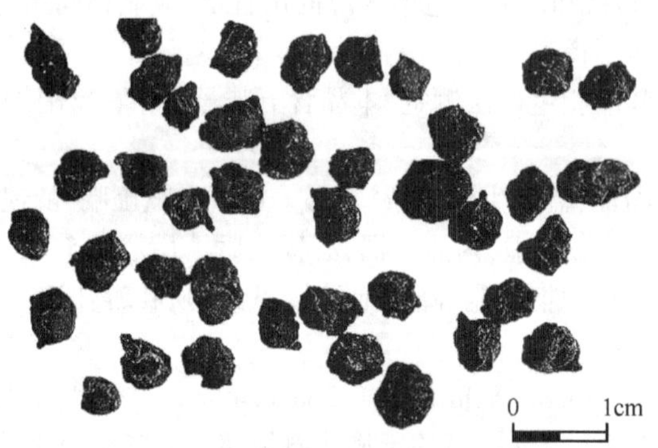

图 9-4 南五味子药材外形图

木 瓜*

Fructus Chaenomelis

【来源】 为蔷薇科植物贴梗海棠[*Chaenomeles speciosa* (Sweet) Nakai]干燥近成熟的果实。习称“皱皮木瓜”。

【产地】 主产于安徽、湖北、浙江、四川、湖南、贵州等省。以安徽宣城的“宣木瓜”、湖北的

"资丘木瓜"、浙江淳安的"淳木瓜"品质最好。

【采收加工】　夏、秋两季果实绿黄时采摘，置沸水中烫至外皮灰白色，对半纵剖，晒干。

【性状鉴别】

1. 药材　长圆形，多纵剖成两半，长 4 ~ 9cm，宽 2 ~ 5cm，厚 1 ~ 2.5cm。外表面紫红色或红棕色，有不规则的深皱纹；剖面边缘向内卷曲，果肉红棕色，中心部分凹陷，棕黄色；种子扁长三角形，多脱落。质坚硬。气微清香，味酸。商品以质坚实、个匀、肉厚、色紫红、味酸者为佳(图 9-5)。

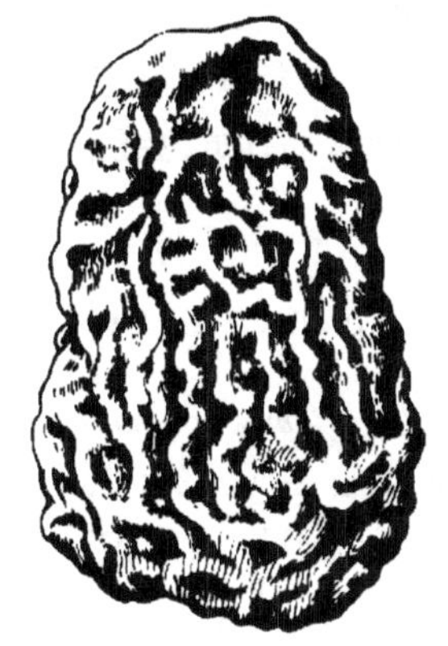
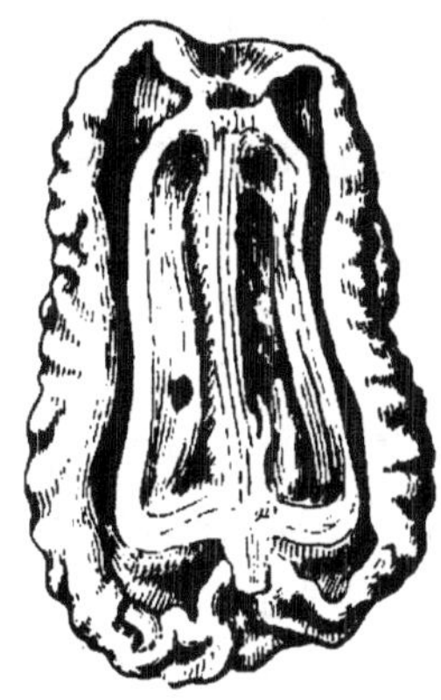

图 9-5　皱皮木瓜(果实)外形图

2. 饮片　木瓜片　呈类月牙形切片，长 4 ~ 8cm，宽 0.7 ~ 2.5cm，厚 1mm；切面棕红色或红棕色，凹陷部呈棕黄色，具光泽；果皮红色或棕红色，有密集的皱纹；质硬脆，易折断。

【显微鉴别】

1. 果皮横切面　花托部分表皮为 1 列较小的细胞，外被厚角质层，皮层有多数石细胞群排列成断续的环带，石细胞类圆形或椭圆形，壁厚，孔沟明显；外果皮为石细胞层，由十余列排列紧密的石细胞构成；中果皮为薄壁组织，有细小维管束；内果皮为多列排列紧密的薄壁细胞。

2. 粉末　黄棕色至棕红色。石细胞较多，成群或散在，无色、淡黄色或橙黄色，圆形、长圆形或类多角形，直径 20 ~ 82μm，层纹明显，孔沟细，胞腔含红色或橙红色物；外果皮细胞多角形或类多角形，直径 10 ~ 35μm，胞腔内含棕色或红棕色物；中果皮薄壁细胞，淡黄色或浅棕色，类圆形，皱缩，偶含细小草酸钙方晶。

【化学成分】　果实含多种有机酸(枸橼酸、苹果酸、琥珀酸、齐墩果酸等)、维生素 C、皂苷、黄酮类等成分。

【理化鉴别】

(1) 取本品粉末 1g，加 70% 乙醇 10ml，加热回流 1 小时，滤过。取滤液滴于滤纸片上，待干后喷以 1% 三氯化铝试液，干燥后置紫外光灯(365nm)下观察，显蓝色荧光。

(2) 本品以木瓜对照药材为对照，进行薄层色谱法试验。供试品色谱中，在与对照药材色谱相应的位置上，应显相同颜色的荧光斑点。

【检查】　本品含水分不得过 15.0%，总灰分不得过 5.0%，酸不溶性灰分不得过 0.6%，酸度 pH 应为 3.0 ~ 4.0。

【浸出物】　用热浸法测定，乙醇作溶剂，本品含醇溶性浸出物不得少于 15.0%。

【应用】

1. 传统功效　平肝舒筋，和胃化湿。用于湿痹拘挛，腰膝酸痛，吐泻转筋，脚气水肿等。用量 6 ~ 9g。

2. 现代应用　本品具有抗菌、抗癌、抗肝损伤及显著降低谷丙转氨酶等作用，临床用于急性肠胃炎、腓肠肌痉挛、风湿性关节炎等症。

【附注】

1. "光皮木瓜"为蔷薇科植物木瓜[*Chaenomeles sinensis* (Thouin) Koehne]的成熟果实。主要特征：本品多纵剖成 2 ~ 4 瓣，外表红棕色，光滑无皱，剖面较饱满，果肉粗糙显颗粒性，种子多数密集，扁三角形，气微，果肉微酸涩，嚼之有沙粒感，果肉横切面可见花托部分皮层占整个果肉厚度的2/3以上。

2. 还有同属植物西藏木瓜(*Chaenomeles thibetica* Yu)的果实以及同科植物多根[*Docynia delavoyi*(Franch) Sohneid]的果实("云南小木瓜")伪充木瓜,应注意鉴别。前者多纵切成2~4瓣,长4~6cm,直径约4cm,外表红棕或灰褐色,饱满或皱缩,剖面可见果肉较薄,味极酸;后者外形似皱皮木瓜,但个较小,果梗基部有黄色绒毛,种子扁小而窄,味酸、涩,微甜。

苦 杏 仁*

Semen Armeniacae Amarum

【来源】 为蔷薇科植物山杏(*Prunus armeniaca* L. var. *ansu* Maxim.)、西伯利亚杏(*P. sibirica* L.)、东北杏[*P. mandshurica*(Maxim.)Koehne]、或杏(*P. armeniaca* L.)的干燥成熟种子。

【产地】 山杏主产于辽宁、河北、内蒙古、山东、江苏等省区,多野生,亦有栽培。西伯利亚杏主产于东北、华北地区,系野生。东北杏主产于东北各地,系野生。杏主产于东北、华北及西北等地区,系栽培。

【采收加工】 夏季采收成熟果实,除去果肉及核壳,取出种子,晒干。

【性状鉴别】

1. 药材 呈扁心形,长1.0~1.9cm,宽0.8~1.5cm,厚0.5~0.8cm。表面黄棕色至深棕色,一端尖,另端钝圆,肥厚,左右不对称,尖端一侧有短线形种脐,圆端合点处向上具多数深棕色的脉纹。种皮薄,子叶2,乳白色,富油性。气微,味苦(图9-6)。

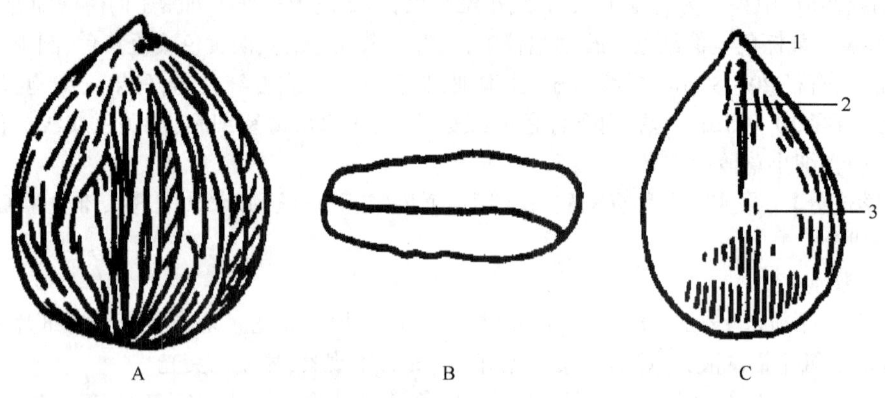

图9-6 苦杏仁药材外形图

A. 全形;B. 横断面;C. 纵剖面;

1. 胚根;2. 胚芽;3. 子叶

商品以身干、颗粒均匀、饱满、整齐、不破碎、味苦者为佳。

2. 饮片

(1) 燀苦杏仁:形如苦杏仁或分离为单瓣,无种皮,表面乳白色,有特殊香气,味苦。

(2) 炒苦杏仁:形如燀苦杏仁,表面微黄,偶带焦斑,有香气。

【显微鉴别】 横切面:种皮表皮细胞为1列薄壁细胞,散有近圆形的橙黄色石细胞;内为多列薄壁细胞,有小型维管束;外胚乳为1薄层颓废细胞;内胚乳为1至数层方形细胞,内含糊粉粒及脂肪油;子叶薄壁细胞多角形,含糊粉粒及脂肪油(图9-7)。

【化学成分】 本品主含苦杏仁苷、苦杏仁酶、脂肪油、蛋白质及氨基酸等成分。

【理化鉴别】

（1）取本品数粒，加水共研，即产生苯甲醛的特殊香气。

（2）取本品数粒，捣碎，称取约0.1g，置试管中，加水数滴使湿润，试管中悬挂一条三硝基苯酚试纸，用软木塞塞紧，置温水浴中，10分钟后，试纸显砖红色。

（3）本品以苦杏仁苷对照品为对照，进行薄层色谱法试验。供试品色谱中，在与对照品色谱相应的位置上，应显相同颜色的斑点。

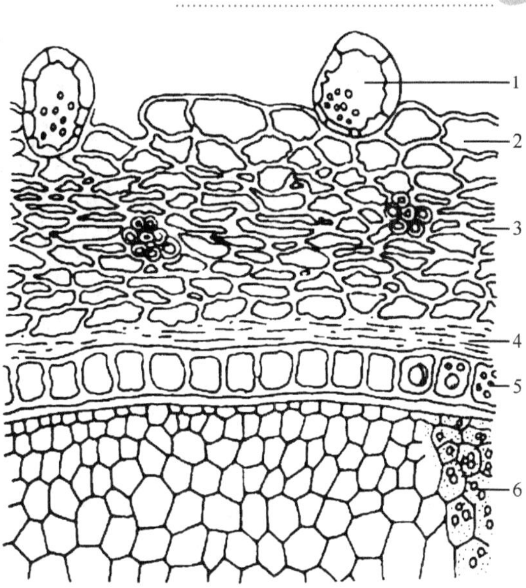

【检查】　照酸败度检查法测定，本品过氧化值不得过0.11。

【含量测定】　照硝酸银滴定法测定，苦杏仁含苦杏仁苷（$C_{20}H_{27}NO_{11}$）不得少于3.0%；燀苦杏仁及炒苦杏仁含苦杏仁苷（$C_{20}H_{27}NO_{11}$）不得少于3.0%。

图9-7　苦杏仁（种子）横切面组织图

1. 石细胞；2. 表皮；3. 薄壁细胞；4. 外胚乳；5. 内胚乳；6. 子叶细胞

【应用】

1. 传统功效　有小毒。降气止咳平喘，润肠通便。用于咳嗽气喘、胸满痰多、血虚津枯、肠燥便秘。用量4.5～9.0g。

2. 现代应用　本品具有镇咳平喘、毒性（氢氰酸）、止痒、驱虫杀菌、润肠通便等作用，临床用于咳嗽气喘、肠燥便秘等症。

【附注】　甜杏仁　系杏的某些栽培品味淡的种子。较苦杏仁稍大，味不苦，多供食用。

桃　　仁*

Semen Persicae

【来源】为蔷薇科植物桃［*Prunus persica*（L.）Batsch］或山桃［*P. davidiana*（Carr.）Franch.］的干燥成熟种子。

【产地】　主产于福建、浙江、河北、辽宁、江苏等地。

【采收加工】　秋季果实成熟时采割植株，晒干，打下果实，再晒干，除去外壳、黄褐色种皮及杂质，收集种仁。

【性状鉴别】

1. 药材

（1）桃仁：呈扁长卵形，长1.2～1.8cm，宽0.8～1.2cm，厚0.2～0.4cm。表面黄棕色至红棕色，密布颗粒状突起。一端尖，中部膨大，另端钝圆稍偏斜，边缘较薄。尖端一侧有短线形种脐，圆端有颜色略深不甚明显的合点，自合点处散出多数纵向维管束。种皮薄，子叶2，类白色，富油性。气微，味微苦（图9-8）。

（2）山桃仁：呈类卵圆形，较小而肥厚，长约0.9cm，宽约0.7cm，厚约0.5cm。

商品以粒大、饱满、颗粒整齐均匀、外皮棕红、种仁色白富油性者为佳。桃仁优于山桃仁。

2. 饮片

（1）去皮桃仁：略呈扁椭圆形，一端尖，中间膨大，另一端钝圆，稍偏斜，边缘较薄。表面类白色至黄白色，光滑，有的可见纵向纹理。质坚硬，富油性。气微，味微苦。

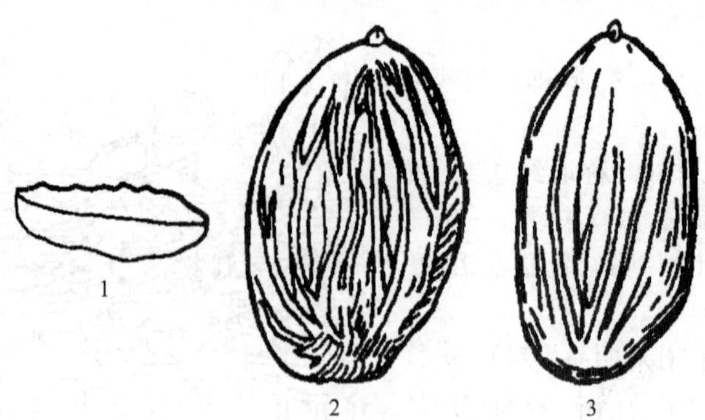

图 9-8 桃仁(种子)外形图

1. 横断面;2. 全形;3. 去种皮桃仁

(2) 炒桃仁:形如去皮桃仁。表面黄色,可见焦斑。

【显微鉴别】 种皮粉末(或解离)片

(1) 桃仁:石细胞黄色或黄棕色,侧面观贝壳形、盔帽形、弓形或椭圆形,高 54 ~ 153μm,底部宽约至 180μm,壁一边较厚,层纹细密;表面观类圆形、圆多角形或类方形,底部壁上纹孔大而较密。

(2) 山桃仁:石细胞淡黄色、橙黄色或橙红色,侧面观贝壳形、矩圆形、椭圆形或长条形,高 81 ~ 198(279)μm,宽约至 128(198)μm;表面观类圆形、类六角形、长多角形或类方形,底部壁厚薄不均,纹孔较小。

【化学成分】 主含苦杏仁苷、苦杏仁酶、尿囊素酶、乳糖酶、维生素 B_1、脂肪油等成分。桃仁醇提取物有显著的抑制血凝作用。

【检查】 照酸败度检查法测定,本品酸值不得过 10.0,羰基值不得过 11.0。

【应用】

1. 传统功效 活血去瘀,润肠通便。用于经闭、痛经、癥瘕痞块、跌扑损伤、肠燥便秘。用量 4.5 ~ 9.0g。

2. 现代应用 本品具有祛瘀血、润肠缓下、抗炎、抗过敏、镇咳、驱虫等作用,临床用于闭经、痛经、瘀血腹痛、阴虚血燥津亏便秘等症。

【附注】 **瘪桃干** 为桃未成熟的干燥果实。本品呈长卵形,先端渐尖,鸟喙状,基部不对称;表面黄绿色,具网状皱纹,并密被黄白色柔毛;质坚实;味微酸涩。能止血敛汗,行气止痛,截疟,可用于治疗婴儿缺铁性贫血。

苦杏仁与桃仁的性状比较

药材名	苦杏仁	桃仁
来源	蔷薇科植物山杏、西伯利亚杏、东北杏或杏的干燥成熟种子	蔷薇科植物桃或山桃的干燥成熟种子
形状	扁心形	扁长卵形
边缘	肥厚	薄
基部	左右不对称	钝圆而偏斜
颜色	黄棕色至深棕色	黄棕色至红棕色
表面特征	无颗粒状突起	密布颗粒状突起
味	苦	微苦

链接

补骨脂★

Fructus Psoraleae

【别名】 破故纸

【来源】 为豆科植物补骨脂(*Psoralea corylifolia* L.)的干燥成熟果实。

【产地】 主产于四川、河南、安徽、陕西、江苏等省。

【采收加工】 秋季果实成熟时采收果序,晒干,搓出果实,除去杂质。

【性状鉴别】

1. 药材　呈肾形,略扁,长3~5mm,宽2~4mm,厚约1.5mm。表面黑色、黑褐色或灰褐色,具细微网状皱纹。顶端圆钝,有一小突起,凹侧有果梗痕。质硬,果皮薄,与种子不易分离。种子1枚,子叶2片,黄白色,有油性。气香,味辛、微苦(图9-9)。

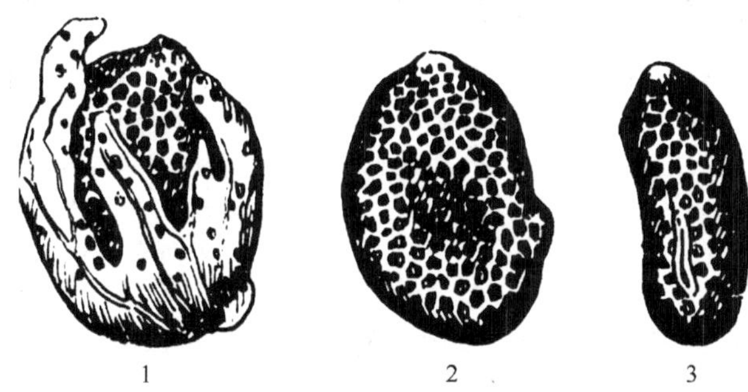

图9-9　补骨脂(果实)外形图

1. 正面;2. 正面;3. 侧面

商品以身干、颗粒饱满均匀、色黑褐、纯净无杂质者为佳。以产于河南之"怀故子"(形扁圆、粒饱满、色灰褐、内仁老黄、气香)及产于四川之"川故子"(颗粒小、色深气香)质最优。

2. 饮片　盐水炒补骨脂　形同药材,微鼓起。外表面棕褐色至黑褐色,具细网状皱纹,凹侧有果梗痕。质坚硬。气特异,味微咸、微苦。

【显微鉴别】

1. 果实(中部)横切面　果皮波状弯曲,凹陷处表皮下有众多扁圆形壁内腺;中果皮薄壁细胞含有草酸钙小柱晶;种皮外表皮为1列栅状细胞,其内为1列哑铃状支持细胞;色素细胞1列,与种皮内表皮细胞相邻;子叶细胞充满糊粉粒与油滴(图9-10)。

2. 果皮表面制片　壁内腺类圆形,表皮细胞多达数十个至百个,中心细胞较小,多角形,周围细胞辐射状排列,腺体腔内有众多油滴;腺毛多呈梨形,腺柄短;非腺毛顶端细胞特长,胞壁密布疣点;气孔平轴式;果皮细胞含草酸钙小柱晶及小方晶(图9-11)。

【化学成分】 主含香豆素类(补骨脂素、异补骨脂素、补骨脂定等)、黄酮类(补骨脂甲素、补骨脂乙素等)、挥发油、树脂及豆甾醇等成分。经临床试验,补骨脂素能促进皮肤色素新生,可治疗白癜风。

【理化鉴别】 本品以补骨脂素、异补骨脂素对照品为对照,进行薄层色谱法试验。供试品色谱中,在与对照品色谱相应的位置上,显相同的两个蓝白色荧光斑点。

【检查】 本品含杂质不得过5%,水分不得过9.0%,总灰分不得过8.0%,酸不溶性灰分不得过2.0%。

【含量测定】 照高效液相色谱法测定,本品按干燥品计算,含补骨脂素($C_{11}H_6O_3$)和异补骨脂素($C_{11}H_6O_3$)的总量不得少于0.70%。

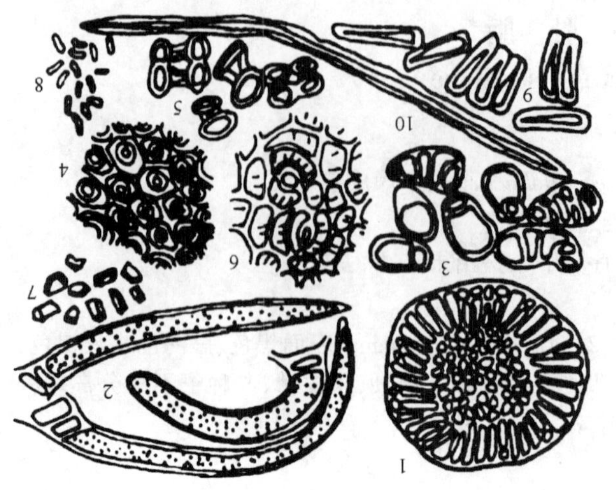

图 9-10　补骨脂横切面简图

1. 果皮；2. 壁内腺；3. 维管束；4. 种皮外表皮；5. 种皮下皮；6. 种皮内表皮；7. 子叶；8. 胚根

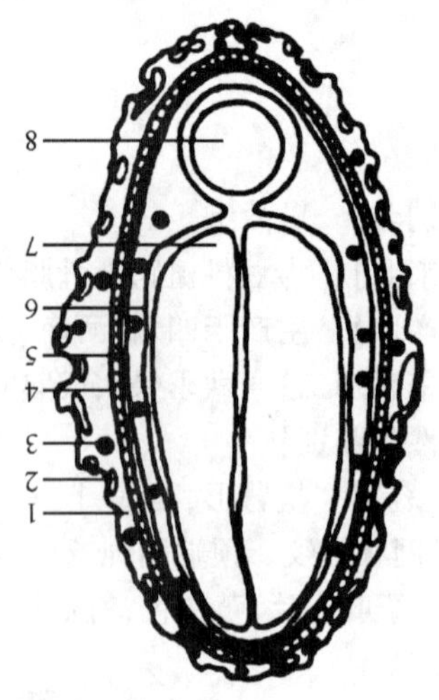

图 9-11　补骨脂表面制片及解离组织片

1. 壁内腺表现观；2. 非腺毛；3. 腺毛；4. 支持细胞顶面观；5. 支持细胞侧面观；6. 表皮及气忆；7. 草酸钙方晶；8. 草酸钙小柱晶；9. 种皮栅状细胞；10. 萼片维管束纤维

【应用】

1. 传统功效　温肾助阳，纳气，止泻。用于阳痿遗精、遗尿尿频、腰膝冷痛、肾虚作喘、五更泄泻等症。外用治白癜风、斑秃等。用量 6～9g。外用 20%～30% 酊剂涂患处。

2. 现代应用　本品具有扩张冠脉、抗菌、抗肿瘤、兴奋平滑肌等作用，临床用于子宫出血、经血量多、鼻出血、牙龈出血、白癜风、银屑病、斑秃、阳痿、腰膝冷痛等症。

【附注】 伪品　曼陀罗子　尚有茄科植物曼陀罗（*Datura stramonium* L.）的种子混作补骨脂药用，本品有毒，应注意鉴别。曼陀罗种子略扁平肾形，长 3～4mm，宽 2.6～3.2mm，厚 1.5～1.8mm；表面黑色、灰黑色或棕黑色，不规则隆起，具细密点状小凹坑；背侧弓形隆起，腹侧具一锲形种脐，中间有 1 裂口状种孔；胚乳白色，胚弯曲，具油性；气微，味辛、苦。

沙　苑　子*

Semen Astragali Complanati

【别名】 潼蒺藜　沙苑蒺藜

【来源】 为豆科植物扁茎黄芪（*Astragalus complanatus* R. Br.）的干燥成熟种子。

【产地】 主产于陕西、河北、四川等地。

【采收加工】 秋末冬初果实成熟尚未开裂时采割植株，晒干，打下种子，除去杂质，晒干。

【性状鉴别】

1. 药材　略呈肾形而稍扁，长 2～2.5mm，宽 1.5～2mm，厚约 1mm。表面光滑，褐绿色或灰褐色，边缘一侧凹处具圆形种脐。质坚硬，不易破碎。子叶 2，淡黄色，胚根弯曲，长约 1mm。气微，味淡，嚼之有豆腥味（图 9-12）。商品以粒大饱满、洁净无杂质者为佳。

2. 饮片　盐沙苑子 形同药材，味咸。

【化学成分】 主含多种黄酮类、苷类、脂肪油、甾醇及氨基酸等成分。

【理化鉴别】 取本品 1g，捣碎，加乙醚 10ml，置温水浴上回流提取 10 分钟，滤过，弃去醚液，药渣挥尽乙醚，加甲醇 5ml，回流提取 10 分钟，滤过。取滤液 1 滴，点于色谱滤纸上，置紫外光灯（365nm）下观察，显**紫红色荧光**，再加甲醇 2 滴使斑点扩散，**紫红色环内有一亮黄色环**。

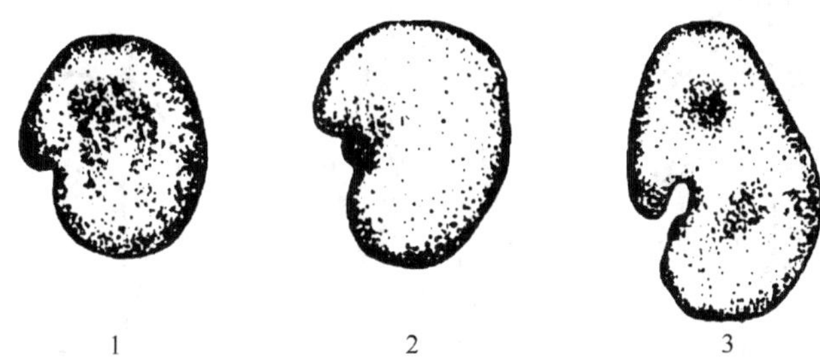

图9-12 沙苑子及伪品外形图脂肪

1. 扁茎黄芪种子;2. 华黄芪种子;3. 紫云英种子

【应用】

1. 传统功效 温补肝肾,固精,缩尿,明目。用于肾虚腰痛,遗精早泄,白浊带下,小便余沥,眩晕目昏。用量9~15g。用时捣碎。

2. 现代应用 本品具有收缩子宫、抑制利尿等作用,临床用于腰膝酸软,遗精,滑精,目昏不明等症。

【附注】 混伪品 同科植物华黄芪、紫云英、苦马豆、猪屎豆、凹叶野百合、崖州野百合、田皂角的种子混作沙苑子药用,须注意鉴别。其主要特征:华黄芪种子较规则肾形,颗粒饱满,长2~2.8mm,宽1.8~2mm,表面暗绿色或棕绿色;紫云英种子斜长方肾形,两侧压扁较明显,长2.5~3.5mm,宽1.5~2mm,表面黄绿色或棕黄色,光滑,一端平截向下弯成沟状,腹面中央内陷较深;苦马豆种子略呈肾形,表面棕褐色,光滑,一侧略凹陷,有点状种脐;猪屎豆种子三角状肾形,长2.5~3.5mm,宽2~2.5mm,表面黄绿色或淡黄棕色,光滑,有的有暗色花纹,一端较宽,另端钝圆,腹面中央凹陷较深;凹叶野百合种子三角状肾形,饱满,长4~6mm,宽3~5mm,表面黑褐色、黄色或黄褐色,种脐长圆形;崖州野百合种子三角状肾形,较饱满,长2.5~3.5mm,宽2~2.5mm,表面紫黑色或黑色,种脐圆形;田皂角种子肾状长椭圆形,饱满,两端钝圆,一端较大,长3~4mm,宽2~2.5mm,种脐长圆形,紧接大端,嚼之豆腥味。

小 茴 香*

Fructus Foeniculi

【别名】 茴香 茴香子 小茴 谷香

【来源】 为伞形科植物茴香(*Foeniculum vulgare* Mill.)的干燥成熟果实。

【产地】 主产于内蒙古、山西、黑龙江等省区,全国各地均有栽培。

【采收加工】 秋季果实初熟时,采割植株,晒干,打下果实,除去杂质。

【性状鉴别】 **药材**为双悬果,呈圆柱形,有的稍弯曲,长4~8mm,直径1.5~2.5mm。表面黄绿色或淡黄色,两端略尖,顶端残留有黄棕色突起的花柱基,基部有时有细小的果梗。分果呈长椭圆形,背面有纵棱5条,接合面平坦而较宽。横切面略呈五边形,背面的四边约等长。有特异香气,味微甜、辛(图9-13)。

商品以颗粒饱满、色黄绿、香气浓者为佳。

【显微鉴别】

1. 分果横切面 外果皮为1列扁平细胞,外被角质层;中果皮纵棱处有维管束,其周围有多数木化网纹细胞,背面纵棱间各有大的椭圆形棕色油管1个,接合面有油管2个,共6个;内果皮为1列扁平薄壁细胞,细胞长短不一;种皮细胞扁长,含棕色物;胚乳细胞多角形,含多数糊粉

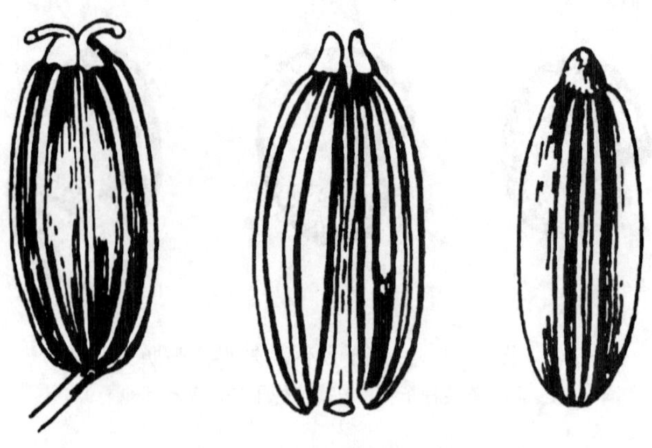

图 9-13 小茴香(果实)外形图

粒,每个糊粉粒中含有细小草酸钙簇晶(图 9-14)。

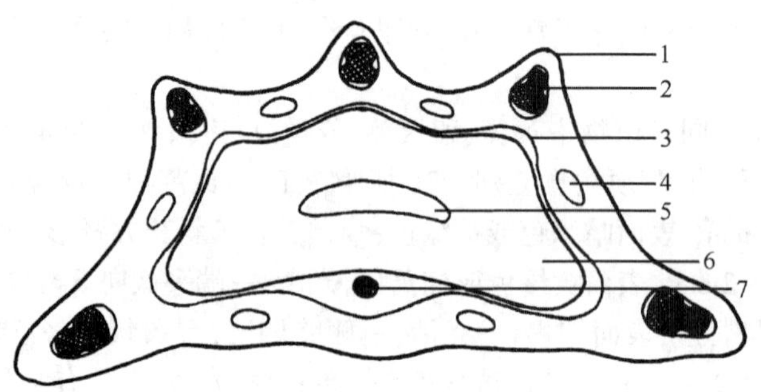

图 9-14 茴香(果实)横切面简图

1. 外果皮;2. 维管束柱;3. 内果皮;4. 油管;5. 胚;6. 内胚乳;7. 种脊维管束

2. 粉末 绿黄色或黄棕色。外果皮碎片表面观细胞类多角形或类方形,壁稍厚,气孔类圆形,不定式;木化网纹细胞棕色,壁较厚,具较大的卵圆形网状纹孔;油管碎片黄棕色至深红棕色,分泌细胞表面观呈多角形,含红棕色物;内果皮镶嵌细胞,表面观 5～8 个狭长细胞为 1 组,以其长轴相互作不规则方向嵌列;内胚乳细胞多角形,含多数糊粉粒,每个糊粉粒中含细小草酸钙簇晶(图 9-15)。

【化学成分】 主含茴香脑、α-茴香酮、甲基胡椒酚等挥发油(茴香油)成分以及黄酮类、甾类、香豆素类、脂肪油等。

【理化鉴别】 本品以茴香醛对照品为对照,进行薄层色谱法试验。供试品色谱中,在与对照品色谱相应的位置上,应显相同的橙红色斑点。

【检查】 本品含杂质不得过 4%,总灰分不得过 10.0%。

【含量测定】 照挥发油测定法测定,本品含挥发油不得少于 1.5%(ml/g)。

【应用】

1. 传统功效 散寒止痛,理气和胃。用于寒疝腹痛,睾丸偏坠,痛经,少腹冷痛,食少吐泻等症。用量 3～6g。

2. 现代应用 本品具有促进胃肠蠕动和分泌、祛痰等作用,临床用于小肠气腹痛、寒疝疼痛、脘腹冷痛、呕吐食少等症。

【附注】 **混淆品** 莳萝子 尚有同科植物莳萝(*Anethum graveolens* L.)的干燥果实混作小茴香药用,应注意鉴别。莳萝果实多分离成分果,分果扁平椭圆形,长 3～5mm,宽 1.5～3mm,厚约

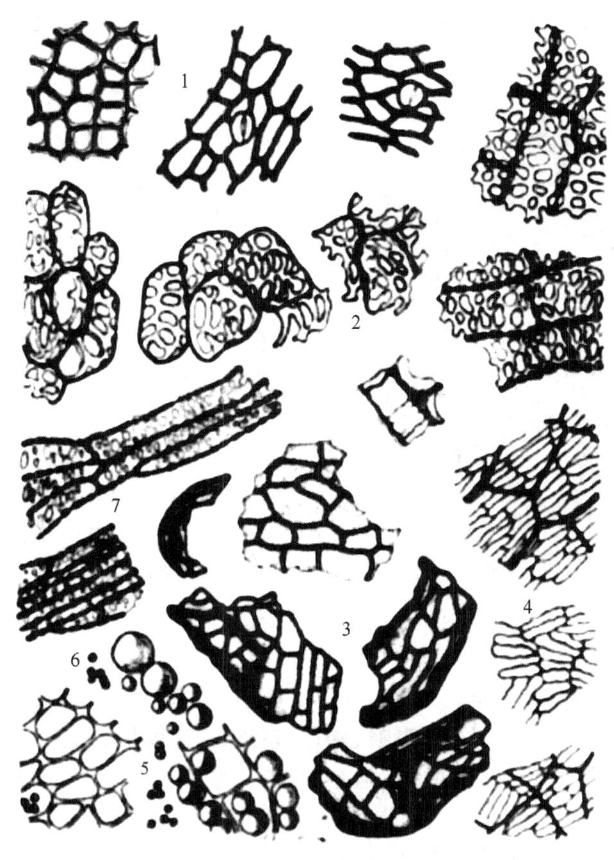

图9-15　小茴香(果实)粉末图

1. 外果皮表皮细胞;2. 网纹细胞;3. 油管碎片;4. 内果皮镶嵌细胞;5. 内胚乳细胞;6. 草酸钙簇晶;7. 木薄壁细胞

1mm;表面棕色或深棕色,背面有3条隆起的棱线,边缘棱线浅棕色延展成翅状,腹面中央有1条棱线;果皮内含种子1枚,富油性;气芳香,味辛凉。

小茴香与蛇床子的性状比较

药材名	小茴香	蛇床子
来源	伞形科植物茴香的干燥成熟果实	伞形科植物蛇床的干燥成熟果实
形状	长圆柱形，两端稍尖	椭圆形
颜色	黄绿色或淡黄色	灰黄色或灰褐色
表面特征	背面有5条微隆起的纵棱	背面有5条薄而明显突起的纵棱
气味	气香特异，味微甜而辛	气香，味辛凉，有麻舌感

链接

山　茱　萸*

Fructus Corni

【别名】　山萸肉　萸肉　枣皮

【来源】　本品为山茱萸科植物山茱萸(*Cornus officinalis* Sieb. et Zucc.)的干燥成熟果肉。

【产地】 主产于浙江、河南、安徽、陕西等省,以浙江所产山茱萸个大、肉厚、色鲜红为佳,为著名“浙八味”之一。

【采收加工】 秋末冬初果皮变红时采收果实,用文火烘或置沸水中略烫后,及时除去果核,干燥。

【性状鉴别】

1. 药材 呈不规则的片状或囊状,长1~1.5cm,宽0.5~1cm。表面紫红色至紫黑色,皱缩,有光泽。顶端有的有圆形宿萼痕,基部有果梗痕。质柔软;气微,味酸、涩、微苦(图9-16)。

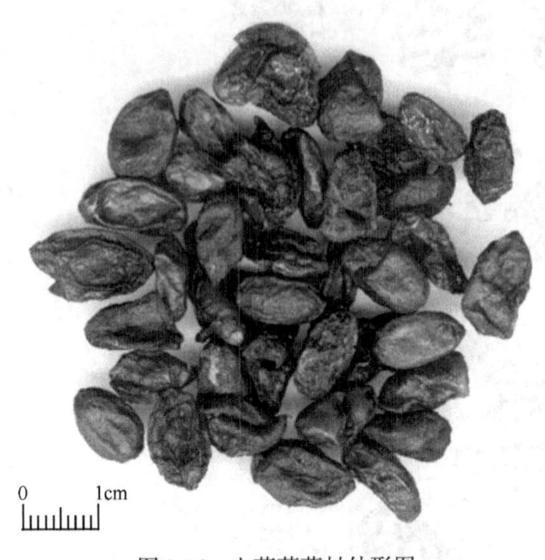

图9-16 山茱萸药材外形图

商品以个大肉厚、质柔软、色紫红、核少者为佳;产地以浙江淳安等地所产最佳。

2. 饮片 **酒萸肉**:形如山茱萸,微有酒气。**蒸萸肉**:形如山茱萸,表面紫黑色,质润柔软。

【显微鉴别】 粉末:红褐色。**果皮表皮细胞橙黄色**,表面观呈多角形或类长方形,直径16~30μm,垂周壁连珠状增厚,外平周壁颗粒状角质增厚,胞腔含淡橙黄色物;**中果皮细胞橙棕色,多皱缩;草酸钙簇晶少数**,直径12~32μm;石细胞类方形、卵圆形或长方形,纹孔明显,胞腔大;果皮细胞经水合氯醛或乙醇处理,可见菊糖结晶。

【化学成分】 主含环烯醚萜苷类(山茱萸苷、莫罗苷、当药苷、马钱苷、山茱萸新苷)以及有机酸(熊果酸、苹果酸)、皂苷、鞣质、糖类等成分。

【理化鉴别】 本品以熊果酸对照品为对照,进行薄层色谱法试验。供试品色谱中,在与对照品色谱相应的位置上,应显**相同的紫红色斑点**;置紫外光灯(365nm)下检视,应显相同的**橙黄色荧光斑点**。

【检查】 本品含杂质(果核、果梗)不得过3%,水分不得过16.0%,总灰分不得过6.0%,酸不溶性灰分不得过0.5%。

【浸出物】 用冷浸法测定,本品含水溶性浸出物不得少于50.0%。

【含量测定】 照高效液相色谱测定法测定,本品按干燥品计,含马钱苷($C_{17}H_{26}O_{10}$)不得少于0.60%。

【应用】

1. 传统功效 补益肝肾、涩精固脱。用于眩晕耳鸣,腰膝酸痛,阳痿遗精,遗尿尿频,崩漏带下,大汗虚脱,内热消渴等。用量6~12g。

2. 现代应用 本品具有抗菌、抗病毒、升高白细胞、利尿降压等作用,临床用于病后体虚多汗、肝肾阴亏、腰膝酸软、头目眩晕等症。

【附注】 **混淆品** **滇枣皮**:鼠李科植物滇枣(*Ziziphus mauritiana* Lam.)的果皮在云南混作山茱萸的代用品,应注意鉴别。本品果皮皱缩扁压,多不规则片状,长2~3cm,宽1~2cm,厚2~3mm;外表面棕红色或棕黑色,稍光滑或密生细皱纹,内表面平滑或具疏松的果肉,顶端可见细小花柱残基,果皮质硬脆,潮湿时稍柔软,革质,气微弱而特异,味酸。**大山萸肉**:小蘗科植物小檗(*Berberis amurensis* Rupr)的果实在山东混作山茱萸药用。其浆果椭圆形,长6~12mm,直径4~8mm,表面红色或暗红棕色,具皱纹,内含长圆形种子2枚。

此外，尚有鼠李科植物无刺枣的果肉（果皮破裂皱缩、暗红棕色、果肉薄）、葡萄科植物葡萄的果皮（果皮卷曲囊状、破裂皱缩、红褐色、果核似梨形）、茜草科植物茜草的果实（扁圆形、棕红色有光泽、种子1枚紫棕色）、蔷薇科植物雕核樱的果肉（果皮皱缩、紫红色、果核表面有显著棱纹，内果皮坚硬、卵形种子1枚）、蔷薇科植物山定子的果实（扁球形、红棕色、子房5室，质较重）、掺白矾山茱萸（表面有明显白霜状物）等，注意鉴别。

连　　翘★

Fructus Forsythiae

【来源】　为木犀科植物连翘[*Forsythia suspensa*（Thunb.）Vahl]的干燥果实。

【产地】　主产于山西、陕西、河南、湖北、河北、四川等省，多为栽培。

【采收加工】　秋季果实初熟尚带绿色时采收，除去杂质，蒸熟，晒干，习称“**青翘**”；果实熟透时采收，晒干，除去杂质，习称“**老翘**”。

【性状鉴别】　**药材**　呈长卵形或卵形，稍扁，长1.5～2.5cm，直径0.5～1.3cm。表面有不规则的纵皱纹及多数突起的小斑点，两面各有1条明显的纵沟。顶端锐尖，基部有小果梗或已脱落。青翘多不开裂，表面绿褐色，突起的灰白色小斑点较少；质硬；种子多数，黄绿色，细长，一侧有翅。老翘自顶端开裂或裂成两瓣，表面黄棕色或红棕色，内表面多为浅黄棕色，平滑，具一纵隔；质脆；种子棕色，多已脱落。气微香，味苦（图9-17）。

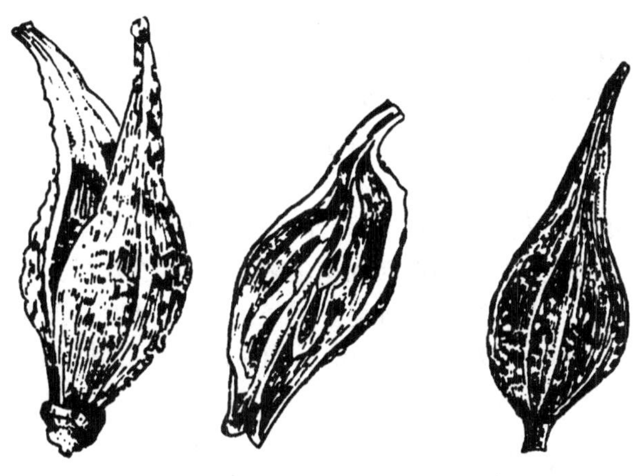

图9-17　连翘（果实）外形图

“青翘”以色墨绿、不裂口者为佳；“老翘”以色黄、壳厚、无种子、纯净无泥杂者为佳。大部分地区以老翘为优，产地以山西晋城及河南伏牛山卢氏、嵩县所产为佳。

【显微鉴别】　**果皮横切片**：外果皮为1列扁平细胞，外壁及侧壁增厚，被角质层；中果皮外侧薄壁组织中散有维管束；中果皮内侧为多列石细胞，长条形、类圆形或长圆形，壁厚薄不一，多切向镶嵌状排列；内果皮为1列薄壁细胞。

【化学成分】　主含木脂素类（如连翘苷、连翘苷元）、苯乙烷类（如连翘酚、连翘酯苷等）、三萜类（如白桦脂醇酸、齐墩果酸）、香豆素类（如6,7-二甲氧基香豆精）、甾醇类、皂苷等成分。连翘酚为抗菌成分。

【理化鉴别】

(1) 取本品粉末1g，加70%乙醇5ml热浸，蒸干浸出液，加1ml冰醋酸溶解，倒入小试管中，沿管壁加浓硫酸1ml，两液层间显紫红色环（检查三萜皂苷）。

(2) 本品以连翘对照药材为对照,进行薄层色谱法试验。供试品色谱中,在与对照药材色谱相应的位置上,应显相同颜色的荧光斑点;再喷以香草醛硫酸试液,加热至斑点显色清晰,应显相同颜色的斑点。

【检查】 青翘含杂质不得过3%,老翘则不得过9%;水分不得过10.0%,总灰分不得过4.0%,酸不溶性灰分不得过1.0%。

【浸出物】 用冷浸法测定,65%乙醇为溶剂,青翘含醇溶性浸出物不得少于30.0%,老翘则不得少于16.0%。

【含量测定】 照高效液相色谱法测定,本品按干燥品计,含连翘苷($C_{29}H_{36}O_{15}$)不得少于0.15%。

【应用】

1. 传统功效 清热解毒,消肿散结。用于痈疽、瘰疬、乳痈、丹毒、风热感冒、温病初起、温热入营、高热烦渴、热淋尿闭。用量6~15g。

2. 现代应用 本品具有抗菌、抗炎、解热、镇吐、利尿、降压等作用,临床用于急性上呼吸道感染、肺脓肿等症。

马 钱 子*

Semen Strychni

【别名】 番木鳖

【来源】 为马钱科植物马钱(*Strychnos nux-vomica* L.)的干燥成熟种子。

【产地】 多进口,主产于印度东海岸、越南、缅甸、泰国等地。

【采收加工】 冬季采收成熟果实,取出种子,晒干。

【性状鉴别】

1. 药材 呈纽扣状圆板形,常一面隆起,一面稍凹下,直径1.5~3cm,厚0.3~0.6cm。表面密被灰棕色或灰绿色绢状茸毛,自中间向四周呈辐射状排列,有丝样光泽。边缘稍隆起,较厚,有突起的珠孔,底面中心有突起的圆点状种脐。质坚硬,平行剖面可见淡黄白色胚乳,角质状,子叶心形,叶脉5~7条。气微,味极苦(图9-18)。商品以个大、饱满、质坚、肉厚、色灰黄有光泽者为佳。

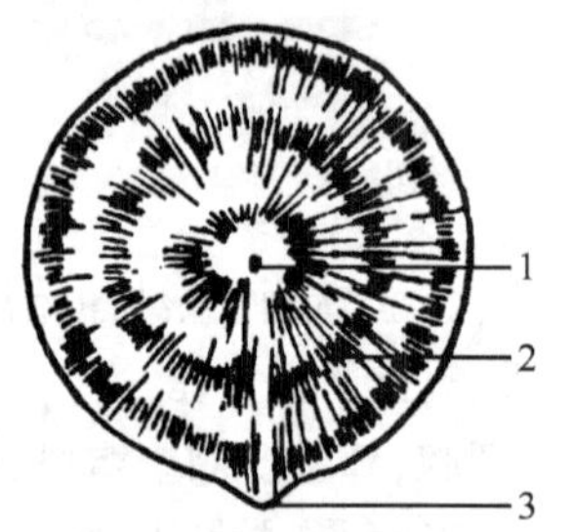

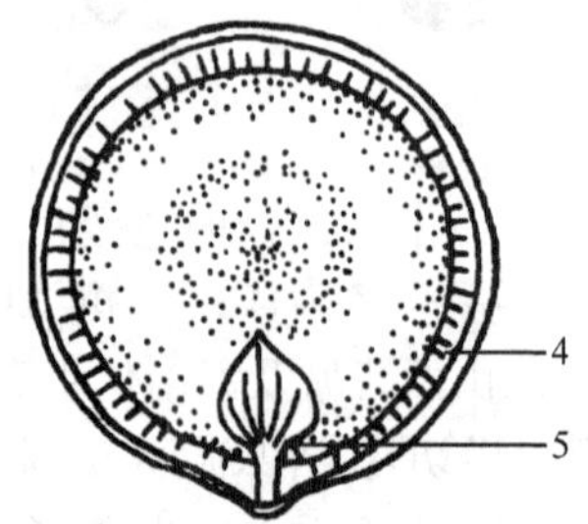

图9-18 马钱子(种子)外形及剖面图

1. 种脊;2. 隆起线纹;3. 珠孔;4. 胚乳;5. 胚

2. 饮片 制马钱子:形同马钱子,唯中央已鼓起。外表面棕褐色或深棕色,毛茸脆而易断,剖开后胚乳呈砖红色,内方有一环色稍浅的小泡。质坚脆,气焦香,味极苦。

【显微鉴别】 **粉末**:灰黄色。非腺毛单细胞,基部膨大似石细胞,壁极厚,多碎断,木化;胚乳细胞多角形,壁厚,内含脂肪油及糊粉粒。

【化学成分】 主含**番木鳖碱(士的宁)**、**马钱子碱**等成分。

【理化鉴别】

(1) 取干燥种子的胚乳部分作切片,加1%钒酸胺硫酸溶液1滴,胚乳即显紫色(检查番木鳖碱,以胚乳内层含量较多);另取胚乳切片,加发烟硝酸1滴,胚乳即显橙红色(检查马钱子碱,以胚乳外层含量较多)

(2) 本品以士的宁对照品、马钱子碱对照品为对照,进行薄层色谱法试验。供试品色谱中,在与对照品色谱相应的位置上,应显相同颜色的斑点。

【检查】 本品含水分不得过13.0%,总灰分不得过2.0%。

【含量测定】 照高效液相色谱法测定。本品按干燥品计算,含士的宁($C_{21}H_{22}N_2O_2$)应为1.20%~2.20%,马钱子碱($C_{23}H_{26}N_2O_4$)不得少于0.80%。

【应用】

1. 传统功效 通络止痛,散结消肿。用于风湿顽痹,麻木瘫痪,跌扑损伤,痈疽肿痛,小儿麻痹后遗症,类风湿性关节炎。用量0.3~0.6g。本品有大毒,多炮制后入丸散用。

2. 现代应用 本品具有中枢兴奋、增加胃液分泌、镇咳等作用,临床用于偏瘫、小儿瘫、脑膜炎后遗症、坐骨神经痛、慢性支气管炎、慢性再生障碍性贫血等症。

【附注】 **马钱子粉**:马钱子的炮制加工品,《中国药典》要求本品含**水分**不得过14.0%;**含士的宁**($C_{21}H_{22}N_2O_2$)应为0.78%~0.82%,**马钱子碱**($C_{23}H_{26}N_2O_4$)不得少于0.50%。**云南马钱子**:同属植物云南马钱种子。其主要特征:稍弯曲不规则扁长圆形,表面茸毛较疏松,剖面可见子叶卵形,叶脉3条。

枸 杞 子*

Fructus lycii

【来源】 本品为茄科植物宁夏枸杞(*Lycium barbarum* L.)的干燥成熟果实。

【产地】 主产于宁夏、甘肃、青海、新疆等省区。以宁夏的中宁和中卫县量大质优。

【采收加工】 夏、秋两季果实呈红色时采收,热风烘干,除去果梗。或晾至皮皱后,晒干,除去果梗。

【性状鉴别】 **药材** 呈类纺锤形或椭圆形,长6~20mm,直径3~10mm。表面红色或暗红色,顶端有小突起状的花柱痕,基部有白色的果柄痕。果皮柔韧,皱缩;果肉肉质,柔润。种子20~50粒,类肾形,扁而翘,长1.5~1.9mm,宽1~1.7mm,表面浅黄色或棕黄色。气微,味甜。嚼之唾液呈红黄色。以粒大、色红、肉厚、质柔润、籽少、味甜者为佳(图9-19)。

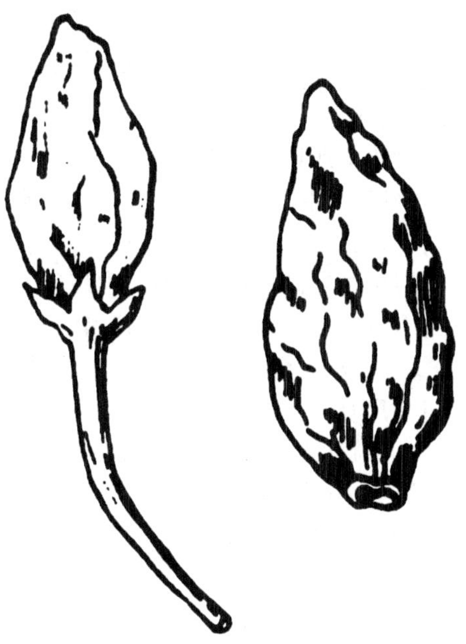

图9-19 枸杞子(果实)外形图

【显微鉴别】 **粉末** 黄橙色或红棕色。外果皮表皮细胞表面观呈类或长多角形,平直或细波状弯曲,外平周壁表面有平行的角质线纹;中果皮薄壁细胞呈类多角形,壁薄,胞腔内含橙红色或红棕色球形颗粒及草酸钙砂晶;种皮石细胞表面观不规则多角形,壁厚,波状弯曲,层纹清晰(图9-20)。

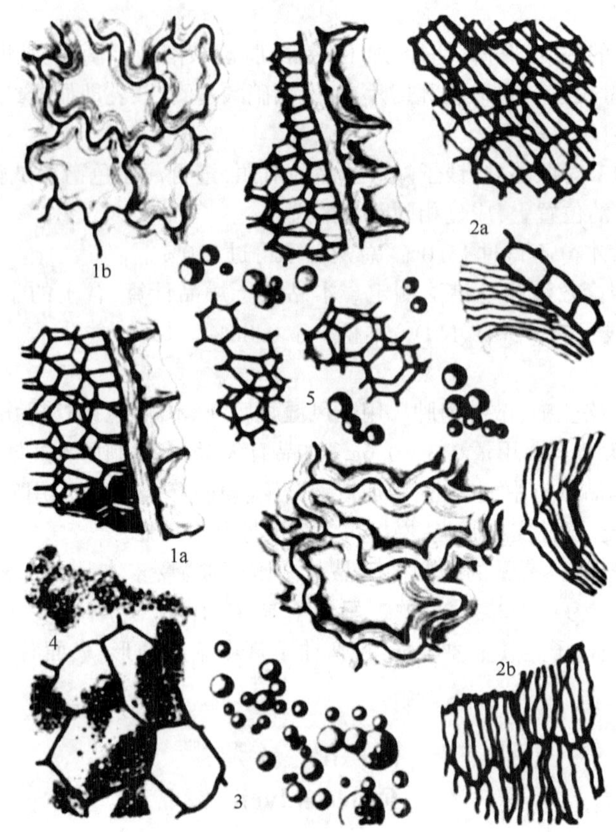

图9-20 枸杞子(果实)粉末图

1. 种皮石细胞(1a. 断面观;1b. 表面观);2. 外果皮表皮细胞(2a. 断面观;2b. 表面观);3. 中果皮薄壁细胞;4. 草酸钙砂晶;5. 内胚乳细胞

【化学成分】 主含枸杞多糖、甜菜碱、酸浆红素、胡萝卜素、脂肪酸、多种游离氨基酸及微量元素等成分。

【理化鉴别】 本品以枸杞子对照药材为对照,进行薄层色谱法试验。供试品色谱中,在与对照药材色谱相应的位置上,应显相同颜色的荧光斑点。

【检查】 本品含水分不得过13.0%,总灰分不得过5.0%。

【浸出物】 用热浸法测定,本品含水溶性浸出物不得少于55.0%。

【含量测定】 照高效液相色谱法测定,本品按干燥品计,含枸杞多糖以葡萄糖($C_6H_{12}O_6$)不得少于1.8%,含甜菜碱($C_5H_{11}NO_2$)计不得少于0.30%。

【应用】

1. 传统功效 滋补肝肾,益精明目。用于虚劳精亏、腰膝酸痛、目昏、眩晕耳鸣、消渴、目昏不明等症。用量6~12g。

2. 现代应用 本品具有非特异性免疫增强、造血、降血糖等作用,临床用于肾虚精血不足、肝硬化、慢性肝炎等症。

【附注】 **混淆品**

(1) 枸杞:为同属植物枸杞(*Lycium chinense* Mill.)的干燥果实。其果呈椭圆形或类球形,皮薄可见种子,种子较小,10~30粒,长1mm以下,味微甜、苦。

(2) 北方枸杞:为同属植物北方枸杞(*L. chinense* Mill. var. *potaninii* A. M. Lu.)的果实。

其果呈长条状椭圆形，皮薄可见种子，种子较大，20 粒以下，味微苦。

（3）新疆枸杞：为同属植物新疆枸杞（*L. dasystemum* Pojank.）的果实。其果呈椭圆形或类球形，隔皮不可见种子，果肉少，种子较少，20 粒以下，味微甜。

伪品　珊瑚樱 为茄科植物珊瑚樱（*Solanum pseudocapsicum* L.）的干燥果实。其果呈椭圆形或圆球形，两端钝圆，长 8 ~ 15mm，直径 6 ~ 8mm，表面暗棕色或黄棕色，具光泽，皮薄半透明，极皱缩，种子较多而大，气微香味微酸；细胞壁特厚，胞腔内含棕色物，草酸钙砂晶较大，无小柱晶，种皮石细胞有的可见稀疏壁孔。

砂　仁*

Fructus Amomi

【别名】　春砂仁　阳春砂仁　缩砂仁

【来源】　本品为姜科植物阳春砂（*Amomum villosum* Lour.）、绿壳砂（*A. villosum* Lour. var. *xanthioides* T. L. Wu et Senjen）或海南砂（*A. longiligulare* T. L. Wu）的干燥成熟果实。

【产地】　阳春砂主产于广东，以阳春、阳江最有名。广西地区亦产，多为栽培。绿壳砂主产于云南南部临沧、文山、景洪等地。海南砂主产于海南。

【采收加工】　夏、秋间果实成熟时采收，晒干或低温干燥。

【性状鉴别】

1. 阳春砂、绿壳砂　呈椭圆形或卵圆形，具不明显的三棱，长 1.5 ~ 2.0cm，直径 1.0 ~ 1.5cm。表面棕褐色，密生刺状突起，顶端留有花被残基，基部常具果梗。果皮薄而软。种子集结成团，具三钝棱，中有白色隔膜，将种子团分成 3 瓣，每瓣有种子 5 ~ 26 粒。种子呈不规则多面体，直径 2 ~ 3mm；表面棕红色或暗褐色，有细皱纹，外被淡棕色膜质假种皮；质硬，胚乳灰白色。气芳香而浓烈，味辛凉、微苦（图 9-21）。

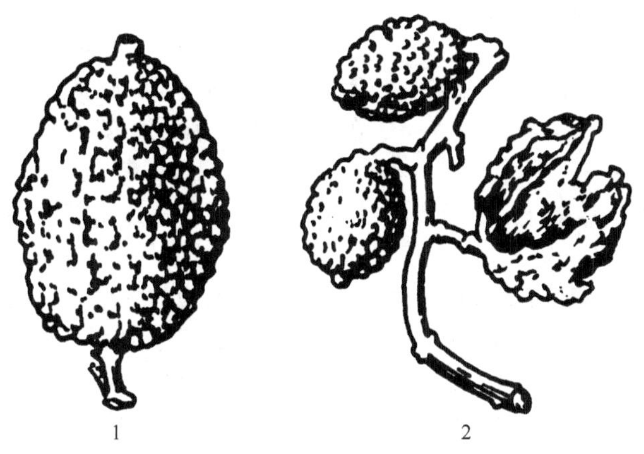

图 9-21　阳春砂仁（果实）外形图

1. 果实；2. 果序

2. 海南砂　呈长椭圆形或卵圆形，有明显的三棱，长 1.5 ~ 2cm，直径 0.8 ~ 1.2cm。表面被片状、分枝的软刺，基部具果梗痕。果皮厚而硬。种子团较小，每瓣有种子 3 ~ 24 粒，种子直径 1.5 ~ 2mm，气味稍淡。商品均以个大、饱满、坚实、种仁红棕色、香气浓者为佳。

【显微鉴别】

1. 阳春砂种子横切面　假种皮有时残存；种皮表皮细胞 1 列，径向延长，壁稍厚；下皮细胞 1 列，含棕色或红棕色物；油细胞层为 1 列油细胞，长 76 ~ 106μm，宽 16 ~ 25μm，含黄色油滴；色素层为数列棕色细胞，细胞多角形，排列不规则；内种皮为1列栅状厚壁细胞，黄棕色，内壁及侧壁特厚，细胞小，内含硅质块；外胚乳细胞含淀粉粒，并有少数细小草酸钙方晶；内胚乳细胞含细小糊粉粒及脂肪油滴（图9-22）。

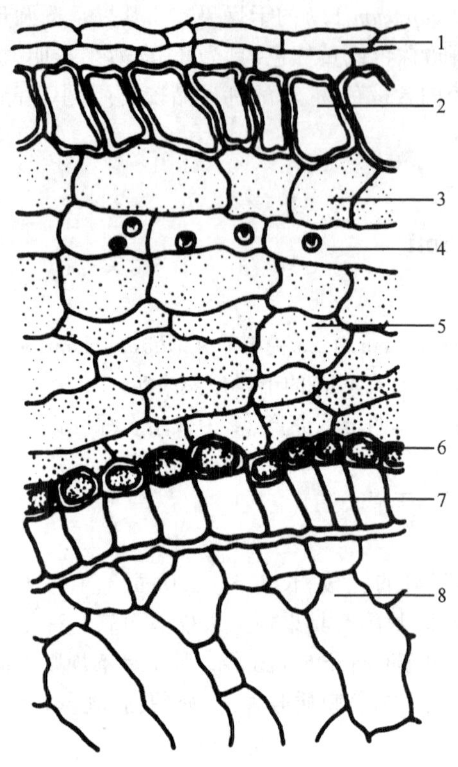

图9-22　阳春砂种子横切面组织图

1. 假种皮；2. 表皮细胞；3. 下皮细胞；4. 油细胞层；5. 色素层；6. 硅质块；7. 内种皮；8. 外胚乳

2. 粉末　灰棕色。**内种皮厚壁细胞**红棕色或黄棕色，表面观多角形，壁厚，非木化，胞腔内含硅质块，断面观为1列栅状细胞，内壁及侧壁特厚，胞腔偏外侧，内含硅质块；**种皮表皮细胞**淡黄色，表面观长条形，常与下皮细胞上下层垂直排列；**下皮细胞**含棕色或红棕色物；**色素层细胞**皱缩，界限不清楚，含红棕色或深棕色物；**外胚乳细胞**类长方形或不规则形，充满细小淀粉粒集结成的淀粉团，有的包埋有细小草酸钙方晶；内胚乳细胞含细小糊粉粒及脂肪油滴；油细胞无色，壁薄，偶见油滴散在。

【化学成分】　主含挥发油（龙脑、右旋龙脑、醋酸龙脑酯、α－蒎烯、莰烯、柠檬烯、β－蒎烯等）。

【理化鉴别】　本品以醋酸龙脑酯对照品为对照，进行薄层色谱法试验。供试品色谱中，在与对照品色谱相应的位置上，应显相同的紫红色斑点。

【检查】　本品含水分不得过15.0%。

【含量测定】　照挥发油测定法测定，阳春砂、绿壳砂种子团含挥发油不得少于3.0%（ml/g）；海南砂种子团含挥发油不得少于1.0%（ml/g）。

【应用】

1. 传统功效　化湿开胃，温脾止泻，理气安胎。用于湿浊中阻、脘痞不饥、脾胃虚寒、呕吐泄泻、妊娠恶阻、胎动不安等症。用量3～6g。入煎剂宜后下。

2. 现代应用　本品具有舒张小肠作用，临床用于脾胃气滞或虚寒、食积不消、胸脘胀闷、呕恶便泄、饮食少进、胎动不安等症。

【附注】　尚有同属或山姜属多种植物混作砂仁药用，应注意鉴别。主要有**红壳砂仁**、海南假砂仁、牛牯砂仁、长序砂仁、印度砂仁、细砂仁、山姜、华山姜、艳山姜等。红壳砂仁果实呈类球形或卵圆形，具明显的三棱和纵走棱线，长1.3～1.8cm，直径0.7～1.1cm，刺长而疏，被柔毛；种子团每室有种子11～15粒，种子方形或多角形，直径2mm，表面不显鳞纹或纵向条纹，气微香，无凉感；下皮1～2列，色素层1列。**海南假砂仁**：果实呈椭圆形或卵圆形，具明显的三棱和纵走棱线，长1.5～2cm，直径1～1.5cm，疏被片状分枝软刺，有柔毛；种子团每室有种子8～12～19粒，种子扁球形，直径2～3mm，表面平滑或有纵向细纹理，气微香，无凉感。**牛牯砂仁**：果实呈类球形，纵走棱线不明显，直径2～3cm，有片状分枝软刺，被柔毛；种子团每室有种子14～18粒，种子类球形，直径3mm，表面平滑或有纵向细纹理，气微香，无凉感。**长序砂仁**：果实呈长圆形，具三棱和明显的纵走棱线，长1.8～3cm，直径0.8～1.2cm，刺细长而疏，基部增厚，无毛；种子团每室有种子5～15粒，种子多面体形，直径3～4mm，表面无鳞纹，气微香，无凉感。**印度砂仁**：果实呈长卵圆形，无钝棱，可见断续隆起的纵线，长1.5～4cm，直径1.5～2.5cm，无刺状突起和柔毛；种子团每室有种子8～23粒，种子类球形，直径2～3mm，表面不显鳞纹，气微香，无凉感。**细**

砂仁:果实呈长圆形或卵圆形,无三棱和纵走棱线,长1.5~2cm,直径0.6~1.2cm,疏被长软刺,无毛;种子团每室有种子10~30粒,直径2~3mm,表面不显鳞纹,气微香,凉辣味淡。**山姜**:果实呈长椭圆形,不具三棱和纵走棱线,长1~1.8cm,直径0.5~0.7cm,无刺状突起,被毛;种子团每室有种子25粒以下,种子三面体形,直径3~4mm,细皱纹不呈鳞形纹理,气微香,无凉感;油细胞散生于色素细胞中,形成断续1列油细胞层。**华山姜**:果实呈类球形,不具钝三棱和纵走棱线,直径0.5cm,无刺状突起,无毛;种子团每室有种子10粒以下,种子球形,直径3mm,细皱纹不呈鳞形纹理,气微香,辛凉不苦;油细胞散生于色素细胞中,形成断续1列油细胞层。**艳山姜**:果实呈卵球形,不具钝三棱,纵棱线极明显,直径1.3~1.8cm,无刺状突起,无毛;种子多散落,种子多面体形,直径3~4mm,表面较光滑,气微香,无凉感;油细胞散生于色素细胞中,形成断续1列油细胞层。

豆　蔻*

Fructus Amomi Rotundus

【别名】 白蔻　白豆蔻　白蔻仁

【来源】 本品为姜科植物白豆蔻(*Amomum kravanh* Pierre ex Gagnep.)或爪哇白豆蔻(*A. compactum* Soland ex Maton)的干燥成熟果实。

【产地】 柬埔寨、泰国等地主产的称为"原豆蔻";印度尼西亚主产的称为"印尼白蔻"。我国海南、广东、广西及云南南部有栽培。

【采收加工】 夏、秋间果实成熟时采收,晒干或低温干燥。

【性状】

1. 原豆蔻　呈类球形,直径1.2~1.8cm。表面黄白色至淡黄棕色,有3条较深的纵向槽纹,顶端有突起的柱基,基部有凹下的果柄痕,两端均具浅棕色绒毛。果皮体轻,质脆,易纵向裂开,内分3室,每室含种子约10粒;种子呈不规则多面体,背面略隆起,直径3~4mm,表面暗棕色,有皱纹,并被有残留的假种皮。气芳香,味辛凉略似樟脑(图9-23)。

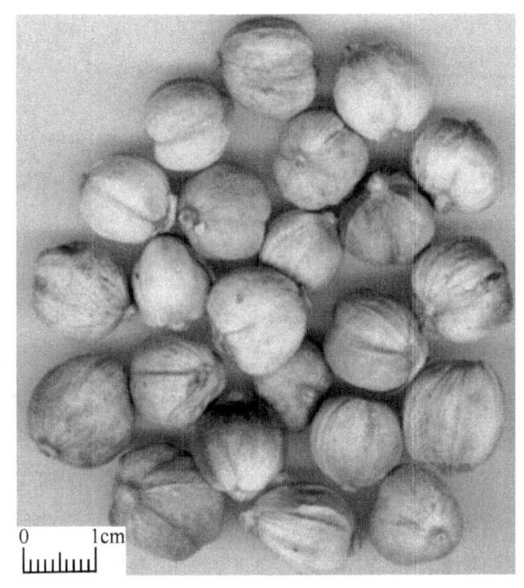

图9-23　白豆蔻药材外形图

2. 印尼白蔻　个略小,表面黄白色,有的微显紫棕色。果皮较薄,种子瘦瘪。气味较弱。

商品均以个大饱满、果皮薄而洁白、气味浓者为佳。

【显微鉴别】

1. 原豆蔻果实横切面　外果皮为1列扁长方形薄壁细胞;中果皮薄壁细胞类圆形,内侧有外韧维管束,维管束外侧有半月形纤维束,维管束间有1~4列石细胞断续成带,石细胞类方形,壁孔明显;内果皮为1列长方形薄壁细胞,排列整齐;外种皮为1列径向延长的厚壁细胞,长40~90μm,宽10~40μm,外被角质层;下皮为1~2列薄壁细胞,充满棕色色素;油细胞1列,类方形,径向60~80μm,切向40~100μm;色素层为2~4列充满色素的薄壁细胞;内种皮为1列较小的类长方形石细胞,内壁特厚,胞腔偏于外侧,内含类圆形硅质块;外胚乳细胞充满细小淀粉粒,并含细小草酸钙棱晶;内胚乳及胚细胞中含细小糊粉粒(图9-24)。

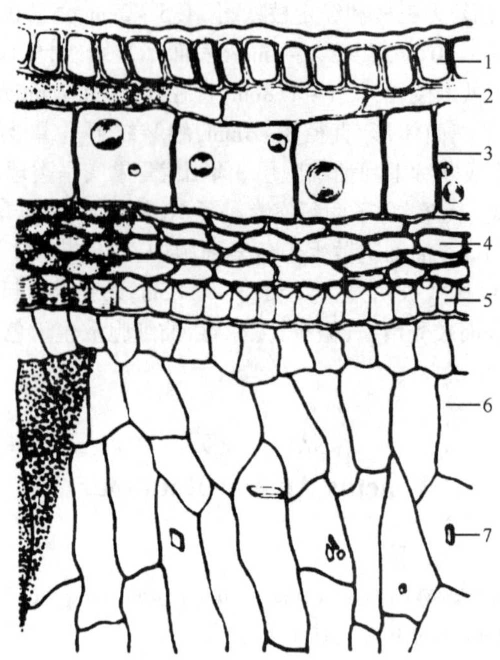

图 9-24　白豆蔻种子横切面组织图

1. 表皮;2. 色素层;3. 油细胞层;4. 色素层;5. 内种皮;6. 外胚乳;7. 草酸钙棱晶

2. 印尼白蔻果实横切面　外果皮细胞较大,长 20 ~ 40μm,宽约 12μm;中果皮薄壁组织较厚,石细胞壁较薄;种皮表皮细胞较小,长 12 ~ 40μm,宽 8 ~ 20μm;油细胞长方形,排列整齐,长 60 ~ 100μm,宽 60 ~ 80μm。

3. 白豆蔻种子粉末　**淡棕色**。种皮表皮细胞壁较厚,直径 20 ~ 32μm;下皮细胞长方形,与表皮细胞相垂直,内含红棕色物;**油细胞**较大,类方形,常与表皮及下皮细胞重叠;内种皮碎片红棕色,细胞细小,断面观长方形,胞腔偏于一侧,内含**硅质块**;外胚乳细胞充满细小淀粉粒,直径 2 ~ 5μm,并含细小草酸钙棱晶;**内胚乳细胞中含糊粉粒及油滴**;假种皮细胞狭长,壁薄,含细小草酸钙结晶。

【化学成分】　本品**主含挥发油**(**桉油精**、α-蒎烯、β-蒎烯、右旋龙脑、右旋樟脑等)。

【理化鉴别】　本品以桉油精对照品为对照,进行薄层色谱法试验。供试品色谱中,在与对照品色谱相应的位置上,应显相同颜色的斑点。

【检查】　**杂质**:原豆蔻不得过 1% ,印尼白蔻不得过 2% 。**水分**:原豆蔻不得过 11.0% ,印尼白蔻不得过 12.0% 。

【含量测定】

(1) 挥发油:取豆蔻仁适量,捣碎后称取 30 ~ 50g,照挥发油测定法测定,原豆蔻仁含挥发油不得少于 5.0% (ml/g),印尼白蔻仁不得少于 4.0% (ml/g)。

(2) 桉油精:照气相色谱法测定,本品按干燥品计算,豆蔻仁含桉油精($C_{10}H_{18}O$)不得少于 3.0% 。

【应用】

1. 传统功效　化湿消痞,行气温中,开胃消食。用于湿浊中阻、不思饮食、湿温初起、胸闷不饥、寒湿呕逆、胸腹胀痛、食积不消、酒醉不醒等症。用量 3 ~ 6g。入汤剂宜后下。

2. 现代应用　本品具有促进胃液分泌、增强胃肠蠕动、排除胃肠积气等作用,临床用于寒湿气滞、胸闷不畅、脘腹胀痛、呃逆反胃、消化不良等症。

【附注】 尚有同科植物小豆蔻[*Elettaria cardamomum* (L.) Maton]的干燥果实混作“豆蔻”药用,应注意鉴别。小豆蔻呈长卵圆形,长 1 ~ 2cm,直径 1 ~ 1.5cm,具三钝棱。表面淡棕色至灰白色,有细密的纵纹,顶端有突起的柱基,基部有凹入的果柄痕,果皮质韧,不易裂开。气芳香,味辣微苦。种子长卵形或呈 3 ~ 4 面形,长 3 ~ 4mm,厚约 3mm。表面淡橙色或暗红棕色,背面微突起,腹面有沟纹,外被薄膜状假种皮,断面白色。气芳香而峻烈,味辣微苦。

葶 苈 子

Semen Lepidii, Semen Descurainiae

【来源】 为十字花科植物独行菜(*Lepidium apetalum* Willd.)或播娘蒿[*Descurainia sophia* (L.) Webb. ex Prantl]的干燥成熟种子。前者习称“**北葶苈子**”,后者习称“**南葶苈子**”。

【产地】 多栽培,主产于江苏、山东、安徽、河北、辽宁、内蒙古等地。

【采收加工】 夏季果实成熟时采割植株,晒干,搓出种子,除去杂质。

【性状鉴别】

1. 药材

(1) 北葶苈子:呈扁卵形,长 1 ~ 1.5mm,宽 0.5 ~ 1mm。表面棕色或红棕色,微有光泽,具纵沟 2 条,其中 1 条较明显;一端钝圆,另端尖而微凹,类白色,种脐位于凹入端。气微,味微辛辣,遇水黏性较强。

(2) 南葶苈子:呈长圆形略扁,长约 1mm,宽约 0.5mm。一端钝圆,另一端微凹或较平截。味微辛、苦,略带黏性(图 9-25)。

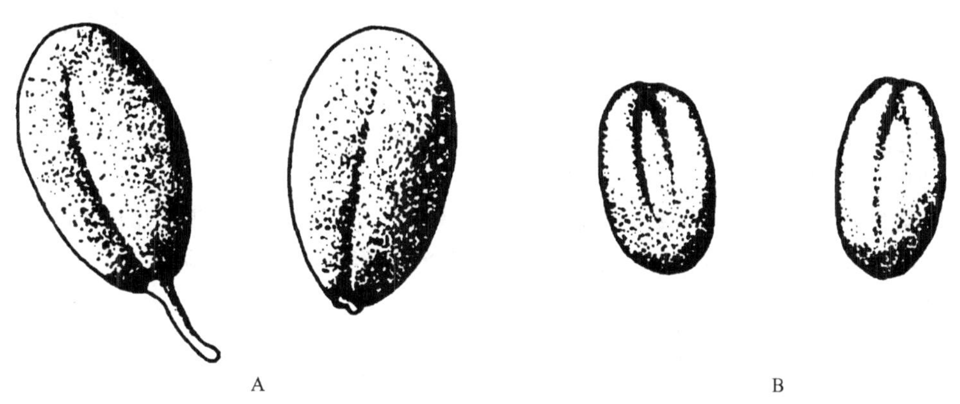

图 9-25 葶苈子(种子)外形图

A. 北葶苈子;B. 南葶苈子

2. 饮片 炒葶苈子 形同葶苈子。外表面黄棕色至棕褐色,可见焦斑,具焦香气。余同药材。商品以颗粒均匀、饱满、色黄棕、无杂质为佳。

【化学成分】 主含芥子苷、脂肪油、挥发油、蛋白质、糖类等成分。

【理化鉴别】 取本品少量,加水浸泡后,用扩大镜观察,北葶苈子透明状黏液层较厚,厚度可超过种子宽度的 1/2 以上;南葶苈子透明状黏液层薄,厚度为种子宽度的 1/5 以下。《中国药典》要求本品膨胀度:北葶苈子不得低于 12,南葶苈子不得低于 3。

【功效】 泻肺平喘,行水消肿。用于痰涎壅肺、喘咳痰多、胸腹水肿、小便不利、慢性肺源性心脏病喘肿。用量 3 ~ 9g。

山　楂

Fructus Crataegi

【来源】 为蔷薇科植物山里红(*Crataegus pinnatifida* Bge. var. *major* N. E. Br.)或山楂(*C. pinnatifida* Bge.)的干燥成熟果实。习称“北山楂”。

【产地】 主产于山东、河北、河南、辽宁等省。

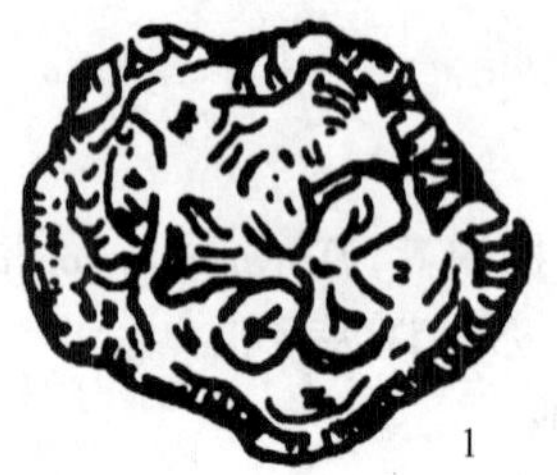

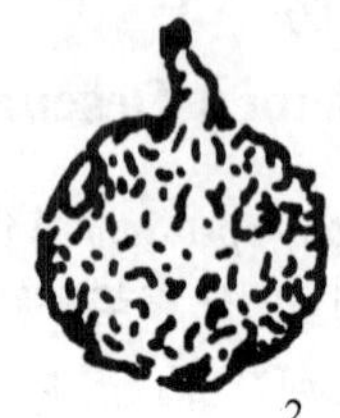

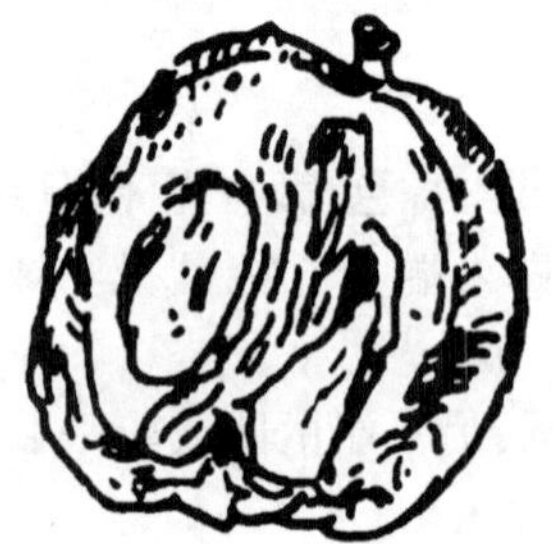

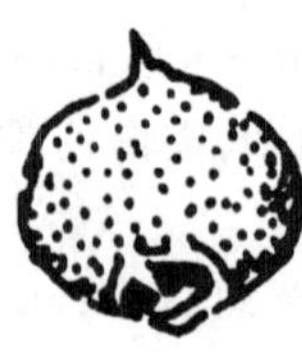

图9-26　山楂外形图

1. 山楂;2. 南山楂

【采收加工】 秋季果实成熟时采收,切片,干燥。

【性状鉴别】

1. 药材　多为圆形片,皱缩不平,直径1～2.5cm,厚0.2～0.4cm。外皮红色,具皱纹,有灰白色的小斑点。果肉深黄色至浅棕色。中部横切片具5粒浅黄色果核,但核多脱落而中空。有的片上可见短而细的果梗或花萼残迹。气微清香,味酸、微甜。商品以片大、皮红、肉厚、色黄白、核少者为佳(图9-26)。以山东青州的“青州楂片”品质最好。

2. 饮片

(1) 炒山楂:形如药材,果肉黄褐色,偶见焦斑。气微清香,味酸微甜。

(2) 焦山楂:形如药材,表面焦褐色,内部黄褐色。气微清香,味酸微涩。

【化学成分】 果实含黄酮类(如槲皮素、金丝桃苷、表儿茶素等)、多种有机酸(山楂酸、齐墩果酸、熊果酸、枸橼酸、苹果酸、绿原酸、咖啡酸、琥珀酸等)等成分。

【理化鉴别】 本品以熊果酸对照品为对照,进行薄层色谱法试验。供试品色谱中,在与对照品色谱相应的位置上,应显相同的紫红色斑点;置紫外光灯(365nm)下检视,显相同的橙黄色荧光斑点。

【检查】 本品含水分不得过12.0%,总灰分不得过3.0%。

【浸出物】 用热浸法测定,乙醇为溶剂,本品含醇溶性浸出物不得少于21.0%。

【含量测定】 用酸碱滴定法测定,药材按干燥品计算,含有机酸以枸橼酸($C_6H_8O_7$)计,不得少于5.0%;炒山楂和焦山楂含有机酸以枸橼酸($C_6H_8O_7$)计,不得少于4.0%

【功效】 消食健胃,行气散瘀。用于肉食积滞、胃脘胀满、泻痢腹痛、瘀血闭经、产后瘀阻、疝气头痛等症。焦山楂消食导滞作用增强。用量9～12g。

金 樱 子

Fructus Rosae Laevigatae

【来源】 为蔷薇科植物金樱子(*Rosa laevigata* Michx.)的干燥成熟果实。

【产地】 主产于广东、湖南、江西、浙江、安徽、广西、江苏等省区。

【采收加工】 10～11月果实成熟变红时采收,干燥,除去毛刺。

【性状鉴别】

1. 药材　为花托发育而成的假果，呈倒卵形，略似花瓶，长2～3.5cm，直径1～2cm。外表红黄色或红棕色，有突起的棕色小点，系毛刺脱落后的残基。顶端有盘状花萼残基，中央有黄色柱基，下部渐尖。质硬，切开后，花托壁厚1～2mm，内有多数坚硬的小瘦果，内壁和瘦果均有淡黄色的绒毛。气微，味甘、微涩（图9-27）。

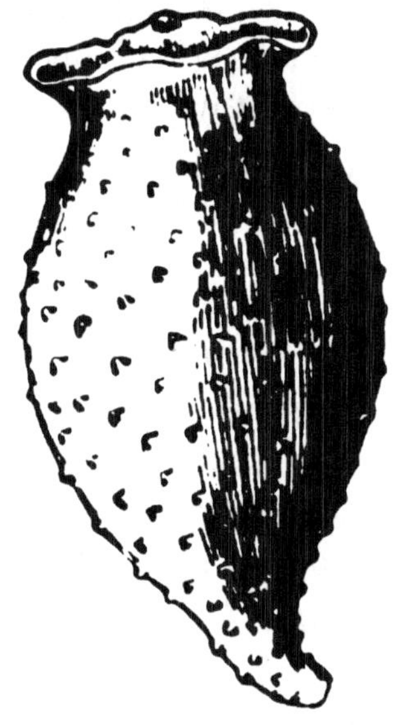
图9-27　金樱子外形图

商品以个大、肉厚、色红黄、有光泽、去净毛刺者为佳。

2. 饮片　金樱子肉呈半卵形，中空，如瓢状。外表面红黄色至红棕色，具突起的刺状小点，内壁淡棕黄色至淡棕色，可见瘦果着生痕迹，质坚硬。气微，味甜、微涩。

【化学成分】　果实主含金樱子多糖、有机酸（如苹果酸、柠檬酸）、鞣质、皂苷及树脂、维生素C等成分。

【理化鉴别】　取本品粉末5g，加水50ml，置60℃水浴上加热15分钟，立即滤过。取滤液1ml，加碱性酒石酸铜试液4～5滴，在水浴中加热5分钟，生成红棕色沉淀；另取滤液1ml，加1%三氯化铁溶液1～2滴，即显暗紫色。取上述剩余的滤液2ml，置具塞试管中，用力振摇1分钟，产生大量蜂窝状泡沫，放置10分钟，泡沫无明显消失。

【含量测定】　照紫外-可见分光光度法测定，金樱子肉按干燥品计算，含金樱子多糖以无水葡萄糖（$C_6H_{12}O_6$）计不得少于25.0%。

【功效】　固精缩尿、涩肠止泻。用于遗精、滑精、遗尿、尿频、崩漏带下、久泻、久痢等症。用量6～12g。

决　明　子
Semen Cassiae

【别名】　草决明　马蹄决明

【来源】　为豆科植物决明（*Cassia obtusifolia* L.）或小决明（*C. tora* L.）的干燥成熟种子。前者俗称“大决明子”，后者俗称“小决明子”。

【产地】　主产于安徽、江苏、四川、广东、浙江等省。全国大部分地区均有栽培。

【采收加工】　秋季采收成熟果实，晒干，打下种子，除去杂质。

【性状鉴别】

药材

（1）大决明子：略呈菱方形或短圆柱形，两端平行倾斜，形似马蹄，长3～7mm，宽2～4mm。表面绿棕色或暗棕色，平滑有光泽。一端较平坦，另端斜尖，背腹面各有1条突起的棱线，棱线两侧各有1条斜向对称而色较浅的线形凹纹。质坚硬，不易破碎。种皮薄，子叶2片，黄色，呈“S”形折曲并重叠。气微，味微苦（图9-28）。

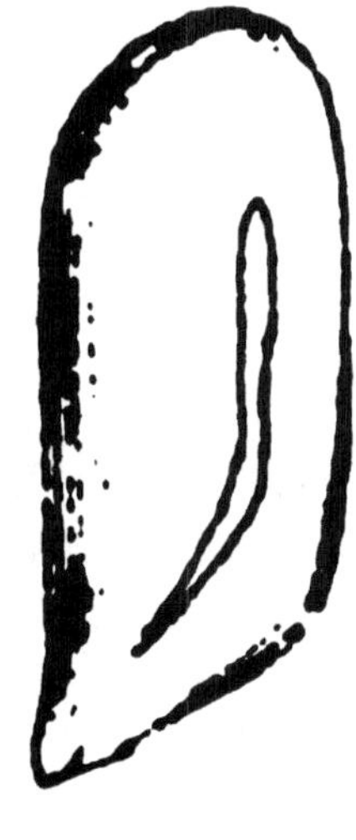
图9-28　决明子外形图

(2) 小决明子:呈短圆柱形,较小,长3~5mm,宽2~3mm。表面棱线两侧各有1条宽广的浅黄棕色带。商品以身干、颗粒均匀、饱满、光滑、色黄褐、无杂质者为佳。

(3) 饮片:炒决明子 形同药材,外表面焦褐色,内部黄褐色,无光泽,具焦香气。

【化学成分】 主含蒽醌类衍生物(大黄酚、大黄素、大黄素甲醚等)、决明内酯、决明酮、维生素A样物质等成分。

【理化鉴别】

(1) 取本品粉末0.5g,加稀硫酸20ml及三氯甲烷10ml,微沸回流15分钟,放冷后,移入分液漏斗中,分取三氯甲烷层,加氢氧化钠试液10ml,振摇,放置,**碱液层显红色**。如显棕色,则分取碱液层加过氧化氢试液1~2滴,再置水浴中加热4分钟,即显红色。

(2) 取本品粉末0.2g,进行微量升华,将升华物置显微镜下观察,可见针状或羽毛状黄色结晶,加氢氧化钾试液,结晶溶解,并呈红色。

(3) 本品以大黄素、大黄酚对照品为对照,进行薄层色谱法试验。供试品色谱中,在与对照品色谱相应的位置上,应显相同的橙色荧光斑点;置氨蒸气中熏后,斑点变为红色。

【检查】 本品含总灰分不得过5%。

【含量测定】 照高效液相色谱法测定,本品按干燥品计算,**含大黄酚**($C_{15}H_{10}O_4$)不得少于0.08%。

【功效】 清热明目,润肠通便。用于目赤涩痛、羞明多泪、头痛眩晕、目暗不明、大便秘结。用量9~15g。

枳　壳

Fructus Aurantii

【来源】 为芸香科植物酸橙(*Citrus aurantium* L.)及其栽培变种的干燥未成熟果实。

【产地】 主产于江西、四川、湖南、福建、江苏、湖北、贵州等省。多系栽培。以江西清江、新干所产最为闻名。商品习称“江枳壳”、“川枳壳”、“湘枳壳”、“建枳壳”、“苏枳壳”,以川枳壳、江枳壳量大质优。

【采收加工】 7月果皮尚绿时采收,自中部横切为两半,晒干或低温干燥。

【性状鉴别】

1. 药材　呈半球形,翻口似盆状,直径3~5cm。外果皮棕褐色或褐色,有颗粒状突起,突起的顶端有凹点状油室;有明显的花柱残迹或果梗痕。切面中果皮黄白色,光滑而稍隆起,厚0.4~1.3cm,边缘散有1~2列油室,瓤囊7~12瓣,少数至15瓣,汁囊干缩呈棕色至棕褐色,内藏种子。质坚硬,不易折断。气清香,味苦、微酸(图9-29)。

商品以外皮青绿、肉厚瓤小、肉色白净外翻、香气浓者为佳。川枳壳、江枳壳均为道地药材,湘枳壳产量大但质量一般。

2. 饮片

(1) 生枳壳:为呈弧形、半圆形或圆形的薄片,直径3~5cm。外周边绿褐色至棕褐色,较粗糙,有明显的颗粒状突起或小点状凹陷。切面黄白色至淡黄色,外层边缘有小凹点,果肉厚0.6~1.3cm,内表面有的可见棕褐色残留的瓤。质硬脆。气香,味苦、微酸。

(2) 麸炒枳壳:形同生枳壳,外周边黑褐色,切面淡黄色至淡棕黄色,略具焦香气。

【化学成分】 主含挥发油(主要成分为**右旋柠檬烯**、枸橼醛、右旋芳樟醇等)、黄酮类(如橙皮苷、新橙皮苷、柚苷)、苦味成分(如苦橙苷、苦橙酸)以及升压作用的辛弗林和N-甲基酪胺等成分。

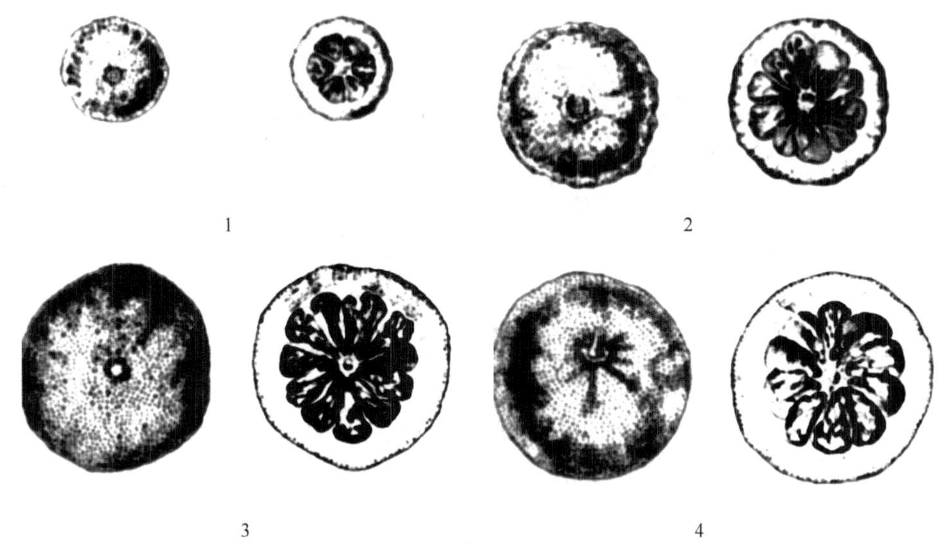

图9-29　枳壳外形图
1. 枸橘果实；2. 香橼果实；3. 酸橙果实；4. 代代花果实

【理化鉴别】

（1）取本品粉末0.2g，置试管中加乙醇5ml，在沸水上煮沸3分钟，取上清液，加盐酸2滴，镁粉适量，置沸水浴中加热数分钟，溶液即显红色（黄酮类反应）。

（2）取本品粉末0.5g，加甲醇10ml，加热回流10分钟，滤过，取滤液1ml，加四氢硼钾约5mg，摇匀，加盐酸数滴，溶液显樱红色至紫红色。

【检查】　本品含总灰分不得过7.0%。

【含量测定】　照高效液相色谱法测定，本品按干燥品计算，含柚皮苷（$C_{27}H_{32}O_{14}$）不得少于4.0%。

【功效】　理气宽中，行滞消胀。用于积滞内停、痞满胀痛、泻痢后重、大便不通、痰滞气阻胸痹、结胸。用量3～9g。

吴 茱 萸
Fructus Evodiae

【别名】　吴芋　吴萸子

【来源】　为芸香科植物吴茱萸[*Evodia rutaecarpa*（Juss.）Benth.]、石虎[*E. rutaecarpa*（Juss.）Benth. var. *officinalis*（Dode）Huang]或疏毛吴茱萸[*E. rutaecarpa*（Juss.）Benth. var. *bodinieri*（Dode）Huang]的干燥近成熟果实。

【产地】　主产于贵州、广西、湖南等省区，多系栽培。

【采收加工】　8～11月果实尚未开裂时，剪下果枝，晒干或低温干燥，除去枝、叶、果梗等杂质。

【性状鉴别】　**药材**　呈球形或略呈五角状扁球形，直径2～5mm。表面暗黄绿色至褐色，粗糙，有多数点状突起或凹下的油点。顶端有五角星状的裂隙，基部残留被有黄色茸毛的果梗。质硬而脆，横切面可见子房5室，每室有淡黄色种子1粒。气芳香浓郁，味辛辣而苦（图9-30）。

商品以粒小、饱满坚实、色绿、香气浓烈者为佳。

【化学成分】　主含吴萸烯、罗勒烯、吴萸内酯等挥发油成分和吴茱萸碱、吴茱萸次碱等生物碱类成分。

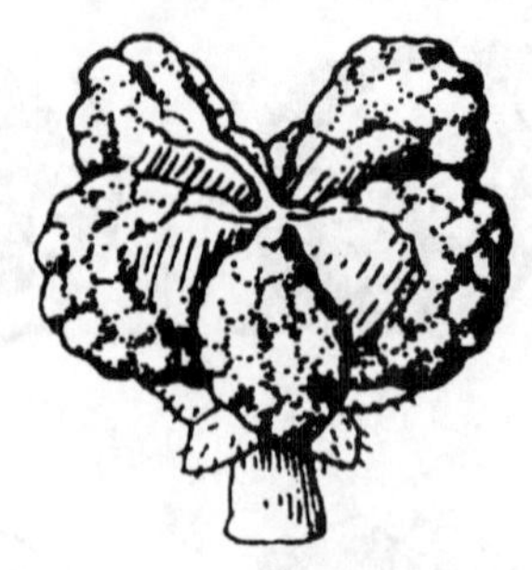
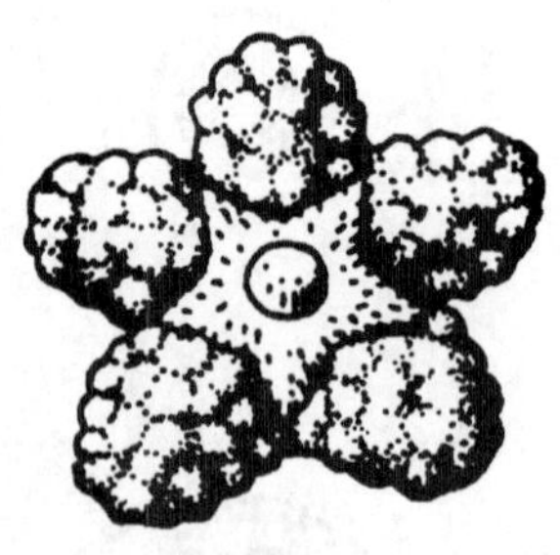

图 9-30 吴茱萸(果实)外形图

【理化鉴别】

(1) 取本品粉末 0.5g,加盐酸溶液(1→100)10ml,用力振摇数分钟,滤过。取滤液 2ml,加碘化汞钾试液 1 滴,振摇后,生成黄白色沉淀;另取滤液 1ml,缓缓加入对二甲氨基苯甲醛试液 2ml,置水浴上加热,两液接界处生成红褐色环。

(2) 本品以吴茱萸对照药材、吴茱萸次碱对照品为对照,进行薄层色谱法试验。供试品色谱中,在与对照药材和对照品色谱相应的位置上,应显相同颜色的荧光斑点。

【检查】 本品含杂质不得过 7%,水分不得过 15.0%,总灰分不得过 10.0%,酸不溶性灰分不得过 1.0%。

【浸出物】 用热浸法测定,稀乙醇为溶剂,本品含醇溶性浸出物不得少于 30.0%。

【含量测定】 照高效液相色谱法测定,本品按干燥品计算,含吴茱萸碱($C_{19}H_{17}N_3O$)和吴茱萸次碱($C_{18}H_{13}N_3O$)的总量不得少于 0.15%。

【功效】 散寒止痛,降逆止呕,助阳止泻。用于厥阴头痛、寒疝腹痛、寒湿脚气、经行腹痛、呕吐吞酸、五更泄泻;外治口疮。用量 1.5~4.5g。

陈 皮

Percarpium Citri Reticulatae

【来源】 为芸香科植物橘(*Citrus reticulata* Blanco)及其栽培变种的干燥成熟果皮。药材分为"陈皮"和"广陈皮"。

【产地】 多栽培,主产于广东、四川、福建、浙江、江西等省区,全国各地均有。

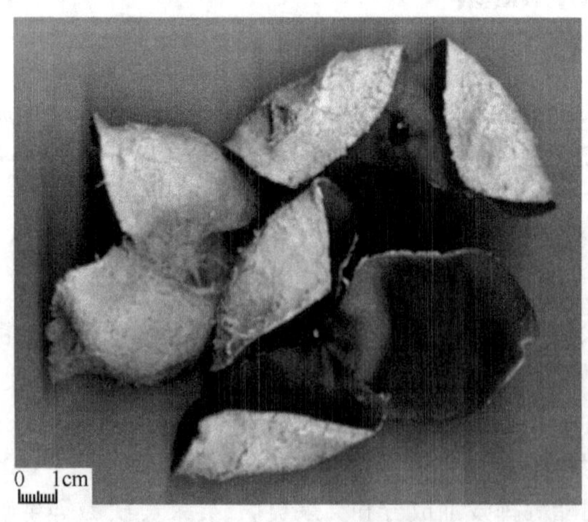

图 9-31 陈皮药材外形图

【采收加工】 秋冬季果实成熟后采收,剥取果皮,晒干即得。广陈皮则用刀将果皮开成 3 瓣或十字开成 4 瓣,每瓣与底部相连,将果皮内表面翻出再晒干。

【性状鉴别】

药材

(1) 陈皮:常剥成数瓣,基部相连,有的呈不规则的片状,厚 1~4mm。外表面橙红色或红棕色,有细皱纹及凹下的点状油室;内表面浅黄白色,粗糙,附黄白色或黄棕色筋络状维管束;质稍硬而脆;气香,味辛、苦(图 9-31)。

(2) 广陈皮：常 3 瓣相连，形状整齐，厚度均匀，约 1mm；点状油室较大，对光照视，透明清晰；质较柔软。

广陈皮商品以片张大、皮厚、色红、对光照视油点清晰、质柔软、气清香者为佳；陈皮商品以片张大而宽厚、色红、气香者为佳；广陈皮为道地药材；普通陈皮中以川陈皮、台橘皮、建橘皮等质量均可，炕皮优于晒皮；陈皮商品以贮存陈旧者为佳。

【化学成分】　主含挥发油（柠檬烯）以及黄酮类（橙皮苷）、有机碱（昔奈福林、N-甲基酪胺）等成分。

【理化鉴别】　本品以橙皮苷对照品为对照，进行薄层色谱法试验。供试品色谱中，在与对照品色谱相应的位置上，应显相同颜色的荧光斑点。

【检查】　本品含水分不得过 13.0% 。

【含量测定】　照高效液相色谱测定法测定，本品含橙皮苷（$C_{28}H_{34}O_{15}$）不得少于 3.5% 。

【功效】　理气健脾、燥湿化痰。用于胸脘胀满，食少吐泻，咳嗽痰多等症。用量 3～9g。

巴　豆
Fructus Crotonis

【别名】　巴仁　毒鱼子　江子　猛子仁　刚子

【来源】　为大戟科植物巴豆（*Croton tiglium* L.）的干燥成熟果实。

【产地】　主产于四川、云南、广西、贵州、湖北等省区。以四川产量最大，习称“川巴豆”。

【采收加工】　秋季果实成熟时采收，堆置 2～3 天，摊开，干燥。

【性状鉴别】

1. 药材　呈卵圆形，一般具三棱，长 1.8～2.2cm，直径 1.4～2cm。表面灰黄色或稍深，粗糙，有纵线 6 条，顶端平截，基部有果梗痕。剖开果壳，可见 3 室，每室含种子 1 粒。种子呈略扁的椭圆形，长 1.2～1.5cm，直径 0.7～0.9cm，表面棕色或灰棕色，一端有小点状的种脐及种阜的疤痕，另一端有微凹的合点，其间有隆起的种脊；外种皮薄而脆，内种皮呈白色薄膜；种仁黄白色，油质。气微，味辛辣（图 9-32）。

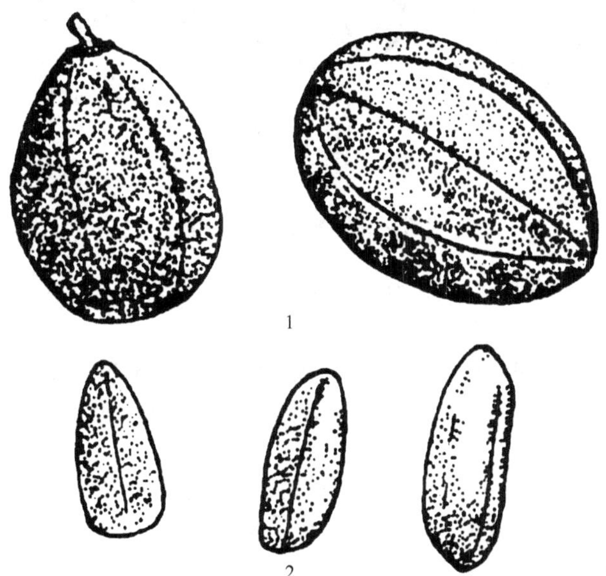

图 9-32　巴豆（果实）外形图

1. 果实；2. 种子

2. 饮片　巴豆霜：为淡黄色松散粉末。微具油腻气，味辛辣。

【化学成分】　种子主含巴豆油40%～60%（油中含强刺激性泻下和致癌成分巴豆醇等）、蛋白质（巴豆毒素）、巴豆苷等。

【理化鉴别】　本品以巴豆对照药材为对照，进行薄层色谱法试验。供试品色谱中，在与对照药材色谱相应的位置上，应显相同颜色的斑点。

【检查】　本品含水分不得过12.0%，总灰分不得过5.0%，酸不溶性灰分不得过1.0%。

【含量测定】　照脂肪油测定法测定，按干燥品计，药材含脂肪油不得少于22.0%，巴豆霜含脂肪油应为18.0%～20.0%。

【功效】　本品有大毒。外用于恶疮疥癣、疣痣。巴豆霜用于寒积便秘，乳食停滞，下腹水肿等。多入丸散用，用量0.1～0.3g。外用蚀疮。外用适量。不宜与牵牛子同用。

酸 枣 仁
Semen Ziziphi Spinosae

【来源】　为鼠李科植物酸枣［*Ziziphus Jujuba* Mill. var. *spinosa*（Bunge）Hu ex H. F. Chou］的干燥成熟种子。

【产地】　主产于河北、河南、辽宁、山西、山东、陕西、甘肃等地。

【采收加工】　秋末冬初采收成熟果实，除去果肉及核壳，收集种子，晒干。

【性状鉴别】

1. 药材　呈扁圆形或扁椭圆形，长5～9mm，宽5～7mm，厚约3mm。表面紫红色或紫褐色，平滑有光泽，有的具裂纹。一面较平坦，中间有1条隆起的纵线纹；另一面稍突起。一端凹陷，可见线形种脐；另端有细小突起的合点。种皮较脆，胚乳白色，子叶2，淡黄色，富油性。气微，味淡（图9-33）。

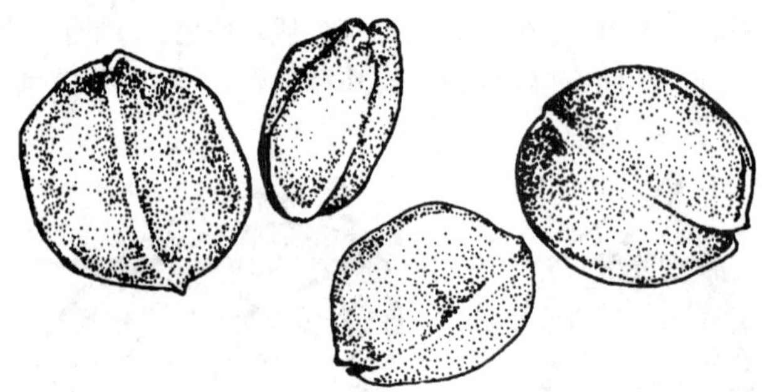

图9-33　酸枣仁外形图

商品以粒大、饱满、外皮紫红棕、光滑油润、种仁黄白色、无杂质、核壳、虫蛀者为佳。产地以河北邢台产者为佳。

2. 饮片　炒酸枣仁 形同药材，外表面紫棕色至棕黑色，有的可见焦斑，具焦香气。

【化学成分】　主含酸枣仁皂苷A、酸枣仁皂苷B、白桦脂酸、白桦脂醇、当药素、维生素C、脂肪油、蛋白质、挥发油等成分。

【理化鉴别】　本品以酸枣仁皂苷A、酸枣仁皂苷B对照品为对照，进行薄层色谱法试验。供试品色谱中，在与对照品色谱相应的位置上，应显相同颜色的斑点。

【检查】　本品含杂质（核壳等）不得过5%。

【功效】　补肝、宁心、敛汗、生津。用于虚烦不眠、惊悸多梦、体虚多汗、津伤口渴等症。用量9～15g。

女 贞 子

Fructus Ligustri Lucidi

【别名】 女贞

【来源】 为木犀科植物女贞(*Ligustrum lucidum* Ait.)的干燥成熟果实。

【产地】 主产于浙江、江苏、湖南、福建、广西、江西等省区。

【采收加工】 冬季果实成熟时采收,除去枝叶,稍蒸或置沸水中略烫后,干燥;或直接干燥。

【性状鉴别】

1. 药材 呈卵形、椭圆形或肾形,长6.0~8.5mm,直径3.5~5.5mm;表面黑紫色或灰黑色,皱缩不平,基部有果柄痕或具宿萼及短梗;体轻;外果皮薄,中果皮较松软,易剥离,内果皮木质,黄棕色,具纵棱,破碎后种子通常1粒,肾形,紫黑色,油性;气微,味甘、微苦涩(图9-34)。

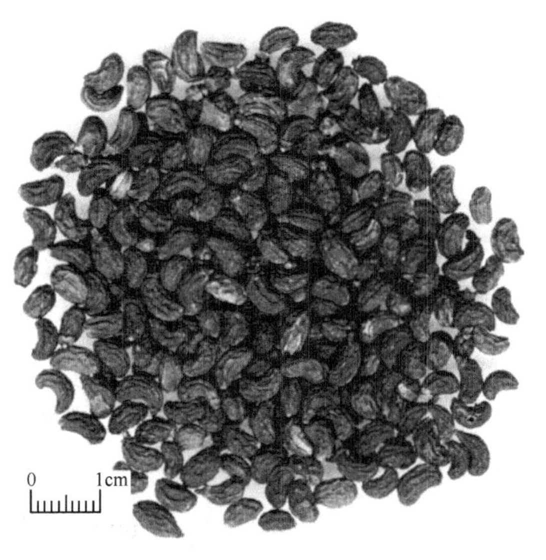

图9-34 女贞子药材外形图

商品以粒大、饱满、色黑紫者为佳。

2. 饮片 制女贞子 形同女贞子。外表面棕黑色至黑色,皱缩,果皮易碎,内核较硬具纵棱,破开后通常含种子1粒。种子黑色,肾形,皱缩。质坚。气微,味微甜而涩、稍苦。

【化学成分】 果实主含齐墩果酸、熊果酸、女贞子苷、甘露醇、葡萄糖等成分;种子含脂肪油。

【理化鉴别】 本品以齐墩果酸对照品为对照,进行薄层色谱法试验。供试品色谱中,在与对照品色谱相应的位置上,应显相同颜色的斑点。

【检查】 本品含杂质不得过3%。

【含量测定】 用薄层色谱扫描法测定,本品含齐墩果酸($C_{30}H_{48}O_3$)不得少于0.60%。

【功效】 滋补肝肾、明目乌发。用于眩晕耳鸣、腰膝酸软、须发早白、目暗不明等症。用量6~12g。

菟 丝 子

Semen Cuscutae

【来源】 为旋花科植物菟丝子(*Cuscuta chinensis* Lam.)的干燥成熟种子。

【产地】 多野生,主产于河北、天津、山东、河南、山西、辽宁、江苏等地。

【采收加工】 秋季果实成熟时采收植株,晒干,打下种子,除去杂质。

【性状鉴别】

1. 药材 呈类球形,直径1.0~1.5mm。表面灰棕色或黄棕色,具细密突起的小点,一端有微凹的线形种脐。质坚硬,不易以指甲压碎。气微,味淡。加沸水浸泡后,表面有黏性;加热煮至种皮破裂时,可露出黄白色卷旋状的胚,形如吐丝,故称"吐(菟)丝子"(图9-35)。

商品以颗粒饱满、无泥尘杂质者为佳。

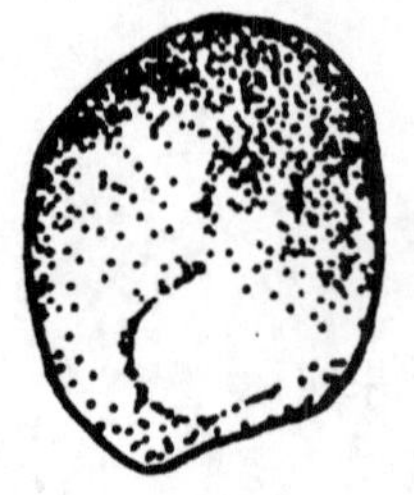
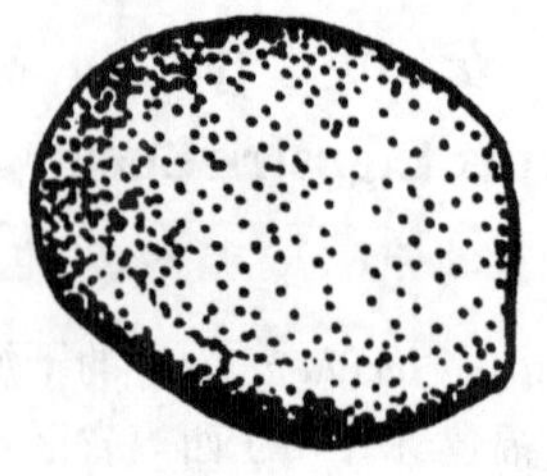
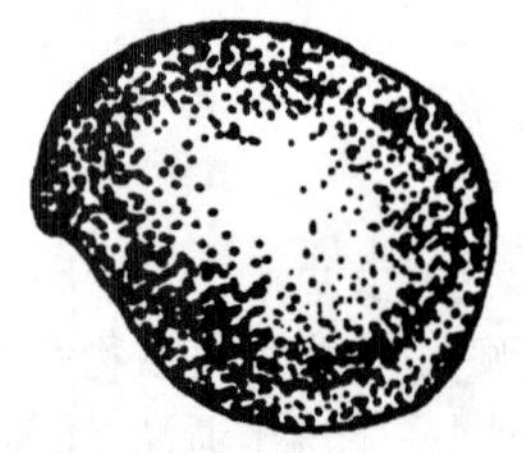

图 9-35　菟丝子(种子)外形图

2. 饮片

(1) 炒菟丝子:形如菟丝子,黄棕色,有裂口,气香,味淡。

(2) 盐菟丝子:形如菟丝子,色泽加深,有裂口,味微咸。

(3) 酒菟丝子:形如菟丝子,灰褐色或棕黄色,略有酒气。

【化学成分】　主含黄酮类(如槲皮素、金丝桃苷、菟丝子苷等)、甾醇类(如胆甾醇、菜油甾醇、β-谷甾醇等)、香豆精、糖类及氨基酸等成分。

【检查】　本品含总灰分不得过 10.0%。

【功效】　滋补肝肾,固精缩尿,安胎,明目,止泻。用于阳痿遗精、尿有余沥、遗尿尿频、腰膝酸软、目昏耳鸣、肾虚胎漏、胎动不安,脾肾虚泻。外治白癜风。用量 6～12g,外用适量。

瓜　蒌

Fructus Trichosanthis

【别名】　天瓜　栝楼　糖栝楼　全栝楼

【来源】　为葫芦科植物栝楼(*Trichosanthes kirilowii* Maxim.)或双边栝楼(*Trichosanthes rosthornii* Harms)的干燥成熟果实。

【产地】　主产于山东、河南、山西、湖南、四川、浙江、广东等省。

【采收加工】　秋季果实成熟时,连果梗剪下,置通风处阴干。

【性状鉴别】

1. 药材　呈类球形或宽椭圆形,长 7～15cm,直径 6～10cm。表面橙红色或橙黄色,皱缩或较光滑,顶端有圆形的花柱残基,基部略尖,具残存的果梗。轻重不一。质脆,易破开,内表面黄白色,有红黄色丝络,果瓤橙黄色,黏稠,与多数种子黏结成团。具焦糖气,味微酸、甜(图 9-36)。

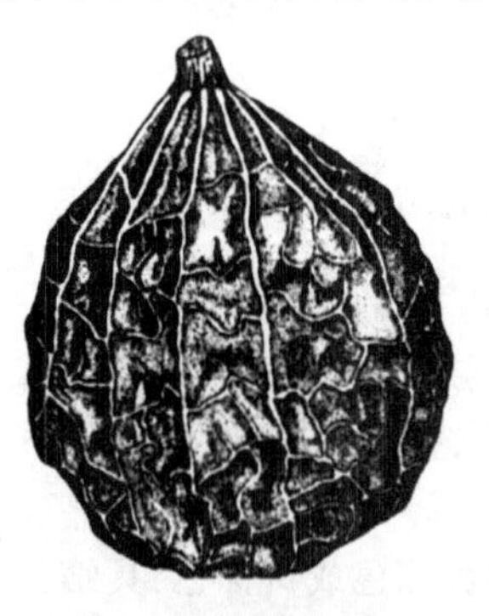
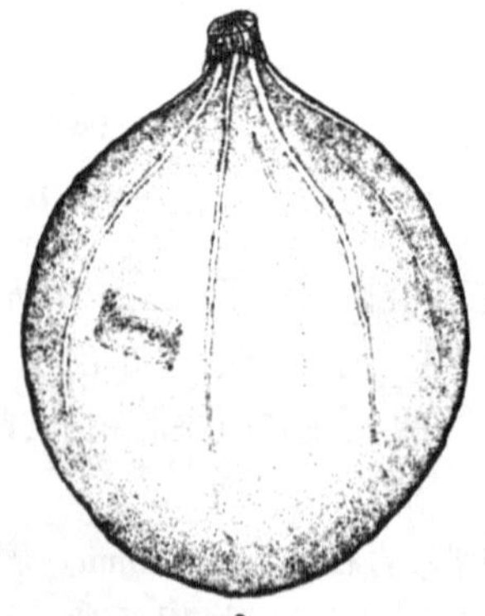

1　　2

图 9-36　瓜蒌(果实)外形图

1. 仁瓜蒌;2. 糖瓜蒌

商品以完整无损、个大均匀、皮厚柔韧、皱缩、橙红色或橙黄色、糖性足者为佳。

2. 饮片 瓜蒌:为不规则形的条片,多向内卷曲,有的呈卷筒状,长3~4cm,厚0.5~1.0mm。余同药材。

【化学成分】 果实含三萜皂苷、有机酸及其盐类、树脂、糖类、氨基酸、色素等成分。

【功效】 清热涤痰、宽胸散结、润燥滑肠。用于肺热咳嗽、痰浊黄稠、胸痹心痛、结胸痞满、乳痈、胸痛肿痛、大便秘结等症。用量9~15g。

牵牛子

Semen Pharbitidis

【来源】 为旋花科植物裂叶牵牛[*Pharbitis nil* (L.) choisy]或圆叶牵牛[*P. purpurea* (L.) Voigt]的干燥成熟种子。

【产地】 全国各地均产。

【采收加工】 秋末果实成熟、果壳未开裂时采割植株,晒干,打下种子,除去杂质。

【性状鉴别】

1. 药材 似橘瓣状,长4~8mm,宽3~5mm。表面黑灰色(习称"黑丑")或浅黄白色(习称"白丑"),背面有一条浅纵沟,腹面棱线的下端有一点状种脐,微凹。质硬,横切面可见淡黄色或黄绿色皱缩折叠的子叶,微显油性。气微,味辛、苦,有麻舌感。水浸后种皮呈龟裂状,手捻有明显的黏滑感(图9-37)。

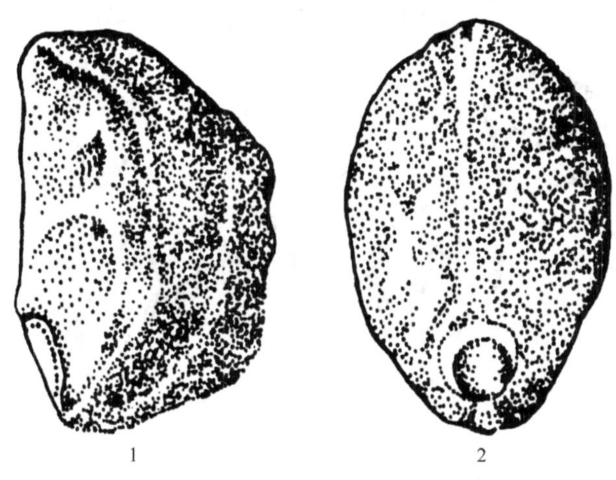

图9-37 牵牛子(种子)外形图

1. 侧面观;2. 腹面观

商品以身干,颗粒均匀、饱满,无果壳等杂质者为佳。

2. 饮片 炒牵牛子 形如牵牛子,色泽加深,鼓起或有裂隙,微具香气。

【化学成分】 主含牵牛子苷(用碱水解成牵牛子酸、顺芷酸、尼里酸、戊酸等)、咖啡酸及咖啡酸乙酯、生物碱、脂肪油、甾醇类等成分。

【理化鉴别】 本品以牵牛子对照药材和咖啡酸、咖啡酸乙酯对照品为对照,进行薄层色谱法试验。供试品色谱中,在与对照药材及对照品色谱相应的位置上,应显相同的蓝黑色斑点。

【检查】 本品含水分不得过10.0%,总灰分不得过5.0%,酸不溶性灰分不得过1.0%。

【浸出物】 用冷浸法测定,乙醇作溶剂,本品含醇溶性浸出物不得少于15.0%。

【含量测定】 照高效液相色谱法测定,本品按干燥品计,含咖啡酸($C_9H_8O_4$)和咖啡酸乙酯

($C_{11}H_{12}O_4$)的总量不得少于0.20%。

【功效】 本品有毒。泻水通便,消痰涤饮,杀虫攻积。用于水肿胀痛、二便不通、痰饮积聚、气逆喘咳、虫积腹痛、蛔虫、绦虫病等症。用量3~6g。用时捣碎。不宜与巴豆(霜)同用。

薏苡仁
Semen Coicis

【来源】 为禾本科植物薏苡[*Coix lacryma-jobi* L. var. *mayuen* (Roman.) Stapf]的干燥成熟种仁。

【产地】 主产于福建、浙江、河北、辽宁、江苏等地。

【采收加工】 秋季果实成熟时采割植株,晒干,打下果实,再晒干,除去外壳、黄褐色种皮及杂质,收集种仁。

【性状鉴别】

1. 药材 呈宽卵形或长椭圆形,长4~8mm,宽3~6mm。表面乳白色,光滑,偶有残存的黄褐色种皮;一端钝圆,另端较宽而微凹,有1淡棕色点状种脐;背面圆凸,腹面有1条较宽而深的纵沟。质坚实,断面白色,粉性。气微,味微甜(图9-38)。

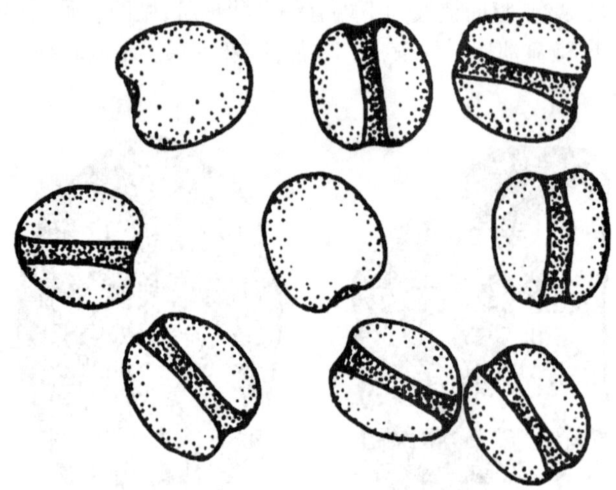

图9-38 薏苡仁外形图

商品以粒大、饱满、色白、完整者为佳。

2. 饮片 炒薏苡仁:形如薏苡仁,黄色,略具焦斑。

【化学成分】 主含薏苡仁酯,薏苡素,薏苡多糖A、薏苡多糖B、薏苡多糖C,蛋白质、脂肪、甾体化合物及氨基酸等。

【理化鉴别】 本品以薏苡仁对照药材为对照,进行薄层色谱法试验。供试品色谱中,在与对照药材色谱相应的位置上,应显相同颜色的斑点。

【检查】 本品含杂质不得过2%,水分不得过15.0%,总灰分不得过3.0%。

【浸出物】 用热浸法测定,无水乙醇作溶剂,本品含醇溶性浸出物不得少于5.5%。

【含量测定】 照高效液相色谱测定,本品按干燥品计,含甘油三油酸酯($C_{57}H_{104}O_6$)不得少于0.50%。

【功效】 健脾渗湿,除痹止泻,清热排脓。用于水肿、脚气、小便不利、湿痹拘挛、脾虚泄泻、肺痈、肠痈、扁平疣等症。用量9~30g。

栀　　子

Fructus Gardeniae

【别名】 山栀子　黄栀子

【来源】 为茜草科植物栀子(*Gardenia jasminoides* Ellis)的干燥成熟果实。

【产地】 主产于湖南、江西、湖北、浙江、福建等省。

【采收加工】 9～11 月果实成熟呈红黄色时采收,除去果梗及杂质,蒸至上汽或置沸水中略烫, 取出,干燥。

【性状鉴别】

1. 药材　呈长卵形或椭圆形,长 1.5～3.5cm,直径 1～1.5cm。表面红黄色或棕红色,具 6 条翅状纵棱,棱间常有 1 条明显的纵脉纹,并有分枝。顶端残存萼片,基部稍尖,有残留果梗。果皮薄而脆,略有光泽;内表面色较浅,有光泽,具 2～3 条隆起的假隔膜。种子多数,扁卵圆形,集结成团,深红色或红黄色,表面密具细小疣状突起。气微,味微酸而苦(图 9-39)。

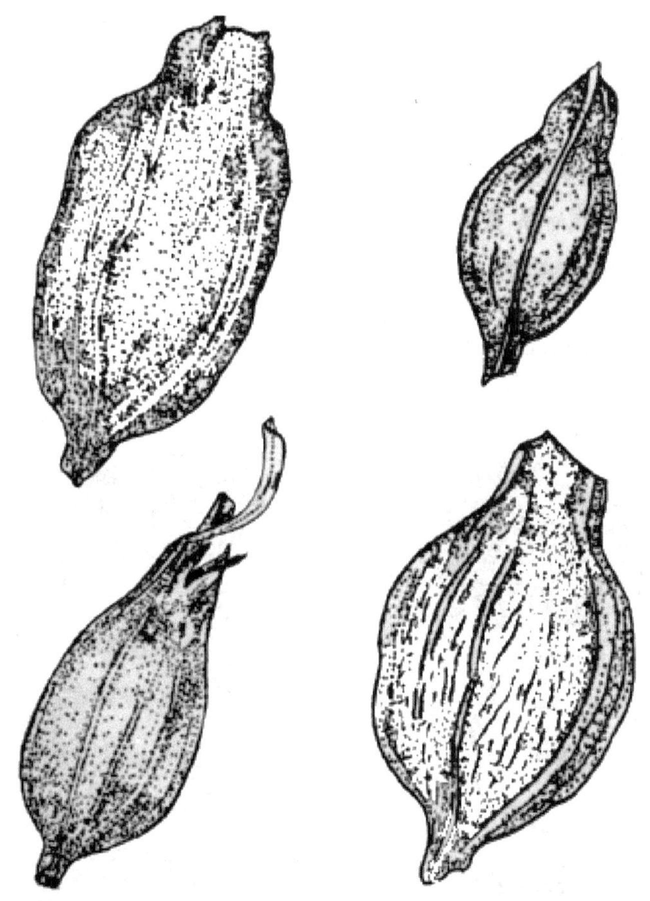

图 9-39　栀子(果实)外形图

商品以完整、种子饱满、色红黄者为佳。

2. 饮片　焦栀子:形如栀子或呈不规则碎块,表面焦褐色或焦黑色,果皮薄而脆,内表面棕色,种子团棕色或棕褐色,气微,味微酸而苦。

【化学成分】 主含栀子苷、羟异栀子苷、山栀苷、栀子新苷等多种环烯醚萜苷类成分及栀子素、番红花素、番红花酸、绿原酸、熊果酸等。

【理化鉴别】

(1) 取本品粉末0.2g,加水5ml,置水浴中加热3分钟,滤过,取滤液5滴,滴于蒸发皿中蒸干,加硫酸1滴,即显蓝绿色,迅速变为褐色,渐转为紫褐色(检查番红花素)。

(2) 本品以栀子对照药材及栀子苷对照品为对照,进行薄层色谱法试验。供试品色谱中,在与对照药材色谱相应的位置上,显相同颜色的黄色斑点;再喷以10%硫酸乙醇溶液,在110℃加热至斑点显色清晰,供试品色谱中,在与对照药材及对照品色谱相应的位置上,显相同颜色的斑点。

【检查】 本品含水分不得过8.5%,总灰分不得过6.0%。

【含量测定】 照高效液相色谱法测定,本品按干燥品计,含栀子苷($C_{17}H_{24}O_{10}$)不得少于1.8%。

【功效】 泻火除烦、清热利尿、凉血解毒。用于热病心烦、黄疸尿赤、血淋涩痛、血热吐衄、目赤肿痛、火毒疮疡等症。外治扭挫伤痛。焦栀子凉血止血,用于血热吐衄、尿血崩漏。用量6~9g。

槟　　榔

Semen Arecae

【来源】 为棕榈科植物槟榔(*Areca catechu* L.)的干燥成熟种子。

【产地】 主产于海南省。云南南部、福建、广西、台湾南部有栽培。进口商品则主要来自菲律宾、印度、印度尼西亚、缅甸、斯里兰卡、越南、泰国、柬埔寨等国。

【采收加工】 春末至秋初采收成熟果实,用水煮后,干燥,除去果皮,取出种子,干燥。

【性状鉴别】

1. 药材　呈扁球形或圆锥形,高1.5~3.5cm,底部直径1.5~3cm。表面淡黄棕色或淡红棕色,具稍凹下的网状沟纹,底部中心有圆形凹陷的珠孔,其旁有1明显疤痕状种脐。质坚硬,不易破碎,断面可见棕色种皮与白色胚乳相间的大理石样花纹。气微,味涩、微苦(图9-40)。

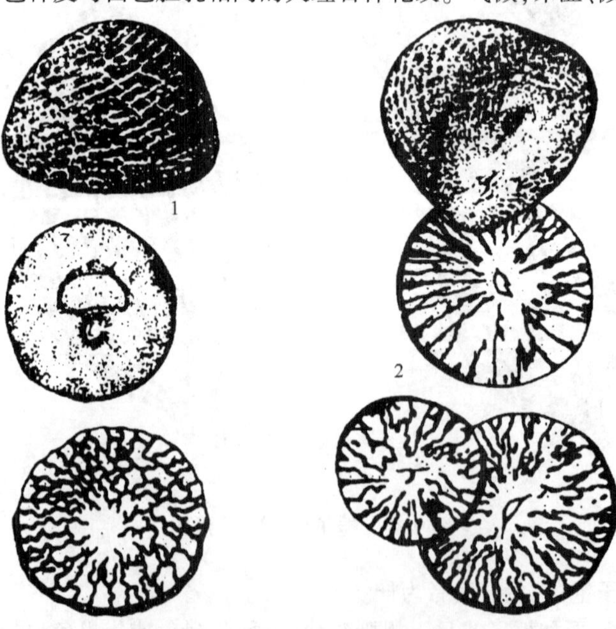

图9-40　槟榔(种子)外形及饮片图

1. 种子;2. 饮片

商品以个大而圆整、体重、质坚实、不枯心、断面大理石样纹理明显清晰者为佳。进口品优于国产品。国产槟榔常见加工品有**榔软干**(纺锤形、乌黑色、瘦瘪黑褐色种仁1枚、具焦臭味)、**榔硬干**(形似榔软干而稍大)、**枣肉槟**(榔软干或榔硬干的种子,心形,皱缩,红棕色或棕褐色,有浓焦臭味)3种,均为槟榔未成熟果实的干燥加工品,药食兼用。

2. 饮片

(1) 槟榔片:呈圆形或类圆形的薄片,直径1.5~3cm。周边淡棕色至暗棕色。切面具红棕色与白色相间的大理石样花纹,中间有的呈孔洞。质坚脆。气微,味微涩、微苦。

(2) 炒槟榔:形如槟榔片,周边暗棕色,切面呈暗红棕色与淡黄色相间的大理石样花纹,有的具焦斑,有焦香气。

(3) 焦槟榔:形如槟榔片,切面焦黄色,可见大理石样花纹,质脆,易碎。

【化学成分】 主含槟榔碱、槟榔次碱、去甲基槟榔碱、去甲基槟榔次碱、鞣质、脂肪油、多种氨基酸等成分。

【理化鉴别】

(1) 取本品粉末0.5g,加水3~4ml,加5%硫酸液1滴,微热数分钟,滤过,取滤液1滴于载玻片上,加碘化铋钾试液1滴,即显混浊,放置后,置显微镜下观察,可见石榴红色的球晶或方晶。(检查槟榔碱)

(2) 取本品饮片置紫外光灯下观察,可见白色胚乳部分呈亮白色荧光。

(3) 本品以槟榔对照药材为对照,进行薄层色谱法试验。供试品色谱中,在与对照药材色谱相应的位置上,显相同的橘红色斑点。

【检查】 本品含水分不得过10.0%。

【含量测定】 用酸碱滴定法测定,本品按干燥品计算,含醚溶性生物碱以槟榔碱($C_8H_{13}NO_2$)计算,不得少于0.30%。

【功效】 杀虫消积,降气,行水,截疟。用于绦虫、蛔虫、姜片虫病,虫积腹痛、积滞泻痢、里急后重、水肿脚气、疟疾等。用量3~9g。驱绦虫、姜片虫30~60g。

果实种子类其他常用药材简介

名称	来源	性状特征	功效
火麻仁	桑科植物大麻(*Cannabis sativa* L.)的干燥成熟果实	药材呈卵圆形,长4~5.5mm,直径2.5~4mm。表面灰绿色或灰黄色,有微细的白色或棕色网纹,两边有棱,顶端略尖,基部有1果梗痕。果皮薄而脆,易破碎。种皮绿色,子叶2,乳白色,富油性。气微,味淡	润肠通便
乌梅	蔷薇科植物梅[*Prunus mume* (Sieb.) Sieb. et Zucc.]的干燥近成熟果实。	药材呈类球形或扁球形,直径1.5~3cm。表面乌黑色至棕黑色,皱缩不平,基部有圆形果梗痕。果核坚硬,椭圆形,棕黄色,表面有凹点;种子扁卵形,淡黄色。气微,味极酸	敛肺、涩肠、生津、安蛔
覆盆子	蔷薇科植物华东覆盆子(*Rubus chingii* Hu)的干燥果实	药材呈圆锥形或扁圆锥形,似"牛奶头"状,高0.6~1.3cm,直径0.5~1.2cm。表面黄绿色或淡棕色,顶端钝圆,基部中心凹入;宿萼棕褐色,下有果梗痕;小果易剥落,每个小果呈半圆形,背面密被灰白色茸毛,两侧有明显的网纹,腹部有突起的棱线。体轻,质硬;气微,味微酸涩	益肾,固精,缩尿

续表

名称	来源	性状特征	功效
蛇床子	伞形科植物蛇床[*Cnidium monnieri*(L.)Cuss.]的干燥成熟果实	药材呈椭圆形,长2~4mm,直径约2mm。表面灰黄色或灰褐色,顶端有2枚向外弯曲的柱基,基部偶有细梗。分果的背面有薄而突起的纵棱5条,接合面平坦,有2条棕色略突起的纵棱线。果皮松脆,揉搓易脱落。种子细小,灰棕色,显油性。气香,味辛凉,有麻舌感	温肾壮阳燥湿祛风杀虫
牛蒡子	菊科植物牛蒡(*Arctium lappa* L.)的干燥成熟果实	药材呈长倒卵形,略扁,稍弯曲,长5~7mm,直径2~3mm。表面灰褐色,带紫黑色斑点,有数条纵棱,通常中间1~2条较明显。顶端钝圆,稍宽,顶面有圆环,中间具点状花柱残迹;基部略窄,着生面色较淡。果皮较硬,子叶2,淡黄白色,富油性。气微,味苦后微辛而稍麻舌	疏散风热宣肺透疹解毒利咽
天仙子	茄科植物莨菪(*Hyoscyamus niger* L.)的干燥成熟种子	药材呈类扁肾形或扁卵圆形,直径约1mm。表面棕黄色或灰黄色,有细密的网纹,略尖的一端有点状种脐。切面灰白色,油质,有胚乳,胚弯曲。气微,味微辛,有大毒	解痉止痛,安神定喘
鹤虱	菊科植物天明精(*Carpesium abrota- noides L.*)的干燥成熟果实	药材呈圆柱形,细小,长3~4mm,直径不及1mm。表面黄褐色或暗褐色,有多数纵棱。顶端细喙状,先端扩展成灰白色圆环,基部稍尖。果皮薄,纤维性,种皮菲薄,子叶2,类白色,稍有油性。气特异,味微苦,有小毒	杀虫消积
益智	姜科植物益智(*Alpinia oxyphylla* Miq.)的干燥成熟果实	药材呈椭圆形,两端稍尖,长1.2~2.0cm,直径1.0~1.3cm。表面棕色或灰棕色,有纵向凹凸不平的突起棱线13~20条,顶端有花被残基,基部常残存果梗。果皮薄而稍韧,与种子紧贴,种子集结成团,中有隔膜将种子团分为3瓣,每瓣有种子6~11粒。种子略呈扁圆形不规则块状,直径约3mm;表面棕色或灰黄色,外被淡棕色假种皮;质硬;胚乳白色。气芳香特异,味辛微苦	温脾止泻,摄唾涎,暖肾,固精缩尿
王不留行	石竹科植物麦蓝菜[*Vaccaria segetalis*(Neck.)Garcke]的干燥成熟种子	药材呈球形,直径约2mm。表面黑色,少数红棕色,略有光泽,有细密突起,一侧有1凹陷的纵沟。质硬。胚乳白色,胚弯曲成环,子叶2。气微,味微涩、苦	活血通经,下乳消肿
川楝子	楝科植物川楝(*Melia toosendan* Sieb. et Zucc.)的干燥成熟果实	药材呈类球形,直径2.0~3.2cm。表面金黄色至棕黄色,微有光泽,具深棕色小点。顶端有花柱残痕,基部凹陷,有果梗痕。外果皮革质,与果肉间常成空隙,果肉松软,淡黄色,遇水湿润显黏性。果核球形或卵圆形,质坚硬,两端平截,有6~8条纵棱,内分6~8室,每室含棕色长圆形的种子1粒。气特异,味酸、苦,有小毒	舒肝行气止痛,驱虫

续表

名称	来源	性状特征	功效
白果	银杏科植物银杏(*Ginkgo biloba* L.)的干燥成熟种子	药材略呈椭圆形,一端稍尖,另端钝,长1.5~2.5cm,宽1~2cm,厚约1cm。表面黄白色或淡棕黄色,平滑,具2~3条棱线。中种皮骨质,坚硬。内种皮膜质,种仁宽卵球形或椭圆形,一端淡棕色,另一端金黄色,横断面外层黄色,胶质样,内层淡黄色或淡绿色,粉性,中间有空隙。气微,味甘、微苦,有毒	敛肺定喘,止带浊,缩小便
使君子	使君子科植物使君子(*Quisqualis indica* L.)的干燥成熟果实	药材呈椭圆形或卵圆形,常具5条纵棱,长2.5~4.0cm,直径约2cm;表面黑褐色至紫黑色,平滑,微具光泽;顶端狭尖,基部钝圆,有明显圆形果梗痕;质坚硬,横切面多五角星形,棱角处壳较厚,中间呈类圆形空腔;种子长椭圆形或纺锤形,长约2cm,直径约1cm;表面棕褐色或黑褐色,有多数纵皱纹;种皮薄,易剥离;子叶2,黄白色,有油性,断面有裂纹;气微香,味微甜	杀虫消积
木蝴蝶	紫葳科植物木蝴蝶[*Oroxylum indicum* (L.) Vent.]的干燥成熟种子	药材为蝶形薄片,除基部外三面延长成宽大菲薄的翅,长5~8cm,宽3.5~4.5cm 。表面浅黄白色,翅半透明,有绢丝样光泽,上有放射状纹理,边缘多破裂。体轻,剥去种皮,可见一层薄膜状的胚乳紧裹于子叶之外。子叶2,蝶形,黄绿色或黄色,长径1~1.5cm。气微,味微苦	清肺利咽,疏肝和胃
大风子	大风子科植物大风子(*Hydnocarpus Anthelminticua* Pierre.)干燥成熟种子	药材呈不规则卵圆形,稍有钝棱,长约1~2.5cm,直径约1~2cm。表面灰棕色至灰褐色,有细纹,较小的一端有明显的放射状凹纹至种子的1/3处。种皮厚而硬,内表面光滑,浅黄色至黄棕色。种仁(子叶)2,灰白色,有油性,外被一层红棕色或暗紫色薄膜。气微,味淡	祛风燥湿,攻毒杀虫
冬瓜子	葫芦科植物冬瓜[*Benincasa hispida* (Thunb.) Cogn.]干燥种子	药材呈扁平的卵圆形或长椭圆形,长1~1.5cm,宽0.5~0.8cm,厚约0.2cm。种皮黄白色,较粗糙。一端圆,另一端尖,并有2个小突起,较大的突起上有一明显珠孔,较小的突起为种脐。边缘光滑,或两面外缘各有一环纹。种皮较硬脆,剥去种皮可见白色肥厚种仁2片。气无,味微甜	清热化痰,排脓利湿
路路通	金缕梅科植物枫香树(*Liquidambar formosana* Hance)的干燥成熟果序	药材由多数小蒴果集合而成,球形,直径2~3cm;基部有总果梗;表面灰棕色或棕褐色,有多数尖刺及喙状小钝刺,长0.5~1.0cm,常折断,小蒴果顶部开裂,呈蜂窝状小孔;体轻,质硬,不易破开;气微,味淡	祛风活络,利水通经

续表

名称	来源	性状特征	功效
千金子	大戟科植物续随子（*Euphorbia lathyris* L.）干燥成熟种子	药材呈椭圆形或倒卵形，长约0.5～0.6cm，直径约0.4cm。表面灰棕色或灰褐色，具不规则网状皱纹，网孔凹陷处灰黑色，形成细的黑色斑点。一侧有纵沟状种脊，基部有类白色突起的种阜或脱落后的疤痕。种皮薄脆，种仁白色或黄白色，内有白色油质的胚乳及2片子叶。气微，味辛，有毒	逐水消肿，破血消癥
草果	姜科植物草果（*Amomum tsao-ko* Crevost et Lemaire）的干燥成熟果实。	药材呈长椭圆形，具三钝棱，长2～4cm，直径1～2.5cm。表面灰棕色至红棕色，具纵沟及棱线，顶端有圆形突起的柱基，基部有果梗或果柄痕；果皮质坚韧，易纵向撕裂；剥去外皮，中间有黄棕色隔膜，将种子团分成3瓣，每瓣含种子多为8～11粒；种子呈圆锥状多面体，直径约5mm，表面红棕色，外被灰白色膜质的假种皮，种脊为一条纵沟，尖端有凹状的种脐；质硬，胚乳灰白色；有特异香气，味辛、微苦	燥湿温中，除痰截疟
草豆蔻	姜科植物草豆蔻（*Alpinia katsumadai* Hayata）的干燥近成熟种子。	药材为类球形的种子团，直径1.5～2.7cm。表面灰褐色，中间有黄白色的隔膜，将种子团分成3瓣，每瓣有种子多数，粘连紧密，种子团略光滑。种子为卵圆状多面体，长3～5mm，直径约3mm，外被淡棕色膜质假种皮，种脊为一条纵沟，一端有种脐；质硬，将种子沿种脊纵剖成两瓣，纵断面观呈斜心形，种皮沿种脊向内伸入部分约占整个表面积的1/2；胚乳灰白色。气香，味辛、微苦	燥湿健脾，温胃止呕
红豆蔻	姜科植物大高良姜（*Alpinia galanga* Willd.）的干燥成熟果实	药材呈长球形，中部略细，长0.7～1.2cm，直径0.5～0.7cm。表面红棕色或暗红色，略皱缩，顶端有黄白色管状宿萼，基部有果梗痕。果皮薄，易破碎。种子6，扁圆形或三角状多面体形，黑棕色或红棕色，外被黄白色膜质假种皮，胚乳灰白色。气香，味辛辣	燥湿散寒，醒脾消食

小结

通过本章学习，应该掌握果实种子类中药进行品种鉴定及品质检验的方法及技术，重点掌握下列知识点：果实类中药多采用完全成熟的果实，少数用幼果、果皮、果肉、宿萼、果皮维管束、果皮纤维束等；种子类中药多为完全成熟的种子，少数用种皮、假种皮、种仁、种胚、发芽种子、发酵加工品等；果实类药材性状鉴别时，应注意果实的类型、形状、大小、颜色、顶端、基部、表面、质地、切断面、气味等；种子类药材的性状鉴别，要注意观察种子的形状、大小、颜色、种皮表面特征（包括种皮、假种皮、种脐、种脊、合点、种孔、种阜等）、胚乳、胚及气味等特征；果实类药材显微鉴别时，先果皮后种子，果皮分为外果皮、中果皮、内果皮；果实类药材的粉末显微特征包括果皮表皮碎片、中果皮薄壁细胞、纤维、石细胞、结晶、种皮、胚乳细胞及子叶细胞、镶嵌细胞等；种子类药材显微鉴别应注意观察种皮（外种皮及内种皮）、表皮层下的栅状细胞层、油细胞层、色素层、石细胞、纤维、支持细胞、外胚乳和内胚乳、子叶细胞及其内含物等特征，主要标志是糊粉粒；《中国药典》（2005年版）一部对果实种子类药材进行品质检查的限量要求及检验方法。

目标检测

一、名词解释

1. 镶嵌细胞　2. 错入组织　3. 假种皮　4. 糊粉粒　5. 光辉带　6. 壁内腺

二、选择题

A_1 型题

1. 表面紫红色或暗红色,有的表面有“白霜”的药材为
   A. 五味子　B. 木瓜　C. 金樱子　D. 葶苈子　E. 山楂
2. 葶苈子来源于
   A. 菊科　B. 豆科　C. 蔷薇科　D. 十字花科　E. 大戟科
3. 木瓜主产于
   A. 云南　B. 安徽　C. 河南　D. 青海　E. 东北
4. 山楂的有机酸含量测定采用
   A. 分光光度法　B. 薄层扫描法
   C. 高效液相色谱法　D. 重量法
   E. 酸碱滴定法
5. 加水共研,能产生苯甲醛特殊香气的药材为
   A. 沙苑子　B. 决明子　C. 苦杏仁　D. 菟丝子　E. 酸枣仁
6. 桃仁的形状为
   A. 扁圆形　B. 扁长卵形　C. 扁心脏形　D. 圆肾形稍扁
   E. 菱方形或短圆柱形,两端平行倾斜
7. 表面棕黑色至乌黑色,皱缩不平的果实类药材为
   A. 乌梅　B. 木瓜　C. 五味子　D. 王不留行　E. 瓜蒌
8. 气微,味淡,嚼之有豆腥味的药材为
   A. 葶苈子　B. 沙苑子　C. 菟丝子　D. 牵牛子　E. 女贞子
9. 决明子主含
   A. 黄酮类　B. 皂苷类　C. 蒽醌类　D. 香豆素类　E. 木脂素类
10. 下列除哪项外均为补骨脂的显微特征
    A. 壁内腺类圆形,周围细胞辐射状排列　B. 腺毛多呈梨形,腺柄短
    C. 非腺毛顶端细胞特长,胞壁密布疣点　D. 气孔平轴式
    E. 草酸钙簇晶
11. 甲醇提取液加四氢硼甲及盐酸显樱红色至紫红色的药材为
    A. 枳壳　B. 补骨脂　C. 沙苑子　D. 天仙子　E. 吴茱萸
12. 《中国药典》(2005 年版)一部规定,决明子的薄层色谱鉴别试验中的对照品为
    A. 大黄素、大黄酚　B. 大黄素甲醚　C. 大黄酸葡萄糖苷　D. 决明苷
    E. 决明素

B 型题

13 ~ 17 题备选答案

A. 女贞子　B. 菟丝子　C. 牛蒡子　D. 补骨脂　E. 巴豆

13. 来源于大戟科的药材是
14. 来源于豆科的药材是
15. 来源于菊科的药材是
16. 来源于木犀科的药材是

17. 来源于旋花科的药材是

18～22 题备选答案

A. 广东阳春、阳江　B. 江西　C. 安徽宣城　D. 东北三省　E. 印度、越南、泰国等国

18. 马钱子主产于

19. 枳壳主产于

20. 木瓜主产于

21. 五味子主产于

22. 砂仁主产于

X 型题

23. 具有错入组织的药材有

A. 枳壳　B. 补骨脂　C. 槟榔　D. 白豆蔻　E. 肉豆蔻

24. 来源于蔷薇科的药材有

A. 金樱子　B. 覆盆子　C. 山楂　D. 乌梅　E. 决明子

25. 水试显黏性的药材有

A. 女贞子　B. 补骨脂　C. 菟丝子　D. 五味子　E. 牵牛子

26. 含有挥发油的药材有

A. 枳壳　B. 五味子　C. 马钱子　D. 吴茱萸　E. 苦杏仁

27. 以种子入药的药材有

A. 枸杞子　B. 沙苑子　C. 决明子　D. 栀子　E. 女贞子

28. 砂仁和豆蔻的共同特征有

A. 表面密生短钝刺　B. 来源于姜科植物　C. 种子团分成 3 瓣

D. 种子呈多面体状　E. 种子外具假种皮

三、简答题

1. 简述果实种子类中药性状鉴别的要点。

2. 果皮与种皮的显微构造各有哪些特点？举例说明。

3. 为什么说糊粉粒是种子类中药粉末显微鉴定的主要标志？如何区分糊粉粒与淀粉粒？

4. 区分下列各组药材

(1) 天仙子与菟丝子

(2) 苦杏仁与桃仁

(3) 青葙子与王不留行

(4) 肉豆蔻与槟榔

(5) 青皮与枳实

(6) 沙苑子与猪屎豆

(7) 小茴香与蛇床子

(8) 马钱子与木鳖子

(9) 薏苡仁与酸枣仁

(10) 牵牛子与胡卢巴

5. 如何确定番木鳖碱与马钱子碱在马钱子药材中的部位？

6. 参考《中国药典》(2005 年版)，列表说明各种果实种子类中药的质量检验标准。

第10章　全草类中药

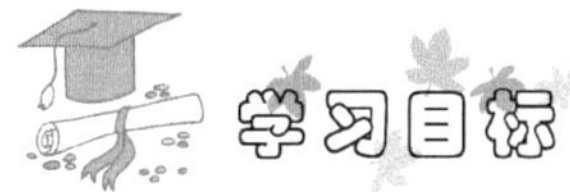

1. 掌握常用全草类中药的来源、性状、显微和理化鉴别方法
2. 熟悉全草类中药的主产地、采制、主成分、检查、浸出物及含量测定
3. 了解易混全草类中药的性状鉴别要点

第1节　全草类中药概述

全草(Herba)类中药又称草类中药,指药用部分为草本植物的全体或其地上部分。大多数为地上部分的茎叶,如淫羊藿、广藿香等;少数是带有花和果实的地上部分,如老鹳草、荆芥等;亦有带根及根茎的全株,如蒲公英、车前草等;或是植物的草质茎,如麻黄、石斛等;均列入全草类中药。

一、全草类中药性状鉴别要点

全草类中药的鉴别,应按其所包括的器官(如根、茎、叶、花、果实、种子等)分别进行观察。观察草本茎时,一般按茎的形状、粗细、颜色、表面特征、叶序、花序、横断面、气、味等顺序进行。需注意的是,由于草类中药主要是由草本植物地上部分或全株直接干燥而成,因此依靠原植物分类的鉴别尤为重要,原植物的特征一般反映了药材的性状特征。此外,草类中药常因采收加工、包装或运输而皱缩、破碎,鉴别过程中,如有完整的叶、花,可在水中浸泡后展开进行观察。

二、全草类中药显微鉴别要点

全草类中药多数为双子叶植物,少数为单子叶植物。观察时首先应根据维管束类型及排列方式区别是双子叶植物或单子叶植物。

1. 双子叶植物草质茎横切面　自外向内依次为表皮、皮层、维管柱三部分。茎一般没有周皮,由表皮行使保护作用。表皮多由一列扁平长方形、排列整齐、无细胞间隙的细胞组成,常有角质层、气孔、毛茸、蜡被等附属物;皮层主要由排列疏松的薄壁细胞组成,靠近表皮部分的细胞常具叶绿体,故嫩茎呈绿色,有时分化成厚角组织,分布在棱角处或呈环排列;维管柱占较大比例,维管束多为无限外韧型,呈环状排列,髓部发达,髓射线较宽。有时髓破碎成为空洞。观察时应注意薄壁组织中有无纤维、石细胞、分泌组织、结晶体等。并注意观察叶表面的气孔、毛茸、表皮细胞、角质层等特征。

2. 单子叶植物草质茎横切面　最外层为表皮,向内是基本薄壁组织,其中散生多数有限外韧型维管束,无皮层、髓和髓射线之分。观察时应注意厚壁组织、结晶体及分泌组织等的有无及其特征。

3. 全草类中药粉末显微特征　全草类中药粉末显微鉴别时,一般应注意观察茎叶的表皮细胞、非腺毛、叶肉组织、草酸钙或碳酸钙结晶、花粉粒等特征;带有根及根茎者还应注意淀粉粒、导管和厚壁组织等特征。

第2节　常用全草类中药选论

麻　　黄*
Herba Ephedrae

【来源】 为麻黄科植物草麻黄(*Ephedra sinica* Stapf)、中麻黄(*E. intermedia* Schrenk et C. A. Mey.)或木贼麻黄(*E. equisetina* Bge.)的干燥草质茎。

【产地】 **草麻黄**主产于河北、山西、新疆、内蒙古等省区。**中麻黄**主产于甘肃、青海、内蒙古、新疆等省区。**木贼麻黄**主产于河北、山西、甘肃、陕西等省。

【采收加工】 秋季割取绿色的草质茎,晒干。

【性状鉴别】

1. 药材

(1) 草麻黄:呈细长圆柱形,少分枝,直径1~2mm。有的带少量棕色木质茎。表面淡绿色至黄绿色,有细纵脊线,触之微有粗糙感。节明显,节间长2~6cm。节上有膜质鳞叶,长3~4mm;裂片2(稀3),锐三角形,先端灰白色,反曲,基部联合成筒状,红棕色。体轻,质脆,易折断,断面略呈纤维性,周边为绿黄色,髓部红棕色,近圆形。气微香,味涩、微苦(图10-1)。

(2) 中麻黄:多分枝,直径1.5~3.0mm,有粗糙感。节间长2~6cm,膜质鳞叶长2~3mm,裂片3(稀2),先端锐尖。断面髓部呈三角状圆形。

(3) 木贼麻黄:较多分枝,直径1.0~1.5mm,无粗糙感。节间长1.5~3.0cm,膜质鳞叶长1~2mm,裂片2(稀3),上部为短三角形,灰白色,先端多不反曲,基部棕红色至棕黑色。

均以干燥、茎粗、淡绿色、内心充实、味苦涩者为佳。

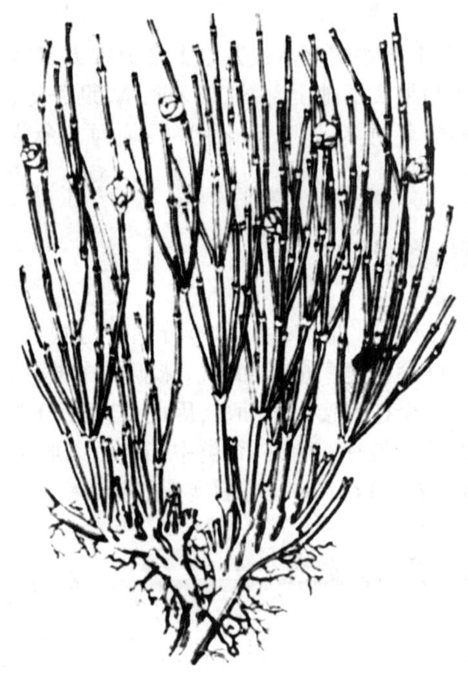

图10-1　草麻黄(茎)外形图

2. 饮片

(1) 生麻黄:呈细圆柱形的短段。茎直径1~3mm,外表面淡绿色至黄绿色,有细纵脊线,有的具节,节处偶见分枝,节上有2~3裂片的膜质鳞叶,切面平坦,木部黄白色,髓部棕红色,撕碎面呈颗粒状。膜质鳞叶三角形,灰白色,基部联成筒状,红棕色。质脆。气微,味涩、微苦。

(2) 蜜麻黄:形如生麻黄,外表面黄色至深黄绿色,略滋润,有蜜糖香气,味稍甜。

【显微鉴别】

1. 茎横切面

(1) 草麻黄:①表皮细胞外被厚的角质层;脊线较密,有蜡质疣状突起,两脊线间有下陷气孔。②下皮纤维束位于脊线处,壁厚,非木化。③皮层较宽,纤维成束散在。④中柱鞘纤维束新月形。⑤维管束外韧型,8 ~ 10 个。形成层环类圆形,木质部呈三角状。⑥髓部薄壁细胞含棕色块;偶有环髓纤维。⑦表皮细胞外壁、皮层薄壁细胞及纤维均有多数微小草酸钙砂晶或方晶(图 10-2)。

(2) 中麻黄:维管束 12 ~ 15 个。形成层环类三角形。环髓纤维成束或单个散在。

(3) 木贼麻黄:维管束 8 ~ 10 个。形成层环类圆形。无环髓纤维。

2. 粉末　草麻黄:棕色或绿色。①表皮组织碎片甚多,细胞呈类长方形,含颗粒状细小晶体;气孔特异,内陷,保卫细胞侧面观呈哑铃形或电话听筒形;角质层极厚,呈脊状突起,常破碎呈不规则条块状。②纤维多而壁厚,狭长,胞腔狭小,常不明显,木化或非木化,壁上附有众多细小的砂晶和方晶。③髓部薄壁细胞木化或非木化,常含棕色或红棕色物质,形状不规则。导管分子端壁具麻黄式穿孔板(图 10-3)。

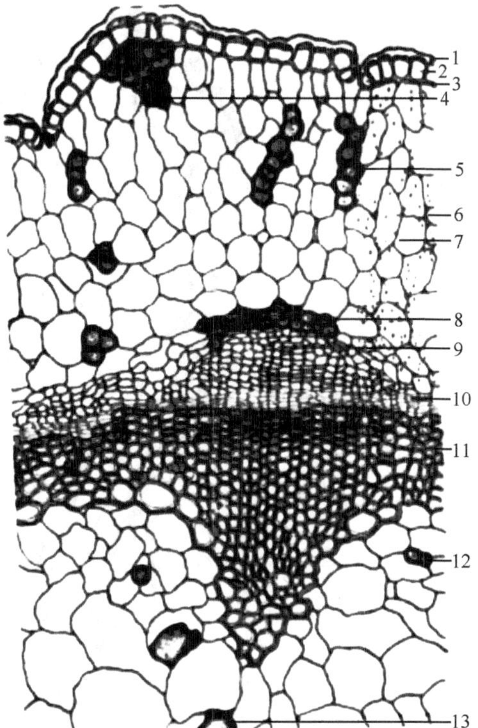

图 10-2　草麻黄(茎)横切面组织图

1. 角质层;2. 表皮;3. 气孔;4. 下皮纤维;5. 皮层纤维;6. 皮层;7. 草酸钙结晶;8. 中柱鞘纤维;9. 韧皮部;10. 形成层;11. 木质部;12. 环髓纤维;13. 棕色块

【化学成分】　3 种麻黄均含生物碱,主要是左旋麻黄碱,其次是右旋伪麻黄碱;另含微量的左旋甲基麻黄碱、右旋甲基伪麻黄碱、左旋去甲基麻黄碱、右旋去甲基伪麻黄碱等。草麻黄中还含挥发油、黄酮类、有机酸类、鞣质等成分。生物碱主要存在于麻黄草质茎节间的髓部,节部含量为节间的 1/2 ~ 1/3 左右。麻黄碱是主要有效成分,伪麻黄碱有抗炎作用。

3 种麻黄中生物碱的含量以木贼麻黄最高,草麻黄次之,中麻黄最低。但草麻黄产量大,木贼麻黄产量小。

【理化鉴别】

(1) 药材纵剖面置紫外光灯下观察,边缘显亮白色荧光,中心显亮棕色荧光。

(2) 取本品粉末 0.2g,加水 5ml 与稀盐酸 1 ~ 2 滴,煮沸 2 ~ 3 分钟,滤过。滤液置分液漏斗中,加氨试液数滴使呈碱性,再加三氯甲烷 5ml,振摇提取。分取三氯甲烷液,置二支试管中,一管加氨制氯化铜试液与二硫化碳各 5 滴,振摇,静置,三氯甲烷层显深黄色;另一管为空白,以三氯甲烷 5 滴代替二硫化碳 5 滴,振摇后三氯甲烷层无色或显微黄色。

(3) 本品以盐酸麻黄碱对照品为对照,进行薄层色谱法试验。供试品色谱中,在与对照品色谱相应的位置上,显相同的红色斑点。

【检查】　本品含杂质不得过 5% ,水分不得过 9.0% ,总灰分不得过 10.0% 。

【含量测定】　照高效液相色谱法测定,按干燥品计,本品含盐酸麻黄碱($C_{10}H_{15}NO \cdot HCl$)不得少于 1.0% 。

【应用】

1. 传统功效　发汗散寒,宣肺平喘,利水消肿。用于风寒感冒、胸闷喘咳、风水浮肿;支气管哮喘。蜜麻黄润肺止咳。多用于表症已解,气喘咳嗽。用量 2 ~ 9g

2. 现代应用　本品具有发汗、解痉、利尿、抑菌、抗流感病毒、升压、兴奋等作用,临床用于流

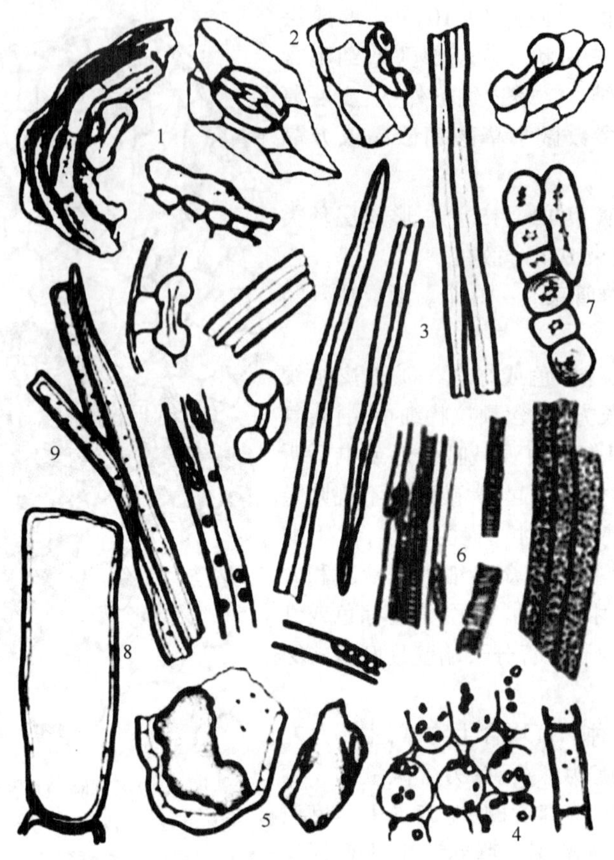

图10-3　草麻黄(茎)粉末图

1. 表皮碎片;2. 气孔;3. 纤维;4. 草酸钙结晶;5. 色素块;6. 导管;7. 石细胞;8. 髓部薄壁细胞;9. 木纤维

行性感冒、大叶性肺炎、支气管肺炎、小儿痉挛性喉炎、急慢性荨麻疹等。

金　钱　草*

Herba Lysimachiae

【别名】　大金钱草　过路黄　神仙对座草

【来源】　为报春花科植物过路黄(*Lysimachia christinae* Hance)的干燥全草。

【产地】　主产于四川省。长江流域及山西、陕西、云南、贵州等省亦产。

【采收加工】　夏、秋两季采收,除去杂质,晒干。

【性状鉴别】

1. 药材　常缠结成团,无毛或被疏毛。茎扭曲,表面棕色或暗棕红色,有纵纹,下部茎节上有时具须根,断面实心。叶对生,多皱缩,展平后呈宽卵形或心脏形,长1～4cm,宽1～5cm,基部微凹,全缘;上表面灰绿色或棕褐色,下表面色较浅,主脉明显突起,用水浸后,对光透视可见黑色或褐色条纹;叶柄长1～4cm。有的带花,花黄色,单生叶腋,具长梗。蒴果球形。气微,味淡(图10-4)。

以色绿、叶大、叶多、须根少者为佳。

2. 饮片　金钱草:呈短段状。根纤细,极少。茎细圆柱形,常压扁和扭曲,直径约1mm,表面红棕色至棕色,具纵棱线,可见对生叶痕。叶多皱缩和破碎,灰绿色至暗绿色,展平后,全缘,叶柄细长。质脆。气微，味淡。

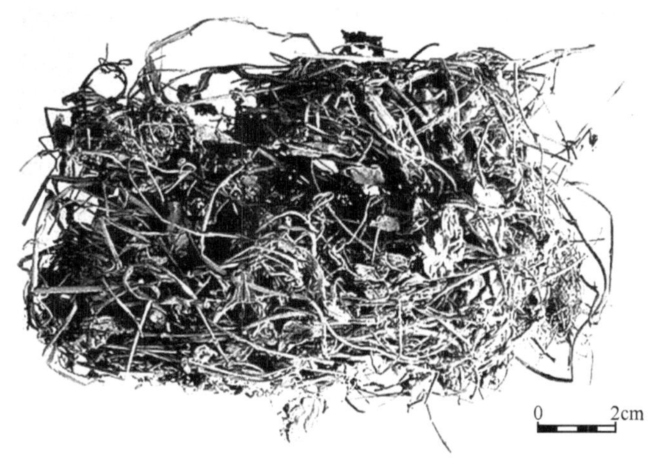

图 10-4　金钱草药材外形图

【显微鉴别】

1. 茎横切面　①表皮细胞外被角质层，有时可见腺毛，头部单细胞，柄部 1～2 细胞。②皮层宽广，细胞中有的含红棕色分泌物，分泌道散在，周围分泌细胞 5～10 个，内含红棕色块状分泌物；内皮层明显。③中柱鞘纤维断续排列成环，壁微木化。④韧皮部狭窄，木质部连接成环。⑤髓常成空腔。薄壁细胞含淀粉粒（图 10-5）。

2. 叶表面观　①腺毛红棕色，头部单细胞，类圆形，直径约 25μm；柄部单细胞。②分泌道散在于叶肉组织内，直径 45μm，含红棕色分泌物。③被疏毛者茎、叶表面可见非腺毛，1～17 细胞，平直或弯曲，有的细胞呈缢缩状，长 59～1070μm，基部直径 13～53μm，表面可见细条纹，胞腔内含黄棕色物。

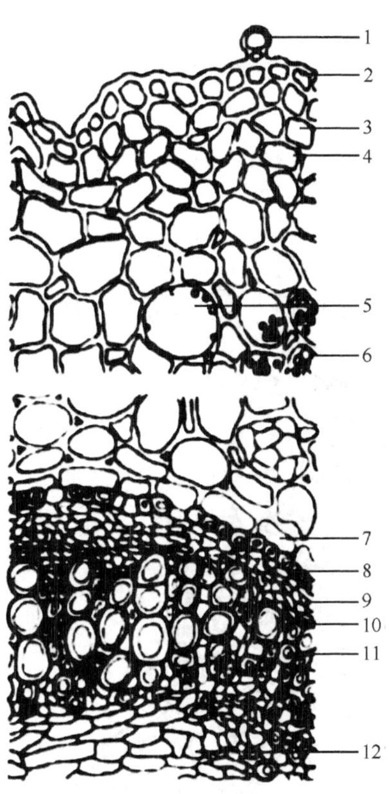

图 10-5　金钱草（茎）横切面组织图

1. 腺毛；2. 表皮细胞；3. 皮层；4. 棕色物；5. 分泌腔；6. 薄壁细胞含淀粉粒；7. 内皮层；8. 中柱鞘；9. 韧皮部；10. 形成层；11. 木质部；12. 髓

【化学成分】　①酚性成分。②黄酮类：如槲皮素、槲皮素-3-O-葡萄糖苷、山柰素等。③甾醇。④氨基酸。⑤鞣质。⑥挥发油。⑦胆碱等。

【理化鉴别】　本品以槲皮素对照品、山奈素对照品为对照，进行薄层色谱法试验。置紫外光灯（365nm）下检视。供试品色谱中，在与对照品色谱相应的位置上，显相同颜色的荧光斑点。

【检查】　本品含杂质不得过 8%，水分不得过 13.0%，总灰分不得过 13.0%，酸不溶性灰分不得过 5.0%。

【浸出物】　用热浸法测定，75% 乙醇为溶剂，本品含醇溶性浸出物不得少于 8.0%。

【含量测定】　照高效液相色谱法测定，按干燥品计，本品含槲皮素（$C_{15}H_{11}O_7$）和山柰素（$C_{15}H_{10}O_6$）的总量不得少于 0.10%。

【应用】

1. 传统功效 清热除湿,通淋消肿。用于热淋、尿涩作痛、黄疸尿赤、痈肿疔疮、毒蛇咬伤、肝胆结石、尿路结石。用量15~60g。

2. 现代应用 本品具有利胆排石、利尿排石、抗炎、抗菌、抗凝血等作用,临床用于泌尿系结石、痔疮、急性黄疸型肝炎合并胆囊炎性改变等。

【附注】 伪品 (1)同属植物聚花过路黄(*Lysimachia congestiflora* Hemsl.)的全草。其特征为茎叶均被柔毛,叶卵形或长卵形,主侧脉均明显,花多朵集生于茎端。

(2)同属植物点腺过路黄(*L. hemsleyana* Maxim.)的全草。其特征为茎叶均被短毛,叶心形或宽卵形,两面具不明显的点状突起,花冠上部疏生点状腺点。

金钱草与广金钱草的性状鉴别

药材名	金钱草	广金钱草
来源	为报春花科植物过路黄(*Lysimachia christinae* Hance)的干燥全草	为豆科植物广金钱草[*Desmodium styracifolium* (Osb.) Merr.]的干燥地上部分
茎表面	棕色或暗棕红色	浅棕黄色,密被黄色伸展的短柔毛
叶	单叶对生,宽卵形或心脏形,水浸后,对光透视可见黑色或褐色条纹	羽状复叶互生,小叶1或3,圆形或矩圆形,先端微凹,托叶1对,下表面具灰白色紧贴的绒毛

链接

肉苁蓉*

Herba Cistanches

【别名】 大芸

【来源】 为列当科植物肉苁蓉(*Cistanche deserticola* Y. C. Ma)或管花肉苁蓉[*C. tubulosa* (Schrenk) Wight]的干燥带鳞叶的肉质茎。

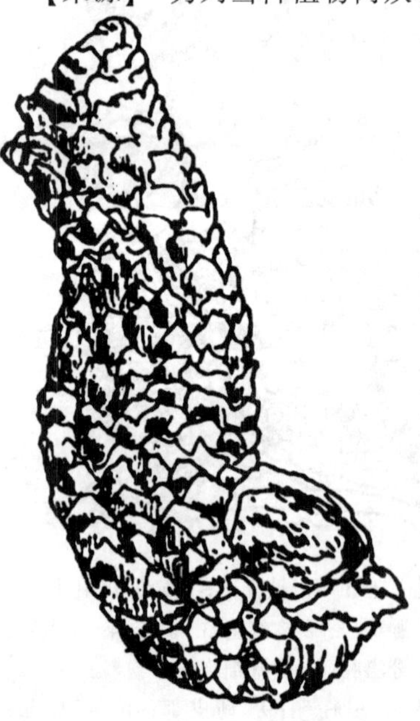

图10-6 肉苁蓉(茎)外形图

【产地】 主产于内蒙古、新疆、陕西、甘肃等省区。

【采收加工】 春、秋两季采集。自清明节前后,苗未出土或刚出时采挖者称"春货",质佳;6~7月后采挖的为"秋货",中空,质次。"春货"采后,除去花序,切段,通常置沙地上,用沙土半埋半露,连晒带烫,使之干燥。若全部暴晒很难快干,此称为"淡苁蓉"。"秋货"因油性大,不宜晒干,故将肥大者腌制,即将鲜品投入盐湖内,腌制2~3年者更佳,称"盐苁蓉"、咸大芸。

【性状鉴别】

1. 药材

(1)肉苁蓉:呈扁圆柱形,稍弯曲,长3~15cm,直径2~8cm。表面棕褐色或灰棕色,密被覆瓦状排列的肉质鳞叶,通常鳞叶先端已断。体重,质硬,微有柔性,不易折断,断面棕褐色,有淡棕色点状维管束,排列成波状环纹,有时中空。气微,味甜、微苦(图10-6)。

(2)管花肉苁蓉:呈类纺锤形、扁纺锤形或扁柱形,稍弯曲，长5～25cm，直径2.5～9.0cm。表面棕褐色至黑褐色。断面颗粒状，灰棕色至灰褐色，散生点状维管束。

以条粗壮、色棕褐、质柔润者为佳。

2. 饮片

（1）肉苁蓉片：为不规则形切片，厚约3mm。表面棕褐色至黑褐色。切面散生点状维管束。

（2）酒苁蓉：形如肉苁蓉片。切面棕黑色。具酒香气。

【化学成分】　主含类叶升麻苷、松果菊苷、肉苁蓉苷、毛蕊花糖苷、甜菜碱、肉苁蓉多糖、苁蓉醚萜、6-去氧梓醇、鹅掌楸苷等成分。

【理化鉴别】　本品以松果菊苷对照品，毛蕊花糖苷对照品为对照，进行薄层色谱法试验。置紫外光灯(365nm)下检视。供试品色谱中，在与对照品色谱相应的位置上，显相同颜色的斑点。

【检查】　本品含水分不得过10.0%，总灰分不得过8.0%，酸不溶性灰分不得过1.5%。

【浸出物】　用冷浸法测定，乙醇为溶剂，本品含醇溶性浸出物不得少于28.0%。

【含量测定】　照高效液相色谱法测定，按干燥品计，肉苁蓉含松果菊苷($C_{35}H_{46}O_{20}$)和毛蕊花糖苷($C_{29}H_{36}O_{15}$)的总量不得少于0.30%；管花肉苁蓉含松果菊苷($C_{35}H_{46}O_{20}$)不得少于1.0%。

【应用】

1. 传统功效　补肾阳，益精血，润肠通便。主治阳痿、不孕、腰膝酸软、筋骨无力、肠燥便秘等症。用量6～9g。

2. 现代应用　本品具有免疫增强、抗炎、降压、呼吸麻痹等作用，临床用于老年阳虚便秘等。

广　藿　香*

Herba Pogostemonis

【来源】　为唇形科植物广藿香[*Pogostemon cablin* (Blanco) Benth.]的干燥地上部分。按产地不同分石牌广藿香及海南广藿香。

【产地】　主产于广东石牌及海南省。台湾、广西、云南也有栽培。

【采收加工】　枝叶茂盛时采割，日晒夜闷，反复至干。

【性状鉴别】

1. 药材　茎略呈方柱形，多分枝，枝条稍曲折，长30～60cm，直径0.2～0.7cm；表面被柔毛；质脆，易折断，断面中部有髓；老茎类圆柱形，直径1～1.2cm，被灰褐色栓皮。叶对生，皱缩成团，展平后叶片呈卵形或椭圆形，长4～9cm，宽3～7cm；两面均被灰白色茸毛；先端短尖或钝圆，基部楔形或钝圆，边缘具大小不规则的钝齿；叶柄细，长2～5cm，被柔毛。气香特异，味微苦(图10-7)。

（1）石牌广藿香：枝条较瘦小，表面较皱缩，灰黄色或灰褐色，节间长3～7cm，叶痕较大而凸出，中部以下被栓皮，纵皱较深，断面渐呈类圆形，髓部较小。叶片较小而厚，暗绿褐色或灰棕色。

（2）海南广藿香：枝条较粗壮，表面较平坦，灰棕色至浅紫棕色，节间长5～13cm，叶痕较小，不明显凸出，枝条近下部始有栓皮，纵皱纹较浅，断面呈钝方形。叶片较大而薄，浅棕褐色或浅黄棕色。

均以茎叶粗壮、不带须根、色青绿、叶多、香气浓郁者为佳。

2. 饮片　广藿香：呈短段状。茎略呈方柱形，直径0.2～1.2cm，外表面灰褐色至黄褐色，具纵棱线和灰白色毛茸，有的可见对生叶痕或枝痕，切面淡黄色，中央有白色至黄白色髓部。叶多皱缩和破碎,灰绿色至棕褐色,两面均被毛茸,展平后,完整者呈宽卵形,边缘有不规则锯齿,叶柄细长,被毛茸。质坚脆。气香特异,味微苦、微凉。

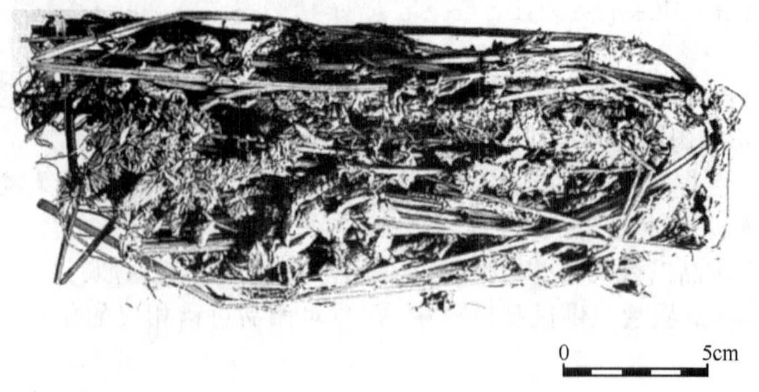

图 10-7　广藿香药材外形图

【显微鉴别】

1. 茎纵切面　①表皮为1列细胞,上有非腺毛,由1～5个细胞组成。②皮层外侧为数列厚角细胞,内侧为薄壁细胞,有大形细胞间隙,内有间隙腺毛,呈纵向排列,腺头单细胞,较大,长圆形或类圆形,内含黄色至黄绿色挥发油,柄短,1～2个小细胞。③中柱鞘纤维成束断续排列。④韧皮部狭窄。⑤木质部导管、纤维、木薄壁细胞均木化。⑥髓部宽广。⑦薄壁细胞含草酸钙小针晶及片状结晶(图10-8)。

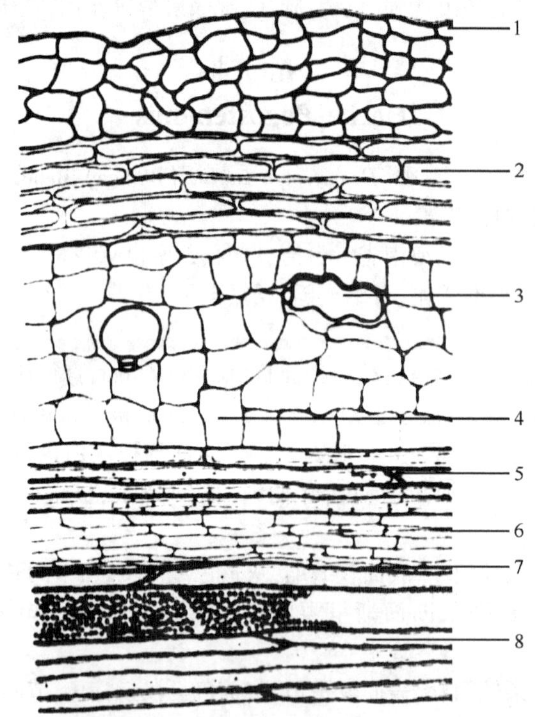

图 10-8　广藿香(茎)纵切面组织图

1. 表皮;2. 厚角组织;3. 间隙腺毛;4. 草酸钙针晶;5. 中柱鞘纤维;6. 韧皮部;7. 形成层;8. 木质部

2. 叶片粉末　淡棕色。叶表皮细胞不规则形,气孔直轴式。非腺毛1～6细胞,平直或先端弯曲,长约至590μm,壁具刺状突起,有的胞腔含黄棕色物。腺鳞头部单细胞状,顶面观常作窗形或缝状开裂，直径37～70μm；柄单细胞，极短。间隙腺毛存在于栅栏组织或薄壁组织的细胞间隙中，头部单细胞，呈不规则囊状，直径13～50μm，长约至113μm；柄短，单细胞。小腺毛头部2细胞；柄1～3细胞，甚短。草酸钙针晶细小，散在于叶肉细胞中，长约至27μm（图10-9）。

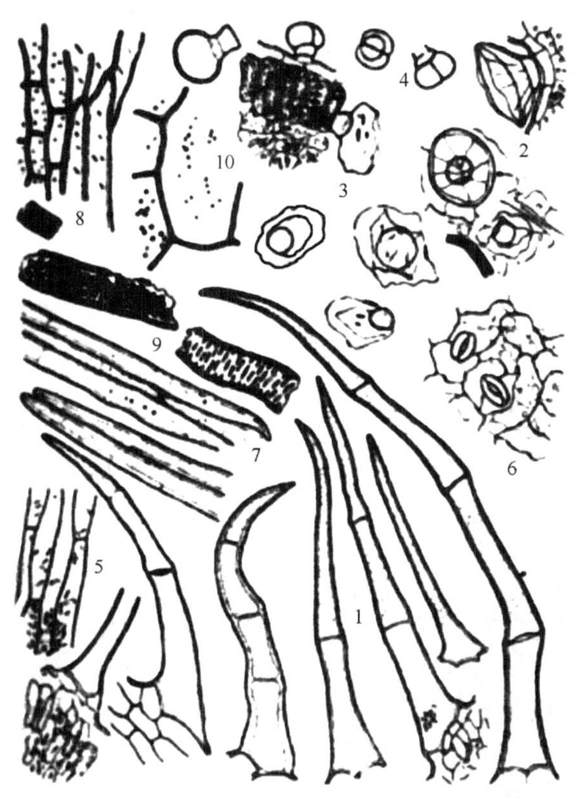

图10-9　广藿香（茎）粉末图

1. 非腺毛；2. 腺鳞；3. 间隙腺毛；4. 小腺毛；5. 草酸钙针晶；6. 叶片碎片；7. 中柱鞘纤维；8. 木纤维；9. 导管；10. 髓部薄壁细胞

【化学成分】　主含挥发油：主要为广藿香酮（抗真菌成分），其次为百秋李醇，α-百秋李烯、β-百秋李烯及γ-百秋李烯等。

不同产地的广藿香含油量及油中组分比率明显不同，海南广藿香含油在2%以上，但不含氧组分含量较高，含氧组分（百秋李醇、广藿香酮）含量较低；石牌广藿香含油仅0.2%～0.3%，不含氧组分含量较低，含氧组分（广藿香酮、百秋李醇）含量较高。

【理化鉴别】

（1）取本品挥发油1滴，加氯仿0.5ml，滴加5%溴的氯仿溶液数滴。石牌广藿香先褪色，继显绿色；海南广藿香先褪色，继显紫色。

（2）取本品挥发油1滴，加苯0.5ml，再加5%醋酸铜溶液少量，充分混合，放置分层，吸取上层苯液，点于载玻片上，待苯挥发后，于残留物上加乙醇1～2滴，放置后置显微镜下观察。石牌广藿香可见众多灰蓝色针状结晶；海南广藿香可见少量灰蓝色结晶及绿色无定形物（广藿香酮反应）。

（3）本品以百秋李醇对照品为对照，进行薄层色谱法试验。供试品色谱中，在与对照品色谱相应的位置上，显相同的紫蓝色斑点。

【检查】　本品含杂质不得过2%，水分不得过14.0%，总灰分不得过11.0%，酸不溶性灰分不得过4.0%。叶不得少于20%。

【浸出物】 用冷浸法测定，乙醇为溶剂，本品含醇溶性浸出物不得少于2.5%。

【含量测定】 照气相色谱法测定，按干燥品计，本品含百秋李醇（$C_{15}H_{26}O$）不得少于0.10%。

【应用】

1. 传统功效 芳香化蚀，开胃止呕，发表解暑。用于湿浊中阻、脘痞呕吐、暑湿倦怠、胸闷不舒、寒湿闭暑、腹痛吐泻、鼻渊头痛。用量3～9g。

2. 现代应用 本品具有解痉、促进胃液分泌、抗皮肤真菌等作用，临床用于小儿泄泻等。

荆 芥*

Herba Schizonepetae

【来源】 为唇形科植物荆芥（*Schizonepeta tenuifolia* Briq.）的干燥地上部分。

【产地】 主产于江苏、河北、浙江、江西等省。多为栽培。

【采收加工】 夏、秋两季花开到顶、穗绿时采割，除去杂质，晒干。

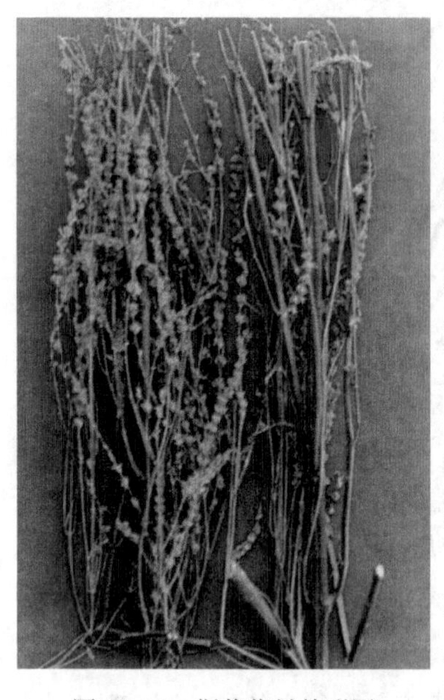

图10-10 荆芥药材外形图

【性状鉴别】

1. 药材 茎呈方柱形，上部有分枝，长50～80cm，直径2～4mm；表面淡黄绿色或淡紫红色，被短柔毛；体轻，质脆，断面类白色。叶对生，多已脱落，叶片3～5羽状分裂，裂片细长。穗状轮伞花序顶生，长2～9cm，直径约0.7cm。花冠多已脱落，宿萼钟形，先端5齿裂，淡棕色或黄绿色，被短柔毛，内藏棕黑色小坚果。气芳香，味微涩而辛凉（图10-10）。

以色淡黄绿、穗长而密、香气浓者为佳。

2. 饮片

（1）荆芥：为长约5mm的小段，形状各异。茎呈方柱形，表面淡黄绿色或淡紫红色，被短柔毛；体轻，质脆，断面类白色。叶对生，叶片呈不规则碎片。穗状轮伞花序多破碎，花冠多脱落。小坚果棕黑色。气芳香，味微涩而辛凉。

（2）炒荆芥：形如荆芥段。表面焦黄色，茎切面及破碎面淡黄色，气味较弱。

（3）荆芥穗：为不规则的段状，花冠多脱落，宿萼钟状，先端5齿裂，淡棕色或黄绿色，被短柔毛。气芳香，味微涩而辛。

（4）荆芥炭：形如荆芥段。表面焦黑色，内部焦黄色。味苦而稍辛香。

（5）荆芥穗炭：形如荆芥穗。表面焦黑色，内部焦褐色。味苦而辛香。

【显微鉴别】 粉末：黄棕色。①宿萼表皮细胞垂周壁深波状弯曲。②腺鳞头部8细胞，直径96～112μm，柄单细胞，棕黄色。③小腺毛头部1～2细胞，柄单细胞。④非腺毛1～6细胞，大多具壁疣。⑤外果皮细胞表面观多角形，壁黏液化，胞腔含棕色物。⑥内果皮石细胞淡棕色，垂周壁深波状弯曲，密具纹孔。⑦纤维直径14～43μm，壁平直或微波状。

【化学成分】 ①全草含挥发油：主要成分为右旋薄荷酮、消旋薄荷酮、左旋胡薄荷酮及少量右旋柠檬烯等。②荆芥穗含单萜类成分荆芥苷A、荆芥苷B、荆芥苷C、荆芥苷D、荆芥苷E，荆芥醇，荆芥二醇；还含黄酮类成分橙皮苷，香叶木素等。③荆芥的花梗中尚含三种具有抗感染活性的苯并呋喃类化合物。

【理化鉴别】 本品以荆芥对照药材为对照，进行薄层色谱法试验。供试品色谱中，在与对照药材色谱相应的位置上，显相同颜色的斑点。

【含量测定】　照挥发油测定法测定，药材含挥发油不得少于 0.60%（ml/g），荆芥段含挥发油不得少于 0.30%（ml/g）；照高效液相色谱法测定，按干燥品计，药材含胡薄荷酮（$C_{10}H_{16}O$）不得少于 0.020%。

【应用】

1. 传统功效　解表散风，透疹。用于感冒、头痛、麻疹、风疹、疮疡初起。荆芥穗炭能止血，用于便血、崩漏、产后血晕。用量 4.5～9.0g。

2. 现代应用　本品具有解热、镇静、镇痛、抗炎、祛痰、平喘、抗过敏、抑菌等作用，临床用于丘疹样荨麻疹、产后眩晕等。

益　母　草★

Herba Leonuri

【别名】　坤草

【来源】　为唇形科植物益母草（*Leonurus japonicus* Houtt.）的新鲜或干燥地上部分。

【产地】　全国各地均有野生或栽培。

【采收加工】　鲜品春季幼苗期至初夏花前期采割；干品夏季茎叶茂盛、花未开或初开时采割，晒干，或切段晒干。

【性状鉴别】

1. 药材

（1）鲜益母草：幼苗期无茎，基生叶圆心形，边缘 5～9 浅裂，每裂片有 2～3 钝齿。花前期茎呈方柱形，上部多分枝，四面凹下成纵沟，长 30～60cm，直径 0.2～0.5cm；表面青绿色；质鲜嫩，断面中部有髓。叶交互对生，有柄；叶片青绿色，质鲜嫩，揉之有汁；下部茎生叶掌状 3 裂，上部叶羽状深裂或浅裂成 3 片，裂片全缘或具少数锯齿。气微，味微苦。

（2）干益母草：茎表面灰绿色或黄绿色；体轻，质韧，断面中部有髓。叶片灰绿色，多皱缩、破碎，易脱落。轮伞花序腋生，小花淡紫色，花萼筒状，花冠二唇形。切段者长约 2cm。

以质嫩、叶多、色灰绿者为佳；质老枯黄、无叶者不可供药用。

2. 饮片　益母草：呈短段状，茎、叶、花或果混合。茎方柱形，直径 2～6mm；外表面淡黄绿色至淡棕黄色，具细毛茸，四面凹下成纵沟，有的可见对生的分枝痕；切面中央为白色疏松的髓部。叶较少，多皱缩和破碎，灰绿色至褐绿色，展平后可见分裂的叶片。花着生于叶腋间，成轮伞状，宿存花萼钟状，先端具 5 尖刺。果实长三棱形，长 2～3mm，灰棕色。质坚。气微，味微苦（图 10-11）。

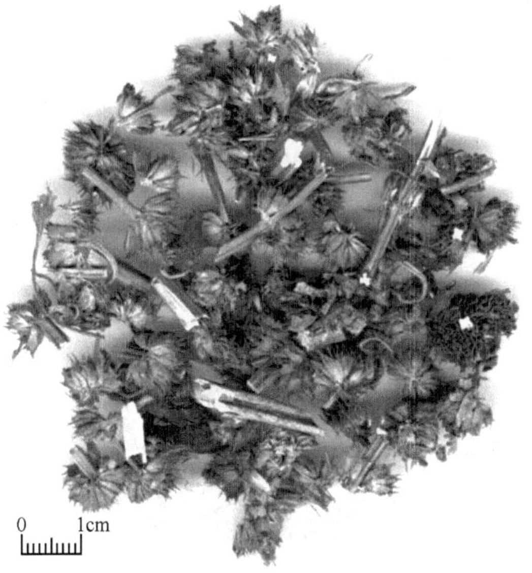

图 10-11　益母草饮片外形图

【显微鉴别】　茎横切面：表皮细胞外被角质层，有毛茸；腺鳞头部 4、6 或 8 细胞，柄单细胞；非腺毛 1～4 细胞。下皮厚角细胞在棱角处较多。皮层为数列薄壁细胞；内皮层明显。中柱鞘纤维束微木化。韧皮部较窄。木质部在棱角处较发达。髓部薄壁细胞较大。薄壁细胞含细小草酸钙针晶及小方晶。鲜品近表皮部分皮层薄壁细胞含叶绿体。

【化学成分】 ①生物碱：如益母草碱、水苏碱、芸香碱等。②多种有机酸：如亚麻酸、苯甲酸、延胡索酸等。

【理化鉴别】 本品以盐酸水苏碱对照品为对照，进行薄层色谱法试验。供试品色谱中，在与对照品色谱相应的位置上，显相同颜色的斑点。

【检查】 干益母草含水分不得过13.0%，总灰分不得过11.0%，酸不溶性灰分不得过1.0%。

【浸出物】 用热浸法测定，干益母草含水溶性浸出物不得少于15.0%。

【含量测定】 本品以盐酸水苏碱对照品为对照，进行薄层色谱法试验，并照薄层色谱扫描法进行扫描，波长 $\lambda_s=510nm$，测定供试品吸光度积分值与对照品吸光度积分值。干益母草按干燥品计算，含盐酸水苏碱（$C_7H_{12}NO_2 \cdot HCl$）不得少于0.50%。

【应用】

1. 传统功效 活血调经，利水消肿。用于月经不调、痛经、经闭、恶露不尽、水肿尿少、急性肾炎水肿。用量干品9～30g；鲜品12～40g。孕妇禁用。干益母草置干燥处；鲜品置阴凉潮湿处。

2. 现代应用 本品具有兴奋子宫、扩张冠脉、中枢兴奋、抗皮肤真菌、利尿等作用，临床用于冠心病、高黏血症、荨麻疹等。

薄　荷*

Herba Menthae

【来源】 为唇形科植物薄荷（*Mentha haplocalyx* Briq.）的干燥地上部分。

【产地】 主产于江苏的太仓、南通、海门及浙江、安徽、江西、湖南等省。

【采收加工】 夏、秋两季茎叶茂盛或花开至三轮时，选晴天，分次采割，晒干或阴干。

【性状鉴别】

1. 药材 茎方柱形，有对生分枝，长15～40cm，直径2～4mm；表面紫棕色或淡绿色，棱角处具茸毛，节间长2～5cm；质脆，断面白色，髓部中空。叶对生，有短柄；叶片皱缩卷曲或破碎，完整者展平后叶片呈宽披针形、长椭圆形或卵形，边缘有细锯齿，长2～7cm，宽1～3cm；上表面深绿色，下表面灰绿色，稀被茸毛，有凹点状腺鳞。轮伞花序腋生，花萼钟状，先端5齿裂，花冠淡紫色。揉搓后有特殊的清凉香气，味辛凉（图10-12）。

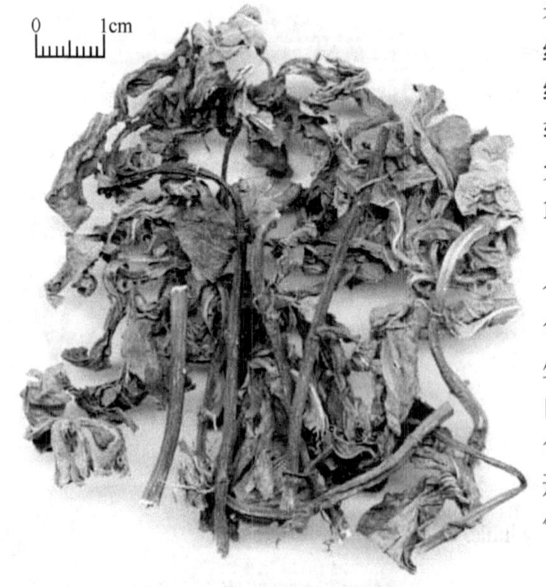

图10-12 薄荷药材外形图

2. 饮片 薄荷：呈小段状，茎、叶、花混合。茎方柱形，直径在3mm以内；外表面淡绿色、紫棕色或灰褐色，具纵棱线，有的可见对生叶痕或残留的枝，幼嫩部分被毛茸；切面类白色，中空。叶已切断，多皱缩和破碎，灰绿色至暗绿色，展平后，完整者呈宽披针形或卵形，边缘有锯齿，具疏毛。揉搓后，有特异香气，味辛凉。

【显微鉴别】

1. 叶表面观 ①腺鳞头部8细胞，直径约至 90μm，柄单细胞；小腺毛头部及柄部均为单细胞。②非腺毛 1～8 细胞，常弯曲，壁厚，微具疣状突起。③下表皮气孔多见，直轴式。

2. 茎横切面　呈四方形。①表皮细胞 1 列，外被角质层，有扁球形腺鳞、单细胞头的腺毛和非腺毛。②皮层为数列排列疏松的薄壁细胞，在四棱脊处有厚角细胞，内皮层明显。③维管束于四角处较发达，于相邻两角间具数个小维管束；韧皮部细胞较小，呈狭环状；形成层成环；木质部在四棱处发达，射线宽窄不一。④髓部宽广，中心常有空隙。⑤薄壁细胞中含橙皮苷结晶（图 10-13）。

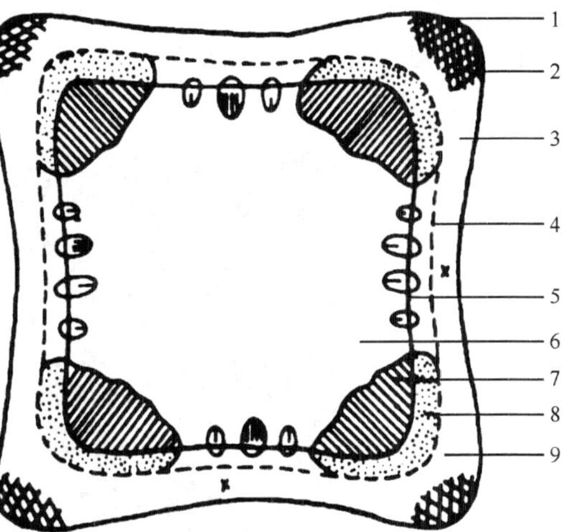

图 10-13　薄荷（茎）横切面简图

1. 表皮；2. 厚角组织；3. 皮层；4. 内皮层；5. 形成层；6. 髓；7. 木质部；8. 韧皮部；9. 橙皮苷结晶

【化学成分】　①挥发油（薄荷油）：主含 l-薄荷脑，其次为 l-薄荷酮、异薄荷酮、胡薄荷酮及薄荷酯类等。温度稍低时即析出大量无色薄荷脑晶体。②黄酮类。③多种氨基酸。

鲜叶中含油量以盛蕾期为最高，而原油含脑量则以盛花期为最高。

【理化鉴别】

（1）取本品叶的粉末少量，经微量升华得油状物，加硫酸 2 滴及香草醛结晶少量，初显黄色至橙黄色，再加水 1 滴，即变紫红色。

（2）本品以薄荷脑对照品为对照，进行薄层色谱法试验。供试品色谱中，在与对照品色谱相应的位置上，显相同颜色的斑点。

【检查】　叶不得少于 30%。

【含量测定】　照挥发油测定法测定，药材含挥发油不得少于 0.8%（ml/g），饮片含挥发油不得少于 0.4%（ml/g）。

【应用】

1. 传统功效　宣散风热，清头目，透疹。用于风热感冒、风温初起、头痛、目赤、喉痹、口疮、风疹、麻疹、胸胁胀闷。用量 3～6g。入煎剂宜后下。

2. 现代应用　本品具有解热、抗菌、抗病毒、解痉、祛痰等作用，临床用于慢性荨麻疹、急性乳腺炎、急性结膜炎等。

穿　心　莲*

Herba Andrographis

【来源】　为爵床科植物穿心莲[*Andrographis paniculata*（Burm. f.）Nees]的干燥地上部分。

【产地】　主产于广东、广西、福建等省区，多栽培。

【采收加工】　秋初茎叶茂盛时采割，晒干。

【性状鉴别】

1. 药材　茎呈方柱形，多分枝，长 50～70cm，节稍膨大；质脆，易折断，折断面有白色髓部。单叶对生，叶柄短或近无柄；叶片皱缩、易碎，完整者展开后呈披针形或卵状披针形，长 3～12cm，宽 2～5cm，先端渐尖，基部楔形下延，全缘或微波状；上面绿色，下面灰绿色，两面光滑；气微，味极苦，苦至喉部，经久苦味不减（图 10-14）。

以色绿、叶多、味极苦者为佳。

2. 饮片　穿心莲 呈小段状。茎方柱形,四棱明显,直径1～2mm,绿色,节处稍膨大,有对生叶柄痕。叶已切断,多皱缩和破碎,上表面暗绿色,下表面灰绿色,展平后,完整者呈披针形或卵状披针形,基部楔形,顶端渐尖,全缘。质脆,易碎。气微,味极苦。

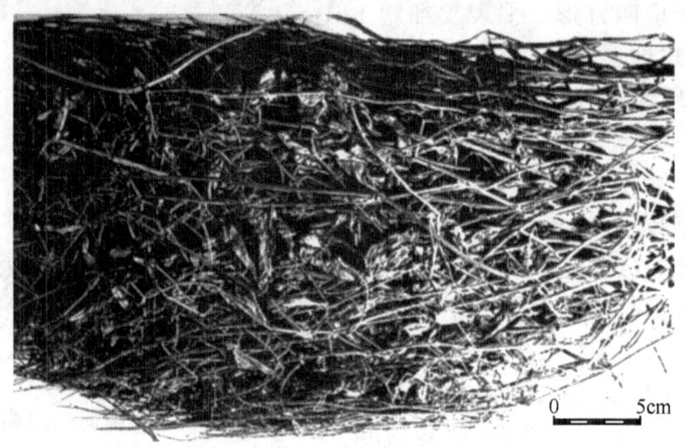

图 10-14　穿心莲药材外形图

【显微鉴别】

1. 叶横切面　①上表皮细胞类方形或长方形,下表皮细胞较小,上、下表皮均有含圆形、长椭圆形或棒状钟乳体的晶细胞;并有腺鳞,有时可见非腺毛。②栅栏组织为1～2列细胞,贯穿于主脉上方;海绵组织排列疏松。③主脉维管束外韧型,呈凹槽状;木质部上方亦有晶细胞。④主脉上表面突起呈三角形,上下表皮内侧有厚角组织(图 10-15)。

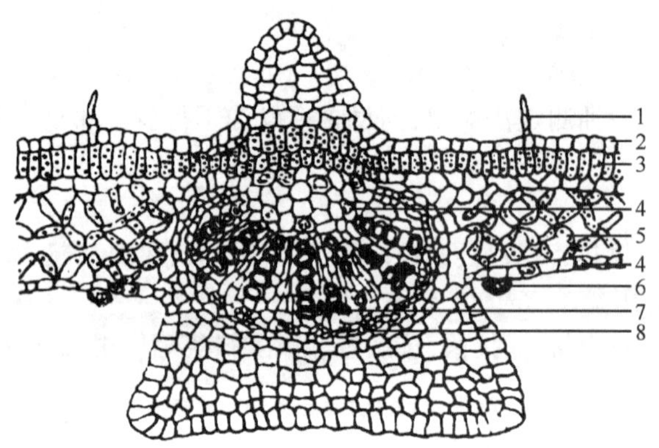

图 10-15　穿心莲(叶)横切面组织图

1. 非腺毛;2. 上表皮细胞;3. 栅栏组织;4. 钟乳体;5. 海绵组织;6. 腺鳞;7. 木质部导管;8. 韧皮部

2. 叶粉末　鲜绿色。味极苦。①上下表皮均有增大的晶细胞,卵形、椭圆形、长圆形,内含大型螺状钟乳体,直径约至36μm,长约至180μm,较大端有脐样点痕,具波状层纹,也有两个相接的钟乳体。②下表皮气孔密布,直轴式,副卫细胞大小悬殊,也有不定式。③腺鳞头部扁球形,4 细胞、6(8)细胞,直径至40μm ;柄极短。④非腺毛圆锥形,1～4 细胞,长约至160μm,基部直径约至40μm ,表面具角质线纹(图 10-16)。

【化学成分】 ①二萜内酯类化合物:主要有穿心莲内酯,以叶中含量最高;其次为新穿心莲内酯、去氧穿心莲内酯等。②二萜内酯苷:穿心莲内酯苷、14-去氧穿心莲内酯苷等。③茎中还含多种黄酮类化合物。

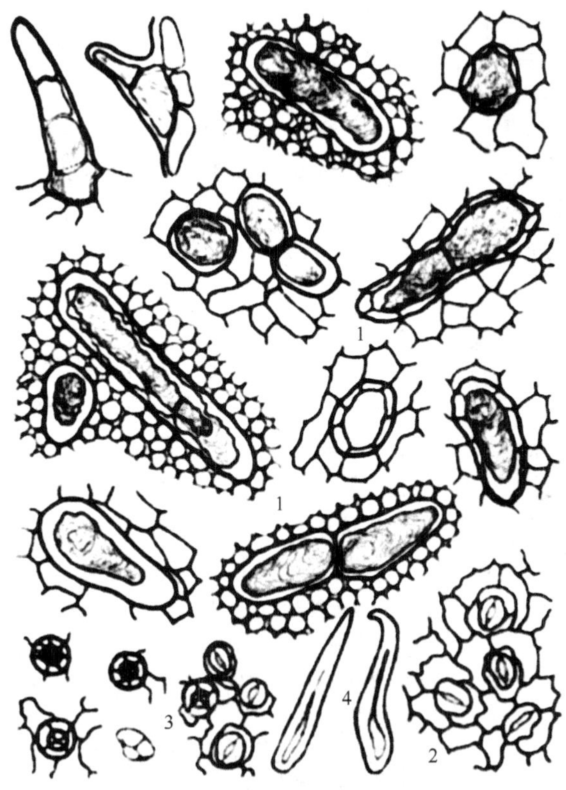

图10-16　穿心莲(叶)粉末图

1. 含螺状钟乳体的晶细胞;2. 气孔;3. 腺鳞;4. 非腺毛

穿心莲内酯等苦味素是抗菌和抗钩端螺旋体的有效成分。

【理化鉴别】　本品以穿心莲对照药材、脱水穿心莲内酯对照品、穿心莲内酯对照品为对照,进行薄层色谱法试验。置紫外光灯(254nm)下检视。供试品色谱中,在与对照药材色谱和对照品色谱相应的位置上,分别显相同颜色的斑点;喷以2% 3,5-二硝基苯甲酸乙醇溶液与2mol/L氢氧化钾溶液(1:1)混合液(临用时配制),立即在日光下检视,供试品色谱中,在与对照药材色谱和对照品色谱相应的位置上,分别显相同颜色的斑点。

【检查】　叶不得少于30%。

【浸出物】　用热浸法测定,乙醇作溶剂,本品含醇溶性浸出物不得少于8.0%。

【含量测定】　照高效液相色谱法测定,本品以干燥品计算,含脱水穿心莲内酯($C_{20}H_{28}O_4$)和穿心莲内酯($C_{20}H_{30}O_5$)的总量不得少于0.80%。

【应用】

1. 传统功效　清热解毒,凉血,消肿。用于感冒发热、咽喉肿痛、口舌生疮、顿咳劳嗽、泄泻痢疾、热淋涩痛、痈肿疮疡、毒蛇咬伤。用量6~9g。外用适量。

2. 现代应用　本品具有抗菌、解热、抗炎、抗心肌缺血、抗凝血等作用,临床用于慢性结肠炎、肛门肿瘤、急性细菌性痢疾等。

青　蒿★

Herba Artemisiae Annuae

【来源】　为菊科植物黄花蒿(*Artemisia annua* L.)的干燥地上部分。

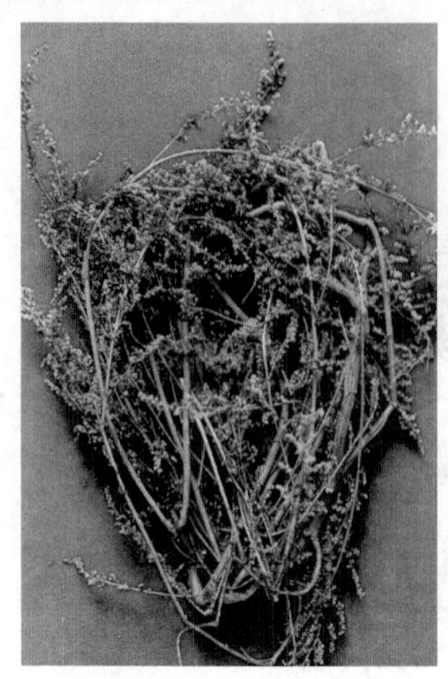

图 10-17　青蒿药材外形图

【产地】　全国大部分地区均产。

【采收加工】　秋季花盛开时采割，除去老茎，阴干。

【性状鉴别】

1. 药材　茎呈圆柱形，上部多分枝，长 30～80cm，直径 0.2～0.6cm；表面黄绿色或棕黄色，具纵棱线；质略硬，易折断，断面中部有髓。叶互生，暗绿色或棕绿色，卷缩易碎，完整者展平后为三回羽状深裂，裂片及小裂片矩圆形或长椭圆形，两面被短毛。气香特异，味微苦（图 10-17）。

以色绿、叶多、香气浓者为佳。

2. 饮片　青蒿　为短段状，茎、叶、花混合。茎呈圆柱形，直径 1～5mm，外表面黄棕色至棕褐色，具纵棱线，有的可见互生的枝和叶，切面黄白色，中央有髓。叶片已切断，多皱缩和破碎，暗绿色至褐绿色，展平后，可见叶缘呈齿状或浅裂，3 裂者中间裂片较宽。质稍硬。气香特异，味微苦。

【显微鉴别】　叶表面制片 ①上下表皮细胞形状不规则，垂周壁波状弯曲，脉脊上的表皮细胞呈窄长方形。②气孔不定式。③表皮密布丁字毛及腺毛；丁字毛柄 3～8 细胞，臂细胞很长；小腺毛椭圆形，无柄，腺头由 2 个半圆形分泌细胞相对组成（图 10-18）。

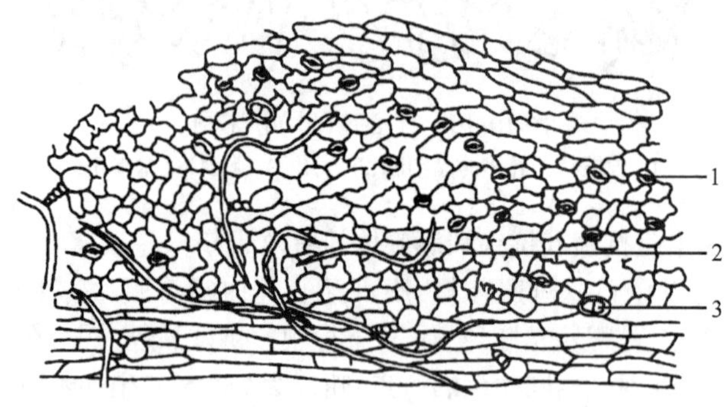

图 10-18　青蒿（叶）表面观

1. 气孔；2. 丁字毛；3. 腺毛

【化学成分】　①多种倍半萜内酯类成分：青蒿素及青蒿甲素、乙素、丙素、丁素、戊素和青蒿酸、青蒿内酯、青蒿醇等。②挥发油。③多种黄酮类。④香豆素类。青蒿素为抗疟有效成分。

【理化鉴别】　本品以青蒿素对照品为对照，进行薄层色谱法试验。置紫外光灯（365nm）下检视。供试品色谱中，在与对照品色谱相应的位置上，显相同颜色的荧光斑点。

【检查】　本品含水分不得过 14.0%，总灰分不得过 8.0%，酸不溶性灰分不得过 1.0%。

【浸出物】　用冷浸法测定，无水乙醇作溶剂，本品含醇溶性浸出物不得少于 1.9%。

【应用】

1. 传统功效　清热解暑，除蒸，截虐。用于暑邪发热、阴虚发热、夜热早凉、骨蒸劳热、疟疾寒热、湿热黄疸。用量 6～12g。入煎剂宜后下。

2. 现代应用　本品具有抗疟原虫、抗血吸虫、降低冠脉血流量、免疫抑制等作用，临床用于疟疾、尿潴留、日本血吸虫、神经性皮炎等。

槲寄生

Herba Visci

【别名】 北寄生　柳寄生　寄生

【来源】 为桑寄生科植物槲寄生[*Viscum coloratum*（Komar）Nakai]的干燥带叶茎枝。

【产地】 主产于河北、辽宁、吉林、内蒙古等省区。

【采收加工】 冬季至次春采割，除去粗茎，切段，干燥，或蒸后干燥。

【性状鉴别】

1. 药材　茎枝呈圆柱形，2～5 叉状分枝，长约 30cm，直径 0.3～1cm，表面黄绿色、金黄色或黄棕色，有纵皱纹；节膨大，节上有分枝或枝痕。体轻，质脆，易折断，断面不平坦，皮部黄色，木部色较浅，射线放射状，髓部常偏向一边。叶对生于枝梢，易脱落，无柄；叶片呈长椭圆状披针形，长 2～7cm，宽 0.5～1.5cm；先端钝圆，基部楔形，全缘；表面黄绿色，有细皱纹，主脉 5 出，中间 3 条明显；革质。浆果球形，皱缩。气微，味微苦，嚼之有黏性（图 10-19）。

以枝嫩、条均、色黄绿、叶多整齐不碎者为佳。

2. 饮片　为不规则的厚片。切面髓部常偏向一边，木部浅黄色，有放射状纹理，周边黄绿色、金黄色或黄棕色，有纵皱纹。体轻，质脆。叶黄绿色，革质，无柄。气微，味微苦，嚼之有黏性。

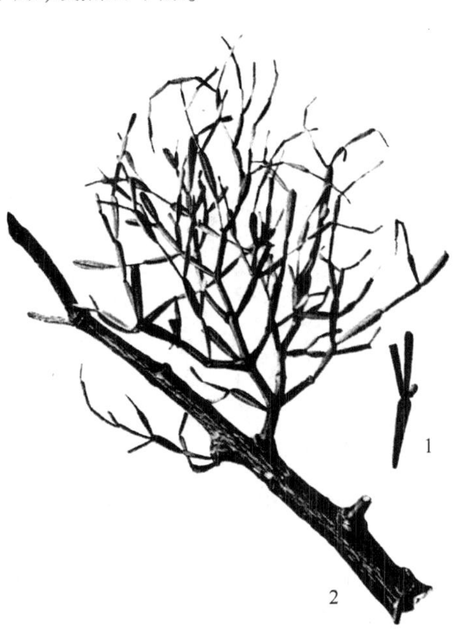

图 10-19　槲寄生药材外形图

1. 果枝；2. 茎枝

【化学成分】 ①三萜类：如齐墩果酸。②黄酮类：如黄槲寄生苷 A、黄槲寄生苷 B，高槲寄生苷 B。③甾醇类：β-谷甾醇等。④苷类：丁香苷、五味苷等。⑤有机酸。

【理化鉴别】 本品以槲寄生对照药材、齐墩果酸对照品为对照，进行薄层色谱法试验。供试品色谱中，在与对照药材色谱及对照品色谱相应的位置上，显相同颜色的斑点；再置紫外光灯（365nm）下检视，显相同颜色的荧光斑点。

【检查】 本品含杂质不得过 2%，水分不得过 12.0%，总灰分不得过 9.0%，酸不溶性灰分不得过 2.5%。

【浸出物】 用热浸法测定，乙醇作溶剂，本品含醇溶性浸出物不得少于 20.0%。

【含量测定】 照薄层色谱扫描法进行扫描，波长：$\lambda_s = 520$nm，$\lambda_R = 700$nm，测量供试品吸光度积分值与对照品吸光度积分值，计算，即得。

本品按干燥品计算，含齐墩果酸（$C_{30}H_{48}O_3$）不得少于 0.17%。

【功效】 祛风湿，补肝肾，强筋骨，安胎。用于风湿痹痛、腰膝酸软、胎动不安。用量 9～15g。

淫羊藿

Herba Epimedii

【别名】 仙灵脾

【来源】 为小檗科植物淫羊藿（*Epimedium brevicornum* Maxim.）、箭叶淫羊藿[*E. sagittatum*

(Sieb. et Zucc.) Maxim.]、柔毛淫羊藿(*E. pubescens* Maxim.)、巫山淫羊藿(*E. wushanense* T. S. Ying)或朝鲜淫羊藿(*E. koreanum* Nakai)的干燥地上部分。

【产地】 主产于陕西、山西、湖北、四川、辽宁等省。

【采收加工】 夏、秋两季茎叶茂盛时采割。除去粗梗及杂质,晒干或阴干。

【性状鉴别】

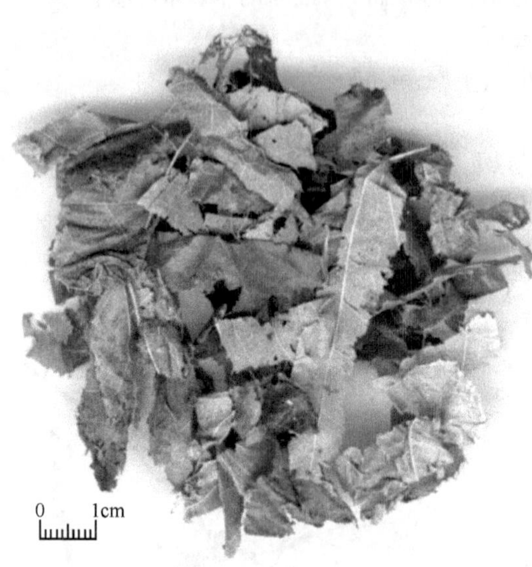

图 10-20 淫羊藿药材外形图

1. 药材

(1) 淫羊藿:茎呈细圆柱形,长约20cm,表面黄绿色或淡黄色,具光泽。茎生叶对生,二回三出复叶;小叶片卵圆形,长3~8cm,宽2~6cm;先端微尖,顶生小叶基部心形,两侧小叶较小,偏心形,外侧较大,呈耳状,边缘具黄色刺毛状细锯齿;上表面黄绿色,下表面灰绿色,主脉7~9条,基部有稀疏细长毛,细脉两面突起,网脉明显,小叶柄长1~5cm。叶片近革质。气微,味微苦(图10-20)。

(2) 箭叶淫羊藿:一回三出复叶,小叶片长卵形至卵状披针形,长4~12cm,宽2.5~5cm;先端渐尖,两侧小叶基部明显偏斜,外侧呈箭形。下表面疏被粗短伏毛或近无毛。叶片革质。

(3) 柔毛淫羊藿:一回三出复叶,叶下表面及叶柄密被绒毛状柔毛。

(4) 巫山淫羊藿:一回三出复叶,小叶片披针形至狭披针形,长9~23cm,宽1.8~4.5cm;先端渐尖或长渐尖,边缘具刺齿,侧生小叶基部裂片偏斜,内边裂片小,圆形,外边裂片大,三角形,渐尖。下表面被绵毛或秃净。

(5) 朝鲜淫羊藿:二回三出复叶,小叶较大,长4~10cm,宽3.5~7.0cm,先端长尖。叶片较薄。

均以色青绿、无枝梗、叶整齐不破碎者为佳。

2. 饮片

(1) 淫羊藿:呈短段状。茎较少,细长圆柱形,直径约2mm,灰黄色至棕黄色,切面中空。叶柄稍扁。叶片薄,已切成丝条状,上表面黄绿色至褐绿色,下表面淡灰绿色至淡灰黄色,叶脉突起,边缘具刺毛状锯齿。体轻,革质。气微,味苦。

(2) 炙淫羊藿:形如淫羊藿丝。表面微黄色,光亮。微有羊油气。

【化学成分】 ①多种黄酮类:如淫羊藿苷、淫羊藿黄酮次苷等。②挥发油。③木脂素。④生物碱等。

【理化鉴别】 本品以淫羊藿苷对照品为对照,进行薄层色谱法试验。置紫外光灯(365nm)下检视。供试品色谱中,在与对照品色谱相应的位置上,显相同的暗红色斑点;喷以三氯化铝试液,再置紫外光灯(365nm)下检视,显相同的橙红色荧光斑点。

【检查】 本品含杂质不得过3%,水分不得过12.0%,总灰分不得过8.0%,酸不溶性灰分不得过1.0%。

【浸出物】 用冷浸法测定,稀乙醇作溶剂,本品含醇溶性浸出物不得少于15.0%。

【含量测定】 照紫外-可见分光光度法,在270nm波长处测定,本品按干燥品计,含总黄酮以淫羊藿苷($C_{33}H_{40}O_{15}$)计,不得少于5.0%;照高效液相色谱法测定,本品按干燥品计,含淫羊藿苷($C_{33}H_{40}O_{15}$)不得少于 0.50%。

【功效】 补肾阳,强筋骨,祛风湿。用于阳痿遗精、筋骨痿软、风湿痹痛、麻木拘挛、更年期高血压。用量 3 ~ 9g。

紫花地丁
Herba Violae

【别名】 地丁　地丁草　箭头草

【来源】 为堇菜科植物紫花地丁(*Viola yedoensis* Makino)的干燥全草。

【产地】 主产于江苏、浙江及东北各省。

【采收加工】 春、秋两季采收,除去杂质,洗净,晒干。

【性状鉴别】

1. 药材　多皱缩成团。主根长圆锥形,直径 1 ~ 3mm;表面淡黄棕色,有细纵皱纹。叶基生,灰绿色,展平后叶片呈披针形或卵状披针形,长 1.5 ~ 6.0cm,宽 1 ~ 2cm;先端钝,基部楔形或稍心形,边缘具有钝锯齿,两面有毛;叶柄细,长 2 ~ 6cm,上部具明显狭翅。花茎纤细;花瓣 5,紫堇色或淡棕色;花距细管状。蒴果椭圆形或 3 裂。种子多数,淡棕色。气微,味微苦而稍黏(图 10-21)。

以根、叶、花、果齐全,叶灰绿色,花紫色,根黄,味微苦者为佳。

2. 饮片　紫花地丁:呈不规则小段。根圆柱形,直径 1 ~ 2mm,表面灰黄色,具纵皱纹及残留的支根。根茎圆柱形,直径 2 ~ 5mm,表面淡棕黄色,粗糙,可见残留叶柄及断续排列成环的叶柄残痕。叶多皱缩和破碎,黄绿色至暗绿色,先端钝尖,基部截形,边缘具钝锯齿。花瓣 5,淡棕黄色,少见。果实长圆形或 3 裂,分果瓣船形,黄绿色至灰黄色,长 0.6 ~ 0.9cm,内有多数种子。种子淡棕色,圆形,直径约 1mm。质脆。气微,味淡而稍黏。

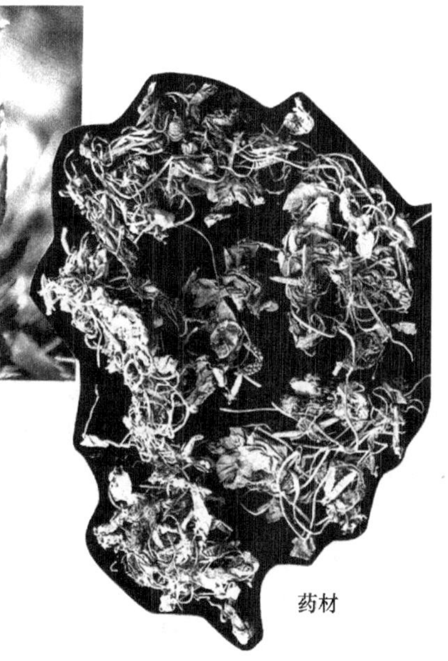

图 10-21　紫花地丁药材外形图

【化学成分】 全草含苷类、黄酮类、黏液质及蜡质。

【理化鉴别】 本品以紫花地丁对照药材为对照,进行薄层色谱法试验。置紫外光灯(365nm)下检视。供试品色谱中,在与对照药材色谱相应的位置上,显 3 个相同颜色的荧光主斑点。

【功效】 清热解毒,凉血消肿。用于疔疮肿毒、痈疽发背、丹毒、毒蛇咬伤。用量 15 ~ 30g。外用鲜品适量,捣烂敷患处。

紫苏梗
Caulis Perillae

【来源】 为唇形科植物紫苏[*Perilla frutescens* (L.) Britt.]的干燥茎。

【产地】 主产于江苏、浙江、河北等省。

【采收加工】 秋季果实成熟后采割,除去杂质,晒干,或趁鲜切片,晒干。

【性状鉴别】

1. 药材　呈方柱形,四棱钝圆,长短不一,直径 0.5 ~ 1.5cm。表面紫棕色或暗紫色,四面有纵沟及细纵纹,节部稍膨大,有对生的枝痕和叶痕。体轻,质硬,断面裂片状。气微香,味淡。

2. 饮片 切片厚2~5mm,常呈斜长方形,木部黄白色,射线细密,呈放射状,髓部白色,疏松或脱落(图10-22)。

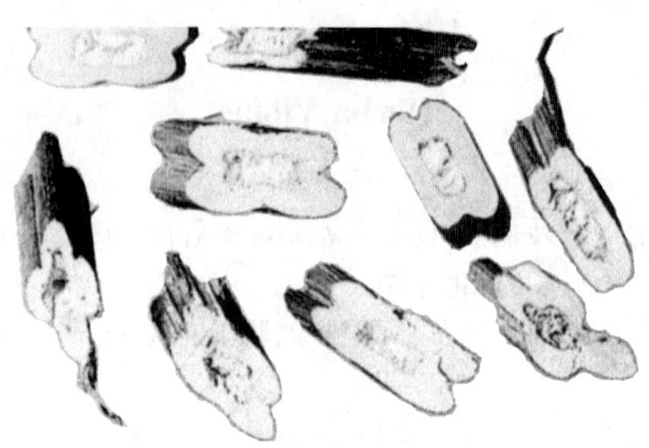

图10-22 紫苏梗饮片图

【化学成分】 主含挥发油:主要为l-紫苏醛(香气成分)。

【功效】 理气宽中,止痛,安胎。用于胸膈痞闷,胃脘疼痛,嗳气呕吐,胎动不安。用量5~9g。

紫 苏 子

本品为唇形科植物紫苏[*Perilla frutescens* (L.) Britt.]的干燥成熟果实。秋季果实成熟时采收,除去杂质,晒干。本品呈卵圆形或类球形,直径约1.5mm。表面灰棕色或灰褐色,有微隆起的暗紫色网纹,基部稍尖,有灰白色点状果梗痕。果皮薄而脆,易压碎。种子黄白色,种皮膜质,子叶2,类白色,有油性。压碎有香气,味微辛。降气消痰,平喘,润肠。用于痰壅气逆,咳嗽气喘,肠燥便秘。用量3~9g。

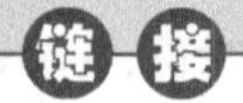

茵 陈

Herba Artemisiae Scopariae

【别名】 茵陈蒿 绵茵陈

【来源】 为菊科植物滨蒿(*Artemisia scoparia* Waldst. et Kit.)或茵陈蒿(*A. capillaris* Thunb.)的干燥地上部分。

【产地】 滨蒿主产于东北及河北、山东等省。茵陈蒿主产于陕西、山西、安徽等省。

【采收加工】 春季幼苗高6~10cm时采收或秋季花蕾长成时采割,除去杂质及老茎,晒干。春季采收的习称"绵茵陈",秋季采割的称"茵陈蒿"。

【性状鉴别】

1. 药材

(1) 绵茵陈:多收缩卷曲成团状,灰白色或灰绿色,全株密被灰白色茸毛,绵软如绒。茎细小,长1.5~2.5cm,直径0.1~0.2cm,除去表面白色茸毛后可见明显纵纹;质脆,易折断。叶具柄,展平后叶片呈一至三回羽状分裂,叶片长1~3cm,宽约1cm;小裂片卵形或稍呈倒披针形、条形,先端锐尖。气清香,味微苦(图10-23)。

(2) 茵陈蒿:茎呈圆柱形,多分枝,长30~100cm,直径2~8mm;表面淡紫色或紫色,有纵条

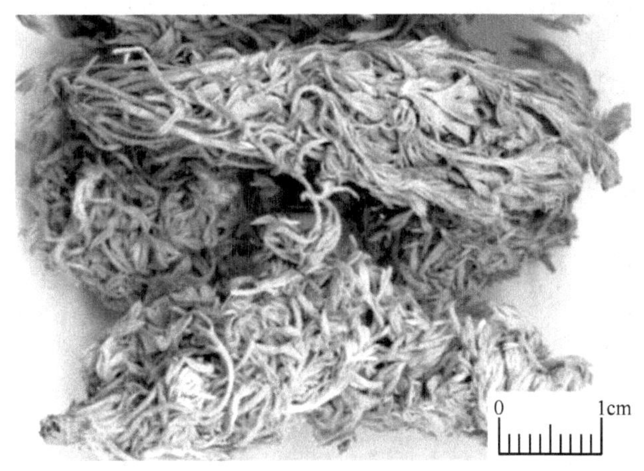

图 10-23　茵陈药材外形图

纹,被短柔毛;体轻,质脆,断面类白色。叶密集,或多脱落;下部叶二至三回羽状深裂,裂片条形或细条形,两面密被白色柔毛;茎生叶一至二回羽状全裂,基部抱茎,裂片细丝状。头状花序卵形,多数集成圆锥状,长 1.2～1.5mm,直径 1～1.2mm,有短梗;总苞片 3～4 层,卵形,苞片 3 裂;外层雌花 6～10 个,可多达 15 个,内层两性花 2～10 个。瘦果长圆形,黄棕色。气芳香,味微苦。

2. 饮片　茵陈蒿:为短段状,茎、叶、花混合。茎呈圆柱形,外表面黄棕色至棕褐色,表面淡紫色或紫色,有纵条纹,被短柔毛,可见互生的枝和叶,切面类白色。叶片已切断,多皱缩和破碎,裂片条形、细条形或细丝状。花序卵形,直径约 1mm。质稍硬。气香特异,味微苦。

【化学成分】

1. 滨蒿　①蒿属香豆素:6,7－二甲氧基香豆素,含量因部位和季节而异,花和瘦果中含量最高,幼苗中不含。②黄酮类、色酮。③绿原酸及对羟基苯乙酮等。④挥发油(花期含量最高),主要为侧柏醇、正丁醛等。

2. 茵陈蒿　①蒿属香豆素(花蕾中含量最高)。②绿原酸、咖啡酸。③茵陈色酮、7-甲基茵陈色酮、茵陈黄酮等。④挥发油(果穗中较多),主要为茵陈二炔酮、茵陈炔酮等。

【功效】　清湿热,退黄疸。用于黄疸尿少、湿疮瘙痒、传染性黄疸型肝炎。用量 6～15g。外用适量,煎汤熏洗。不宜久贮。

蒲　公　英
Herba Taraxaci

【别名】　婆婆丁　黄花地丁

【来源】　为菊科植物蒲公英(*Taraxacum mongolicum* Hand. -Mazz.)、碱地蒲公英(*T. sinicum* Kitag.)或同属数种植物的干燥全草。

【产地】　全国大部分地区均产。

【采收加工】　春至秋季花初开时采挖,除去杂质,洗净,晒干。

【性状鉴别】

1. 药材　呈皱缩卷曲的团块。根呈圆锥形,多弯曲,长 3～7cm;表面棕褐色,抽皱;根头部有棕褐色或黄白色的茸毛,有的已脱落。叶基生,多皱缩破碎,完整叶片呈倒披针形,绿褐色或暗灰色,先端尖或钝,边缘浅裂或羽状分裂,基部渐狭,下延呈柄状,下表面主脉明显。花茎 1 至数条,每条顶生头状花序,总苞片多层,内面一层较长,花冠黄褐色或淡黄白色。有的可见多数

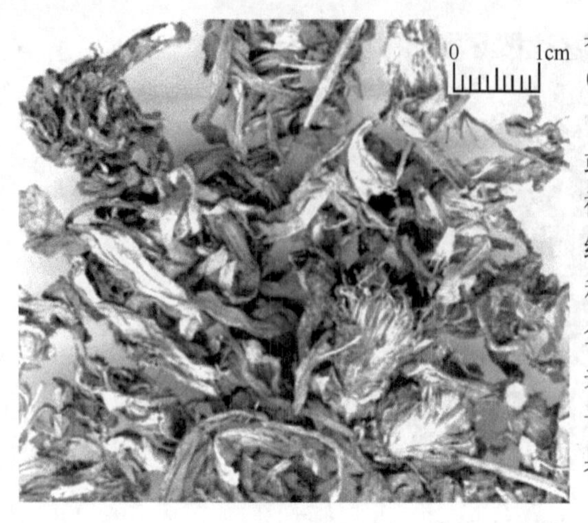

图 10-24 蒲公英药材外形图

具白色冠毛的长椭圆形瘦果。气微，味微苦(图 10-24)。

2. 饮片 蒲公英：呈短段状，根、茎、叶、花或果混合。根圆锥形，直径约 5mm，外表面棕褐色，皱缩，可见须根痕，根头部较膨大，具横环纹及棕色叶基。叶片占大部分，已切断，多破碎和皱缩，灰绿色至暗绿色，展平后，呈羽状分裂，全缘或有疏齿。花茎扁平中空，具纵直纹理。头状花序球形，直径约 1cm，苞片披针形，花细长，黄褐色，花冠常已脱落，冠毛细丝状，白色，果实细小。质脆。气微，味微苦。

【化学成分】 主含蒲公英甾醇、胆碱、咖啡酸、菊糖和果胶等成分。

【理化鉴别】 本品以咖啡酸对照品为对照，进行薄层色谱法试验。置紫外光灯(365nm)下检视。供试品色谱中，在与对照品色谱相应的位置上，显相同颜色的荧光斑点。

【含量测定】 照高效液相色谱法测定，本品按干燥品计，含咖啡酸($C_9H_8O_4$)不得少于 0.02%。

【功效】 清热解毒，消肿散结，利尿通淋。用于疔疮肿毒、乳痈、瘰疬、目赤、咽痛，肺痈，肠痈、湿热黄疸、热淋涩痛。用量 9～15g，鲜品适量捣敷或煎汤熏洗患处。

白花蛇舌草

Herba Hedyoti Diffusae

【来源】 为茜草科植物白花蛇舌草[*Oldenlandia diffusa*(Willd.)Roxb.]干燥或新鲜全草。

【产地】 主产于福建、广东、广西等地。

【采收加工】 夏秋季采收全草，洗净，鲜用或晒干。

【性状鉴别】

1. 药材 扭缠成团状，灰绿色或灰棕色。有主根 1 条，须根纤细。茎细而卷曲，质脆易折断，中央有白色髓部。叶多破碎，极皱缩，易脱落；有托叶，长 1～2mm。花腋生，多具梗。蒴果扁球形，两侧各有 1 条纵沟，萼宿存，种子细小而极多。气微，味淡(图 10-25)。

以果实饱满、茎叶绿褐色、叶小质嫩者为佳。

2. 饮片 为不规则的小段，根、茎、叶、花混合；茎段质脆，易折断，中央有白色髓部。叶多破碎，极皱缩，灰绿色或灰棕色。

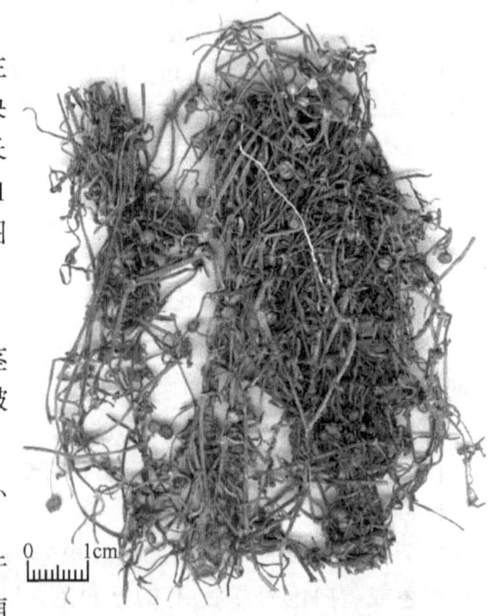

图 10-25 白花蛇舌草药材外形图

【化学成分】 主含齐墩果酸、熊果酸、β-谷甾醇、豆甾醇等成分。

【功效】 清热解毒，利尿消肿，活血止痛。用于肺热咳嗽、痢疾、扁桃体炎、咽喉炎、阑尾炎、黄疸、痈肿疔疮、毒蛇咬伤。用量 15～60g。

锁 阳
Herba Cynomorii

【来源】 为锁阳科植物锁阳(*Cynomorium songaricum* Rupr.)的干燥肉质茎。

【产地】 主产于内蒙古、宁夏、甘肃、新疆等地。

【采收加工】 春季采挖,除去花序,切段,晒干。

【性状鉴别】 药材:呈扁圆柱形,微弯曲,长 5 ~ 15cm,直径 1.5 ~ 5cm。表面棕色或棕褐色,粗糙,具明显纵沟及不规则凹陷,有的残存三角形的黑棕色鳞片。体重,质硬,难折断,断面浅棕色或棕褐色,有黄色三角状维管束。气微,味甘而涩(图 10-26)。

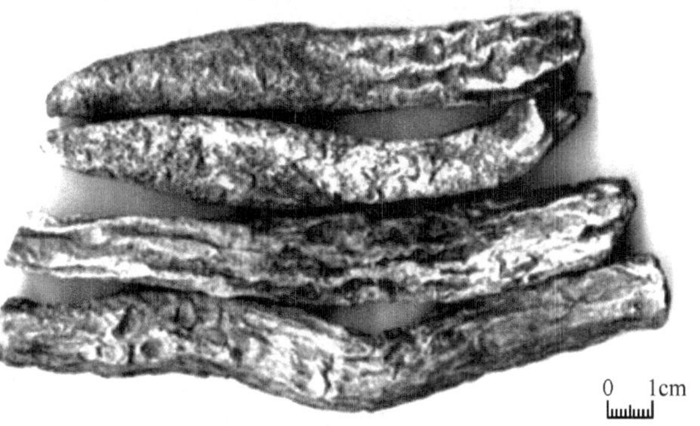

图 10-26 锁阳药材外形图

以条粗壮、色红棕、质硬、体重、断面肉质油润者为佳。

【化学成分】 主含熊果酸、乙酰熊果酸、异槲皮苷、木犀草素-7-O-葡萄糖苷、胡萝卜苷、β-谷甾醇、没食子酸、鞣质、氨基酸等成分。

【理化鉴别】 本品以脯氨酸对照品为对照,进行薄层色谱法试验。供试品色谱中,在与对照品色谱相应的位置上,显相同颜色的斑点;以熊果酸对照品为对照,进行薄层色谱法试验。供试品色谱中,在与对照品色谱相应的位置上,显相同的紫红色斑点。

【检查】 本品含杂质不得超过 2%,水分不得超过 12.0%,总灰分不得超过 14.0%,酸不溶性灰分不得超过 1.5%。

【浸出物】 用热浸法测定,乙醇作溶剂,本品含醇溶性浸出物不得少于 14.0%。

【功效】 补肾阳,益精血,润肠通便。用于腰膝酸软,阳痿滑精,肠燥便秘。用量 5 ~ 9g。

石 斛
Herba Dendrobii

【别名】 黄草 金石斛

【来源】 为兰科植物金钗石斛(*Dendrobium nobile* Lindl.)、铁皮石斛(*D. candidum* Wall. ex Lindl.)或马鞭石斛(*D. fimbriatum* Hook. var. *oculatum* Hook.)及其近似种的新鲜或干燥茎。

【产地】 主产于四川、贵州、广西、云南、湖北等省区。

【采收加工】 全年均可采收,鲜用者除去根及泥沙;干用者采收后,除去杂质,用开水略烫或烘软,再边搓边烘晒,至叶鞘搓净,干燥。铁皮石斛剪去部分须根后,边炒边扭成螺旋形或弹簧状,烘干,习称"铁皮枫斗(耳环石斛)"。

【性状鉴别】

1. 药材

(1) 鲜石斛:茎呈圆柱形或扁圆柱形,长约 30cm,直径 0.4 ~ 1.2cm。表面黄绿色,光滑或有纵纹,节明显,色较深,节上有膜质叶鞘。肉质,多汁,易折断。气微,味微苦而回甜,嚼之带黏性。

(2) 金钗石斛:呈扁圆柱形,长 20 ~ 40cm,直径 4 ~ 6mm,节间长 2.5 ~ 3cm。表面金黄色或

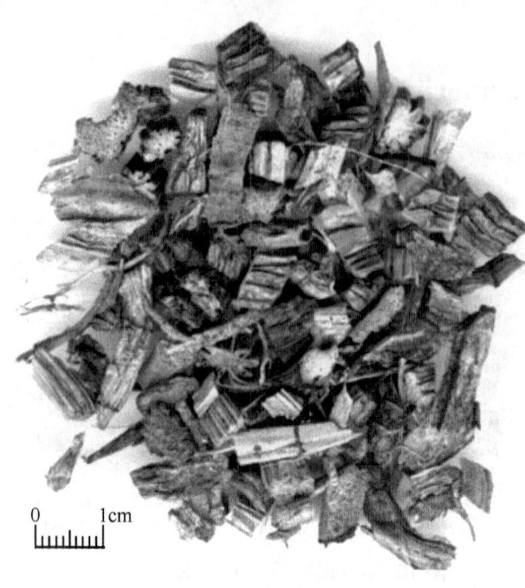

图 10-27 石斛饮片图

黄中带绿色,有深纵沟。质硬而脆,断面较平坦。味苦。

(3) 耳环石斛(铁皮石斛):呈螺旋形或弹簧状,一般为 2 ~ 4 个旋纹,茎拉直后约 3.5 ~ 8cm,直径 2 ~ 3mm。表面黄绿色,有细纵皱纹,一端可见有茎基部留下的短须根。质坚实,易折断,断面平坦。嚼之有黏性。

(4) 马鞭石斛:呈长圆柱形,长 40 ~ 120cm,直径 0.5 ~ 0.8cm,节间长 3 ~ 4.5cm。表面黄色至暗黄色,有深纵槽。质疏松,断面呈纤维性。味微苦。

2. 饮片 金钗石斛:为扁圆柱形的小段,直径 2 ~ 6mm。外表面金黄色或微带绿色,有光泽,具纵深沟纹和细密纹理,有的可见棕褐色的节。切面黄白色,有多数散在的筋脉点。质坚韧。气微,味苦,嚼之略有黏性(图 10-27)。

干品以色金黄、有光泽、质柔韧者为佳。鲜石斛以青绿色、肥满多汁、嚼之发黏者为佳。商品分为鲜石斛、干石斛和耳环石斛三类。多为统货。

【化学成分】 主含生物碱:主要为石斛碱、石斛次碱等。

【功效】 益胃生津,滋阴清热。用于阴伤津亏、口干烦渴、食少干呕、病后虚热、目暗不明。用量 6 ~ 12g,鲜品 15 ~ 30g。入复方宜先煎,单用可久煎。

石斛常见伪品

(1) "有瓜石斛":为兰科植物流苏金石斛[*Ephemerantha fimbriata* (Bl.) Hunt et Summerh.]的干燥全草。产于广东、广西、云南、贵州等地。茎呈圆柱形,表面金黄色,多分枝,每一分枝顶端具膨大成扁纺锤形的假鳞茎,长3~4cm,有深纵纹。

(2) "石仙桃":为同科植物石仙桃(*Pholidota chinensis* Lindl.)的干燥全草。产于广东、广西、浙江、江西、福建等地。根茎粗壮,被鳞叶,节上生假鳞茎,纺锤形,表面黄绿色或金黄色,长 2~4cm,具纵横纹,顶端具叶 2 枚,多脱落。

(3) "石枣子":为同科植物云南石仙桃(*Pholidota yunnanensis* Rolfe)的干燥全草。产于四川、云南、贵州等地。性状与石仙桃相似,假鳞茎细长,呈长圆形或卵状长圆形,长 2.5~5cm,表面棕褐色,有细纵纹,顶端具 2 枚叶片,叶片披针形。

(4) "细叶石仙桃":为同科植物细叶石仙桃(*Pholidota cantonensis* Rolfe)的干燥全草。主产于广西。假鳞茎呈卵形,有的被鳞片包裹,长 1~2cm,外表浅灰褐色,具明显纵皱纹,顶端具叶 2 枚,叶片条形,多脱落。

链接

全草类其他常用药材简介

名称	来源	性状特征	功效
鱼腥草	为三白草科植物蕺菜(*Houttuynia cordata* Thunb.)的新鲜全草或干燥地上部分	鲜鱼腥草茎呈圆柱形,长 20 ~ 45cm,直径 2.5 ~ 4.5mm;上部绿色或紫红色,下部白色,节明显,下部节上生有须根,无毛或被疏毛。叶互生,叶片心形,长3 ~ 10cm,宽 3 ~ 11cm;先端渐尖,全缘;上表面绿色,密生腺点,下表面常呈紫红色;叶柄细长,基部与托叶合生成鞘状。穗状花序顶生。具鱼腥气,味涩。 干鱼腥草茎呈扁圆柱形,扭曲,表面棕黄色,具纵棱数条;质脆易折断。叶卷折皱缩,展平后呈心形;上表面暗黄绿色至暗棕色,下表面灰绿色或灰棕色。穗状花序黄棕色	清热解毒,消肿排脓,利尿通淋
广金钱草	为豆科植物广金钱草[*Desmodium styracifolium* (Osb.) Merr.]的干燥地上部分	茎呈圆柱形,长可达 1m,密被黄色伸展的短柔毛;质稍脆,断面中部有髓。叶互生,小叶 1 或 3,圆形或矩圆形,直径 2 ~ 4cm;先端微凹,基部心形或钝圆,全缘;上表面黄绿色或灰绿色,无毛,下表面具灰白色紧贴的绒毛,侧脉羽状;叶柄长 1 ~ 2cm;托叶 1 对,披针形,长约 0.8cm。气微香,味微甘	清热除湿,利尿通淋
车前草	车前科植物车前(*Plantago asiatica* L.)或平车前(*P. depressa* Willd.)的干燥全草。	车前草:根丛生,须状。叶基生,具长柄;叶片皱缩,展平后呈卵状椭圆形或宽卵形,长 6 ~ 13cm,宽 2.5 ~ 8cm;表面灰绿色或污绿色,具明显弧形脉 5 ~ 7 条;先端钝或短尖,基部宽楔形,全缘或有不规则浅齿。穗状花序数条,花茎长。蒴果椭圆形,盖裂,萼宿存。种子近椭圆形,黑褐色。气微香,味微苦 平车前草:主根直而长。叶片较狭,长椭圆形或椭圆状披针形,长 5 ~ 14cm,宽 2 ~ 3cm	清热利尿,祛痰,凉血,解毒
鹅不食草	为菊科植物鹅不食草[*Centipeda minima* (L.) A. Br. et Aschers.]的干燥全草	本品缠结成团。须根纤细,淡黄色。茎细,多分枝;质脆,易折断,断面黄白色。叶小,近无柄;叶片多皱缩、破碎,完整者展平后呈匙形,表面灰绿色或棕褐色,边缘有 3 ~ 5 个锯齿。头状花序黄色或黄褐色。气微香,久嗅有刺激感,味苦、微辛	通鼻窍,止咳
半枝莲	为唇形科植物半枝莲(*Scutellaria barbata* D. Don)的干燥全草	本品长 15 ~ 35cm,无毛或花轴上疏被毛。根纤细。茎丛生,较细,方柱形;表面暗紫色或棕绿色。叶对生,有短柄;叶片多皱缩,展平后呈三角状卵形或披针形,长 1.5 ~ 3cm,宽 0.5 ~ 1cm;先端钝,基部宽楔形,全缘或有少数不明显的钝齿;上表面暗绿色,下表面灰绿色。花单生于茎枝上部叶腋,花萼裂片钝或较圆;花冠二唇形,棕黄色或浅蓝紫色,长约 1.2cm,被毛。果实扁球形,浅棕色。气微,味微苦	清热解毒化瘀利尿
半边莲	为桔梗科植物半边莲(*Lobelia chinensis* Lour.)的干燥全草	本品常缠结成团。根茎直径 1 ~ 2mm;表面淡棕黄色,平滑或有细纵纹。根细小,黄色,侧生纤细须根。茎细长,有分枝,灰绿色,节明显,有的可见附生的细根。叶互生,无柄,叶片多皱缩,绿褐色,展平后叶片呈狭披针形,长 1 ~ 2.5cm,宽 0.2 ~ 0.5cm ,边缘具疏而浅的齿。花梗细长,花小,单生于叶腋,花冠基部筒状,上部 5 裂,偏向一边,浅紫红色,花冠筒内有白色茸毛。气微特异,味微甘而辛	利尿消肿清热解毒

续表

名称	来源	性状特征	功效
刘寄奴	为菊科植物奇蒿(*Artemisia anomala* S. Moore)的干燥全草	为带花的全草,长60~90cm,茎圆柱形,直径2~4mm,通常已弯折。表面棕黄色至棕褐色,常被白色毛茸,质坚而硬,易折断,折断面纤维性,黄白色,中央白色而疏松。叶互生,通常干枯皱缩或脱落,展平后完整叶片呈长卵圆形,长6~10cm,宽2~4cm,边缘有锯齿,上表面暗绿色,下表面灰绿色,密被白毛,质脆易破碎或脱落;叶柄短。枝梢带花穗,枯黄色。气芳香,味淡	破血通经,敛疮消肿
香薷	为唇形科植物石香薷(*Mosla chinensis* Maxim.)或江香薷(*M. chinensis*'jiangxiangru')的干燥地上部分。前者习称"青香薷",后者习称"江香薷"	青香薷:长30~50cm,基部紫红色,上部黄绿色或淡黄色,全体密被白色茸毛。茎方柱形,基部类圆形,直径1~2mm,节明显,节间长4~7cm;质脆,易折断。叶对生,多皱缩或脱落,叶片展平后呈长卵形或披针形,暗绿色或黄绿色,边缘有3~5疏浅锯齿。穗状花序顶生及腋生,苞片圆卵形或圆倒卵形,脱落或残存;花萼宿存,钟状,淡紫红色或灰绿色,先端5裂,密被茸毛。小坚果4,直径0.7~1.1mm,近圆球形,具网纹,网间隙下凹呈浅凹状。气清香而浓,味微辛而凉 江香薷:长55~66cm。表面黄绿色,质较柔软。边缘有5~9疏浅锯齿。果实直径0.9~1.4mm,表面具疏网纹	发汗解表,和中利湿
木贼	为木贼科植物木贼(*Equisetum hiemale* L.)干燥地上部分	本品呈长管状,不分枝,长40~60cm,直径0.2~0.7cm。表面灰绿色或黄绿色,有18~30条纵棱,棱上有多数细小光亮的疣状突起;节明显,节间长2.5~9cm,节上着生筒状鳞叶,叶鞘基部和鞘齿黑棕色,中部淡棕黄色。体轻,质脆,易折断,断面中空,周边有多数圆形的小空腔。气微,味甘淡、微涩,嚼之有沙粒感	散风热退目翳
伸筋草	为石松科植物石松(*Lycopodium japonicum* Thunb.)的干燥全草	匍匐茎呈细圆柱形,略弯曲,长可达2m,直径1~3mm,其下有黄白色细根;直立茎作二叉状分枝。叶密生茎上,螺旋状排列,皱缩弯曲,线形或针形,长3~5mm,黄绿色至淡黄棕色,无毛,先端芒状,全缘,易碎断。质柔软,断面皮部浅黄色,木部类白色。气微,味淡	祛风除湿,舒筋活络

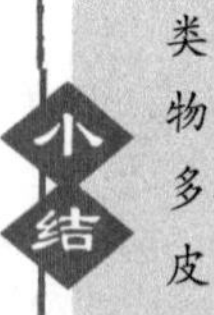

通过本章学习,要求掌握下列知识点:全草类中药植株高大者多采取割取的方法,植株低矮者利用挖取的方法;一般选择植株生长旺盛时采收,多采用阴干的方法;全草类中药的鉴别,应按其所包括的器官,如根、茎、叶、花、果实、种子等分别进行观察;原植物的特征一般反映了药材的性状特征,因此依靠原植物分类鉴别十分重要;全草类中药多数为双子叶植物,少数为单子叶植物;双子叶植物草质茎横切面自外向内依次为表皮、皮层、维管柱三部分;单子叶植物草质茎横切面最外层为表皮,向内是基本薄壁组织,其中散生多数有限外韧型维管束,无皮层、髓和髓射线之分;常用全草类药材的来源、主产地、采收加工、性状、显微鉴别、主成分、理化鉴别;《中国药典》(2005年版)一部对全草类药材进行品质检查的限量要求及检验方法。

目标检测

一、选择题

A_1 型题

1. 麻黄中的主要成分是
A. 生物碱类　B. 苷类　C. 黄酮类　D. 有机酸类
2. 粉末显微鉴别时,可观察到嵌晶纤维的是
A. 穿心莲　B. 麻黄　C. 薄荷　D. 广藿香
3. 穗状花序顶生,具鱼腥气的中药是
A. 石韦　B. 仙鹤草　C. 鱼腥草　D. 紫花地丁
4. 金钱草的原植物是
A. 过路黄　B. 金钱草　C. 广金钱草　D. 连钱草
5. 具有芳香化湿,开胃止呕,发表解暑功效的是
A. 穿心莲　B. 金钱草　C. 广藿香　D. 薄荷
6. 我国薄荷最著名的产区是
A. 安徽省　B. 江西省　C. 江苏省　D. 河南省
7. 含有青蒿素的植物是
A. 青蒿　B. 茵陈蒿　C. 黄花蒿　D. 滨蒿
8. 含利胆成分的是
A. 青蒿　B. 绞股蓝　C. 茵陈蒿　D. 穿心莲
9. 下列中药具有孢子的是
A. 荆芥　B. 仙鹤草　C. 淫羊藿　D. 石韦
10. 叶片呈卵状心形,先端尖,基部心形,气微,味苦的中药是
A. 金钱草　B. 淫羊藿　C. 石斛　D. 石韦
11. 下列植物属于唇形科的是
A. 茵陈　B. 青蒿　C. 仙鹤草　D. 泽兰
12. 具有清热解毒,凉血消肿功效的是
A. 紫花地丁　B. 荆芥　C. 肉苁蓉　D. 广藿香
13. 茎淡黄绿色或淡紫红色,被短柔毛;气芳香,味微涩而辛凉的
A. 泽兰　B. 荆芥　C. 仙鹤草　D. 广藿香
14. 下列中药药用部位为肉质茎的是
A. 紫花地丁　B. 石斛　C. 肉苁蓉　D. 蒲公英
15. 茎呈方柱形,多分枝,节稍膨大,味极苦的中药是
A. 穿心莲　B. 车前草　C. 绞股蓝　D. 白花蛇舌草
16. 根丛生,须状,叶基生,具长柄,穗状花序数条的中药是
A. 紫花地丁　B. 车前草　C. 绞股蓝　D. 石斛
17. 下列植物属于三白草科的是
A. 鱼腥草　B. 青蒿　C. 绞股蓝　D. 泽兰
18. 全草扭缠成团状,花腋生,须根纤细,叶多破碎的中药是
A. 穿心莲　B. 车前草　C. 绞股蓝　D. 白花蛇舌草
19. 下列植物属于菊科的是
A. 紫花地丁　B. 淫羊藿　C. 肉苁蓉　D. 蒲公英
20. 下列中药表面颜色为金黄色的是

A. 麻黄　B. 石斛　C. 石韦　D. 广藿香

X 型题

21. 麻黄的原植物包括
A. 木贼　B. 草麻黄　C. 木贼麻黄　D. 中麻黄
E. 丽江麻黄

22. 麻黄的粉末显微特征有
A. 嵌晶纤维　B. 晶纤维　C. 哑铃状气孔　D. 表皮及角质层
E. 棕色块

23. 淫羊藿为下列哪几种植物的地上部分
A. 淫羊藿　B. 箭叶淫羊藿　C. 柔毛淫羊藿　D. 朝鲜淫羊藿
E. 巫山淫羊藿

24. 下列中药来源于单子叶植物的有
A. 麻黄　B. 石斛　C. 淡竹叶　D. 薄荷
E. 百部

25. 味苦的中药有
A. 黄连　B. 黄柏　C. 山豆根　D. 穿心莲
E. 胡黄连

26. 麻黄药材质佳者应是
A. 外色淡绿或黄绿色　B. 内心红棕色　C. 手拉不脱节　D. 味苦涩
E. 干燥中空

27. 薄荷的茎横切面显微结构特征主要有
A. 表皮为1层长方形细胞,外被角质层,有腺鳞、小腺毛及非腺毛
B. 皮层薄壁细胞数列,排列疏松,四棱角处由厚角细胞组成
C. 内皮层明显,韧皮部狭,形成层成环
D. 木质部在四棱处发达,由导管、木薄壁细胞及木纤维组成
E. 髓部较大,为具纹孔的大形薄壁细胞组成,含小针晶与小棱晶

二、简答题

1. 全草类中药的性状鉴定要点是什么?请叙述草质茎横切面显微特征。
2. 请写出麻黄、薄荷的来源,茎的横切面特征,粉末特征及主要化学成分。
3. 请比较嵌晶纤维与晶鞘纤维。

第 11 章　藻菌地衣类中药

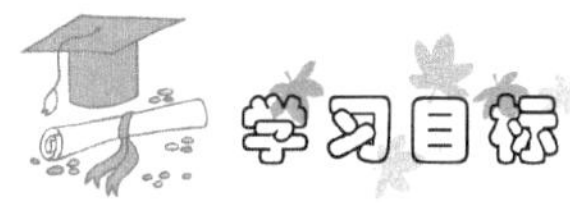

1. 掌握藻菌地衣类中药的性状鉴别要点
2. 掌握真菌类药材的来源、性状、显微鉴别及理化鉴别
3. 熟悉藻菌地衣类药材的主产地、采收加工、主成分、检查、浸出物及含量测定
4. 了解藻菌地衣类药材的功效

第 1 节　藻菌地衣类中药概述

藻类(*Algae*)、菌类(*Fungi*)和地衣类(*Lichens*)均为低等植物。它们在形态上无根、茎、叶的分化,植物体是单细胞或多细胞的叶状体或菌丝体,分枝或不分枝。在构造上一般无组织分化,无中柱和胚胎。

一、藻类中药鉴别要点

藻类中药主要以藻体入药,多来源于褐藻门或红藻门植物,少数属绿藻门。如药用的褐藻有海藻、昆布等,药用的红藻有鹧鸪菜、海人草等,药用的绿藻有石莼及孔石莼等。

藻类植物含有各种不同的色素,如叶绿素、胡萝卜素、叶黄素、藻褐素、藻蓝素、藻红素等,并使藻体呈现不同的颜色;能进行光合作用,生活方式为自养,绝大多数行水生生活。各种藻类的光合作用产物及贮藏养分不同,如绿藻淀粉、红藻淀粉、褐藻淀粉及甘露醇和褐藻胶。藻类常含多聚糖、糖醇、糖醛酸、氨基酸及其衍生物、胆碱、蛋白质、甾醇以及碘、钾、钙、铁等无机元素,各种成分均有一定生理活性,如海带氨酸具有明显的降压作用,α-红藻氨酸、软骨氨酸等具有驱虫作用。

二、菌类中药鉴别要点

菌类中药主要是菌丝较发达的高等真菌以子实体、菌核或子座与菌核共同入药,其中又以子囊菌纲和担子菌纲真菌居多,如灵芝、马勃等以子实体入药,茯苓、猪苓、雷丸等以菌核入药,冬虫夏草则以子座与幼虫尸体(菌核)的复合体入药。

菌类一般不含有光合作用的色素,不能进行光合作用,营养方式为异养,营寄生、腐生或附生。通常分为细菌、黏菌和真菌,主要以真菌入药。

细菌通常是单细胞,无真正的核,细胞壁主要由蛋白质、类脂质和多糖复合物组成,一般不具纤维素细胞壁,其中放线菌是抗生素的主要产生菌,迄今已知的抗生素中,有 2/3 是由放线菌产生的,如氯霉素、链霉素、金霉素、土霉素、四环素等。

真菌通常有细胞核,细胞壁大多具有壳多糖,少数含有纤维素。真菌的菌丝体是由分枝或不分枝、分隔或不分隔的菌丝交织在一起组成的。贮藏的营养物质是肝糖、油脂和菌蛋白,不含淀粉。

药用真菌集中在子囊菌及担子菌。子囊菌主要靠子囊中形成的子囊孢子来繁殖，如冬虫夏草、蝉花、竹黄等；担子菌则主要靠担子上形成担孢子来繁殖，如马勃、灵芝、猪苓、茯苓、雷丸等。

药用真菌常含多糖、氨基酸、生物碱、蛋白质、蛋白酶、甾醇和抗生素等成分。其中多糖类如灵芝多糖、茯苓多糖、猪苓多糖、银耳多糖、云芝多糖等有增强免疫及抗肿瘤作用。

菌类中药常见的名词术语有：

(1) 菌丝：组成真菌的每一根细丝或一个分枝叫菌丝。

(2) 菌丝体：组成一个真菌菌体的菌丝总称菌丝体。

(3) 疏丝组织：组成菌丝体的菌丝为长形细胞，且菌丝或多或少相互平行排列，这种菌丝组织称为疏丝组织。

(4) 拟薄壁组织：组成菌丝体的菌丝细胞为椭圆形、近圆形或近多角形，这种菌丝组织称为拟薄壁组织。

(5) 菌核：由疏丝组织和拟薄壁组织组成的坚硬团块，为抵抗外界不良环境的休眠体，当条件良好时能萌发产生子实体，如茯苓。

(6) 子实体：真菌(多为高等真菌)具有一定的形状和大小，经过有性过程，形成能产生孢子的菌丝体，称子实体，如灵芝。

(7) 子座：是容纳子实体的菌丝褥座。子座形成后，常在其上或其内产生子实体。

三、地衣类中药鉴别要点

药用地衣是以地衣植物体入药的。

地衣是藻类和真菌共生的复合体，具有独特的形态、结构、生理和遗传等生物学特性。地衣中共生的真菌绝大多数为子囊菌，少数为担子菌；共生的藻类多为蓝藻及绿藻。形态上可分为壳状地衣、叶状地衣、枝状地衣。构造也各不相同，如枝状地衣内部构造呈辐射状，具致密的外皮层、薄的藻孢层以及中轴型的髓，如松萝。

地衣含特有的地衣酸、地衣色素、地衣多糖、蒽醌类、地衣淀粉等成分，其中地衣酸有的仅存在于地衣体内。大约有 50% 的地衣类含有抗菌活性物质，如抗菌消炎的松萝酸等。常见的地衣类中药有松萝等。

第 2 节　常用藻菌地衣类中药选论

冬虫夏草*

Cordyceps

【别名】 虫草

【来源】 为麦角菌科真菌冬虫夏草[*Cordyceps sinensis* (Berk.) Sacc.]寄生在蝙蝠蛾科昆虫幼虫上的子座及幼虫尸体的复合体。

【产地】 主产于四川、青海、西藏等省区。甘肃、云南、贵州等省亦产。

【采收加工】 夏初子座出土，孢子未发散时挖取，晒至六七成干，除去似纤维状的附着物及杂质，晒干或低温干燥。

【性状鉴别】 药材由虫体与从虫体头部长出的真菌子座相连而成。虫体似蚕，长 3 ~ 5cm，直径 3 ~ 8mm；表面深黄色至黄棕色，有 20 ~ 30 条环纹，近头部环纹较细；头部黄红色至红棕色；全身有足 8 对，近头部 3 对，中部 4 对，近尾部 1 对，以中部 4 对最明显；质脆，易折断，断面略平坦,淡黄白色。子座细长,圆柱形,长4～7cm,直径约3mm;表面深棕色至棕褐色,有细纵皱纹,上部稍膨大;质柔韧,折断面纤维状,类白色。气微腥,味微苦(图11-1)。

商品以完整、虫体丰满肥大、外色黄亮、内部色白、子座短者为佳。

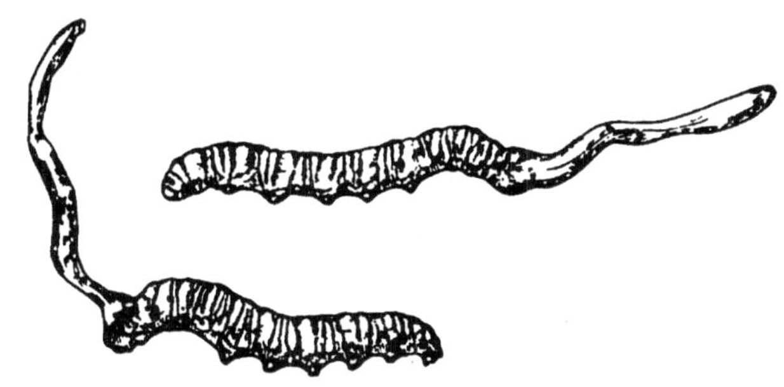

图11-1 冬虫夏草外形图

【显微鉴别】 子座头部横切面

(1) 周围由1列子囊壳组成,子囊壳卵形至椭圆形,下半部埋生于凹陷的子座内。

(2) 子囊壳内有多数线形子囊,每个子囊内又有2～8个线形的具横隔膜的子囊孢子。

(3) 子座中央充满菌丝,其间有裂隙。

【化学成分】

(1) 粗蛋白(水解得多种氨基酸)。

(2) D-甘露醇(即虫草酸,codycepic acid)。

(3) 核苷类,如腺苷等。

(4) 麦角甾醇。

(5) 虫草多糖。

(6) 生物碱。

【含量测定】 照高效液相色谱法测定,本品含腺苷($C_{10}H_{13}N_5O_4$)不得少于0.01%。

【应用】

1. 传统功效 补肺益肾,止血化痰。用于久咳虚喘、痨嗽咯血、阳痿遗精、腰膝酸痛。用量3～9g。

2. 现代应用 本品具有免疫增强、抗菌、抗炎等作用,临床用于久咳虚喘、痨嗽咯血、腰膝酸痛、阳痿遗精、病后体虚、自汗畏寒等症。

【附注】

1. 混淆品

(1) 蛹草[*Cordyceps militaris* (L.) Link.]的干燥子座和虫体,习称北虫草。其子座头部椭圆形,顶端钝圆,橙黄色或橙红色;柄细长,圆柱形。

(2) 亚香棒虫草(*C. hawkesii* Gray),其虫体似蚕,外表类白色,去掉菌膜呈褐色。子座单生或分枝,表面黑色,有纵皱或棱。

(3) 凉山虫草(*C. liangshanensis* Zang,Hu et Liu.)其虫体较冬虫夏草粗大,表面棕褐色,被锈色绒毛,子座细长,头柄无明显区别。

2. 伪品

(1) 用唇形科植物地蚕(*Stachys geobombycis* C. Y. Wu)及草石蚕(*S. sieboldii* Miq.)的块茎伪充。块茎略呈梭形,外表淡黄色,有明显的环节,稍有纵皱纹,无子座。

(2) 用面粉、玉米粉、石膏等经模压加工伪充。其形态大多相似,外表呈黄白色,虫体光滑,环纹明显，断面白色，体重，子座为其他物体包裹而成。久嚼粘牙，遇碘液显蓝色。

茯　苓*

Poria

【来源】 为多孔菌科真菌茯苓[*Poria cocos*（Schw.）Wolf]的干燥菌核。

【产地】 主产于安徽、云南和湖北。

【采收加工】 多于7～9月采挖，挖出后除去泥沙，堆置“发汗”后，摊开晾至表面干燥，再“发汗”，反复数次至现皱纹，内部水分大部散失后，阴干，称为“茯苓个”；或将鲜茯苓按不同部位切制，阴干，分别称为“茯苓皮”及“茯苓块”。

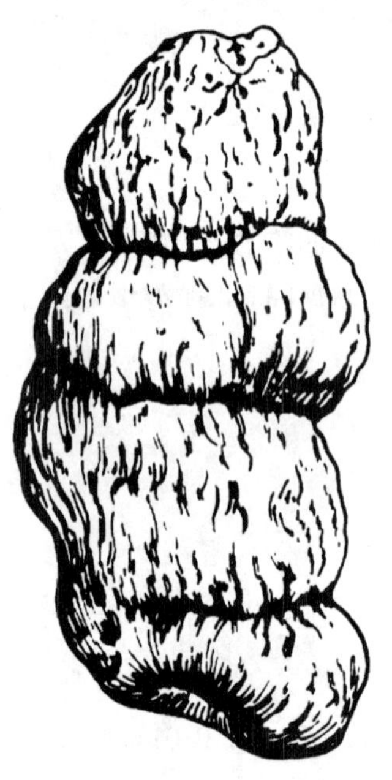

图11-2　茯苓(菌核)外形图

【性状鉴别】

1. 药材

(1) 茯苓个：呈类球形、椭圆形或不规则的块状，大小不一。外皮薄而粗糙，棕褐色至黑褐色，有明显的皱缩纹理。体重，质坚实，不易破裂，断面颗粒性，外层淡棕色，内部白色，少数淡红色，有的中间抱有松根(习称“茯神”)。气微，味淡，嚼之粘牙(图11-2)。

(2) 茯苓皮：为削下的茯苓外皮。形状大小不一。外面棕褐色至黑褐色，内面白色或淡棕色，体软质松，略具弹性。

(3) 茯苓块：为去皮后切制的茯苓，呈块片状，大小不一。白色、淡红色或淡棕色。

2. 饮片

(1) 白茯苓：为不规则形的片块，长1～2cm；表面白色至类白色，略粗糙或平坦。质坚硬。气微，味淡。

(2) 赤茯苓：形同白茯苓。表面淡棕红色至棕褐色。

(3) 茯苓皮：为不规则形的片块，长约至4cm。外表面棕褐色至黑褐色，粗糙，具不规则皱纹及疣状突起。内表面类白色至淡棕色，质柔软，略具弹性。气微，味淡、微涩。

(4) 茯神：为类方形的片块，边长4～5cm，厚0.5～0.7cm。表面白色至类白色，较平坦，中间或一侧有类圆形松根木。质硬，折断面较粗糙。气微，味淡。

商品以体重质坚实、外皮色棕褐、皮纹细、无裂隙、断面白色细腻、粘牙力强者为佳。

【显微鉴别】 粉末　灰白色。

(1) 用水装片，可见无色不规则颗粒状团块或末端钝圆的分枝状团块。

(2) 用水合氯醛液装片，团块逐渐溶化，露出菌丝。菌丝细长，稍弯曲，有分枝，无色或浅棕色(外层菌丝)。

(3) 粉末加α-萘酚及浓硫酸，团块物即溶解，可显橙红色至深红色(图11-3)。

【化学成分】

(1) 主含β-茯苓聚糖(β-pachyman)。

(2) 多种四环三萜酸类化合物：茯苓酸(pachymic acid)、齿孔酸、块苓酸、松苓酸等。

(3) 麦角甾醇。

(4) 胆碱、腺膘呤。

(5) 卵磷脂。

茯苓聚糖无抗肿瘤活性；若切断其支链，成为茯苓次聚糖(pachymaran)则显抗肿瘤活性。

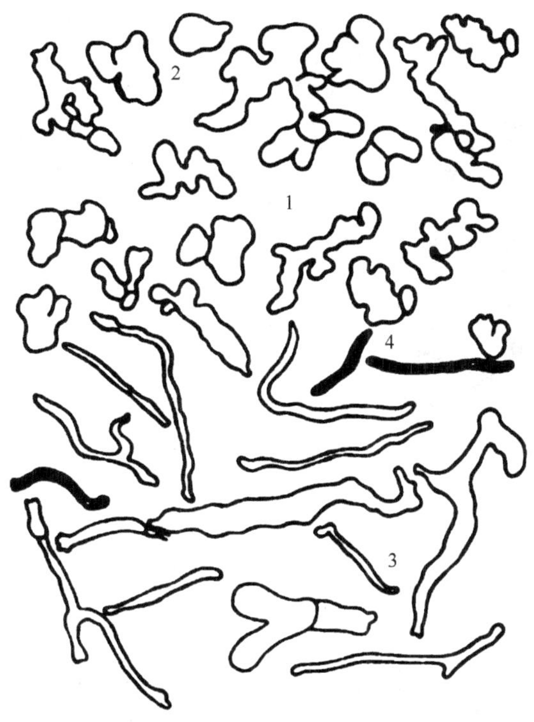

图 11-3　茯苓(菌核)粉末图

1. 分枝状团块;2. 颗粒状团块;3. 无色菌丝;4. 棕色菌丝

【理化鉴别】

(1) 取本品粉末 1g,加丙酮 10ml,加热回流 10 分钟,滤过,滤液蒸干,残渣加冰醋酸 1ml 使溶解,再加硫酸 1 滴,显淡红色,后变淡褐色。(麦角甾醇反应)

(2) 取茯苓片或粉末少许,加碘化钾碘试液 1 滴,显深红色。(多糖类显色反应)

【检查】　本品含水分不得超过 15.0% ,总灰分不得过 4.0% ,酸不溶性灰分不得过 2.0% 。

【应用】

1. 传统功效　利水渗湿,健脾宁心。用于水肿尿少、痰饮眩悸、脾虚食少、便溏泄泻。用量 9 ~ 15g。茯苓块用时捣碎。

2. 现代应用　本品具有利尿、抗菌、抗溃疡等作用,临床用于水肿、小便不利、神经衰弱、失眠、寒滞食积、阻结肠胃、心肠冷痛等症。

猪　　苓*

Polyporus

【来源】　为多孔菌科真菌猪苓[*Polyporus umbellatus* (Pers.) Fries]的干燥菌核。

【产地】　主产于陕西和云南省。已有人工栽培。

【采收加工】　春、秋两季采挖,去净泥沙,干燥。

【性状鉴别】

1. 药材　呈不规则条形、类圆形或扁块状,有的有分枝,长 5 ~ 25cm,直径 2 ~ 6cm。表面黑色、灰黑色或棕黑色,皱缩或有瘤状突起。质地致密而体轻,能浮于水面,断面细腻,类白色或黄白色,略呈颗粒状。气微,味淡(图 11-4)。

商品以个大、皮黑、肉白者为佳。

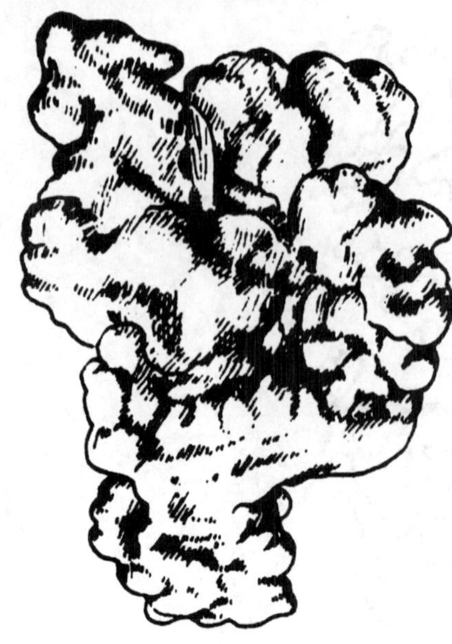

图 11-4 猪苓(菌核)外形图

2. 饮片 为不规则形的片状,大小不一。周边灰黑色至黑色或黑褐色,凹凸不平,具不规则皱缩纹;切面淡棕色或黄白色,略呈颗粒状。质硬。气微,味淡、微涩。

【显微鉴别】 粉末:灰黄白色。

(1) 菌丝团大多无色(内部菌丝),少数棕色(外层菌丝)。菌丝细长,弯曲,有的可见横隔,有分枝或呈结节状膨大。

(2) 草酸钙结晶众多,呈双锥八面体形或不规则多面体形,有时可见数个结晶聚集在一起(图 11-5)。

【化学成分】

(1) 水溶性多聚糖化合物猪苓聚糖 I。

(2) 麦角甾醇。

(3) α-羟基二十四碳酸、生物素(如维生素 H)、粗蛋白等。

猪苓多糖有抗肿瘤作用,对细胞免疫功能的恢复有明显的促进作用。

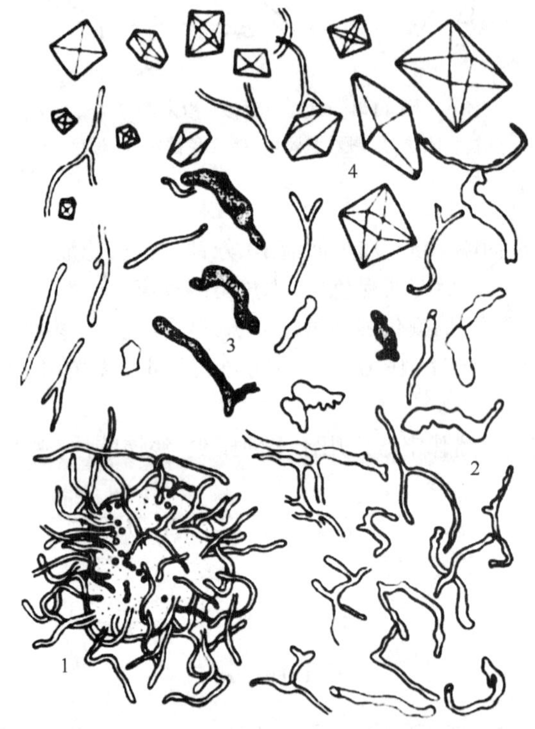

图 11-5 猪苓(菌核)粉末图

1. 菌丝团块;2. 无色菌丝;3. 棕色菌丝;4. 草酸钙方晶

【理化鉴别】 取本品粉末 1g,加稀盐酸 10ml,置水浴上煮沸 15 分钟,搅拌,呈黏胶状。另取本品粉末少量,加氢氧化钠溶液(1→5)适量,搅拌,呈悬浮状。

【检查】 本品含总灰分不得超过 12.0%。

【应用】

1. 传统功效 利水渗湿。用于小便不利、水肿、泄泻、淋浊、带下。用量 6~12g。

2. 现代应用　本品具有抗菌、利尿、抗肿瘤等作用,临床用于肺癌、食管癌、腹水、肝硬化、小便不利之淋浊癃闭等症。

海　藻
Sargassum

【来源】　为马尾藻科植物海蒿子[*Sargassum pallidum* (Turn.) C. Ag.]或羊栖菜[*S. fusiforme* (Harv.) Setch.]的干燥藻体。前者习称"大叶海藻",后者习称"小叶海藻"。

【产地】　海蒿子主产于山东、辽宁等省,羊栖菜则主产于浙江、福建、广东、海南等省。

【采收加工】　全年均可采收,以立秋前后采收者为佳。从海中捞起,用淡水洗漂,去净盐、砂,晒干。

【性状鉴别】

1. 药材

(1) 大叶海藻:藻体皱缩卷曲,黑褐色,表面被有白霜,长 30 ~ 60cm。主干呈圆柱状,有棱,具圆锥形突起,主枝自主干两侧生出,侧枝由主枝叶腋生出,具细小的刺状突起。初生叶披针形或倒卵形,长 5 ~ 7cm,宽约 1cm,全缘或具粗锯齿;次生叶条形或披针形,叶腋间有着生条状叶的小枝。气囊黑褐色,球形或卵球形,顶端钝圆,有的具细短尖;有短柄。质脆,受潮变软;水浸后膨胀,肉质,黏滑。气腥,味微咸。

(2) 小叶海藻:藻体较小,长 15 ~ 40cm。分枝互生,无刺状突起。叶条形或细匙形,先端稍膨大、中空。气囊腋生,纺锤形或球形,囊柄较长。质较硬(图 11-6)。

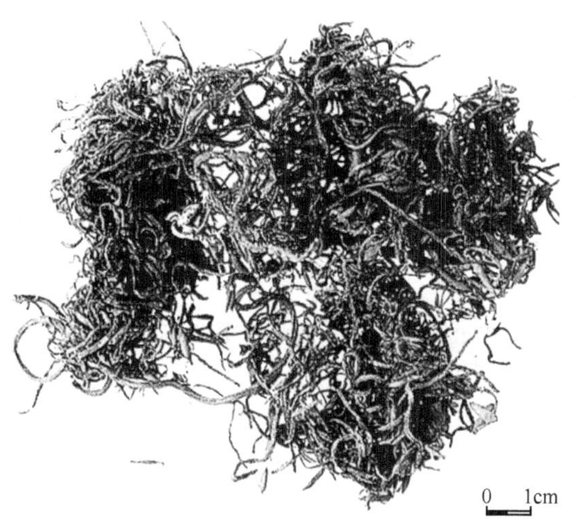

图 11-6　海藻药材外形图

2. 饮片

(1) 海蒿子:呈短段状。表面棕黑色至黑色。主枝略呈圆柱形,具短小刺状突起。叶多皱缩或已切断,完整者呈披针形或倒卵形,宽约 1cm,边缘有锯齿,并可见另一种细丝状的枝和叶。气囊略呈球形,囊柄短。质稍坚。气腥,味微咸。

(2) 羊栖菜:呈弯曲的短段状。表面棕黑色至黑色。枝圆柱形,直径约 1mm,无刺状突起。叶细匙形或线形。气囊球形或纺锤形,囊柄长短不一,长可达 1.5cm。质稍坚。气腥,味微咸。

商品以身干、色黑褐、盐霜少、枝嫩、无杂质者为佳。

【化学成分】　均含藻胶酸、粗蛋白、甘露醇、钾、碘及马尾藻多糖等成分。

【功效】　软坚散结,消痰利水。用于瘿瘤、瘰疬、睾丸肿痛、痰饮水肿。用量 6 ~ 12g。不宜与甘草同用。

昆　布
Thallus Laminariae
Thallus Eckloniae

【来源】　为海带科植物海带(*Laminaria japonica* Aresch.)或翅藻科植物昆布(*Ecklonia kurome* Okam.)的干燥叶状体。

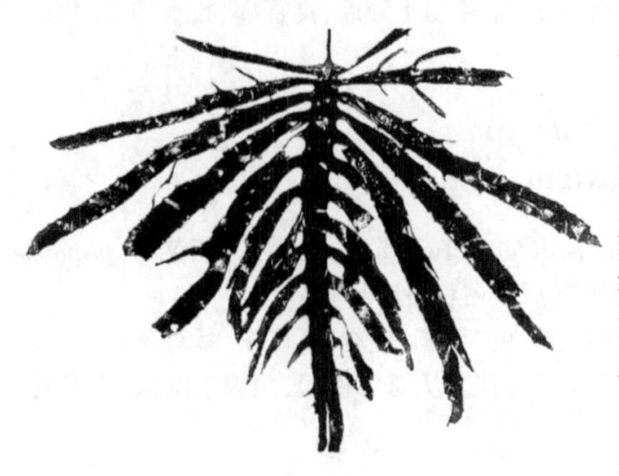

图 11-7 昆布药材外形图

【产地】 海带主产于沿海各省，昆布主产于福建、浙江。

【采收加工】 夏、秋两季采捞，晒干。

【性状鉴别】

1. 海带 卷曲折叠成团状，或缠结成把。全体呈黑褐色或绿褐色，表面附有白霜（甘露醇结晶）。用水浸软则膨胀成扁平长带状，长 50～150cm，宽 10～40cm，中部较厚，边缘较薄而呈波状。类革质，残存柄部呈扁圆柱状。气腥，味咸。

2. 昆布 卷曲皱缩成不规则团状。全体呈黑色，较薄。用水浸软则膨胀呈扁平的叶状，长、宽约为 16～26cm，厚约 1.6mm；两侧呈羽状深裂，裂片呈长舌状，边缘有小齿或全缘。质柔滑（图 11-7）。

商品以完整、色黑褐、体厚者为佳。

【化学成分】 主含藻胶素、藻胶酸、海带聚糖、甘露醇、粗蛋白、碘、钾等成分。

【理化鉴别】 本品体厚，以水浸泡即膨胀，表面黏滑，附着透明黏液质。手捻不分层者为海带，分层者为昆布。

【含量测定】 用酸碱滴定法测定，本品按干燥品计算，海带含碘不得少于 0.35%；昆布含碘不得少于 0.20%。

【功效】 软坚散结，消痰，利水。用于瘿瘤，瘰疬，睾丸肿痛，痰饮水肿。用量 6～12g。

灵 芝

Ganoderma

【别名】 灵芝草 菌灵芝 木灵芝

【来源】 为多孔菌科真菌灵芝（赤芝）[*Ganoderma lucidum*（Leyss. ex. Fr.）Karst.]或紫芝[*G. sinense* Zhao，Xu et Zhang]的干燥子实体。

【产地】 赤芝主产于华东、西南及河北、山西、广西等省区；紫芝则主产于浙江、江西、湖南、广西等省区。

【采收加工】 夏、秋两季采收。栽培品在子实体成熟孢子散出后、菌盖边缘不再生长时采收，去净泥土或残留培养基，洗净，阴干或低温干燥。

【性状鉴别】

1. 药材

（1）赤芝：形如伞状，菌盖半圆形、肾形、近圆形或数个重叠或粘连而呈不规则形，直径 10～18cm，厚至约 2cm；皮壳坚硬，黄褐色或红褐色，有光泽，具环状棱纹和辐射状皱纹，边缘薄，常向内卷；菌肉白色至浅棕色，有极细小的针眼状小孔（菌管口）；纵切面淡黄棕色至浅褐色，下侧菌管层棕褐色。菌柄侧生，扁圆柱形，常弯曲，长 7～15cm，直径 1.0～3.5cm；表面红褐色至紫褐色，有漆样光泽。菌管内有多数黄褐色孢子。气微香，味苦涩（图 11-8）。

（2）紫芝：皮壳与菌柄表面紫黑色，有漆样光泽，菌肉锈褐色。菌柄长 17～23cm。

（3）栽培灵芝：子实体较粗壮、肥厚，直径 12～22cm，厚 1.5～4cm。皮壳外常被有大量粉尘样的黄褐色孢子。

2. 饮片 为不规则形的厚片，大小不一，长达 6cm。外周边红褐色、黄褐色或紫黑色，具光泽。切面疏松，淡黄棕色，菌管层棕褐色。体轻，质软韧。气微香，味苦、微涩。

商品以个大、菌盖厚、完整、色紫红、有漆样光泽者为佳。通常认为紫芝质优。

【化学成分】　主含麦角甾醇、灵芝多糖、灵芝酸、赤芝酸、灵赤酸、真菌溶菌酶、酸性蛋白酶、灵芝多肽、甘露醇、海藻糖及多种氨基酸等成分。

灵芝酸、赤芝酸、灵赤酸等苦味的三萜类及灵芝多糖具有明显的抗衰老作用。

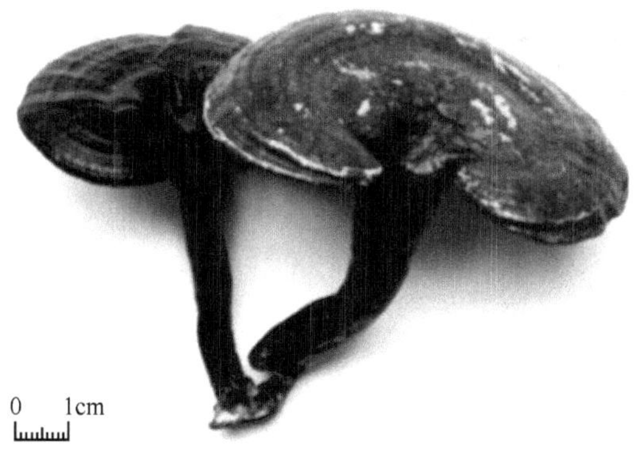

图 11-8　灵芝药材外形图

【理化鉴别】

(1) 取本品粉末 1g，加蒸馏水 15ml，水浴加热约 20 分钟，浸泡 48 小时，滤过。将滤液滴于滤纸上，100℃烘干，滴加茚三酮试液 1 ~ 2 滴，在 100℃烤箱中加热 5 ~ 10 分钟，赤芝显深紫色斑点，紫芝显浅紫色斑点。

(2) 本品以灵芝对照药材为对照，进行薄层色谱法试验，置紫外光灯(365nm)下检视。供试品色谱中，在与对照药材色谱相应的位置上，应显相同颜色的荧光斑点。

【检查】　本品含水分不得过 17.0%，总灰分不得过 3.2%，酸不溶性灰分不得过 0.5%。

【浸出物】　用热浸法测定，本品含水溶性浸出物不得少于 3.0%。

【含量测定】　照紫外-可见分光光度法测定，按干燥品计，本品含灵芝多糖以无水葡萄糖($C_6H_{12}O_6$)计，不得少于 0.50%。

【功效】　补气安神，止咳平喘。用于眩晕不眠、心悸气短、虚劳咳喘。用量 6 ~ 12g。

藻菌地衣类其他常用药材简介

名称	来源	性状特征	功效
云芝	多孔菌科真菌彩绒革盖菌[*Coriolus versicolor* (L. ex Fr.) Quel]的干燥子实体	菌盖单个呈扇形、半圆形或贝壳形，常数个叠生成覆瓦状或莲座状，直径 1 ~ 10cm，厚 1 ~ 4mm。表面密生灰、褐、蓝、紫黑等颜色的绒毛(菌丝)，构成多色的狭窄同心性环带，边缘薄；腹面灰褐色、黄棕色或淡黄色，无菌管处呈白色，菌管密集，管口近圆形至多角形，部分管口开裂成齿。革质，不易折断，断面菌肉类白色，厚约 1mm；菌管单层，长 0.5 ~ 2mm，多为浅棕色，管口近圆形至三角形，每 1mm 有 3 ~ 5 个。气微，味淡	免疫调节剂
雷丸	为白蘑科真菌雷丸(*Omphalia lapidescens* Schroet.)的干燥菌核	为类球形或不规则团块，直径 1 ~ 3cm。表面黑褐色或灰褐色，有略隆起的网状细纹，有时在凹陷处有残留的菌索。质坚实，不易破裂，断面不平坦，白色或浅灰黄色，似粉状或颗粒状，常有黄棕色大理石样纹理。气微，味微苦，嚼之有颗粒感，微带黏性，久嚼无渣。断面色褐呈角质样者，不可供药用	杀虫消积
马勃	为灰包科真菌脱皮马勃(*Lasiosphaera fenzlii* Reich.)、大马勃[*Calvatia gigantea* (Batsch ex Pers.) Lloyd]或紫色马勃[*C. lilacina* (Mont. et Berk.) Lloyd]的干燥子实体	**脱皮马勃**：呈扁球形或类球形，无不孕基部，直径 15 ~ 20cm。包被灰棕色至黄褐色，纸质，常破碎呈块片状，或已全部脱落。孢体灰褐色或浅褐色，紧密，有弹性，用手撕之，内有灰褐色棉絮状的丝状物。触之则孢子呈尘土样飞扬，手捻有细腻感。嗅似尘土，无味	清热利咽，止血

续表

名称	来源	性状特征	功效
马勃		**大马勃**:呈扁球形或已压扁呈不规则块状物,直径15cm以上。不孕基部小或无。残留的包被由黄棕色的膜状外包被和较厚的灰黄色的内包被所组成,光滑,质硬而脆,成块脱落。孢体浅青褐色,手捻有润滑感 **紫色马勃**:呈陀螺形,或已压扁呈扁圆形,直径5~12cm,不孕基部发达。包被薄,两层,紫褐色,粗皱,有圆形凹陷,外翻,上部常裂成小块或已部分脱落。孢体紫色	
松萝	为松萝科植物松萝(*Usnea diffracta* Vain.)或长松萝(*U. longissima* Ach.)的干燥地衣体	**松萝**:呈丝状缠绕成团。地衣体长10~40cm,呈二叉状分枝,主枝基部较粗,直径0.8~1.5cm,越向先端分枝越多越细。表面灰绿色或黄绿色,粗枝表面有明显的环状裂纹,故称"节松萝"。质柔韧,略有弹性,不易折断,断面可见中央有线状强韧的中轴。气微,味酸 **长松萝**:地衣体呈丝状,长可达1.3m,主轴单一,不呈二叉状分枝,两侧有细短的侧枝密生,侧枝长0.3~1.6cm,似蜈蚣足状,故名"蜈蚣松萝"。灰绿色。质柔软	止咳平喘,活血通络,清热解毒

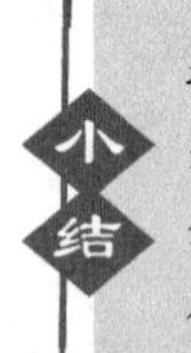

通过本章学习,要求掌握藻类、真菌类、地衣类中药鉴别的方法及要点,重点掌握下列知识点:藻类中药的性状鉴别要点,重点为海藻、昆布;菌类的入药部位及有关名词术语,如菌核、子实体、子座、菌丝及菌丝体等;常用真菌的来源、性状、有效成分、理化鉴别及品质检查等,重点为冬虫夏草、茯苓、猪苓等;地衣类中药的药用概况及鉴别要点;《中国药典》(2005年版)一部对藻菌地衣类中药的质量要求(检查、浸出物及含量测定)。

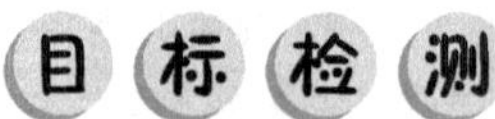

一、名词解释

1. 子实体 2. 菌核 3. 子座 4. 菌丝体 5. "茯神"

二、选择题

A_1 型题

1. 下列哪个性状特征不是冬虫夏草的
   A. 虫体形如蚕 B. 外表土黄色至黄棕色 C. 全身有足8对
   D. 子座单一纤细,黑色 E. 气微腥,味微苦
2. 下列哪一个药材来源于地衣类植物
   A. 雷丸 B. 松萝 C. 茯苓
   D. 猪苓 E. 马勃

3. 茯苓具有抗肿瘤活性的有效成分是

A. 茯苓酸 B. 茯苓聚糖 C. 茯苓次聚糖

D. 麦角甾醇 E. 腺嘌呤

4.《中国药典》(2005 年版)一部规定,用紫外-可见分光光度法测定,按干燥品计,灵芝含灵芝多糖以无水葡萄糖($C_6H_{12}O_6$)计,不得少于

A. 0.50% B. 1.0% C. 1.50%

D. 2.0% E. 5.0%

X 型题

5. 茯苓的商品规格有

A. 茯苓个 B. 白茯苓 C. 赤茯苓

D. 茯苓皮 E. 茯神

6. 药用部位是菌核的药材有

A. 雷丸 B. 茯苓 C. 猪苓

D. 灵芝 E. 海藻

7. 来源于多孔菌科的药材有

A. 灵芝 B. 茯苓 C. 马勃

D. 猪苓 E. 冬虫夏草

8. 冬虫夏草的主产地

A. 西藏 B. 青海 C. 四川

D. 安徽 E. 福建

三、简答题

1. 简述冬虫夏草的来源、性状及常见混淆品。
2. 茯苓粉末与猪苓粉末在显微鉴别时有哪些区别?

第12章　树脂类及其他类中药

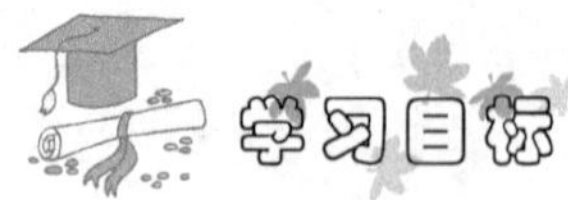

1. 掌握树脂类药材的来源、主产地、性状、主成分、理化鉴别、含量测定
2. 熟悉树脂类中药的化学组成和通性
3. 了解其他类药材的来源、性状和功效

第1节　树脂类中药概述

树脂类(*resina*)中药是一类较常用的药物,它们是植物的分泌物或渗出物或经提取、精制而成的树脂。由于它们具有良好的防腐、抗菌、消炎、活血化瘀、消肿止痛等功效,因而在医药上被广泛应用。常用中成药苏合香丸与冠心苏合丸对冠心病、心绞痛有显著疗效,进一步研究发现,苏合香和冰片是上述成药中的主要有效药物。

树脂是一类化学组成比较复杂的物质。一般认为,树脂是由植物体内的挥发油成分(如萜类),经过复杂的化学变化如氧化、聚合、缩合等作用而形成的。树脂一般认为是植物组织的正常代谢产物或分泌物,常和挥发油并存于植物的分泌细胞、树脂道或导管中。大多为无定形固体,少数为半固体,质硬而脆。它们不溶于水,也不吸水膨胀;在碱性溶液中能部分或完全溶解,在酸性溶液中不溶;易溶于乙醇、乙醚、氯仿等有机溶剂;加热软化而后熔融,冷却后质硬脆;燃烧时有浓烟及明亮的火焰,并发出特殊的香气或臭气。将树脂的乙醇溶液蒸干,可形成薄膜状物质。

树脂的名称常与树胶混淆。树脂和树胶是化学组成完全不同的两类化合物。树胶是碳水化合物,属多糖类,能溶于水或吸水膨胀,或能在水中成为混悬液,不溶于有机溶剂;加热至最后则焦炭化而分解,发出焦糖样气味,无一定的熔点。

树脂的化学组成和分类　树脂主要由树脂酸、树脂醇、树脂酯、树脂烃等多种成分组成。在树脂中常混有挥发油、树胶及游离芳香酸等成分。药用树脂通常是根据其中所含的主要化学组成分为下列各类。

1. 单树脂类　一般不含或极少含挥发油及树胶的树脂。通常又可分为以下几类:

(1) 酸树脂:主成分为树脂酸,如松香。

(2) 酯树脂:主成分为树脂酯,如枫香脂、血竭。

(3) 混合树脂:无明显主成分,如洋乳香。

2. 胶树脂类　主成分为树脂和树胶,如藤黄。

3. 油胶树脂　主成分为树脂、挥发油和树胶,如乳香、没药、阿魏。

4. 油树脂类　主成分为树脂和挥发油,如松油脂、加拿大松油脂。

5. 香树脂类　主成分为树脂、游离芳香酸、挥发油,如苏合香、苯偶姻。

商品树脂常混有树皮、泥沙、色素等杂质,除进行性状鉴别外,尚需进行显微鉴别和理化定性反应来确定其真伪。性状鉴别重点观察树脂的形状、表面特征、断面以及水试、火试等特征。粉末性树脂在显微镜下常呈黄棕色或暗棕色的不规则颗粒状或团块状,且能被苏丹Ⅲ或紫草试液染成红色。对树脂类中药的品质控制,需通过测定其在一定溶剂中的溶解度、浸出物、灰分、干燥失重、酸值、皂化值、碘值、醇不溶物以及总香脂酸或挥发油的含量等。

第 2 节　其他类中药概述

本类中药主要包括:

1. 直接由植物的某些部分或间接用植物的某些制品为原料,经过浸泡、加热或蒸馏等不同的加工处理所得到的产品,如冰片、芦荟和青黛等。

2. 蕨类植物的成熟孢子,如海金沙等。

3. 某些昆虫寄生于某些植物体上所形成的虫瘿,如五倍子等。

4. 某些发酵制品,如神曲。

第 3 节　常用树脂类及其他类中药选论

乳　　香*
Olibanum

【来源】　为橄榄科植物卡氏乳香树(*Boswellia carterii* Birdwood)及同属其他数种植物树皮切伤后渗出的油胶树脂。通常分为索马里乳香和埃塞俄比亚乳香,每种又分为乳香珠和原乳香。

【产地】　主产于索马里、埃塞俄比亚及阿拉伯半岛南部。土耳其、利比亚,苏丹,埃及亦产。

【采收加工】　除 5 ~ 8 月外,全年其余月份均可采割,以春季为盛产期。采收时,于树干的皮部由下而上顺序切伤,开一狭沟,使树脂由伤口渗出,流入沟中,数天后凝成硬块,即可采取。落于地面者,常黏附砂石、杂质,质量较次。

【性状鉴别】

1. 药材

(1) 索马里乳香:呈长卵形滴乳状、类圆形颗粒状或黏合成大小不等的不规则块状物。大者长达 2cm(乳香珠)或 5cm(原乳香)。表面黄白色,半透明,久存则变棕黄色或棕红色,有的表面带有一层黄白色粉尘。常温时质脆,微热可互相粘连,断面有玻璃样光泽。具特异香气,味微苦。嚼之初散成砂粒状,但无砂石感,继之软化成乳白色胶块样(图 12-1)。

(2) 埃塞俄比亚乳香:表面不平或有细小颗粒,呈淡黄色或淡绿色,久存则变黄色。常温时质脆,遇热则软化,破碎面有蜡样光泽。具柠檬香气,嚼之软化粘牙,呈乳白色胶块。

商品以色淡黄、颗粒状、半透明、无杂质、气芳香者为佳。

2. 饮片

(1) 制乳香:为不规则形的小块,长 1 ~ 2cm。外表面棕黑色,具光泽。质硬,破碎面棕褐色。气香特异,味微苦。

(2) 醋乳香:形如乳香。表面深黄色,显油亮。略有醋气。

(3) 炒乳香:形如乳香。表面油黄色,略透明。质坚脆。有特异香气。

【化学成分】　含树脂 60% ~ 70%(如 α-乳香酸、β-乳香酸,α-香树脂酮等),树胶 27% ~ 35%,挥发油 3% ~ 8%。

【理化鉴别】

(1) 本品遇热变软,烧之微有香气(但不应有松香气)冒黑烟,并遗留黑色残渣。

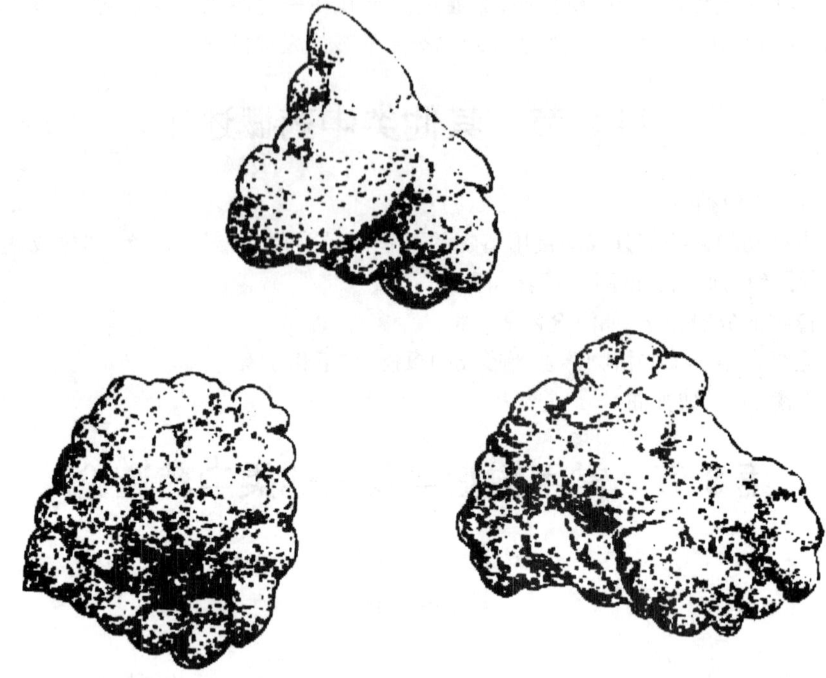

图 12-1 乳香(树脂)外形图

(2) 本品与少量水共研,形成白色或黄白色乳状液。

(3) 取本品 1g,研碎,加甲醇 10ml,振摇,放置 24 小时,滤过。取滤液 5ml,蒸干,残渣加稀硫酸 10ml 溶解并转移到分液漏斗中,用氯仿 20ml 振摇提取 2 次,每次 10ml,合并氯仿提取液蒸去溶剂,残渣加 1ml 醋酸溶解,再加醋酸酐 - 浓硫酸(19:1)试剂 1ml,溶液很快变成紫色(检查乳香酸)。

(4) 取药材 0.05g,置小蒸发皿中,加入苯酚-四氯化碳(1:2)液 2 ~ 3 滴后,再滴加溴-四氯化碳(1:5)液 1 ~ 2 滴,即显褐紫色或紫色。

【含量测定】

(1)《儿茶等 43 种进口药材质量标准》(2004 年版)规定,索马里乳香含挥发油不得少于 6.0% (ml/g);埃塞俄比亚乳香含挥发油不得少于 2.0% (ml/g)。

(2)《儿茶等 43 种进口药材质量标准》(2004 年版)规定,用气相色谱法测定,埃塞俄比亚乳香挥发油含乙酸辛酯($C_{10}H_{20}O_2$)应不低于 18.0%。

【应用】

1. 传统功效 活血行气,舒筋止痛,排脓消肿。用于瘀阻气滞的各种疼痛、跌打损伤、经闭、产后瘀血腹痛、痈疮肿毒。孕妇忌服。用量 3 ~ 9g。

2. 现代应用 乳香具有抗炎消肿、抗肿瘤细胞增殖及使肿瘤细胞凋亡等作用。临床用于外伤引起的血瘀肿胀、白血病等。

【附注】 洋乳香,又称熏陆香。为漆树科植物黏胶乳香树(*Pistacia lentiscus* L.)的树干切伤后流出的树脂。主产于希腊、土耳其及地中海南岸地区。本品颗粒小而圆,直径 3 ~ 8mm。新鲜品表面有光泽,半透明,质脆,断面透明,玻璃样。气微芳香,味苦,嚼之先为砂粉样,后软化成塑性团块不粘牙。与水共研不形成乳状液。能完全溶解于乙醚、乙醇及氯仿中。含树脂约 43%,树脂烃约 50%,挥发油约 2%。商品用作填齿料和制硬膏的原料。

没　药*

Myrrha

【来源】 为橄榄科植物没药树(*Commiphora myrrha* Engl.)及同属其他多种植物树干皮部渗出的油胶树脂。分为天然没药和胶质没药。

【产地】 主产于非洲索马里、埃塞俄比亚、阿拉伯半岛南部及印度等地。以索马里所产没药质量最佳,销往世界各地。

【采收加工】 11 月至次年 2 月将树刺伤,树脂多由树皮裂缝处自然渗出,初为淡黄白色液体,在空气中渐变为红棕色硬块。采收后,拣净树皮及其他杂质,即可。

【性状鉴别】

1. 药材

(1) 天然没药:呈不规则颗粒性团块,大小不等,大者直径长达 6cm 以上。表面黄棕色或红棕色,近半透明部分呈棕黑色,被有黄色粉尘。质坚脆,破碎面不整齐,无光泽。有特异香气,味苦微辛(图 12-2)。

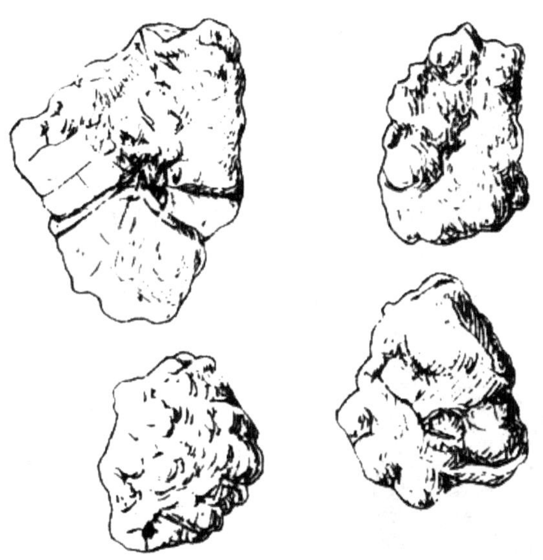

图 12-2　没药(树脂)外形图

(2) 胶质没药:呈不规则块状,多黏结成大小不等的团块。表面深棕色或黄棕色,不透明。质坚实或疏松。味苦而有黏性。

商品以块大、色红棕、半透明、香气浓而持久、杂质少者为佳。

2. 饮片

(1) 制没药:为不规则形的团块或小块,长 1 ~ 2cm。表面黑棕色至黑褐色,粗糙。质硬,破碎面棕褐色。气香特异,味苦。

(2) 醋没药:小碎块状或圆颗粒状。表面黑褐色或棕黑色,油亮。有醋气。

(3) 炒没药:形如醋没药。表面有光泽。气微香。

【化学成分】 一般商品没药含挥发油 7% ~17%,没药树脂 25% ~40%,树胶 57% ~61%,苦味素少量,并含没药酸、甲酸、乙酸及氧化酶等。

【理化鉴别】

(1) 本品与水研磨呈黄棕色乳状液。

(2) 粉末遇硝酸显紫色。

(3) 取本品粉末0.1g加乙醚3ml,振摇过滤,滤液置蒸发皿中,挥散乙醚后,用溴或发烟硝酸蒸气接触皿底的薄膜状残渣,即显紫红色。(检查挥发油)

(4) 取本品粉末少许,加新配制的香草醛盐酸试液数滴,天然没药立即显红色,继而变为红紫色;胶质没药立即染成紫红色,渐渐变成蓝紫色。

(5)《儿茶等43种进口药材质量标准》(2004年版)规定,天然没药以天然没药对照药材为对照;胶质没药以胶质没药对照药材为对照,进行薄层色谱法试验。供试品色谱中,在与对照药材色谱相应的位置上,分别显相同颜色的斑点。

【含量测定】《儿茶等43种进口药材质量标准》(2004年版)规定,天然没药含挥发油不得少于4.0%(ml/g);胶质没药含挥发油不得少于2.0%(ml/g)。

【应用】

1. 传统功效　破血,消肿,止痛,生肌。用于治痈疽肿毒、损伤瘀血、经闭、癥瘕、胸腹诸痛。外用可敛疮生肌。孕妇忌服。用量3~10g。

2. 现代应用　本品可用于治疗高脂血症、皮肤病(急性湿疹、慢性湿疹,接触性皮炎)等。

血　竭*

Sanguis Draconis

【来源】　为棕榈科植物麒麟竭(*Daemonorops draco* Bl.)果实中渗出的树脂。

【产地】　主产于印度尼西亚及马来西亚等地。

【采收加工】　采集成熟果实,充分晒干,加贝壳同入笼中强力振摇,松脆的树脂块即脱落,筛去鳞片及杂质,用布包后入热水中使软化成团,取出放冷,即为“原装血竭”。原装血竭经掺入辅料加工而成,称为“加工血竭”,并多用布袋扎成圆四方形,底部印贴有手牌、皇冠牌等金色商标。

【性状鉴别】

1. 药材

(1) 原装血竭:呈四方形或不定形块状,大小不等。表面铁黑色或黑红色,常附有因摩擦而产生的红粉。断面有光泽或粗糙而无光泽,黑红色。研成粉末血红色。用火点燃,冒烟呛鼻,有苯甲酸样香气。气微,味淡。

(2) 加工血竭:呈类圆四方形或方砖形,顶端有包扎成形时所成的纵折纹。表面暗红色,有光泽,附有因摩擦而成的红粉。质硬而脆,破碎面红色。粉末呈砖红色(图12-3)。

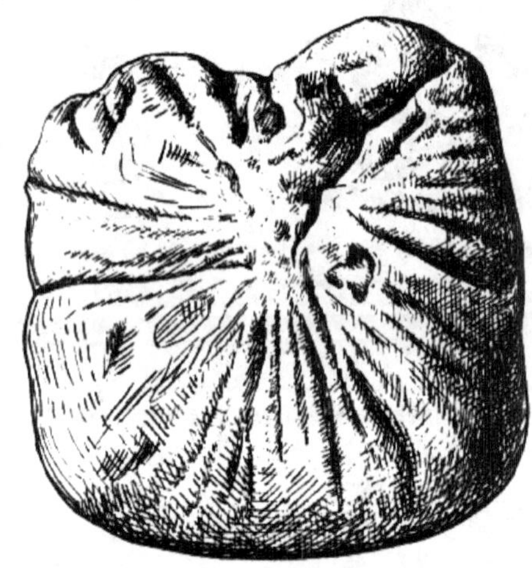

图12-3　血竭(树脂)外形图

商品均以外色黑似铁、研粉红似血、火燃呛鼻、有苯甲酸样香气者为佳。

2. 饮片　血竭:为不规则形的小块,长0.5~1cm,表面暗红色至黑红色,微显光泽,手触之易沾染。质坚脆。气微,味淡,或为细粉,呈红色。

【化学成分】　主含红色树脂酯约57%,从中分离出结晶形红色素:血竭素、血竭红素。黄烷类色素:去甲血竭素、去甲血竭红素等。三萜类:海松酸、异海松酸等。红色树脂酯为血竭树脂鞣醇与苯甲酸及苯甲酰乙酸的化合物。

【理化鉴别】

(1) 取本品粉末,置白纸上,用火隔纸烘烤即熔化,而无油迹扩散,对光照视显鲜艳的血红色。以火燃烧则发生呛鼻的烟气。

(2) 本品以血竭对照药材与血竭素高氯酸盐对照品为对照,进行薄层色谱法试验。供试品色谱中，在与对照药材与对照品色谱相应的位置上，显相同的橙色斑点。

【检查】　本品含总灰分不得过6.0%，醇不溶物不得过25.0%。

松香：取本品粉末0.1g，置具塞试管中，加石油醚（60～90℃）10ml，振摇数分钟，滤过，取滤液5ml，置另一试管中，加新配置的0.5%醋酸铜溶液5ml，振摇后静置分层，石油醚层不得显绿色。

【含量测定】　照高效液相色谱法测定，本品含血竭素（$C_{17}H_{14}O_3$），不得少于1.0%。

【应用】

1. 传统功效　祛瘀定痛，止血生肌。用于跌扑折损，瘀血肿痛，外伤出血等症。内服1～2g，亦可外用。

2. 现代应用　本品具有抗菌、抗凝血、抗炎等作用，临床用于治疗消化道出血、手术后反复出血不止及宫颈糜烂等。

【附注】

（1）龙血竭（国产血竭、广西血竭）：为百合科植物剑叶龙血树［*Dracaena cochinchinensis*（Lour.）S. C. Chen］的含树脂木材，经提制而得的树脂。本品呈不规则块状，大小不一，表面红紫色至黑棕色，具光泽，有的附有少量红棕色粉末；质脆，断面有空隙；气特异，微有清香，味微涩，嚼之有炭粒感并微粘牙齿。本品与进口血竭成分完全不同，不能混淆，应注意鉴别。

（2）伪品血竭：系用松香、红色染料、石粉和泥土等混合制成。形似血竭；表面暗红色，略有光泽，用刀刮之起白色粉痕；有松香气，用火燃之，冒浓黑烟，松香气更浓，味淡。

五　倍　子*

Galla Chinensis

【来源】　为漆树科植物盐肤木（*Rhus chinensis* Mill.）、青麸杨（*R. potaninii* Maxim.）或红麸杨［*R. punjabensis* Stew. var. *sinica*（Diels）Rehd. et Wils.］叶上的虫瘿，主要由五倍子蚜［*Melaphis chinensis*（Bell）Baker］寄生而形成，按外形不同，分为“肚倍”和“角倍”。

你知道五倍子是如何产生的吗？

五倍子的产生，必须要有寄主盐肤木类植物、五倍子蚜虫及过冬寄主提灯藓类植物等三要素，而且此种苔藓类植物须终年湿润，以利蚜虫过冬。

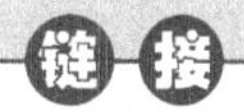

【产地】　主产于四川、贵州、云南等省。

【采收加工】　秋季五倍子由青转成黄褐色，成熟爆裂前采摘，置沸水中略煮或蒸至表面呈灰色半透明时，以杀死内部蚜虫为度。取出，干燥。

【性状鉴别】

1. 肚倍　呈长圆形或纺锤形囊状，长2.5～9cm，直径1.5～4cm。表面灰褐色或灰棕色，被灰黄色滑软的柔毛。质硬而脆，易破碎，断面角质样，有光泽，壁厚0.2～0.3cm，内壁平滑，内有黑褐色死蚜虫及灰色粉状排泄物。气特异，味涩（图12-4）。

2. 角倍　呈菱形，具不规则的角状分枝，柔毛较明显，壁较薄。

【显微鉴别】

1. 角倍横切面　表皮细胞1列，类方形，往往分化为1～3（～6）细胞非腺毛。表皮内侧为薄壁细胞，含糊化淀粉粒，可见少数草酸钙小棱晶。维管束众多，外韧型，散在，外侧大而稀，向内渐小而密，每个维管束外侧有大型树脂道，直径（50～200）～350μm（图12-5）。

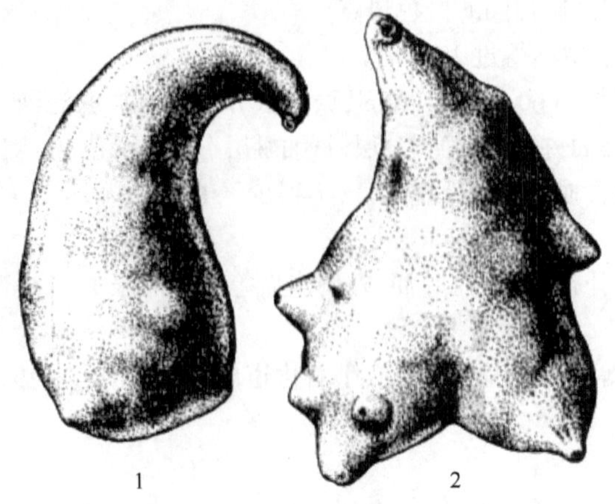

图 12-4 五倍子(虫瘿)外形图

1. 肚倍;2. 角倍

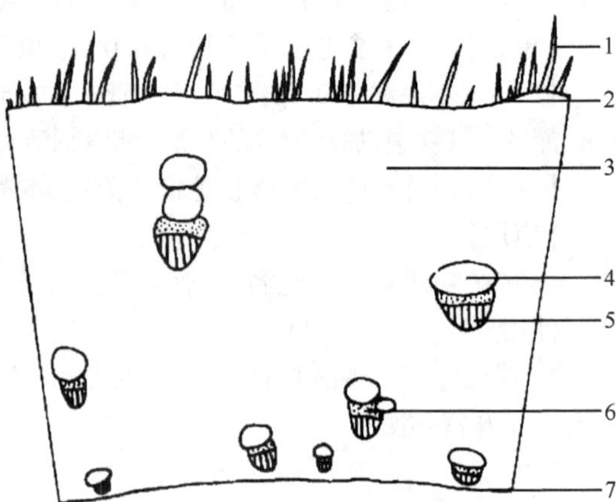

图 12-5 五倍子横切面简图

1. 表皮毛;2. 外表皮;3. 基本组织;4. 树脂道;5. 木质部;6. 韧皮部;7. 内表皮

2. 粉末 棕黄色,味极苦。

(1) 非腺毛众多,长 80 ~ 150 ~ 180μm,先端有的弯曲成鸟喙状。

(2) 薄壁细胞多含糊化淀粉粒,个别含少量草酸钙小棱晶。

(3) 树脂道均已破碎,树脂块散在,黄棕色。

(4) 导管多为螺纹,直径 10 ~ 15μm。

【化学成分】 主含五倍子鞣质(gallotannin),亦称五倍子鞣酸,含量 50% ~70% ,肚倍高于角倍。没食子酸 2% ~4% ;另含树脂、脂肪、蜡质。

【理化鉴别】

(1) 取本品粉末 0. 5g,加水 4ml,微热,滤过。取滤液 1ml,加三氯化铁试液 1 滴,即生成蓝黑色沉淀(检查一般鞣质)。另取滤液 1ml,加 10% 酒石酸锑钾溶液 2 滴,即生成白色沉淀(检查五倍子鞣质)。

(2) 本品以五倍子对照药材和没食子酸对照品为对照,进行薄层色谱法试验。供试品色谱中,在与对照药材和对照品色谱相应的位置上,分别显相同颜色的斑点。

【检查】 本品含水分不得过 12. 0% ,总灰分不得过 3. 5% 。

【含量测定】 照鞣质含量测定法测定,药材按干燥品计算,含鞣质不得少于 50. 0% ;照高效液相色谱法测定,药材按干燥品计算,含鞣质以水解的没食子酸($C_7H_6O_5$)计,不得少于 50. 0% 。

【应用】

1. 传统功效 敛肺降火,涩肠止泻,敛汗止血,收湿敛疮。用于肺虚久咳,肺热痰嗽,久泻久痢,盗汗,消渴,便血,外伤出血,痈肿疮毒,皮肤湿烂。用量 3 ~ 6g。

2. 现代应用 本品有收敛、止血、抗菌等作用,临床用于内痔、宫颈糜烂、肺虚久咳、小儿缩阴症等。

苏 合 香

Styrax

【来源】 为金缕梅科植物苏合香树(*Liquidambar orientalis* Mill.)的树干渗出的香树脂,经加工精制而成。

【产地】 原产于土耳其、叙利亚、埃及、索马里和波斯湾附近各国。现我国广西、云南有引种。

【采收加工】 当树龄有 4～5 年时，即可采集。通常于夏季将树皮割裂至木部，使其分泌树脂并渗入树皮，至秋季割下树皮和木部边材的外层，榨出香脂；残渣加水煎煮后再榨取，除去杂质与水分，即得粗品苏合香。将粗品溶解在 95% 乙醇中，过滤除去杂质，将醇溶性滤液蒸发浓缩而得精制苏合香。

【性状鉴别】 呈半流动性的浓稠液体。棕黄色或暗棕色，半透明。质细腻，极黏稠，挑起呈胶样，连绵不断。较水为重。气芳香，味略苦辣，嚼之粘牙。

本品在 90% 乙醇溶液、二硫化碳、三氯甲烷或冰醋酸中溶解，在乙醚中微溶。

商品以黏稠似饴糖、质细腻、半透明、挑之成丝、无杂质、香气浓者为佳。

【化学成分】 粗制品含树脂约 36%，其余为油状液体。树脂由苏合香树脂醇、齐墩果酮酸和 3-表-齐墩果酸组成。油状液体中含苯甲酸苄酯、肉桂酸甲酯、苯乙烯、肉桂酸苯丙酯、香草醛及游离肉桂酸等。游离肉桂酸含量约 17%～23%，结合肉桂酸含量约 24%～25%。

【理化鉴别】

(1) 本品酸值应为 52～76，皂化值应为 160～190。

(2) 取本品少许置载玻片上，微温(或微量升华)，冷却后镜检，有肉桂酸片状或小棒状结晶析出。

(3) 取本品 1g 与细砂 3g 混合后，置试管中，加高锰酸钾试液 5ml，微热，即产生显著的苯甲醛香气(检查苯甲酸)。

(4) 取本品 2g 置试管中，加石油醚 5～10ml，振摇后静置，倾出石油醚层，加等量醋酸酮溶液(5→1000)振摇，石油醚层不得显绿色(检查是否掺有松香)。

(5) 本品以桂皮醛、肉桂酸对照品为对照，进行薄层色谱法试验。置紫外光灯(254nm)下检视。供试品色谱中，在与对照品色谱相应的位置上，显相同颜色的斑点。

【含量测定】 照高效液相色法测定，按干燥品计算，本品含肉桂酸($C_9H_8O_2$)，不得少于 5.0%。

【功效】 开窍，辟秽，止痛。用于中风痰厥，猝然昏倒，胸腹冷痛，惊痫，冠心病，心绞痛。外治疥癣、冻疮。用量 0.3～1g。临床上冠心苏合丸常用于治疗冠心病心绞痛、银屑病等证。

安　息　香

Benzoinum

【来源】 为安息香科植物白花树[*Styrax tonkinensis* (Pierre) Craib ex Hart.]的干燥树脂。

【产地】 进口安息香主产于越南、泰国、老挝、印度尼西亚等地。国产安息香主产于广西、广东、云南等地。

【采收加工】 树干经自然损伤或于夏、秋两季割裂树干，收集流出的树脂，阴干。

【性状鉴别】 为不规则的小块，稍扁平，常黏结成团块。表面橙黄色，具蜡样光泽(自然出脂)；或为不规则的圆柱状、扁平块状，表面灰白色至淡黄色(人工割脂)。质脆，易碎，断面平坦，乳白色。放置后渐变淡黄棕色至红棕色。加热则软化熔融。气芳香，味微辛。嚼之有砂粒感。

商品以油性大、外色红棕、断面夹有黄白色泪滴状物多、香气浓、无杂质者为佳。

【化学成分】 泰国安息香主要含树脂 70%～80%(主要为泰国树脂酸)。此外，尚含苯甲酸、苯甲酸松柏醇脂、香荚醛等。

【理化鉴别】

(1) 取本品约 0.25g，置干燥试管中，缓缓加热，即发出刺激性香气，并产生多数棱柱状细小结晶的升华物。

(2) 取本品粉末约 0.1g，加乙醇 5ml，研磨，滤过，滤液加 5% 三氯化铁乙醇溶液 0.5ml，即呈亮绿色,后变为黄绿色。

【检查】 本品干燥失重不得过2.0%,总灰分不得过0.50%,醇中不溶物不得超过2.0%。

【含量测定】 本品含总香脂酸以醇溶性浸出物的干燥品计算,不得少于30.0%。

【功效】 开窍醒神,行气,活血,止痛。用于中风痰厥,气郁暴厥,中风昏迷,心腹疼痛,产后血晕,小儿惊风。用量0.6~1.5g。

海 金 沙
Spora Lygodii

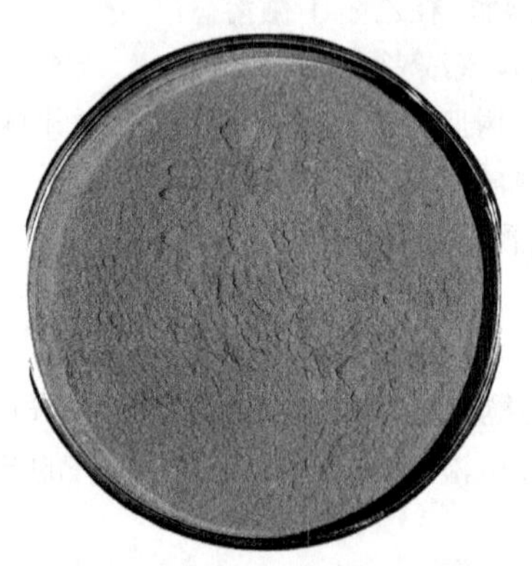

图12-6 海金沙药材(孢子)外形图

【来源】 为海金沙科植物海金沙[*Lygodium japonicum* (Thunb.) Sw.]干燥成熟孢子。

【产地】 主产于湖北、湖南、广东、浙江、江苏等省。

【采收加工】 秋季孢子未脱落时采割藤叶,晒干,搓揉或打下孢子,除去藤叶即可。

【性状鉴别】 药材:呈粉末状。为黄棕色或淡棕色的细小颗粒。体轻,手捻之有光滑感,置手中易由指缝滑落。气微,味淡。本品撒在水中则浮于水面,加热始逐渐下沉。取本品少量,撒于火上,即发出轻微爆鸣声及明亮的火焰(图12-6)。

商品以质轻、色黄棕、有光滑感、无杂质者为佳。

海金沙与蒲黄的鉴别

海金沙黄棕色或淡棕色,有光滑感,易从指缝滑落,燃烧即发出轻微爆鸣声及明亮的火焰。蒲黄呈鲜黄色,有滑腻感,易附着手指上,燃烧时不会发生爆鸣声及闪光。

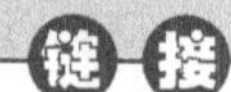

【化学成分】 含脂肪油、海金沙素、甾体类成分。酸不溶性灰分不得过15.0%。

【功效】 清利湿热,通淋止痛。用于热淋、砂淋、石淋、尿道涩痛。用量6~15g。

青 黛
Indigo Naturalis

【来源】 为爵床科植物马蓝[*Baphicacanthus cusia* (Nees) Bremek.]、蓼科植物蓼蓝(*Polygonum tinctorium* Ait.)或十字花科植物菘蓝(*Isatis indigotica* Fort.)的叶或茎叶经加工制得的干燥粉末或团块。

【产地】 马蓝制成的青黛,主产于福建;蓼蓝制成的青黛主产于河北;菘蓝制成的青黛主产于江苏。

【采收加工】 夏秋季采收茎叶,置大缸或木桶内,倒入清水,浸渍2~3昼夜至叶腐烂,茎蜕皮时,捞出茎枝叶渣,每50千克茎叶加入石灰5千克,充分搅拌,至浸液由乌绿色变为紫红色,捞出液面蓝色泡沫状物,晒干即为青黛。

【性状鉴别】 药材为极细的深蓝色粉末,体轻,易飞扬,撒于水中能浮于水面;或呈不规则多孔性的团块,用手搓捻即成粉末。微有草腥气,味淡(图12-7)。

商品以蓝色均匀、体轻能浮于水面、火烧时产生紫红色烟雾时间长者为佳。

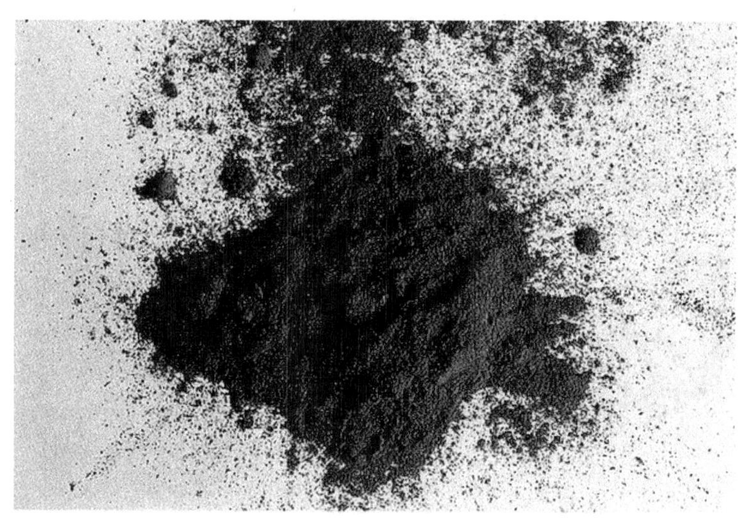

图 12-7　青黛药材外形图

【化学成分】　主含靛蓝、靛玉红、靛黄、靛棕、色氨酮等。

靛玉红治疗慢性粒细胞型白血病有一定疗效。色氨酮是青黛抗皮肤真菌的有效成分。

【理化鉴别】

(1) 取本品少量,用微火灼烧,有紫红色的烟雾发生。

(2) 本品少量,滴加硝酸,产生气泡并显棕红色或黄棕色。

(3) 本品以靛蓝和靛玉红对照品为对照,进行薄层色谱法试验。供试品色谱中,在与对照品色谱相应的位置上,分别显相同的蓝色斑点和浅紫红色斑点。

【检查】　本品含水分不得过 7.0% 。

水溶性色素检查:取本品 0.5g,加水 10ml,振摇后放置片刻,水层不得显深蓝色。

【含量测定】　照紫外-可见分光光度法在 610nm 的波长处测定吸光度,按干燥品计算,本品含靛蓝($C_{16}H_{10}N_2O_2$)不得少于 2.0% ;照薄层色谱扫描法测定,本品按干燥品计算,含靛玉红($C_{16}H_{10}N_2O_2$)不得少于 0.13% 。

【功效】　清热解毒,凉血,定惊。用于温毒发斑,血热吐衄,胸痛咳血,口疮、痄腮、喉痹,小儿惊痫。用量 1.5 ~3g。

青黛掺伪品的鉴别

青黛掺伪品有直接蓝染色青黛和直接铜盐蓝染色青黛。其性状为蓝色或灰蓝色粉末，体较重，手捻平滑或有粗糙感，微有草醒气，味淡。取粉末少量撒于水中，略加搅拌，即有部分颗粒物下沉，水被染成蓝色，pH 为 8 ～9（检查直接蓝）。取粉末少量于试管内，加浓硫酸 5ml，即产生气泡，溶液显污绿色（检查直接铜盐蓝）。

链接

儿　茶
Catechu

【来源】　为豆科植物儿茶[*Acasia catechu* (L. f.) Willd.] 去皮枝、干的干燥煎膏。习称“儿茶膏”。

【产地】　主产于云南西双版纳傣族自治州。

【采收加工】 冬季采收枝、干,除去外皮,砍成大块,加水煎煮,滤过,将滤液蒸发浓缩成糖浆状,冷却,倾入特制的模型中,干燥即得。

【性状鉴别】 药材呈块状或不规则块状,大小不一。表面棕褐色或黑褐色,平滑而稍有光泽。质硬,易碎,断面不整齐,具光泽,有细孔,遇潮有黏性。气微,味涩、苦,略回甜(图12-8)。

商品以色黑褐、不焦不碎、尝之收涩性强、无杂质者为佳。

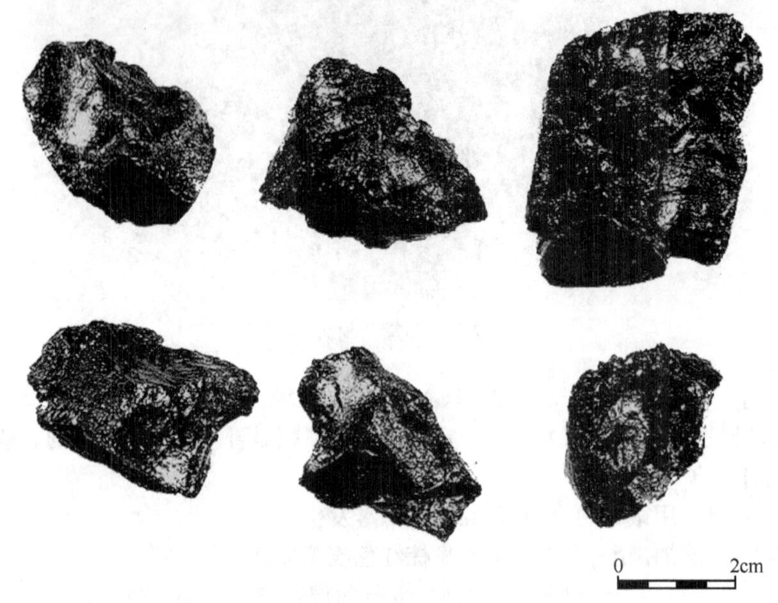

图12-8 儿茶药材外形图

【化学成分】 含儿茶鞣质(20% ~50%)、儿茶素(2% ~20%)及表儿茶素等;黄酮类,如槲皮素等;另含树胶、低聚糖等。

【理化鉴别】

(1) 取本品粉末少许,以水装置,放置片刻,置显微镜下观察,可见大量的针晶束及黄棕色的块状物。

(2) 取火柴棒浸于本品水浸液中,使轻微着色,待干燥后,再浸入盐酸中,立即取出,置火焰附近烘烤,杆上即显深红色(检查儿茶素)。

(3) 本品以儿茶素、表儿茶素对照品为对照,进行薄层色谱法试验。供试品色谱中,在与对照品色谱相应的位置上,显相同的红色斑点。

【含量测定】 照高效液相色谱法测定,本品含儿茶素($C_{15}H_{14}O_6$)和表儿茶素($C_{15}H_{14}O_6$)的总量不得少于21.0%。

【功效】 收湿生肌敛疮。用于溃疡不敛,湿疹,口疮,跌扑伤痛,外伤出血。用量1~3g。外用适量。

冰　片(合成龙脑)

Borneolum Syntheticum

【来源】 为合成龙脑($C_{10}H_{18}O$)化学合成品。

【性状鉴别】 药材为无色透明或白色半透明的片状结晶。表面有如冰的裂纹。质松脆,可剥离成薄片,手捻即碎。具挥发性,点燃发生浓烟,并有带光的火焰。气清香,味辛、凉。

在乙醇、三氯甲烷或乙醚中易溶,在水中几乎不溶。熔点为205~210℃。

商品以片大而薄、色洁白、质松脆、清香气浓者为佳。

【化学成分】　主为左旋龙脑(l-borneol),尚含异龙脑等。

【理化鉴别】

(1) 取本品 10mg,加乙醇数滴使溶解,加新制的 1% 香草醛硫酸溶液 1 ~2 滴,即显紫色。

(2) 取本品 3g,加硝酸 10ml,即产生红棕色的气体,待气体产生停止后,加水 20ml,振摇,滤过,滤渣用水洗净后,有樟脑臭。

【检查】

1. pH　取本品 2.5g,研细,加水 25ml,振摇,滤过,分取滤液两份,每份 10ml,一份加甲基红指示液 2 滴,另一份加酚酞指示液 2 滴,均不得显红色。

2. 不挥发物　取本品 10g 置称定重量的蒸发皿中,置水浴上加热挥发后,在 105℃ 干燥至恒重,遗留残渣不得过 3.5mg(0.035%)。

3. 水分　取本品 1g,加石油醚 10ml,振摇使溶解,溶液应澄清。

4. 重金属　本品含重金属不得过百万分之五。

5. 砷盐　本品含砷盐不得过百万分之二。

【含量测定】　照气相色谱法测定,本品含龙脑($C_{10}H_{18}O$)不得少于 55.0%。

【功效】　芳香开窍,消肿止痛。用于热病神昏,中风痰厥,目赤、口疮、咽喉肿痛。用量 0.15 ~0.30g。

天然冰片

天然冰片（右旋龙脑）为樟科植物樟［*Cinnamomum camphora*（L.）Presl］新鲜枝、叶经提取加工制成的结晶。药材为白色结晶性粉末或片状结晶。气清香，味辛、凉。具挥发性，点燃时有浓烟，火焰呈黄色。在乙醇、三氯甲烷或乙醚中易溶，在水中几乎不溶。熔点204℃～209℃。比旋度 +34°～+38°。主含右旋龙脑（d-borneol）。《中国药典》（2005 年版）一部规定，用气相色谱法测定，本品含右旋龙脑（$C_{10}H_{18}O$）不得少于 95.0%。

链接

芦　荟

Aloe

【来源】　为百合科植物库拉索芦荟(*Aloe barbadensis* Miller)、好望角芦荟(*A. ferox* Miller)或其他同属近缘植物叶的液汁浓缩干燥物。库拉索芦荟习称"老芦荟",好望角芦荟习称"新芦荟"。

【产地】　老芦荟主产于南美洲的库拉索、阿津巴、博内尔等小岛;新芦荟主产于南非。我国广东、海南、云南、江西、福建、台湾等地有引种栽培。

【采收加工】　全年可采。自基部割取叶片,收集流出的叶汁于容器中,蒸发浓缩至适当的稠度,任其逐渐冷却凝固,即得"老芦荟";或将流出的液汁用猛火蒸至稠膏状,迅速冷却凝固,即得"新芦荟"。

【性状鉴别】　药材

(1) 库拉索芦荟:呈不规则块状,常破裂为多角形,大小不一。表面呈暗红褐色或深褐色,无光泽。体轻,质硬,不易破碎,断面粗糙或显麻纹。富吸湿性。有特殊臭味,味极苦。

(2) 好望角芦荟:表面呈暗褐色,略显绿色,有光泽。体轻,质松,易碎,断面玻璃样而有层纹。

【化学成分】　库拉索芦荟主含芦荟苷,少量异芦荟苷和芦荟大黄素等。好望角芦荟主含芦荟苷及芦荟树脂等。

【理化鉴别】

(1) 取本品粉末0.5g,加水50ml,振摇,滤过,取滤液5ml,加硼砂0.2g,加热使溶解,取溶液数滴,加水30ml,摇匀,溶液显绿色荧光,置紫外灯(365nm)下观察,显亮黄色荧光;另取滤液2ml,加硝酸2ml,摇匀,库拉索芦荟显棕红色,好望角芦荟显黄绿色;另取滤液2ml,加等量饱和溴水,生成黄色沉淀。

(2) 取本品粉末0.1g,加三氯化铁试液5ml与稀盐酸5ml,振摇,置水浴中加热5分钟,放冷,加四氯化碳10ml,缓缓振摇1分钟,分取四氯化碳层6ml,加氨试液3ml,振摇,氨液层显玫瑰红色至樱红色。

(3) 本品以芦荟苷对照品为对照,进行薄层色谱法试验。置紫外灯(365nm)下检视。供试品色谱中,在与对照品色谱相应的位置上,显相同颜色的荧光斑点。

【检查】 本品含水分不得过12.0%,总灰分不得过4.0%,酸不溶性灰分不得过1.0%。

【浸出物】 用热浸法测定,乙醇为溶剂,本品含醇溶性浸出物不得少于60.0%。

【含量测定】 照高效液相色谱法测定,本品按干燥品计算,含芦荟苷($C_{21}H_{22}O_9$)库拉索芦荟不得少于18.0%;好望角芦荟不得少于6.0%。

【功效】 清肝热,通便。用于便秘,小儿疳积,惊风。外治湿癣。用量2~5g。

树脂及其他类其他常用药材简介

名称	来源	性状特征	功效
阿魏	伞形科植物新疆阿魏(*Ferula sinkiangensis* K. M. Shen)或阜康阿魏(*F. fukanensis* K. M. Shen)的树脂	为不规则的块状和脂膏状。表面蜡黄色至棕黄色。块状者体轻,质地似蜡,断面稍有空隙;新鲜切面颜色较浅,放置后色较深。脂膏状者黏稠,灰白色。具强烈而持久的蒜样特异臭味,味辛辣,嚼之有灼烧感	消积,散痞,杀虫
松香	为松科植物马尾松(*Pinus massoniana* Lamb)或同属植物树干中取得的油树脂,经蒸馏除去挥发油后的残留物	为半透明棕黄色不规则的团块,表面常有黄色粉霜。常温质坚脆,易击碎,破碎面有光泽,微带松香油气,味苦	燥湿杀虫,拔毒生肌,止痒止痛

小结

通过本章学习,要求掌握下列知识点:树脂类中药的鉴定,主要依靠性状鉴定和理化鉴定;由于树脂中常混有树皮、沙石、泥土等杂质,要特别注意对其纯度的检查,如水分、灰分、浸出物、酸值、醇不溶物、比旋度,折光率等;每种树脂类中药有相对固定的化学组成,可用理化鉴定法控制其质量,通常用化学分析和仪器分析的方法对其主要成分或特征性成分进行鉴定,以确定树脂的品种和质量;对树脂类中药的品质优良度控制,通常测定醇不溶物和总香脂酸的含量;其他类中药所包含的范围较广,其鉴别方法根据具体的品种而异,通常使用性状及理化方法鉴别,有的亦可以进行显微鉴别,如海金沙、五倍子等;常用树脂类药材、其他类药材的来源、主产地、采收加工、性状、显微鉴别、主成分、理化鉴别;《中国药典》(2005年版)一部对树脂类药材及其他类药材进行品质检查的限量要求及检验方法。

目 标 检 测

选择题

A_1 型题

1. 来源于棕榈科的中药是
   A. 乳香　B. 血竭　C. 没药
   D. 苏合香　E. 阿魏
2. 青黛中治疗慢性粒细胞白血病的有效成分
   A. 靛蓝　B. 靛玉红　C. 靛黄
   D. 靛棕　E. 色氨酮
3. 取乳香粉末少许,与水共研,能形成
   A. 黄色乳状液　B. 白色乳状液　C. 红色乳状液
   D. 白色黏液　E. 黄色黏液

B 型题

4～7 题备选答案

A. 酸树脂　B. 酯树脂　C. 胶树脂
D. 香树脂　E. 油胶树脂

4. 乳香是
5. 松香是
6. 血竭是
7. 阿魏是

8～11 题备选答案

A. 产生紫红色烟雾　B. 冒烟呛鼻,有苯甲酸样香气
C. 发生爆鸣声,且有闪光　D. 发生浓烟,并带有光的火焰
E 熔融成紫红色液体,生成黄白色烟,有强烈蒜气

8. 血竭用火点燃
9. 海金沙置火中燃烧
10. 合成冰片用火点燃
11. 青黛用微火灼烧

X 型题

12. 树脂的性质是
    A. 通常为无定性固体或半固体
    B. 不溶于水,也不吸水膨胀
    C. 易溶于醇,乙醚等多数有机溶剂
    D. 加热软化,熔融,燃烧时冒浓烟,有特殊香气或臭气
    E. 将树脂的乙醇液蒸干,则形成薄膜状物质
13. 用于加工成青黛的植物有
    A. 爵床科马蓝　B. 蓼科蓼蓝　C. 十字花科菘蓝
    D. 马鞭草科大青　E. 豆科儿茶

第13章 动物类中药

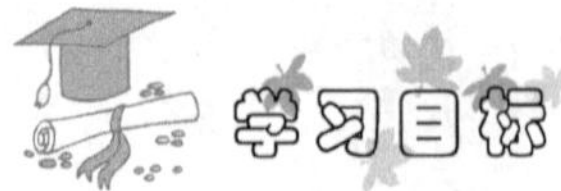

1. 掌握常用动物药材的来源、性状、显微鉴别、理化鉴别
2. 熟悉常用动物药材的主产地、采收加工、主成分、检查及含量测定
3. 了解贵重动物药材的常见伪品及其主要鉴别特征

第1节 动物类中药概述

一、动物药的应用概况

动物类中药是以动物的全体或动物的一部分、动物的生理或病理产物、动物体的加工品等作为药用的一类中药材。

动物类中药在我国的应用有着悠久的历史,是祖国医药学宝库中的重要组成部分。蜂蜜、鹿茸、阿胶、蕲蛇的应用已有二三千年的历史。从历代本草对动物药的记载来看,《神农本草经》载有动物药65种,《新修本草》载有128种,《本草纲目》载有461种,《本草纲目拾遗》收载动物药160种。历代本草共计载有动物药600余种。根据近年报道,我国动物药有969味,涉及药用动物1564种。

近年来,动物类药材需求的增加与珍稀药用动物和濒危药用动物的减少产生了矛盾。如何既保护野生动物资源,又能使之可持续发展利用,成为我们面临的一个新的课题。于是野生药用动物的人工繁殖与饲养逐渐得到加强,同时在寻找和扩大新药源方面均取得了一定的进展。现在已经成功进行人工养殖的动物药有30种左右,如人工养麝,活体取香;人工养熊,引流取胆(汁);牛黄的体外培育与人工合成;鹿的驯化及鹿茸的生产;河蚌的人工育珠;全蝎、蜈蚣、蕲蛇、金钱白花蛇等的养殖已经成为商品药材的重要来源。

动物药内容十分丰富,入药部位十分复杂,有的是用动物的全体,如全蝎、蜈蚣等;有的是用动物体的一部分,如鹿角、穿山甲等;有的是用动物的分泌物,如麝香、蟾酥等;有的是用动物的病理产物,如牛黄、马宝;有的是用动物的排泄物,如五灵脂等;还有的是用动物的某一部分的加工品,如阿胶、鹿角胶等。

二、药用动物的分类

据统计,地球上生存的动物达150万种以上。动物界和植物界一样,也划分为若干个等级,如门、纲、目、科、属、种,以种为分类的基本单位。现有的动物分为28门,其中与药用有关的主要有下列7门:

1. 多孔动物门　是最原始的多细胞动物,大多生活在海里,营固着生活。体形多数不对称,或辐射对称,体表有许多小孔,内部构造极简单,由内外两胚层细胞组成,细胞很少分化,无特殊器官和神经分化,如脆针海绵。

2. 腔肠动物门 体形辐射对称,具内外两胚层,有原始的消化腔,有口无肛门,进行细胞外及细胞内消化。有组织分化,具原始的肌肉结构和原始的神经系统,如海蜇、珊瑚等。

3. 环节动物门 体呈圆柱形或扁平形,由相似的环节组成。具三胚层,有真体腔及比较完善的循环系统,消化道发达,有口和肛门,具有排泄器官后肾管,有链状神经系统,如蚯蚓、水蛭等。

4. 软体动物门 身体柔软,不分节,由头、足及内脏团三部分组成。外套膜和贝壳的形成是软体动物的显著特征,如牡蛎、珍珠母等。

5. 节肢动物门 身体具体节,通常分为头部、胸部、腹部三部分,附肢常分节,体外被壳多糖外骨骼,生长发育过程需蜕皮,肌肉为横纹肌,消化系统完整。体腔为混合腔,循环系统为开放式,用鳃、气管或书肺司呼吸。水生或陆生。

节肢动物是动物界中种类最多、数量最大的一门,分为 3 个亚门,7 个纲。其中与药用关系密切的有 4 个纲:甲壳纲、蛛形纲、多足纲和昆虫纲,如全蝎、蜈蚣、斑蝥等。以上四纲中,又以昆虫纲种类最多,有近一百万种,药用种类最多。

昆虫纲的主要特征是多为陆生,气管呼吸。身体分成头、胸、腹三部分,每一部分又由若干体节组成,体节通常为 21 节,头部由 6 节组成,胸部由 3 节组成,腹部由 12 节组成。头部有 1 对复眼,1 对触角,另 1 对大腭,1 对小腭和 1 片下唇构成口器,呼吸器官是气管。胸部为运动中心,分前胸、中胸和后胸,具有 3 对分节的足及两对翅。腹部为新陈代谢和生殖的中心,在腹部末端有 1 个生殖孔。

6. 棘皮动物门 成体呈辐射对称,幼体呈两侧对称;骨骼是由中胚层产生,并向体表突出成棘;体腔发达,体腔的一部分演化为独有的水管系统,另一部分形成围血系统。消化系统一般由口、食管和消化管组成,如海参、海星等。

7. 脊索动物门 幼时或终生具有脊索或类似脊索的构造,是一条支持身体纵轴的棒状结构。无椎骨的脊索动物大多终生保留脊索;脊椎动物只在胚胎时期出现脊索,成体时即由脊柱所取代。背神经管呈管状。无脊椎动物的神经索位于消化管的腹面,脊椎动物的神经索分化为脑和脊髓两部分。消化管前端咽部两侧有成对排列的鳃裂,低等的水生种类终生存在,高等脊椎动物仅见于某些幼体和胚胎时期有鳃,后完全消失。

脊索动物门可分为 3 个亚门:尾索动物亚门、头索动物亚门和脊椎动物亚门。其中与药用关系密切的是脊椎动物亚门。本亚门是脊索动物门中最高级的类群,分为无颚纲、鱼纲、两栖纲、爬行纲、鸟纲、哺乳纲等 6 个纲。现将药用价值较大的 5 个纲的主要特征介绍如下。

(1) 鱼纲:全为水生,以鳃呼吸,体表被鳞。除有奇鳍外,并具有成对附肢(偶鳍)。心脏有一心房一心室,血行单循环。如海马、海龙等。

(2) 两栖纲:水陆两栖,体表皮肤裸露无鳞,但富有腺体,能使皮肤湿润,具五趾型的四肢。幼体水中生活,用鳃呼吸;成体以肺和皮肤呼吸。心脏具两心房一心室,循环系统为不完全的双循环(肺循环与体循环)。如蟾蜍等。

(3) 爬行纲:皮肤干燥,体表被角质鳞或骨板。脊柱有颈椎、胸椎、腰椎、荐椎和尾椎的分化。四肢强大,趾端具爪。心脏有二心房、一心室或近于二心室,以肺呼吸。在胚胎时期有羊膜结构,如乌龟、蛤蚧、乌梢蛇等。

(4) 鸟纲:体被羽毛,前肢特化为翼,适于飞翔生活。骨骼坚而轻。心脏分为四腔,心房与心室已完全分隔,为完全双循环。有肺与发达的气囊,行双重呼吸。体温恒定,如鸡、鸭等。

(5) 哺乳纲:体外被毛,皮肤腺发达。心脏四腔,具完全的双循环,恒温,肺具肺泡。有横膈膜将体腔分隔为胸腔与腹腔。大脑皮质发达,小脑结构复杂,嗅觉及听觉敏锐。牙齿异齿型。

胎生,哺乳,如梅花鹿、熊、牛等。

三、动物药的鉴定

若药材为完整的动物体,可根据形态特征进行动物分类学鉴定,确定品种。必要时利用DNA分子遗传标记技术鉴定动物药材。对于药材是动物体的某一部分,如羚羊角、穿山甲和贝壳类药材等,鉴定时主要靠性状鉴定和传统的经验鉴别以辨别真伪,必要时可进行显微鉴定和理化分析。对于麝香、牛黄等贵重药材,除一般性状鉴定外,主要靠显微和理化分析,同时对主要成分(如麝香酮、胆酸、胆红素)进行定性定量分析。特别是现代色谱和光谱技术的应用,使动物药的鉴定更具科学性。尤其是薄层色谱法,在动物类中药的鉴别中应用十分广泛,如对牛黄、蟾酥、斑蝥、熊胆等的鉴别。近年来用红外光谱法对54种动物药进行的鉴别研究表明,绝大多数动物药材鉴别特征明显,稳定性、重现性好。

动物类药材的主要成分不同于植物类药材,含大量的蛋白质及其水解产物,包括氨基酸、动物肽素、酶及糖蛋白等,许多都是动物药的主要有效成分。现已有大量报导,利用它们含蛋白质、氨基酸的组成和性质不同,用聚丙烯酰胺凝胶蛋白的电泳法可成功地把动物药材与类似品、伪品区别开来,如胶类、蛇类、角类、海马类、海龙类中药的电泳图谱彼此存在显著差异。另外,差热分析技术、X衍射法也成功地用于动物类药材的鉴别。

近年来用仪器分析方法测定动物类中药中有效成分或指标性成分的含量,用以控制中药的内在质量,越来越受到重视。如用高效液相色谱法测定蟾酥中的华蟾酥毒基和脂蟾毒配基的含量;用气相色谱法测定麝香中麝香酮的含量;用紫外-可见分光光度法测定牛黄中胆红素的含量等。

第2节 常用动物类中药选论

珍　　珠*

Margarita

【别名】 真珠

【来源】 为软体动物门珍珠贝科动物马氏珍珠贝[*Pteria martensii*(Dunker)]或蚌科动物三角帆蚌[*Hyriopsis cumingii* (Lea)]、褶纹冠蚌[*Cristaria plicata*(Leach)]等双壳类动物受刺激而形成的珍珠。

【产地】 野生或养殖。马氏珍珠贝所产的珍珠称"海珠",主产于广东、海南、福建和台湾等省,产量居世界第二位。三角帆蚌、褶纹冠蚌所产的珍珠称"淡水珍珠",多为人工养殖,主产于江苏、浙江、江西、湖南等省,产量居世界首位。

珍珠的种类

自然形成的珍珠,称为"天然珍珠",天然珍珠又分为"海珍珠"和"淡水珍珠"。人工养殖而培育的珍珠称"养珠"。养殖珠又分为海水养殖和淡水养殖。人工育珠分为有核珍珠和无核珍珠。有核珍珠的珠核是由其他贝壳制成的圆粒,产品主要用于制作"饰珠",若入药时需钳破后去核取珍珠层用,插核育珠主要是对马氏珍珠贝。无核珍珠,即将外套膜小片用专门的器械插入另一蚌的外套膜内进行接种,养殖一年以上即可获得。目前,药用珍珠多为人工培育的无核珍珠。

链接

【采收加工】　天然珍珠全年可采，以冬季采收为好。人工养殖珍珠在接种后养殖 2～3 年，12 月至次年 2 月采收。自动物体内取出，洗净，干燥。

【性状鉴别】

1. 药材

（1）天然珍珠：呈类球形、长圆形、卵圆形或棒形，直径 1.5～8mm。表面类白色、浅粉红色、淡黄绿色或淡蓝色，半透明，光滑或微有凹凸，具特有的彩色光泽，习称“宝气”。质坚硬，破碎面显层纹。气微，无味（图 13-1）。

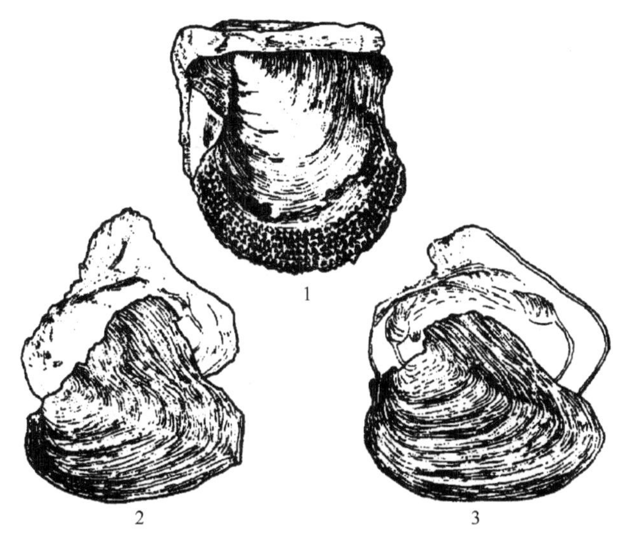

图 13-1　珍珠三种原动物外形图

1. 马氏珍珠贝；2. 三角帆蚌；3. 褶纹冠蚌

（2）人工养殖珍珠：性状与天然珍珠相似，但表面光泽较弱。有核珍珠断面中央有圆形的贝壳磨制成的核心，表面有珍珠层。

2. 饮片　珍珠粉：呈细粉状，类白色，细粉中无光点，手搓无砂粒感。气微，无味。

以纯净、质坚硬、彩光明显者为佳。

【显微鉴别】

1. 磨片　可见粗细两类相间排列的同心环状层纹，习称“珍珠结构环”。粗层纹较明显，连续成环或断续环形，层纹间距不等，在 60～500μm 间；细层纹多数不甚明显，间距小于 32μm。中心部分大多实心，无特异结构。

多数磨片在暗视野中可见珍珠特有的同心环状的如虹彩般的光环，具有一圈圈红、橙、黄、绿、青、紫色虹彩般的光泽，习称“珍珠虹光环”。“珍珠结构环”和“珍珠虹光环”为珍珠独具特征，可与任何伪品相区别（图 13-2）。

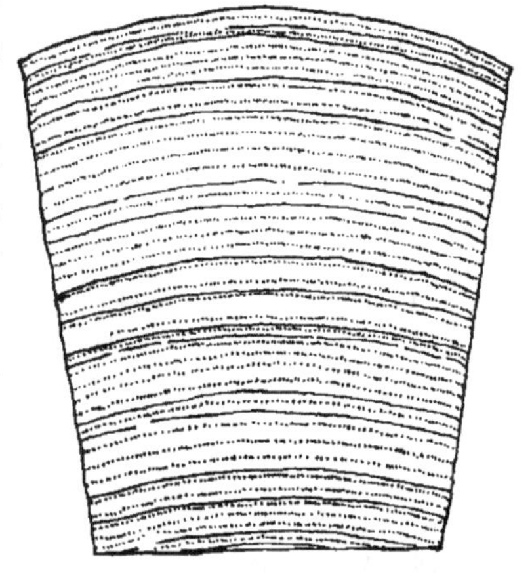

图 13-2　珍珠磨片图

2. 粉末　类白色。不规则碎块，半透明，具彩虹样光泽。表面显颗粒性，由数至十数薄层重叠，片层结构排列紧密，可见致密的成层线条或极细密的微波状纹理（图 13-3）。

【化学成分】　主含碳酸钙 94.45%（淡水珍珠）、95.66%（海水珍珠）。15 种以上氨基酸，微量金属元素钠、

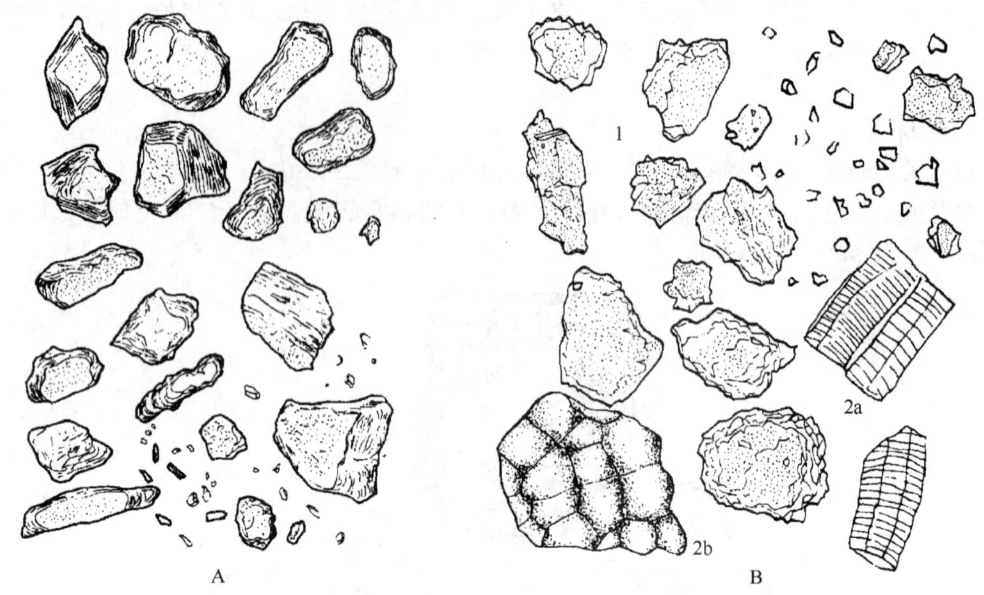

图 13-3 珍珠及珍珠母粉末图

A. 珍珠(马氏珍珠贝)粉末图;B. 珍珠母(马氏珍珠贝)粉末图

1. 珍珠层碎块;2. 棱柱层碎块(2a. 断面观;2b. 顶面观)

铜、镁、锰、锶、汞等。

【理化鉴别】

(1) 取本品粉末,加稀盐酸,即发生大量气泡,滤过,滤液显钙盐的鉴别反应。

(2) 取本品置紫外光灯(365nm)下观察,显浅蓝紫色(天然珍珠)或亮黄绿色(养殖珍珠)荧光,通常环周部分较明亮。

(3) 本品火烧之有爆裂声,并形成层层剥落的银灰色小片,裂片仍有七彩光泽,半透明。

(4) 弹性测定 将珍珠从 60cm 高处落在玻板上,观察弹跳的高度。海产天然珍珠 15 ~ 25cm;淡水珍珠 5 ~ 10cm。

【应用】

1. 传统功效 安神定惊,明目消翳,解毒生肌。用于惊悸失眠,惊风癫痫,目生云翳,疮疡不敛。用量 0.1 ~ 0.3g。多入丸散,外用适量。

2. 现代应用 本品临床用于治疗宫颈糜烂、外伤性皮肤缺损、口腔溃疡等。

【附注】 广东湛江地区曾发现伪品天然珍珠,系人工制成。外形类球形、长圆形、扁圆形,直径 1 ~ 2(~ 3)mm。珠光层为有毒的铅类化合物,珠核系用贝壳粉碎后打磨而成。

有的地区曾发现用珍珠母或矿石打碎后磨圆加工制成伪品珍珠。其外形、色彩均与珍珠相似。

伪品的弹性差,仅在 5cm 以下;用丙酮可洗脱光泽(正品不能洗脱),火烧时表面不呈黑色,无爆裂声,破碎面白色,无光泽;显微观察无同心层纹;荧光黄绿色。

全 蝎*

Scorpio

【别名】 全虫

【来源】 为节肢动物门钳蝎科动物东亚钳蝎(*Buthus martensii* Karsch)的干燥体。

【产地】 野生或饲养。主产于河南、山东。河北、辽宁、安徽、湖北等省区亦产。习惯认为河南产者质量最好,称“南全蝎”,山东产者次之,称“东全蝎”。

【采收加工】 春末至秋初捕捉,除去泥沙,置沸水或沸盐水中,煮至全身僵硬,捞出,置通风处阴干。

全蝎的商品分类与加工方法

春季捕捉的称“春蝎”，质量较好，因此时全蝎未食泥土，腹内空瘪。夏季产量较大，称为“伏蝎”，品质较次，腹内有大量泥土。捕得后，先浸入清水中，加入少量的盐，待吐出泥土，死亡后捞出。若放到清水中煮沸后，用水漂洗，称“清水蝎”或“淡水蝎”；若放到盐水中煮沸，每 500 克蝎子用食盐 60 ~ 90g 或 100 ~ 150g，称“盐水蝎”。一般煮到全蝎身能挺直竖立，背面抽沟，腹瘪时捞出，置通风处阴干或晾干。

链接

【性状鉴别】 药材:头胸部与前腹部呈扁平长椭圆形,后腹部呈尾状,皱缩弯曲,完整者体长约 6cm。头胸部呈绿褐色,前面有一对短小的螯肢及 1 对较大的钳状脚须,形似蟹螯,背面覆有梯形背甲,腹面有足 4 对,均为 7 节,末端各具 2 爪钩;前腹部由 7 节组成,第 7 节色深,背甲上有 5 条隆脊线。背面绿褐色,后腹部棕黄色,6 节,节上均有纵沟,末节有锐钩状毒刺,毒刺下方无距。气微腥,味咸(图 13-4)。

以完整,色黄褐,身干,腹中无泥土和杂物者为佳。商品分清水蝎和盐水蝎,盐水蝎以盐霜少者为佳。

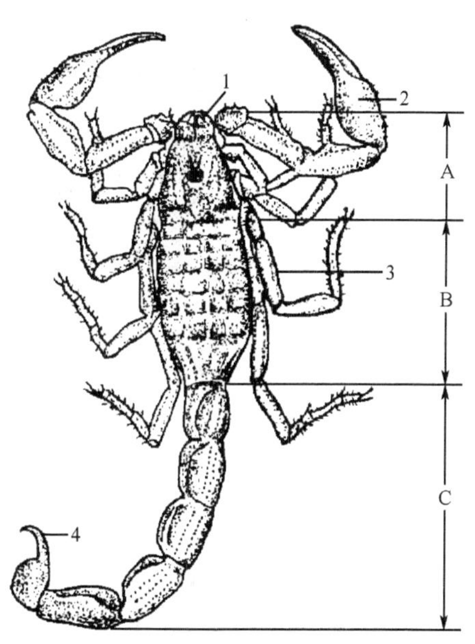

图 13-4　东亚钳蝎

A. 头胸部;B. 前腹部;C. 后腹部

1. 螯肢;2. 钳肢(钳状脚须);3. 步足;4. 毒刺

【显微鉴别】 粉末:黄棕色。①体壁(壳多糖外骨骼)碎片棕黄色或绿黄色,外表皮表面观呈多角形网格样纹理,排列整齐或不整齐,表面密布细小颗粒,可见凸起的圆形毛窝,刚毛常于基部断离;断面观内、外表皮纵贯较多微细孔道;未骨化外表皮淡绿黄色或几无色,为排列不规则的类圆形凸起,呈花纹样,显颗粒性。②横纹肌纤维侧面观明带较宽,中有一暗线,暗带有致密的短纵纹理。③刚毛黄棕色,多碎断,体部中段直径 8 ~ 40μm,具纵直纹理,髓腔细窄。此外,具脂肪油滴(图 13-5)。

【化学成分】 含蝎毒素,为一种毒性蛋白,对神经系统有广泛生物活性,从中分得十种蝎毒素类单体,如马氏钳蝎神经毒素Ⅰ和Ⅱ;镇痛活性多肽,如蝎毒素-Ⅲ和Ⅳ;抗癫　肽等。另含多种有机酸(蝎酸、牛磺酸等)、三甲胺、甜菜碱、磷脂酰胆碱及铵盐、多种无机元素等。

【浸出物】 用热浸法测定,稀乙醇作溶剂,本品含醇溶性浸出物不得少于 20.0% 。

【应用】

1. 传统功效　熄风止痉,攻毒散结,通络止痛。用于小儿惊风,抽搐痉挛,半身不遂,破伤风,面神经麻痹,脑血管痉挛,淋巴结核,疮疡肿毒。用量 3 ~ 6g。

2. 现代应用　本品具有镇静、抗惊厥、降压、抗肿瘤、呼吸麻痹等作用,临床用于治疗血栓闭塞性脉管炎、化脓性中耳炎、乳腺炎、乳房小叶增生、慢性荨麻疹、银屑病等。

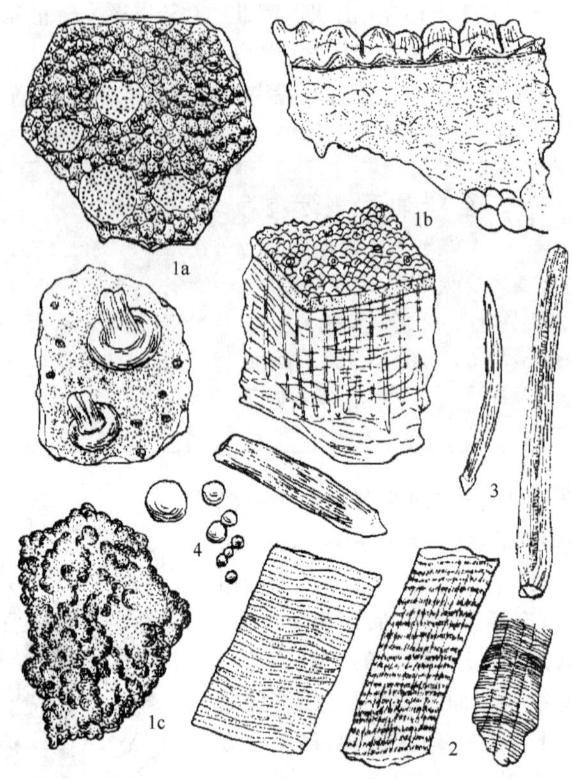

图 13-5　全蝎粉末图

1. 体壁碎片(1a. 外表皮表面观;1b. 断面;1c. 未骨化外表皮);2. 横纹肌纤维;3. 刚毛;4. 脂肪油滴

蛤　蚧*

Gecko

【别名】 对蛤蚧　蛤蚧尾

【来源】 为脊索动物门壁虎科动物蛤蚧(*Gekko gecko* Linnaeus)除去内脏的干燥体。

【产地】 主产于广西。广东、云南等省亦产。

【采收加工】 通常于5～9月捕捉,剖开腹部,取出内脏,拭净血液(不可水洗),用竹片撑开,使全体扁平顺直,低温干燥。将大小相近的两只合成1对,扎好。

【性状鉴别】

1. 药材　全体呈扁片状,头颈部及躯干部长9～18cm,头颈部占1/3,腹背部宽6～11cm,尾长6～12cm。头略呈三角形,两眼多凹陷成窟窿,无眼睑,口内有角质细齿密生于颚的边缘,无异型大齿。吻部半圆形,吻鳞不切鼻孔,与鼻鳞相连,上鼻鳞左右各1片,中间被额鳞隔开,上唇鳞12～14对,下唇鳞(包括颏鳞)21片。腹背部呈椭圆形,腹薄。背部灰黑色或银灰色,有黄白色或灰绿色斑点(进口蛤蚧多具砖红色斑点)散在或密集成不显著的斑纹,脊椎骨及两侧肋骨突起。4足均具5趾,除第一指趾外均具爪,趾间仅具蹼迹,足底有吸盘。尾细而坚实,几与体长相等,微显骨节,与背部颜色相同,有不甚明显的6～7个银灰色环带。全身密被类圆形或多角形微有光泽的细鳞。质坚韧。气腥,味微咸(图13-6)。

2. 饮片

(1) 蛤蚧:为不规则的片状小块,表面灰黑色或银灰色,有黄白色或灰绿色斑点及鳞甲脱落后的痕迹。切面黄白色或灰白色。脊椎骨及肋骨突起清晰。稍具腥气,味微咸。

(2)酒哈蚧:形如饮片哈蚧。稍具酒气,味微咸。

以体大,肥壮,尾全,再生尾不低于6cm,不破碎,无虫蛀者为佳。商品按体长和尾是否完整分五个等级。断尾蛤蚧,再生尾不足6cm者均作为下一等级处理。均要求无霉变,无蛀虫为合格。

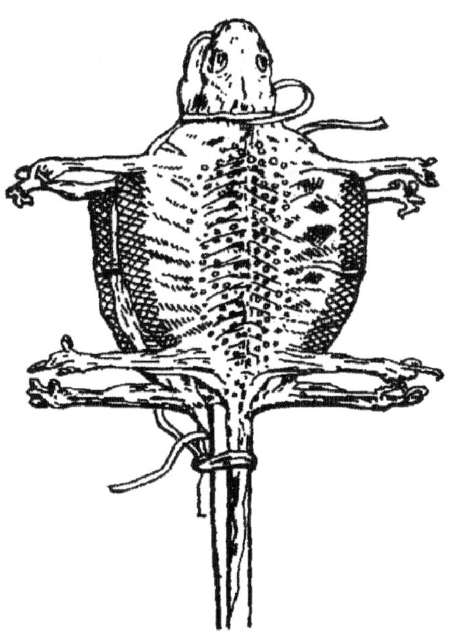

图13-6　蛤蚧药材图

【显微鉴别】　粉末:淡黄色或淡灰黄色。①鳞片近无色或淡灰绿色,表面可见半圆形、类圆形隆起,略作覆瓦状排列,布有极细小的粒状物,有的可见圆形孔洞。②皮肤碎片淡黄色或黄色,表面观细胞界限不清楚,布有棕色或棕黑色色素颗粒,常聚集成星芒状。③横纹肌纤维较多,多碎裂。侧面观细密横纹明暗相间,横纹呈平行的波峰状,有的纹理不清晰;横断面常呈三角形、类圆形、类方形。④骨碎片呈不规则碎块,表面有细小裂缝状或针孔状孔隙;骨陷窝呈裂缝状、长条形,多为同方向排列,边缘骨小管隐约可见(图13-7)。

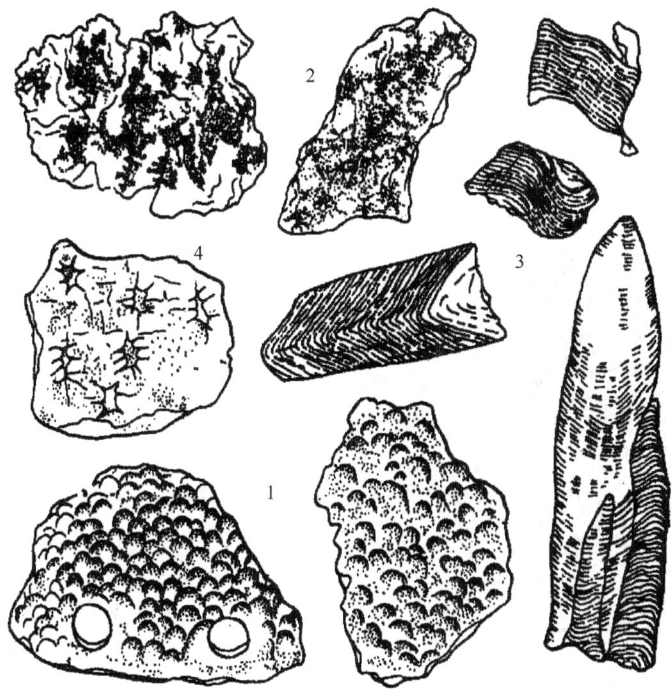

图13-7　蛤蚧(除去内脏)粉末图

1. 鳞片;2. 皮肤碎片;3. 横纹肌纤维;4. 骨碎片

【化学成分】　含多种磷脂类(磷脂酰乙醇胺含量高)、多种脂肪酸、蛋白质及多种氨基酸(甘氨酸为主)、胆碱、鸟嘌呤、卡尼汀(肉毒碱)、多种无机元素(钙、磷、镁、锌等)、肌肽等成分。

【应用】

1. 传统功效　补肺益肾,纳气定喘,助阳益精。用于虚喘气促,劳嗽咳血,阳痿遗精。用量3～6g。

2. 现代应用　本品具有性激素样、抗炎、抗应激、免疫增强、抗衰老、强壮等作用，临床用于治疗肺结核咳嗽、支气管哮喘、慢性气管炎、阳痿、不孕等。

【附注】 伪品

（1）壁虎科动物多疣壁虎[*Gekko japonicus*（Dumeril et Bibron）]或壁虎（*G. chinensis* Gray）去内脏的干燥体，俗称小蛤蚧。全长在20cm以下，背、腹肌肉很薄，无眼睑，吻鳞切鼻孔，鳞片极细小，体背灰褐色，具多数不规则疣鳞，生活时尾易断。

（2）鬣蜥科动物蜡皮蜥（*Leiolepis belliana rubritaeniata* Mertens）去内脏的干燥体，俗称红点蛤蚧。全长约40cm，尾长近体长两倍。上唇具2个异型大齿，有眼睑，鳞片细小，无疣鳞。体背灰黑色，密布橘红色圆形斑点，体两侧有条形横向的橘红色斑纹。指、趾狭长而细，均具锐利爪。无蹼及吸盘。

（3）鬣蜥科动物喜山鬣蜥[*Agama himalayana*（Steindachner）]去内脏的干燥体，俗称西藏蛤蚧。全长34～36cm，尾长超过体长，有眼睑，吻鳞不切鼻孔，口内有异型大齿，脊背有几行大鳞，四肢及尾背鳞片具棱，指趾狭长，圆柱形，均具爪，无蹼及吸盘。

（4）蝾螈科动物红瘰疣螈（*Tylototriton verrucosus* Anderson）去或未去内脏的干燥体。全体呈条形，长13～19cm，其中尾长达7cm。头近圆形，较大而扁，头顶部有倒"U"字形棱，中间陷下，无吻鳞。体表无鳞片，体侧有瘰疣，密生疣粒。足具4指5趾，无蹼，无爪，无吸盘。尾侧扁而弯曲。

金钱白花蛇*
Bungarus Parvus

【别名】 小白花蛇

【来源】 为脊索动物门眼镜蛇科动物银环蛇（*Bungarus multicinctus* Blyth）的幼蛇除去内脏的干燥体。

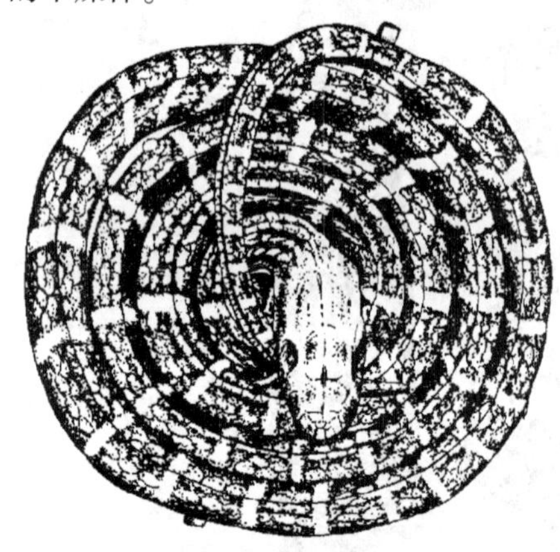

图13-8　金钱白花蛇药材图

【产地】 主产于广东、广西、海南。湖南、江西、浙江等省亦产。

【采收加工】 夏、秋两季捕捉，剖开腹部，除去内脏，擦净血迹，用乙醇浸泡处理后，以头为中心盘成圆盘状，用竹签横穿固定，干燥。人工饲养者则取孵出1～3周的小蛇进行采收加工。

【性状鉴别】 药材　呈圆盘状，盘径3～6cm，蛇体直径0.2～0.4cm。头盘在中间，尾细，常纳入口内。口腔内上颌骨前端有毒牙1对，鼻间鳞2片，无颊鳞，上下唇鳞通常各为7片。背部黑色或灰黑色，有白色环纹45～58个，黑白相间，白环纹在背部宽1～2行鳞片，向腹面渐增宽，黑环纹宽3～5行鳞片，背正中明显突起一条脊棱，脊鳞扩大呈六角形，背鳞细密，通身15行，尾下鳞单行。气微腥，味微咸（图13-8）。

以身干，头尾齐全，内色黄白、盘径小者为佳。商品根据盘径大小分为小条、中条、大条和特大条4个等级。以小条价格最高，特大条以千克计价。

【显微鉴别】

（1）背鳞外表面：取背鳞1片，用水装置，观察外表面：鳞片无色或呈黄白色，具众多细密纵直条纹，间距1.1～1.7μm，沿鳞片基部至先端方向径向排列。此为本品粉末鉴定的重要依据。

（2）背鳞横切面：内、外表皮均较平直，真皮不向外方突出，真皮中色素较少（图13-9）。

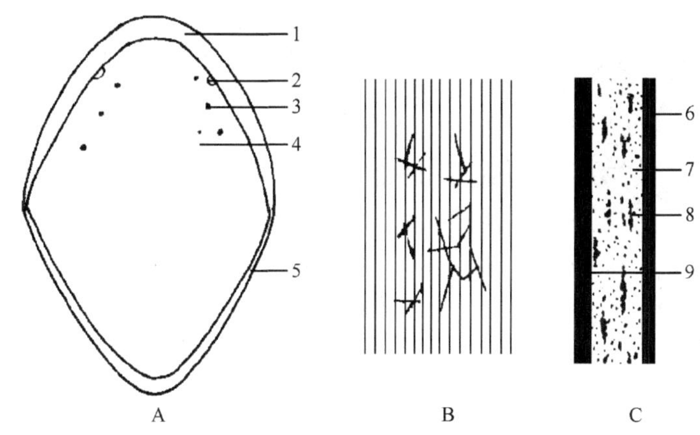

图 13-9　金钱白花蛇背鳞外表面、横切面简图

A. 背鳞外表面简图;B. 背鳞外表面条纹放大;C. 背鳞横切面简图

1. 游离端;2. 端窝;3. 色素斑;4. 条纹;5. 基部;6. 外表皮;7. 真皮;8. 色素;9. 内表皮

【化学成分】　蛇体主含蛋白质、脂肪、鸟嘌呤核苷及鸟苷。头部毒腺含强烈的神经性毒,为小分子蛋白质或多肽类;主含多种酶(三磷腺苷酶、磷脂酶),多种蛇毒(α-环蛇毒,β-环蛇毒,γ-环蛇毒)、神经生长因子等。

【理化鉴别】　聚丙烯酰胺凝胶蛋白电泳谱带特征能区别于其他蛇类中药。

【浸出物】　本品含醇溶性浸出物(热浸法,稀乙醇作溶剂)不得少于 15.0% 。

【应用】

1. 传统功效　祛风,活络,止痉,攻毒。用于风湿顽痹,肢体麻木拘挛,中风口　,半身不遂,抽搐痉挛,破伤风症,麻风疥癣,瘰疬恶疮。用量 3 ~ 4.5g,研末吞服 1 ~ 1.5g。

2. 现代应用　本品具有扩张血管、降压、镇静、催眠、镇痛、抗白血病等作用,临床用本品配合全蝎、蜈蚣等治疗食管癌、胃癌、肝癌。

【附注】

1. 混淆品　白花锦蛇[*Elaphe moellendorffi* (Boettger)]的主要鉴别特征:头背赫红色,似梨形,体背灰绿色,具 30 余个排成 3 行略呈六角形的红褐色斑块,尾部有黑红相间的环纹。

2. 伪品　有的用正品成蛇体加接其他蛇头盘成圆盘状冒充(蛇身白环纹 10 个左右,无蛇尾),有的用游蛇科动物中国水蛇、黑背白花蛇等幼蛇加工冒充(具颊鳞 1 个,背鳞不扩大,尾下鳞双行),有的用同科金环蛇的幼蛇加工冒充(具黄色环纹 23 ~ 33 个,金黄色宽 4 ~ 5 行鳞片的横斑纹,横纹环绕腹部),还有的以其他蛇的幼体用褪色药水、油漆等将蛇身涂成白色环纹冒充正品(白环纹宽窄不一,脊鳞不扩大呈六角形)。

蕲　　蛇★

Agkistrodon

【别名】　大白花蛇　棋盘蛇

【来源】　为脊索动物门蝰科动物五步蛇[*Agkistrodon acutus* (Güenther)]除去内脏的干燥体。

【产地】　主产于江西、浙江、福建等省。

【采收加工】　多于夏、秋两季捕捉,剖开蛇腹,除去内脏,洗净,用竹片撑开腹部,盘成圆盘状,干燥后拆除竹片。

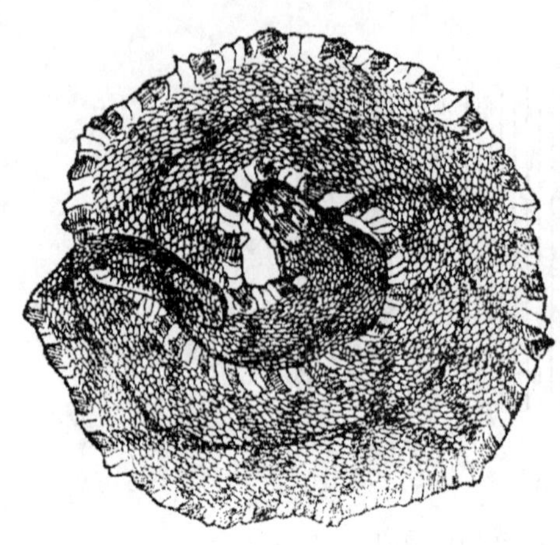
图 13-10　蕲蛇药材图

【性状鉴别】

1. 药材　呈圆盘状，盘径 17 ~ 34cm，体长达 2m。头在中间稍向上，呈三角形而扁平，口大，习称"龙头、虎口"，吻端向上，习称"翘鼻头"。上腭有管状毒牙，中空尖锐。背部两侧各有黑褐色与浅棕色组成的"V"形斑纹 17 ~ 25 个，其"V"形的两上端在背中线上相接，习称"方胜纹"，有的左右不相接，呈交错排列。腹部撑开或不撑开，灰白色，鳞片较大，有黑色类圆形的斑点，习称"连珠斑"或"念珠斑"；腹内壁黄白色，脊椎骨棘突较高，呈刀片状上突，前后椎体下突基本同形，多为弯刀状，向后倾斜，尖端明显超过椎体后隆面。尾部骤细，末端有三角形深灰色的角质鳞片 1 枚，习称"佛指甲"。气腥，味微咸（图 13-10）。

以头尾齐全、条大、花纹明显、内壁洁净者为佳。

2. 饮片

(1) 蕲蛇：呈小段状，长约 3cm，表面黑褐色或浅棕色，有鳞片痕。腹部呈灰白色，内面腹壁黄白色，可见脊椎骨或肋骨。气腥，味微咸。

(2) 蕲蛇肉：呈小段片状，无鳞片及骨骼，黄白色，质较柔软，略有酒气。

(3) 酒蕲蛇：形同饮片蕲蛇。表面色泽加深，略有酒气。

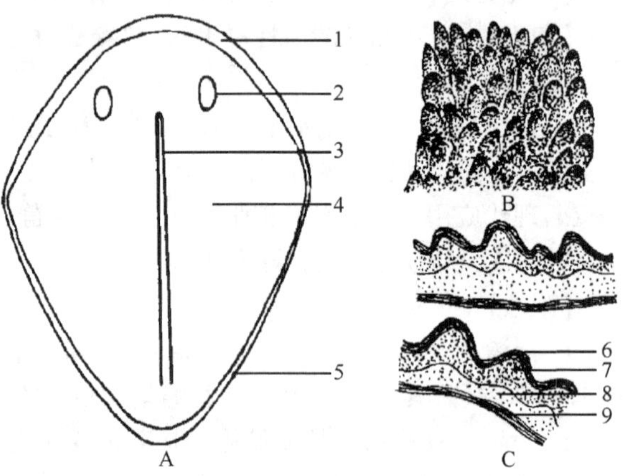

图 13-11　蕲蛇背鳞外表面、横切面简图

A. 外表面简图；B. 外表面乳突；C. 背鳞横切面简图

1. 游离端；2. 端窝；3. 脊纹；4. 乳突；5. 基部；6. 外表皮；7. 色素；8. 真皮；9. 内表皮

【显微鉴别】

(1) 背鳞外表面：取背鳞 1 片，用水装置，观察外表面：鳞片呈深棕色或黄棕色，密布乳头状突起，乳突呈类三角形、类卵形或不规则形，内含颗粒状色素。此特征为本品粉末鉴定的重要依据。

(2) 背鳞横切面：部分真皮和表皮向外乳头状突出，使外表面呈波浪形，突起部的真皮含较多色素。内表面较平直，无乳头状突起（图 13-11）。

【化学成分】　蛇体主含蛋白质、脂肪、氨基酸等。头部毒腺含多量出血性毒，少量神经性毒，微量的溶血成分、促进血液凝固成分、鸟嘌呤核苷及多种微量元素（锌、钙、铜等）。其主要毒性成分为强烈的出血性的血液毒，被蛇咬伤中毒后，内脏广泛出血。

蕲蛇蛇毒新功效

近年，从蕲蛇蛇毒提纯的精氨酸酯酶具有去纤，降低血脂，降低血液黏度作用，并对血小板数量与血小板黏附性、聚集功能均有下降作用。用于治疗脑血栓、周围阻塞性血管瘤、高凝血症均有良效。

链接

【理化鉴别】　药材的聚丙烯酰胺凝胶蛋白电泳谱带特征能区别于其他蛇类中药。

【浸出物】　用热浸法测定,稀乙醇作溶剂,本品含醇溶性浸出物不得少于 10.0% 。

【应用】

1. 传统功效　祛风,通络,止痉。用于风湿顽痹,麻木拘挛,中风口眼　斜,半身不遂,抽搐痉挛,破伤风症,麻风疥癣。用量 3 ~ 9g。研末吞服 1 ~ 1.5g,1 日 2 ~ 3 次。

2. 现代应用　本品临床用于治疗偏头痛、带状疱疹、多发性疖肿等症。

乌　梢　蛇*

Zaocys

【别名】　乌蛇　乌风蛇　剑脊蛇

【来源】　为脊索动物门游蛇科动物乌梢蛇[*Zaocys dhumnades*(Cantor)]除去内脏的干燥体。

【产地】　主产于浙江、江苏、安徽、福建等省。

【采收加工】　夏、秋两季捕捉,剖开腹部或先剥去蛇皮留头尾,除去内脏,头在中央,盘成圆盘状,干燥。

【性状鉴别】

1. 药材　呈圆盘状,盘径约 16cm。表面黑褐色或绿黑色,密被菱形鳞片;背鳞行数成双,背中央 2 ~ 4 行鳞片强烈起棱,形成两条纵贯全体的黑线。头盘在中央,扁圆形,眼大而下凹陷,有光泽。上唇鳞 8 枚,第 4 枚、第 5 枚入眶,颊鳞 1 枚,眼前下鳞 1 枚,较小,眼后鳞 2 枚。脊部高耸成屋脊状,习称“剑脊”。腹部剖开边缘向内卷曲,脊肌肉厚,黄白色或淡棕色,可见排列整齐的肋骨。尾部渐细而长,尾下鳞双行。剥皮者仅留头尾之皮鳞,中段较光滑。气腥,味淡(图 13-12)。

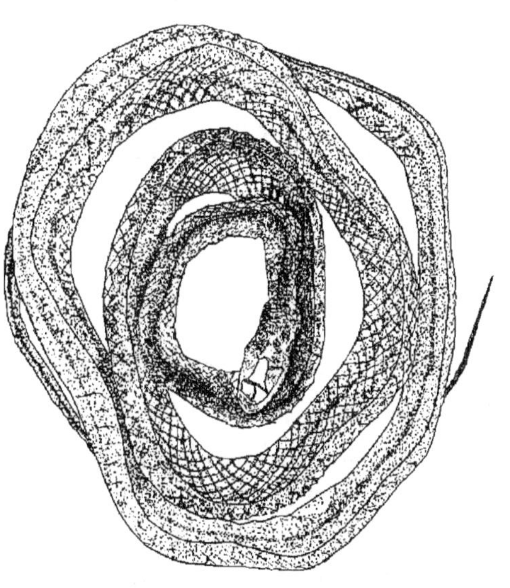

图 13-12　乌梢蛇药材图

以身干、头尾齐全、皮黑褐、肉色黄白、脊部有棱、质坚实者为佳。

2. 饮片

(1) 乌梢蛇:呈短段状,长约 3cm,表面乌黑色或绿黑色,有鳞片痕,无光泽,切面黄白色或灰棕色。质坚硬。气腥,味淡。

(2) 乌梢蛇肉:呈段片状,无皮、无骨,肉厚而柔软,黄白色或灰白色,质韧,气腥,略有酒气。

(3) 酒乌梢蛇:形同乌梢蛇。色泽加深,略有酒气。

【显微鉴别】

1. 背鳞外表面　取背鳞 1 片,用水装置。观察外表面:鳞片呈黄棕色,具纵直条纹,条纹间距 13.7 ~ 27.4μm,沿鳞片基部至先端方向径向排列,内含色素斑。此特征是本品粉末鉴定的重要依据(图 13-13)。

2. 背鳞横切面　内、外表皮均较平直,真皮不向外方突出,真皮中色素较多。

【化学成分】　主含蛋白质、脂肪、骨胶原、钙、磷、镁及铁、铝、锌等微量元素。

【理化鉴别】　用聚丙烯酰胺凝胶蛋白电泳法能区别于其他蛇类。

【浸出物】　本品含醇溶性浸出物(热浸法,稀乙醇作溶剂)不得少于 12.0% 。

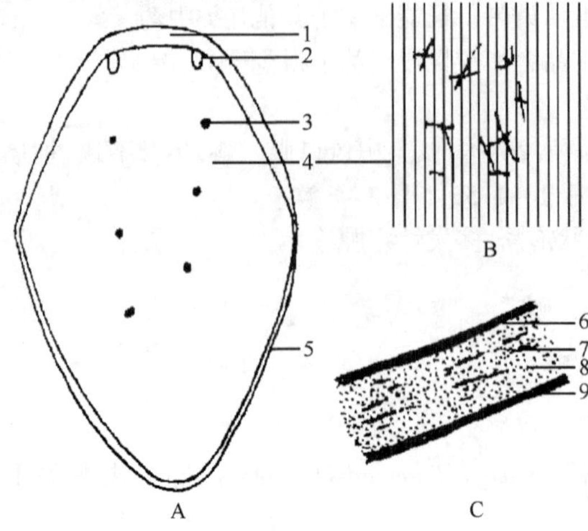

图 13-13 乌梢蛇背鳞外表面、横切面简图

A. 背鳞外表面简图；B. 背鳞外表面条纹放大；C. 背鳞横切面简图

1. 游离端；2. 端窝；3. 色素斑；4. 条纹；5. 基部；6. 外表皮；7. 色素；8. 真皮；9. 内表皮

【应用】

1. 传统功效　祛风，通络，止痉。用于风湿顽痹，麻木拘挛，中风口眼　斜，半身不遂，抽搐痉挛，破伤风症，麻木癣疥，瘰疬恶疮。用量 9～12g。

2. 现代应用　本品临床用于治疗小儿麻痹症、脉管炎、荨麻疹、湿疹、皮肤瘙痒等症。

【附注】　伪品：据报道，当前充乌稍蛇的伪品主要是同科动物十余种，其中主要有锦蛇属王锦蛇、红点锦蛇、黑眉锦蛇、双斑锦蛇；鼠蛇属滑鼠蛇、灰鼠蛇；链蛇属赤练蛇；游蛇属草游蛇等。这些伪品与乌稍蛇的主要区别在于：鳞片（主要是头部）的数目、形态、色泽等；另外，背鳞的行数不同，伪品蛇背鳞行数都是奇数，乌稍蛇背鳞片为偶数列。背鳞也可进行显微鉴别。在无背鳞时可用头骨、躯椎骨比较。或用蛋白电泳、薄层色谱法及紫外光谱法鉴别。

海　马★

Hippocampus

【来源】　为脊索动物门海龙科动物线纹海马（*Hippocampus kelloggi* Jordan et Snyder）、刺海马（*H. histrix* Kaup）、大海马（*H. kuda* Bleeker）、三斑海马（*H. trimaculatus* Leach）或小海马（海蛆）（*H. japonicus* Kaup）的干燥体。

【产地】　主产于广东、福建及台湾等地。此外，辽宁、江苏、山东等沿海地区亦产。

【采收加工】　夏、秋两季捕捞，洗净晒干；或除去皮膜及内脏，晒干。

【性状鉴别】　药材：线纹海马。呈扁长形而弯曲，体长约 30cm。表面黄白色。头略似马头，有冠状突起，前方有一管状长吻，口小，无牙，两眼深陷。躯干部七棱形；尾部四棱形，渐细卷曲；体上有瓦楞形的节纹，并具短棘，习称“马头、蛇尾、瓦楞身”。体轻，骨质，坚硬，不易折断。气微腥，味微咸（图 13-14）。

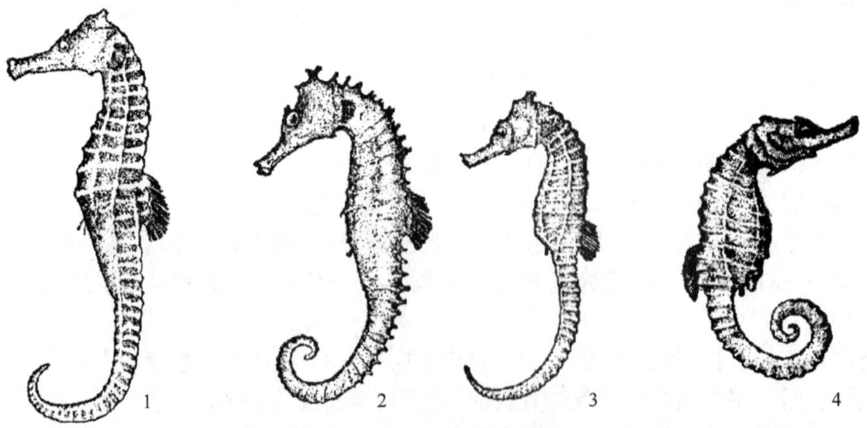

图 13-14　海马药材图

1. 线纹海马；2. 刺海马；3. 大海马；4. 三斑海马

刺海马　体长 15～20cm。黄白色，头部及体上节纹间的棘细而尖。

大海马　体长 20～30cm，黑褐色。

三斑海马　体长 10～18cm，体侧背部第 1 节、第 4 节、第 7 节的短棘基部各有一黑斑。

小海马（海蛆）　体形小，长 7～10cm。黑褐色。节纹及短棘均较细小。

均以体大、坚实、头尾齐全者为佳。商品分为进口海马和国产海马。进口海马分为光海马和刺海马。国产海马分为海马和海蛆两类。海马分为大海马、中海马和小海马 3 个规格等级。

【化学成分】　主含蛋白质、脂肪、γ-胡萝卜素、虾毒素、黑素、多种氨基酸等。

【应用】

1. 传统功效　温肾壮阳，散结消肿。用于阳痿，遗尿，肾虚作喘，癥瘕积聚，跌扑损伤；外治痈肿疔疮。用量 3～9g。

2. 现代应用　本品临床用于治疗男子阳痿、妇女宫冷不孕、哮喘、乳腺癌等。

麝　香*

Moschus

【别名】　寸香

【来源】　为脊索动物门鹿科动物林麝（*Moschus berezovskii* Flerov）、马麝（*M. sifanicus* Przewalski）或原麝（*M. moschiferus* Linnaeus）成熟雄体香囊中的干燥分泌物。

【产地】　野生或家养。主产于西藏、四川、贵州、陕西、甘肃等省区。青海、云南、广西、内蒙古等省区及东北地区亦产。现在四川、陕西等地已有养麝场能进行麝的家养繁殖及活体取香。

【采收加工】　野麝多在冬季至次春猎取，猎获后，割取香囊，阴干，习称“毛壳麝香”；剖开香囊，除去囊壳，取出囊中分泌物，习称“麝香仁”。家麝多在 10 月份直接从活麝香囊中取出麝香仁，阴干或用干燥器密闭干燥。

【性状鉴别】　药材

（1）毛壳麝香：呈扁圆形或类椭圆形的囊状体，直径 3～7cm，厚 2～4cm。开口面的皮革质，棕褐色，略平，密生白色或灰棕色短毛，从两侧围绕中心排列，中间有 1 小囊孔。另一面为棕褐色略带紫色的皮膜，微皱缩，偶显肌肉纤维，略有弹性；剖开后，可见中层皮膜呈棕褐色或灰褐色，半透明；内层皮膜呈棕色，内含颗粒状、粉末状的麝香仁和少量细毛及脱落的内层皮膜（习称“银皮”）。有特异香气（图 13-15）。

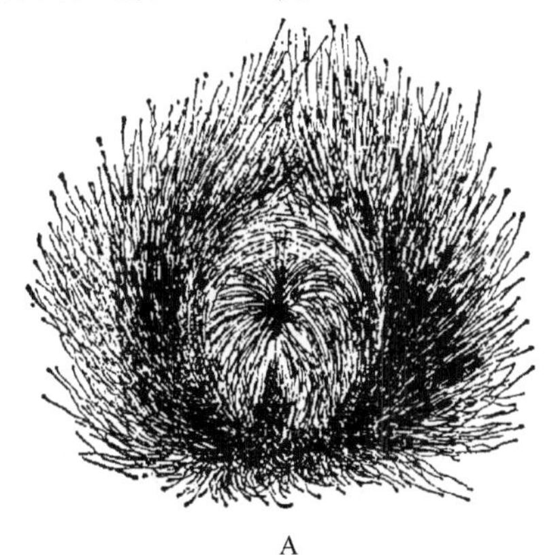

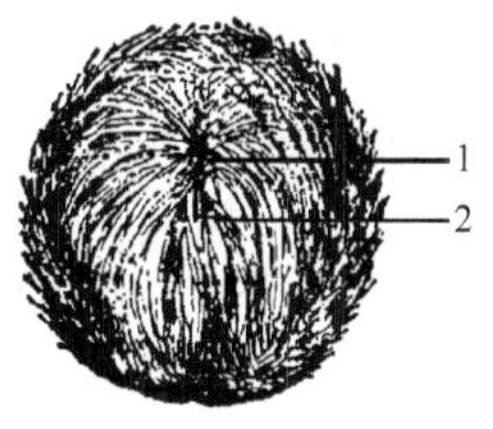

图 13-15　麝香（香囊）药材图

A. 未修边剪毛；B. 已修边剪毛

1. 囊孔；2. 尿道口

（2）麝香仁：野生者质软，油润，疏松；其中颗粒状者习称“当门子”，呈不规则圆球形，表面紫黑色，油润光亮，微有麻纹，断面深棕色或黄棕色；粉末状者多呈棕褐色或黄棕色，并有少量脱落的内层皮膜和细毛。

（3）饲养品麝香：呈颗粒状，短条状或不规则团块，表面不平，紫黑色或深棕色，显油性，微有光泽，并有少量毛和脱落的内层皮膜。气香浓烈而特异，味微辣，微苦带咸。

毛壳麝香以饱满、皮薄、有弹性、无皮肉附着、香气浓烈者为佳。麝香仁以颗粒紫黑、粉末色棕褐、质柔油润、香气浓烈者为佳。

【显微鉴别】 麝香仁粉末 棕褐色或黄棕色。为无数不定形颗粒状物集成的半透明或透明团块，淡黄色或淡棕色；团块中包埋或散在有方形、柱状、八面体或不规则的晶体；并可见圆形油滴，偶见毛及内层皮膜组织（图 13-16）。

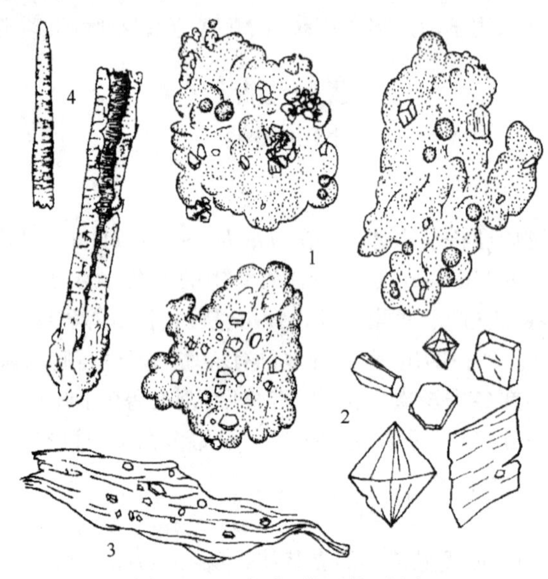

图 13-16 麝香（分泌物）粉末

1. 分泌物团块；2. 晶体；3. 表皮组织碎片；4. 麝毛

【化学成分】 主含麝香酮 0.9% ~5%，具特异强烈香气，为主要活性成分。此外，含 14 种雄甾烷衍生物（如雄甾酮等），蛋白质及多肽、多种氨基酸、生物碱类（如麝香吡啶等）、胆甾醇、脂肪酸、尿囊素、尿素、多种无机元素及无机盐等成分。高分子量的肽类是抗炎主要成分。

【理化鉴别】

（1）取毛壳麝香用特制槽针从囊孔插入，转动槽针，撮取麝香仁，立即检视，槽内的麝香仁应有逐渐膨胀高出槽面的现象，习称“冒槽”。麝香仁油润，颗粒疏松，无锐角，香气浓烈。不应有纤维等异物或异常气味。

（2）取麝香仁粉末少量，置手掌中，加水湿润，用手搓之成团，轻揉即散，不应粘手、染手、顶指或结块。

（3）取麝香仁少量，撒于炽烧的坩埚中灼烧，初则迸裂，随即融化膨胀起泡似珠，香气浓烈四溢，应无毛、肉焦臭，无火焰或火星出现。灰化后，残渣呈白色或灰白色。

【检查】

（1）杂质：本品不得检出动、植物组织、矿物和其他掺伪物。不得有霉变。

（2）干燥失重：取本品约 1g，精密称定，置五氧化二磷干燥器中，减压干燥至恒重，减失重量不得过 35.0%。

（3）总灰分：不得过6.5%。

【含量测定】　照气相色谱法测定，本品按干燥品计算，含麝香酮（$C_{16}H_{30}O$）不得少于2.0%。

【应用】

1. 传统功效　开窍醒神，活血通经，消肿止痛。用于热病神昏，中风痰厥，痈疽肿毒，跌打损伤，经闭，癥瘕痹痛。用量0.03～0.1g。

2. 现代应用　本品临床用于治疗冠心病心绞痛、哮喘病、慢性肝炎、早期肝硬化、腰扭伤、白癜风等症。

【附注】

（1）在商品毛壳麝香与麝香仁中，均出现过掺伪现象。掺假物中动、植、矿物三类物质均有。目前，对上述掺假物，用显微鉴别和一般的理化鉴别方法，均能与正品麝香区别开来。

（2）麝香代用品的研究工作已经开展了很久，迄今为止具有与麝香类似的化学成分和药理作用的有灵猫香和麝鼠香两种。

1）灵猫香：为灵猫科动物大灵猫（*Viverra zibetha* Linnaeus）及小灵猫（*Viverricula indica* Desmarest）香囊中的分泌物。雌雄动物均产香，雄性产香量比雌性高，含香猫酮、香猫醇及降麝香酮（环十五烷酮）等。为蜂蜜样的稠厚液，呈白色或黄白色，存放日久则色泽渐变，由黄色最终变成褐色，呈软膏状，具类似麝香气。

2）麝鼠香：为田鼠科动物麝鼠（*Ondatra zibethica* L.）雄性香囊中的分泌物。具有类似麝香的特殊气味。含有与天然麝香相同的麝香酮、降麝香酮、5-顺式环十五烯酮等大环化合物。具有抗炎、抑菌、抗应激、耐缺氧、降低心肌耗氧量、降血压、减慢心率、促进生长及同化甾族化合物与雄激素等作用，治疗冠心病有较好的疗效。麝鼠原产北美洲，我国经人工引养，分布广泛，资源丰富。

（3）人工麝香　天津、上海已合成了麝香酮，其成分以3-甲醛-十五环酮和2-甲基-十五环酮（为消旋体，沸点90℃/0.01mmHg油状液体）为主。经药理试验、临床试用证明，人工合成麝香酮和天然麝香酮性质功效近似，并对心绞痛有显著缓解作用。

鹿　茸*
Cornu Cervi Pantotrichum

【来源】　为脊索动物门鹿科动物梅花鹿（*Cervus nippon* Temminck）或马鹿（*C. elaphus* Linnaeus）的雄鹿未骨化密生茸毛的幼角。前者习称“花鹿茸”或“黄毛茸”，后者习称“马鹿茸”或“青毛茸”。

【产地】　梅花鹿多为人工饲养，主产于吉林、辽宁、黑龙江等省。马鹿野生或人工饲养，主产于黑龙江、吉林、内蒙古等省区的，习称“东马鹿茸”；主产于新疆、青海、甘肃、四川等省区的，习称“西马鹿茸”。

【采收加工】　分锯茸和砍茸两种方法，多数为锯茸。

（1）锯茸：一般从第三年的鹿开始锯茸，花鹿茸二杠茸每年采收两次，第1次一般在清明后45～55天锯取（头茬茸），采后50～60天锯取第2次（二茬茸）；三岔茸每年则采收1次，约在7月下旬。马鹿茸根据情况可在5～8月间锯取。锯下的花鹿茸立即进行烫炸等加工，分为排血鹿茸和含血鹿茸。马鹿茸不进行排血，全部加工成含血鹿茸。阴干或烘干。

（2）砍茸：已生长多年的老鹿、病鹿，先将鹿头砍下，再将茸连脑盖骨锯下，刮净残肉，将脑皮绷紧，进行烫、炸等加工，阴干。

【性状鉴别】

1. 药材

（1）花鹿茸：呈圆柱状分枝，具1个分枝者习称“二杠”，主枝习称“大挺”，长17～20cm，锯

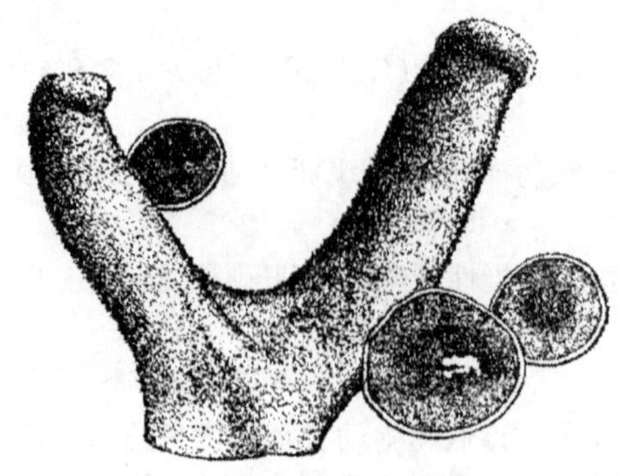
图 13-17 鹿茸药材及饮片图

口直径 4 ~ 5cm,离锯口约 1cm 处分出侧枝,习称“门庄”,长 9 ~ 15cm,直径较大挺略细。外皮红棕色或棕色,多光润,表面密生红黄色或棕黄色细茸毛,上端较密,下端较疏;分岔间具 1 条灰黑色筋脉,皮茸紧贴。锯口黄白色,外围无骨质,中部密布细孔。体轻。气微腥,味微咸。具 2 个分枝者,习称“三岔”,大挺长 23 ~ 33cm,直径较二杠细,略呈弓形,微扁,枝端略尖,下部多有纵棱筋及突起疙瘩,习称“骨豆”;皮红黄色,茸毛较稀而粗;锯口外围多已骨化;体稍重(图 13-17)。

(2) 二茬茸:与头茬茸相似,但挺长而不圆或下粗上细,下部有纵棱筋。皮灰黄色,茸毛较粗糙,锯口外围多已骨化。体较重。无腥气。

(3) 马鹿茸:较花鹿茸粗大,分枝较多,侧枝一个者习称“单门”,两个者习称“莲花”,三个者习称“三岔”,四个者习称“四岔”或更多。其中以“莲花”、“三岔”为主。按产地分为“东马鹿茸”和“西马鹿茸”。

(4) 东马鹿茸:“单门”大挺长 25 ~ 27cm,直径约 3cm。外皮灰黑色,茸毛灰褐色或灰黄色。锯口面外皮较厚,灰黑色,中部密布细孔,质嫩;“莲花”大挺长可达 33cm,下部有棱筋,锯口面蜂窝状小孔稍大;“三岔”皮色深,质较老;“四岔”茸毛粗而稀,大挺下部具棱筋及疙瘩,分枝顶端多无毛,习称“捻头”。

(5) 西马鹿茸:大挺多不圆,顶端圆扁不一,长 30 ~ 100cm。表面有棱,多抽缩干瘪,分枝较长而弯曲,茸毛粗长,灰色或黑灰色。锯口色较深,常见骨质。气腥臭,味咸。

2. 饮片

(1) 花鹿茸片:花鹿茸尖部切片习称“血片”、“蜡片”,为圆形薄片,切面浅棕色或浅黄白色,半透明,微显光泽;外皮无骨质,周边粗糙,红棕色或棕色;质坚韧,气微腥,味微咸。中上部的切片习称“蛋黄片”,切面黄白色或粉白色。中间有极小的蜂窝状细孔。下部切片习称“老角片”,为圆形或类圆形厚片,切面粉白色或浅白色,中间有蜂窝状细孔,外皮无骨质或略具骨质,周边粗糙,红棕色或棕色,质坚脆。

(2) 马鹿茸片:“血片”、“蜡片”为圆形薄片,切面灰黑色,中央米黄色,半透明,微显光泽,外皮较厚,无骨质,周边灰黑色,质坚韧,气微腥,味微咸。“老角片”、“粉片”为圆形或类圆形厚片,切面灰黑色,中央米黄色,有细蜂窝状小孔,外皮较厚,无骨质或略具骨质,周边灰黑色,质坚脆,气微腥,味微咸。

花鹿茸以粗壮挺圆,嘴头饱满,茸毛柔软棕黄色,皮色红棕,有油润光泽者为优。马鹿茸以饱满,体轻,茸毛灰白,柔顺而不乱,下部无棱线和骨豆者为佳。梅花锯茸分 4 个规格:即 2 杠、3 岔、初生茸和再生茸。2 杠和 3 岔又分 4 个等级,初生茸和再生茸不分等,为混装。马鹿锯茸分 3 等均要求干货、不臭、无虫蛀、不骨化、茸内充分含血,茸血分布均匀。

【显微鉴别】 花鹿茸粉末:淡黄色。表皮角质层表面颗粒状,茸毛脱落后的毛窝呈圆洞状。毛茸多破碎,毛干中部直径 13 ~ 50μm,表面由扁平细胞(鳞片)呈覆瓦状排列的毛小皮包围,细胞的游离缘指向毛尖,皮质有棕色色素,髓质断续或无;毛根常与毛囊相连,基部膨大作撕裂状。未骨化组织表面具多数不规则的块状突起物。骨碎片表面有纵纹及点状孔隙;骨陷窝呈类圆形或类梭形,边缘骨小管呈放射状沟纹。横断面可见大的圆孔洞,边缘凹凸不平。角化梭形细胞多散在(图 13-18)。

【化学成分】 含有神经酰胺,溶血磷脂酰胆碱,次黄嘌呤,尿嘧啶;磷脂类物质(磷脂酰胆

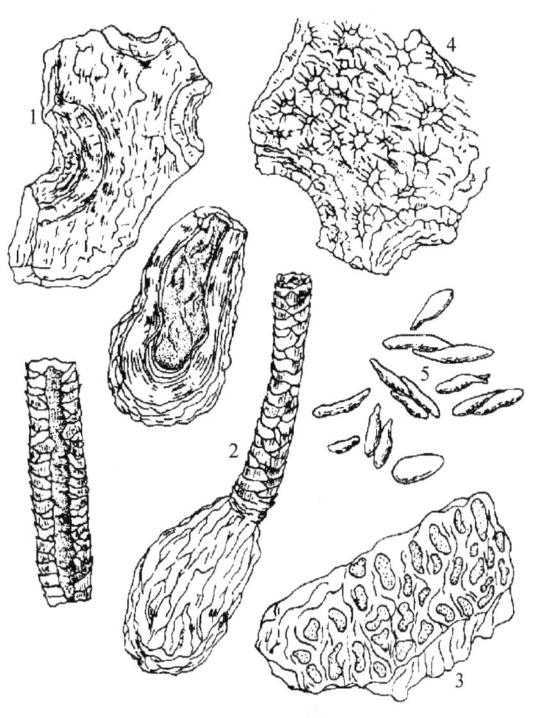

图 13-18　鹿茸(花鹿茸)粉末图

1. 表皮角质层;2. 毛茸;3. 未骨化骨组织碎片;4. 骨碎片;5. 角化棱形细胞

碱、脑磷脂、神经磷脂等);多胺类物质(精脒、精胺及腐胺);肽类,多种氨基酸(以甘氨酸含量最高),多糖,PGE_2 等多种前列腺素,少量雌酮,胶原及多种微量元素等。

鹿茸中的活性成分

鹿茸所含活性成分溶血磷脂酰胆碱有降血压作用;次黄嘌呤、尿嘧啶和磷脂类物质有较强的抑制单胺氧化酶活性的功能;多胺类化合物是促进核酸和蛋白质合成的有效成分,在鹿茸尖部多胺含量较高;肽类物质有抗炎活性;多糖有免疫促进和调节作用。

链接

【理化鉴别】

(1) 取本品粉末 0. 1g,加水 4ml,置水浴中加热 15 分钟,放冷,滤过。取滤液 1ml,加茚三酮试液 3 滴,摇匀,加热煮沸数分钟,显蓝紫色;另取滤液 1ml,加 10% 氢氧化钠溶液 2 滴,摇匀,滴加 0. 5% 硫酸铜溶液,显蓝紫色。

(2) 本品以鹿茸对照药材和甘氨酸对照品为对照,进行薄层色谱法试验。供试品色谱中,在与对照药材色谱相应的位置上,显相同颜色的主斑点;在与对照品色谱相应的位置上,显相同颜色的斑点。

【应用】

1. 传统功效　壮肾阳,益精血,强筋骨,调冲任,托疮毒。用于阳痿滑精,宫冷不孕,眩晕耳鸣,腰膝冷痛,筋骨痿软,崩漏带下。用量 1 ~ 2g。

2. 现代应用　本品具有强壮、抗疲劳、促进造血、免疫增强、强心、抗衰老、性激素、抗胃溃疡等多种药理作用,临床用于老年性遗尿症、出血性紫癜、通乳汁等。

牛　黄*

Calculus Bovis

【来源】 为脊索动物门牛科动物牛（*Bos taurus domesticus* Gmelin）的干燥胆结石。习称“天然牛黄”。

【产地】 全国各地屠宰场均产。

【采收加工】 宰牛时检查牛的胆囊、胆管及肝管，如发现有结石，即滤去胆汁，将牛黄取出，除净附着的薄膜，用棉花或纱布等包好，放阴凉干燥处，至半干时用线扎好，以防破裂，阴干。

【性状鉴别】 药材按形状分蛋黄及管黄两种。

（1）蛋黄：多呈卵形、类球形、三角形或四方形，大小不一，直径0.6～3（～4.5）cm。表面黄红色至棕黄色，有的表面挂有一层黑色光亮的薄膜，习称“乌金衣”，有的粗糙，具疣状突起，有的具龟裂纹。体轻，质酥脆，易分层剥落，断面金黄色，可见细密的同心层纹，有的夹有白心。气清香，味苦而后甜，入口有清凉感，嚼之易碎，不粘牙（图13-19）。

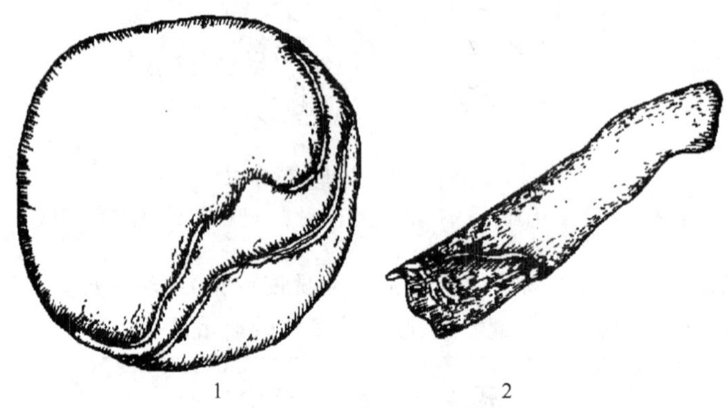

图13-19　牛黄药材图

1. 胆黄；2. 管黄

（2）管黄：呈管状，完整者长约3cm，直径可达1.5cm，或为破碎的小片。表面不平或有横曲纹，有裂纹及小突起，红棕色或棕褐色。质酥脆，断面有较少的层纹，有的中空，色较深。

牛黄按产生部位和形状不同分为胆黄（蛋黄）和管黄，习以胆黄为优。商品均以完整、色棕黄、质松脆、断面层纹清晰而细腻者为佳。

【显微鉴别】 取本品粉末少许，用水合氯醛试液装片，不加热，置显微镜下观察：不规则团块由多数黄棕色或棕红色小颗粒集成，稍放置，色素迅速溶解，并显鲜明金黄色，久置后变绿色（图13-20）。

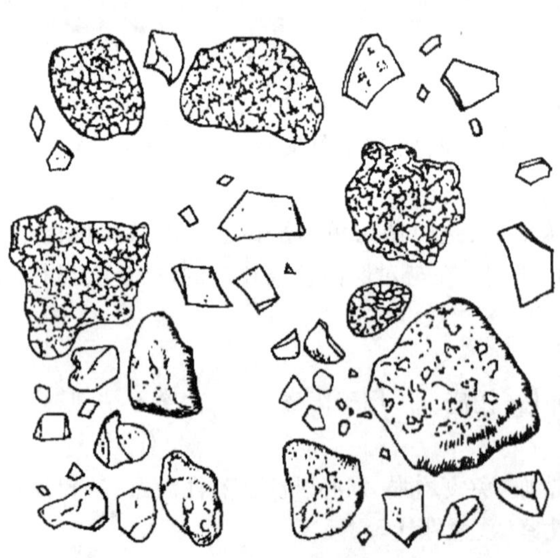

图13-20　牛黄粉末图

【化学成分】 主含胆红素及其钙盐、胆酸、去氧胆酸、胆固醇、磷脂酰胆碱、多种氨基酸等成分。

【理化鉴别】

(1) 取本品少量,加清水调和,涂于指甲上,能将指甲染成黄色,习称“挂甲”。

(2) 取本品粉末少量,分别放入白色比色盘中,分别加入硫酸,显污绿色,如加浓硝酸,则显红色。取本品粉末少量,加三氯甲烷 1ml,摇匀,再加硫酸与浓过氧化氢溶液(30%)各 2 滴,振摇,溶液即显绿色(胆红素反应)。

(3) 本品以胆酸、去氧胆酸对照品为对照,进行薄层色谱法试验。置紫外光灯(365nm)下检视;供试品色谱中,在与对照品色谱相应的位置上,显相同颜色的荧光斑点。另取胆红素对照品为对照,进行薄层色谱法试验;供试品色谱中,在与对照品色谱相应的位置上,显相同颜色的斑点。

【检查】 本品含水分不得过 9.0%,总灰分不得过 10.0%。本品照紫外-可见分光光度法测定,游离胆红素在 453nm 波长处的吸光度,不得过 0.70。

【含量测定】 照薄层扫描法测定,本品按干燥品计算,含胆酸($C_{24}H_{40}O_5$)不得少于 4.0%;照紫外-可见分光光度法测定,含胆红素($C_{33}H_{36}N_4O_6$)不得少于 35.0%。

【应用】

1. 传统功效 清心,豁痰,开窍,凉肝,熄风,解毒。用于热病神昏,中风痰迷,惊痫抽搐,咽喉肿痛,口舌生疮,痈肿疔疮。用量 0.15~0.35g。

2. 现代应用 本品具有镇静、镇痛、解热、抗惊厥、抗病毒、抗炎、强心、抗心律失常、降压、抗肝损伤、利胆等多种药理作用,临床用于治疗上呼吸道感染、新生儿及婴儿呼吸暂停症等。

【附注】

(1) 人工牛黄(Calculus Bovis Artifactus):本品由牛胆粉、胆酸、猪去氧胆酸、牛磺酸、胆红素、胆固醇、微量元素等制成。为黄色疏松粉末。味苦,微甘。照紫外-可见分光光度法测定,本品按干燥品计算,含胆酸($C_{24}H_{40}O_5$)不得少于 13.0%;含胆红素($C_{24}H_{36}N_4O_6$)不得少于 0.63%。清热,解毒,化痰,定惊。

(2) 体外培育牛黄(Calculus Bovis Sativus):本品以牛科动物牛(*Bos taurus domesticus* Gmelin)的新鲜胆汁作母液,加入去氧胆酸、胆酸、复合胆红素钙等制成。呈球形或类球形,直径 0.5~3cm。表面光滑,呈黄红色至棕黄色。体轻,质松脆,断面有同心层纹。气香,味苦而后甘,有清凉感,嚼之易碎,不粘牙。取本品粉末少量,用清水调和,涂于指甲上,能将指甲染成黄色。本品含水分不得过 9.0%。照薄层扫描法测定,本品按干燥品计算,含胆酸($C_{24}H_{40}O_5$)不得少于 6.0%;照紫外-可见分光光度法测定,本品按干燥品计算,含胆红素($C_{33}H_{36}N_4O_6$)不得少于 35.0%。清心,豁痰,开窍,凉肝,熄风,解毒。

羚 羊 角*

Cornu Saigae Tataricae

【来源】 为脊索动物门牛科动物赛加羚羊(*Saiga tatarica* Linnaeus)的角。

【产地】 主产于俄罗斯,我国新疆西北部亦产。

【采收加工】 全年可捕,猎取后锯取其角,洗净,晒干。以 8~10 月捕捉锯下的角色泽好。

【性状鉴别】

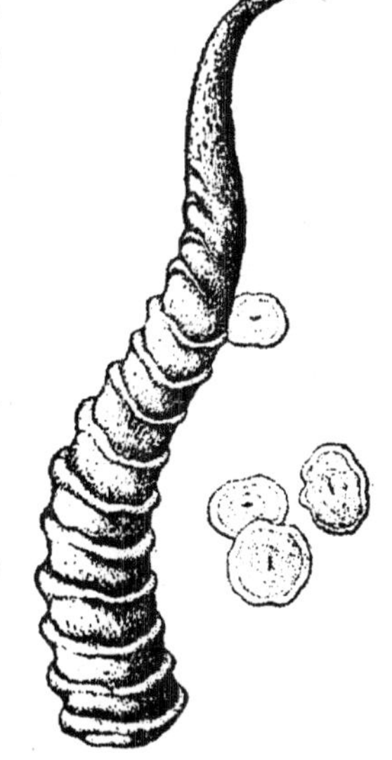

图 13-21 羚羊角药材图

1. 药材 呈长圆锥形,略呈弓形弯曲,长 15~33cm,基部直径3~4cm。类白色或黄白色,基部稍呈青灰色。嫩枝全体光润如玉,无裂纹,对光透视有“血丝”,或紫黑色斑纹,老枝则有细纵裂纹。除尖端部位外,有 10 ~ 16 个隆起环脊,间距约 2cm ,用手握之,四指正好嵌入凹处。角的基部横截面类圆形,直径 3 ~ 4cm,内有坚硬质重的角柱,习称“骨塞”,骨塞长约占全角长的 1/2 至 1/3,表面有突起的纵棱,与其外面角鞘内的凹沟紧密嵌合,从横断面观,其结合部呈锯齿状。除去“骨塞”后,角的下半段成空洞,全角呈半透明,对光透视,上半段中央有一条隐约可辨的细孔道直通角尖,习称“通天眼”。质坚硬。气微,味淡(图13-21)。

价格的困惑

某顾客,需要购买羚羊角,在去了几家药店之后,更让他拿不定主意是买整支羚羊角还是买羚羊角丝了。因为在去药店后他发现一个问题,羚羊角丝的单位价格却比整支羚羊角的价格便宜,让他百思不得其解。

思考题:

1. 出现这种情况的可能是什么?
2. 如何鉴别羚羊角丝的正品与伪品?

案例6-1

2. 饮片

(1) 羚羊角镑片:横片为类圆形薄片。类白色或黄白色,半透明,外表可见纹丝,微呈波状,中央可见空洞。质坚韧,不易拉断。气微,味淡。

(2) 羚羊角纵片:为纵向条状薄片,类白色或黄白色,表面光滑,半透明,有光泽。气微,味淡。

(3) 羚羊角粉:为乳白色的细粉,气微,味淡。

药材以质嫩、色白、光润、内含红色斑纹,无裂纹者为佳。镑片以多折曲、色白、半透明、纹丝直而微呈波状、质坚韧、不易拉断者为佳。商品一般分大枝羚羊角、小枝羚羊角、大头鬼、老劈柴(例山货)等 4 个规格。

【显微鉴别】 横切面:可见组织构造多少呈波浪状起伏。角顶部组织波浪状起伏最为明显,在峰部往往有束存在,束多呈三角形;角中部稍呈波浪形,束多呈双凸透镜形;角基部波浪形不明显,束呈椭圆形至类圆形。髓腔大小不一,长径 10 ~ 50(~ 80) μm,以角基部的髓腔最大。束的皮层细胞扁梭形,3 ~ 5 层。束间距离较宽广,充满着近等径性多边形、长棱形或狭长形的基本角质细胞。皮层细胞或基本角质细胞均显无色透明,其中不含或仅含少量细小浅灰色色素颗粒,细胞中央往往可见一个折光性强的圆粒或线状物(图 13-22)。

【化学成分】 主含角蛋白(水解后产生赖氨酸、精氨酸、组氨酸等)、磷脂酰胆碱(卵磷脂)、脑磷脂、神经鞘磷脂、磷酸酰丝氨酸及磷脂酰肌醇、胆固醇、脂肪酸、磷酸钙及不溶性无机盐等。

【理化鉴别】 取羚羊角粗粉的氯仿提取液,水浴上蒸去溶剂,残渣以少量冰醋酸溶解,再加入醋酐-浓硫酸(19:1)试液数滴,显红色,渐变蓝色至墨绿色。

【应用】

1. *传统功效* 平肝熄风,清肝明目,散血解毒。用于高热惊痫,神昏痉厥,子痫抽搐,癫 发狂,头痛眩晕,目赤翳障,温毒发斑,痈肿疮毒。用量 1 ~ 3g。

2. 现代应用 本品具有镇静、催眠、抗惊厥、解热等作用,临床用于流感、麻疹、肺炎所引起的发热。

【附注】 羚羊角主要靠进口,为贵重药材,常有伪品出现,应注意鉴别。

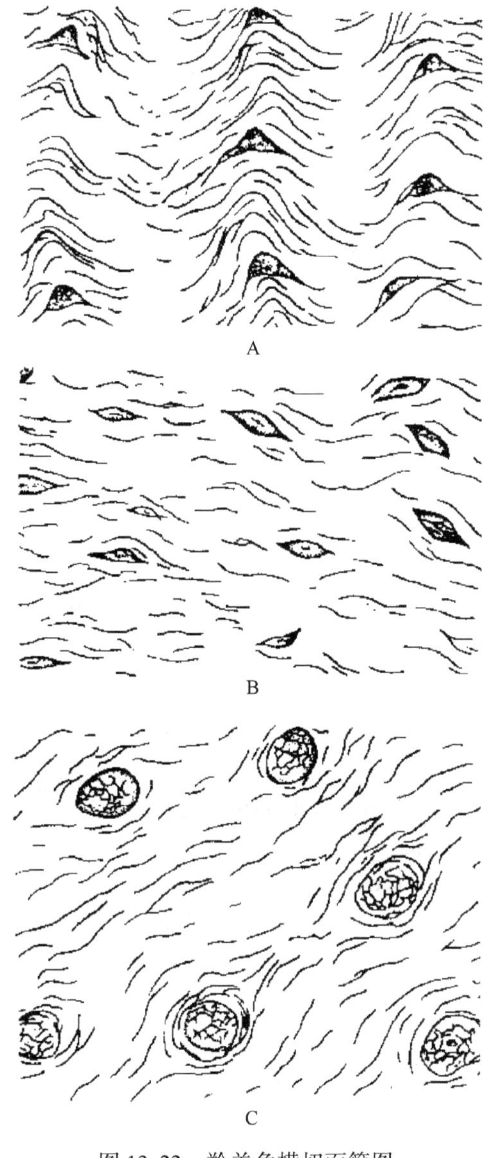

图 13-22　羚羊角横切面简图

A. 角上部；B. 角中部；C. 角基部

(1) 鹅喉羚羊(*Gazella subgutturosa* Guldenstaedt)的角。呈长圆锥形而稍侧扁，角尖显著向内弯转。表面黑色，粗糙，多纵裂纹，中下部有斜向环脊约 8 个，其间距约 1.5cm。粉末镜检，碎片不透明，细胞内含有较多黑色或棕黑色色素颗粒。

(2) 藏羚羊(*Pantholops hodgsoni* Abel)的角。长而侧扁，较直，长 50 ~ 70cm。表面黑色，较光滑，有环脊约 16 个，其间距几乎相等，约 2cm。粉末镜检，碎片不透明，细胞内含有多数棕色色素颗粒。

(3) 黄羊(*Procapra gutturosa* Pallas)的角。呈长圆锥形而侧扁，略成"S"形弯曲，长约 20cm。表面淡灰棕色或灰黑色，不透明，有多数纵纹理，微波状环脊 17 ~ 20 个，斜向弯曲，其下部间距较小，约 0.5cm。粉末镜检，碎片不透明，细胞内含有较少棕色色素颗粒。

以上伪品均不呈类白色、半透明，均无"通天眼"，应注意鉴别。

地　龙
Pheretima

【别名】 蚯蚓

【来源】 为环节动物门钜蚓科动物参环毛蚓[*Pheretima aspergillum*(E. Perrier)]、通俗环毛蚓(*P. vulgaris* Chen)、威廉环毛蚓[*P. guillelmi*(Michaelsen)]或栉盲环毛蚓(*P. pectinifera* Michaelsen)的干燥体。前一种习称“广地龙”,后三种习称“沪地龙”。

【产地】 广地龙主产于广东、广西、福建。沪地龙主产于上海、浙江、江苏、安徽、山东、河南等地。

【采收加工】 广地龙春季至秋季捕捉。沪地龙夏季捕捉,及时剖开腹部,除去内脏及泥沙,洗净,晒干或低温干燥。

【性状鉴别】 药材

(1) 广地龙:呈长条状薄片,弯曲,边缘略卷,长15~20cm,宽1~2cm。全体具环节,背部棕褐色至紫灰色,腹部浅黄棕色;第14~16环节为生殖带,习称“白颈”,较光亮。体前端稍尖,尾端钝圆,刚毛圈粗糙而硬,色稍浅。雄生殖孔在第18环节腹侧刚毛圈一小孔突上,雄交配腔不翻出,外缘有数个环绕的浅皮褶,内侧刚毛圈隆起,前面两边有横排(一排或二排)小乳突,每边10~20个不等。受精囊孔2对,位于7/8~8/9环节间一椭圆形突起上,约占节周5/11。体轻,略呈革质,不易折断。气腥,味微咸(图13-23)。

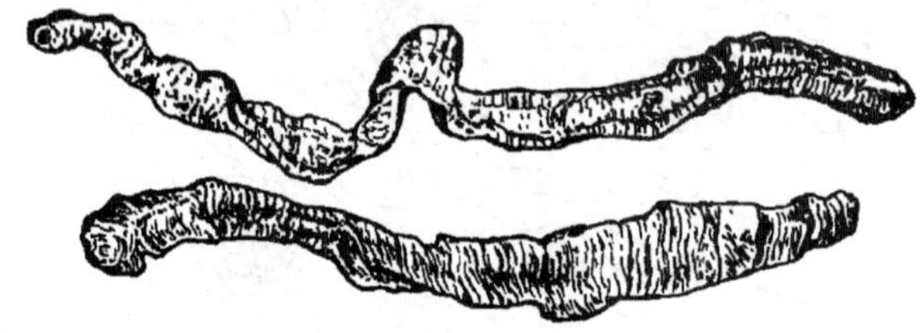

图13-23　广地龙药材图

(2) 沪地龙:长8~15cm,宽0.5~1.5cm。全体具环节,背部棕褐色至黄褐色,腹部浅黄棕色;受精囊孔3对,在6/7~8/9节间。第14~16环节为生殖带,较光亮。第18环节有一对雄生殖孔。通俗环毛蚓的雄交配腔能全部翻出,呈花菜状或阴茎状;威廉环毛蚓的雄交配腔呈纵向裂缝状;栉盲环毛蚓的雄生殖孔内侧有1个或多个小乳突,受精囊孔3对,在6/7~8/9环节间。

以条大、肉厚、洁净者为佳。一般以广地龙为质优。

【化学成分】 主含蛋白质、脂肪酸和20多种氨基酸(如赖氨酸、亮氨酸、缬氨酸等)。广地龙所含次黄嘌呤,为降压、平喘成分;琥珀酸和谷氨酸有平喘、镇静作用;蚯蚓退热碱有解热作用;蚯蚓素有溶血作用;蚯蚓毒素为有毒成分。沪地龙含琥珀酸和谷氨酸等多种氨基酸。近年来又从地龙中提取分离出溶解血栓作用的蚓激酶、地龙链激酶、纤溶酶。

【理化鉴别】 本品以赖氨酸、亮氨酸、缬氨酸对照品为对照,进行薄层色谱法试验。供试品色谱中,在与对照品色谱相应的位置上,显相同颜色的斑点。

另取对照药材为对照,进行薄层色谱法试验。置紫外光灯(365nm)下检视。供试品色谱中,在与对照药材色谱相应的位置上,显相同颜色的荧光斑点。

【检查】 本品含重金属不得过百万分之三十。

【浸出物】 本品含水溶性浸出物(热浸法)不得少于16.0%。

【功效】 清热定惊，通络，平喘，利尿。用于高热神昏，惊痫抽搐，关节痹痛，肢体麻木，半身不遂，肺热咳喘，尿少水肿，高血压症。用量4.5～9.0g。

水　蛭

Hirudo

【来源】 为环节动物门水蛭科动物蚂蟥（*Whitmania pigra* Whitman）、水蛭（*Hirudo nipponica* Whitman）或柳叶蚂蟥（*Whitmania acranulata* Whitman）的干燥全体。

【产地】 蚂蟥及水蛭产于全国各地，主产于山东、江苏、湖北、四川等省；柳叶蚂蟥产于河北、安徽、江苏、福建等省。

【采收加工】 夏、秋两季捕捉，洗净，用沸水烫死，晒干或低温干燥。

【性状鉴别】

1. 药材

(1) 蚂蟥：呈扁平纺锤形，有多数环节，长4～10cm，宽0.5～2cm。背部黑褐色或黑棕色，稍隆起，用水浸后，可见黑色斑点排成5条纵纹；腹面平坦，棕黄色。两侧棕黄色，前端略尖，后端钝圆，两端各具1吸盘，前吸盘不显著，后吸盘较大。质脆，易折断，断面胶质状，气微腥（图13-24）。

(2) 水蛭：扁长圆柱形，体多弯曲扭转，长2～5cm，宽0.2～0.3cm。折断面不平坦，无光泽。

(3) 柳叶蚂蟥：狭长而扁，长5～12cm，宽0.1～0.5cm。两端稍细，前吸盘不显著，后吸盘圆大。背腹两面均呈黑棕色。

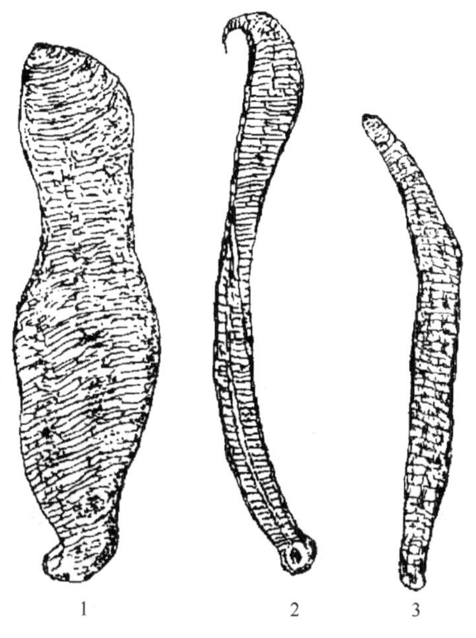

图13-24　水蛭药材图

1. 蚂蟥；2. 柳叶蚂蟥；3. 水蛭

2. 饮片

(1) 水蛭：为扁平不规则小段，长1～1.5cm，有环纹，背部黑褐色或黑棕色，腹部黄棕色，有腥气。

(2) 烫水蛭：形同水蛭，滑石粉炒后呈淡黄色或黄棕色，微鼓起，质酥脆，易碎。气微腥，味咸苦。

均以条整齐、黑褐色、无杂质者为佳。

【化学成分】 药材主含蛋白质、多种氨基酸、肝素、抗凝血酶（抗血栓素）等成分。活水蛭腺中含有一种抗凝血的酸性物质水蛭素，系65个氨基酸组成的多肽，干燥时已被破坏。水蛭素、肝素、抗凝血酶均具有抗凝血作用。

【理化鉴别】 本品以水蛭对照药材为对照，进行薄层色谱法试验。药材供试品色谱中，在与对照药材色谱相应的位置上，显相同的紫红色斑点；置紫外光灯（365nm）下检视，显相同的橙红色斑点。

【浸出物】 本品含醇溶性浸出物（热浸法，稀乙醇作溶剂）不得少于15.0%。

【含量测定】 本品每1克含抗凝血酶活性应不低于16.0U。

【功效】 破血，逐瘀，通经。用于癥瘕痞块，血瘀经闭，跌打损伤。用量1.5～3.0g。

世界上最强的凝血酶特效抑制剂—水蛭素

据有关文献报道，水蛭素是迄今为止世界上最强的凝血酶特效抑制剂。1 μg 水蛭素可以中和5 μg 凝血酶。水蛭素不但可以抗凝血，而且对各种血栓病都有效，尤其是对静脉血栓和弥漫性血管内凝血。水蛭治脑血管疾病、高脂血症等均显效。

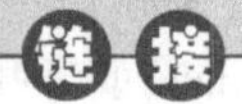

斑　蝥
Mylabris

【来源】 为节肢动物门芫青科昆虫南方大斑蝥(*Mylabris phalerata* Pallas)或黄黑小斑蝥(*M. cichorii* Linnaeus)的干燥体。

【产地】 主产于河南、广西、安徽、江苏、湖南、贵州等省。

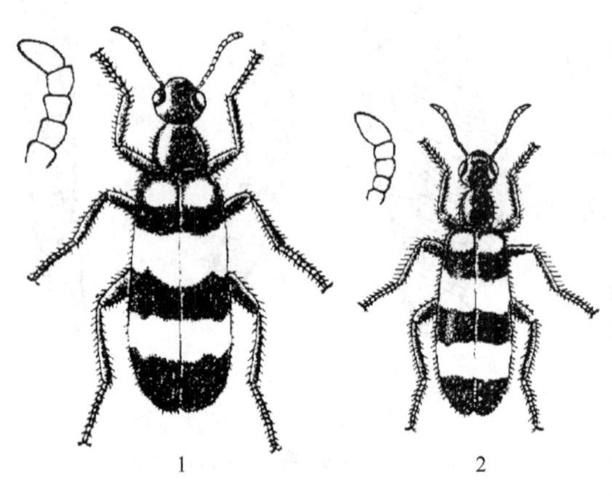

图 13-25　斑蝥药材图
1. 南方大斑蝥;2. 黄黑小斑蝥

【采收加工】 7～9 月,清晨露水未干,斑蝥翅湿不能起飞时,戴手套捕捉(避免刺激皮肤)或用蝇拍打落,用竹筷夹入容器中,放入沸水中烫死或闷死,取出晒干。

【性状鉴别】

1. 药材

(1) 南方大斑蝥:呈长圆形,长 1.5～2.5cm,宽 0.5～1cm。头及口器向下垂,有较大的复眼及触角各 1 对,触角多已脱落。背部具革质鞘翅 1 对,黑色,具 3 条黄色或棕黄色的横纹;鞘翅下面有棕褐色薄膜状透明内翅 2 片。胸腹部乌黑色,胸部有足 3 对;腹部呈环节状,有黑色绒毛。气特异而臭,刺激性强,不宜口尝(图 13-25)。

(2) 黄黑小斑蝥:体型较小,长 1.0～1.5cm,完整的触角末节基部与前节等宽。

2. 饮片

(1) 生斑蝥:为除去头、足、翅的干燥躯体,略呈长圆形,腹部乌黑色,背部有 3 条黄色或棕黄色的横纹。有特殊臭气。

(2) 米斑蝥:形如生斑蝥,微挂火色,略有光泽,臭味轻微。

均以个大、完整、颜色鲜明、无败油气味者为佳。

【化学成分】 主含斑蝥素、羟基斑蝥素。尚含脂肪油、树脂、蚁酸、色素及磷、镁、钙等成分。

斑蝥素治疗原发性肝癌、病毒性肝炎、鼻炎等均有显著效果,但毒性大,其半合成品羟基斑蝥胺疗效类似而毒性只有斑蝥素的 1/500。斑蝥素在斑蝥的胸腹部含量最高,头、翅、足含量较低。

【理化鉴别】

(1) 取本品粉末约 0.15g 进行微量升华,即得白色升华物,稍冷,在显微镜下观察,斑蝥素呈无色柱状或菱形结晶。

(2) 升华物加硫酸(相对密度 1.77)1 滴,微热溶解,继续小火加热到发生气泡,立即离火,滴入对二甲氨基苯甲醛硫酸溶液 1 滴,即显樱红色或紫红色。

(3) 将升华物加硫酸2～3滴,微热溶解,转入试管中,加间苯三酚粉末少许,小火加热至沸,溶液显红色,在紫外灯下观察显绿色荧光。

(4) 本品以斑蝥素对照品为对照,进行薄层色谱法试验,供试品色谱中,在与对照品色谱相应的位置上,显相同颜色的斑点。

【含量测定】 照气相色谱法测定,本品含斑蝥素($C_{10}H_{12}O_4$)不得少于0.35%。

【功效】 有大毒。破血消癥,攻毒蚀疮,引赤发泡。用于癥瘕癌肿,积年顽癣,瘰疬,赘疣,痈疽不溃,恶疮死肌。用量0.03～0.06g。

蜂　蜜
Mel

【来源】 为节肢动物门蜜蜂科昆虫中华蜜蜂(*Apis cerana* Fabricius)或意大利蜂(*A. mellifera* Linnaeus)所酿的蜜。

【产地】 养殖。全国大部分地区均产,以广东、云南、福建、江苏、浙江等省产量较大。

【采收加工】 春至秋季采收。将蜂巢割下,置于布袋内,将蜜挤出,或置于离心机内,将蜜分离出来,滤去蜂蜡碎片和杂质。

【性状鉴别】 药材:为半透明、带光泽、浓稠的液体,白色至淡黄色或橘黄色至黄褐色,放久或遇冷渐有白色颗粒状结晶析出。气芳香,味极甜。

以浓稠似凝脂、气芳香、味甜而纯正、以木棍挑起时蜜丝不断并流成折叠状、无异臭杂质者为佳。

【化学成分】 主含葡萄糖及果糖的混合物约70%～80%,另含少量的蔗糖、酶类(如淀粉酶、葡萄糖氧化酶、过氧化氢酶等)、有机酸、挥发油、蜡、多种维生素、乙酰胆碱、无机元素等。

蜂蜜的种类及蜂产品

1. 蜂蜜的种类

(1) 由于地区、气候、温度和蜜源花种的不同,蜂蜜的黏稠度、色泽、气味略有差异;一般北方蜜较浓,南方蜜较稀;春蜜(洋槐花蜜、油菜花蜜、紫云英蜜等)白色至淡黄色、黏度大,气清香,味甜,质量较佳;伏蜜(葵花蜜、芝麻花蜜)色泽多为淡黄色,深黄色至琥珀色,黏稠度大、细腻、气清香,味甜微酸,质量稍次;秋蜜(荞麦花蜜、棉花蜜)深琥珀色至暗棕色,气微臭、味稍酸,不透明、质量较次。

(2) 有毒蜂蜜:大多有苦、麻、涩的异味,不可药用。为避免人食用中毒,应做蜂蜜毒性试验。

另外,在我国商业部批准的标准中,对蜂蜜的淀粉酶值(指1g蜂蜜所含淀粉酶在40℃下,1小时内转化1%淀粉溶液的毫升数)规定为8以上。

2. 蜂产品

(1) 蜂蜡:为蜜蜂科昆虫中华蜜蜂(*Apis cerana* Fabricius)或意大利蜂(*Apis mellifera* Linnaeus)分泌的蜡。为不规则团块,大小不一。呈黄色,淡黄棕色或黄白色,不透明或微透明,表面光滑。体较轻,蜡质,断面砂粒状,用手搓捏能软化。有蜂蜜样香气。本品甘,微温。收涩、敛疮、生肌、止痛。

(2) 蜂胶:为蜜蜂科昆虫意大利蜂(*Apis mellifera* L.)的干燥分泌物。为团块状或不规则碎块,多数呈棕黄色、棕褐色或灰褐色,具光泽。气芳香,味苦,有辛辣感。为工蜂用以填塞和光滑蜂巢的黏性物质。含树脂50%～55%、蜂蜡30%、挥发油8%～10%,及少量的维生素、黄酮类、酸类、醇类化合物及多种微量元素。本品抗菌消炎,调节免疫,抗氧化,加速组织愈合。

链接

（3）蜂王浆：又称蜂乳，系工蜂咽腺分泌的乳白色或浅黄色浆状物。含蛋白质45%，转化糖约20%，脂肪约14%以及B族维生素、多种氨基酸、多种酶、促性腺样物质和抗菌类物质等。已分析出60多种成分。确定C_8和C_{10}饱和与不饱和的单羟基脂肪酸为蜂王浆的主要成分，为滋补剂，能作为神经官能症、心血管功能不全、更年期综合征、关节炎等慢性疾病的辅助治疗剂。

链接

【检查】

1. 酸度 取本品10g,加新沸过的冷水50ml,混匀,加酚酞指示液2滴与2%氢氧化钠溶液4ml,应显粉红色,10秒钟内不消失。

2. 淀粉和糊精 取本品2g,加水10ml,加热煮沸,放冷,加碘试液1滴,不得显蓝色、绿色或红褐色。

3. 5-羟甲基糠醛 照紫外-可见分光光度法测定,在284nm和336nm波长处的吸光度差不得大于0.34。

4. 相对密度 照相对密度测定法测定,本品的相对密度应在1.349以上。

【含量测定】 照滴定法测定,本品含还原糖不得少于64.0%。

【功效】 补中,润燥,止痛,解毒。用于脘腹虚痛、肺燥干咳、肠燥便秘;外治疮疡不敛、水火烫伤。用量15~30g。

蜈 蚣

Scolopendra

【来源】 为节肢动物门蜈蚣科动物少棘巨蜈蚣(*Scolopendra subspinipes mutilans* L. Koch)的干燥体。

【产地】 主产于江苏、浙江、安徽、湖北、湖南、陕西等省。野生或家养。

【采收加工】 春、夏两季捕捉,先用沸水烫死,再用削尖的竹片插入头尾,绷直后晒干或烘干。

【性状鉴别】

1. 药材 呈扁平长条形,长9~15cm,宽0.5~1cm。由头部和躯干部组成,全体共22个环节。头部暗红色或红褐色,略有光泽,有头板覆盖,头板近圆形,前端稍突出,两侧贴有颚肢1对,前端两侧有触角1对。躯干部第一背板与头板同色,其余20个背板为棕绿色或墨绿色,有光泽,自第四背板至第二十背板上常有两条纵沟线;腹部淡黄色或棕黄色,皱缩;自第二节起,每节两侧有步足1对;步足黄色或红褐色,偶有黄白色,呈弯钩形,最末一对步足尾状,故又称尾足,易脱落。质脆,断面有裂隙。气微腥,有特殊刺鼻的臭气,味辛,微咸(图13-26)。

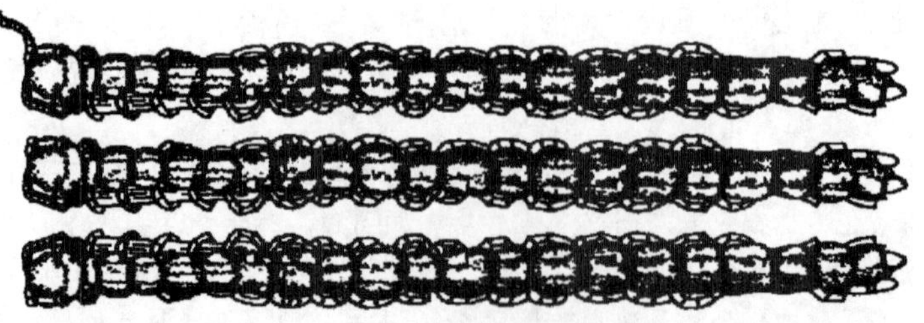

图13-26 蜈蚣药材图

以条大、完整、腹干瘪者为佳。

2. 饮片　为除去头、足的扁平小段。背部棕绿色或墨绿色,有光泽,腹部棕黄色或淡黄色,质脆。具特殊的刺鼻臭气。味辛而微咸。焙蜈蚣呈棕黄色或褐黄色,有焦腥味。

以条长、头红,身黑绿色,头足全者为佳。商品按体长不同分为一等(大条)和二等(小条),要求无虫蛀,无霉变为合格。

【化学成分】　主含组胺、毒性蛋白、胆甾醇、氨基酸、蚁酸、脂肪及铜、锰、铁等元素。组胺系蜈蚣的毒性成分,躯干部含量最高。

【浸出物】　本品含醇溶性浸出物(热浸法,稀乙醇作溶剂)不得少于 20.0%。

【功效】　有毒。熄风镇痉,攻毒散结,通络止痛。用于小儿惊风,抽搐痉挛,中风口　,半身不遂,破伤风症,风湿顽痹,疮疡瘰疬,毒蛇咬伤。用量 3 ~ 5g。

蜈蚣习用品——多棘蜈蚣

多棘蜈蚣［*Scolopendra subspinipes* multidens (Newport)］多分布在广西、云南等地。本品头呈金红色,个体长达 13cm。注意鉴别。

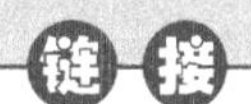

土　鳖　虫

Eupolyphaga seu Steleophaga

【别名】　地鳖虫

【来源】　为节肢动物门鳖蠊科昆虫地鳖(*Eupolyphaga sinensis* Walker)或冀地鳖［*Steleophaga plancyi* (Boleny)］的雌虫干燥体。

【产地】　地鳖主产于江苏、安徽、浙江、湖北、湖南等省;冀地鳖主产于河北、河南、陕西、青海等地。野生或家养。

【采收加工】　夏秋两季捕捉,置沸水中烫死,晒干或烘干。

【性状鉴别】　药材

(1) 地鳖:呈扁平卵圆形,长 1.3 ~ 3cm,宽 1.2 ~ 2.4cm。前端较狭,后端较宽,背部紫褐色,具光泽,无翅。前胸背板较发达,有胸背板 3 节,盖住头部;腹背板 9 节,呈覆瓦状排列。腹面红棕色,头部较小,有丝状触角 1 对,常脱落,胸部有足 3 对,具细毛和刺。腹部有横环节。质松脆,易碎。气腥臭,味微咸(图 13-27)。

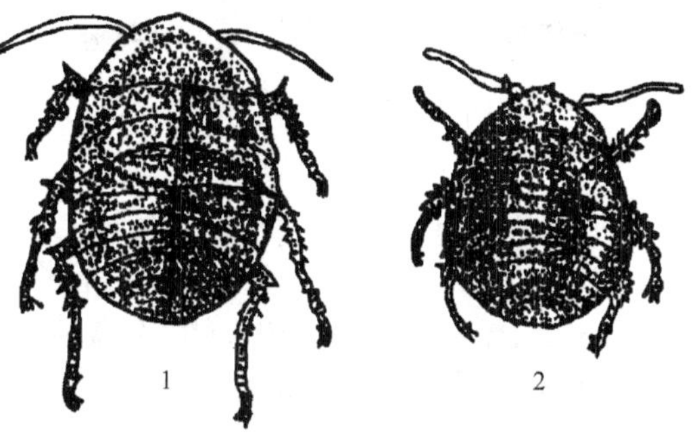

图 13-27　土鳖虫药材图
1. 冀地鳖;2. 地鳖

(2) 冀地鳖:呈长椭圆形,长 2.2 ~ 3.7cm,宽 1.4 ~ 2.5cm。背部黑棕色,通常在边缘带有淡黄褐色斑块及黑色小点。

均以完整、体肥、色紫褐、腹中内容物少者为佳。

【化学成分】　主含鲨肝醇(具解毒作用)、尿囊素(具镇静、生肌作用)、挥发油(樟脑、醋酸乙酯等)、β- 谷甾醇,二十八烷醇及多种氨基酸等。

【理化鉴别】　本品以土鳖虫对照药材为对照,进行薄层色谱法试验。置紫外光灯(365nm)下检视,供试品色谱中,在对照药材色谱相应的位置上,显相同颜色的荧光斑点;喷以香草醛硫酸试液，在105℃烘至斑点清晰，显相同颜色的斑点。

【浸出物】 本品含水溶性浸出物(热浸法)不得少于22.0%。

【功效】 有小毒。破瘀血，续筋骨。用于筋骨折伤，瘀血经闭，癥瘕痞块。用量3～9g。

土鳖虫习用品——金边土鳖虫

姬蠊科昆虫赤边水䗪（*Opisthoplatia orientalis* Burmeister）的干燥虫体，习称"金边土鳖虫"。主产于福建、广东、台湾等地。与正品主要区别是，前胸背板前缘有一黄色镶边，习称"金边"。广东、广西将本品作土鳖虫入药，注意鉴别。

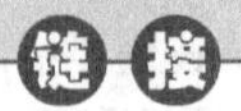

蟾　酥

Venenum Bufonis

【别名】 虫酥　蛤蟆浆(酥)

【来源】 为脊索动物门蟾蜍科动物中华大蟾蜍(*Bufo bufo gargarizans* Cantor)或黑眶蟾蜍(*Bufo melanostictus* Schneider)的干燥分泌物。

【产地】 主产于辽宁、山东、江苏、河北、浙江、广东等省。

【采收加工】 多于夏、秋两季捕捉蟾蜍，洗净，挤取耳后腺及皮肤腺的白色浆液，加工，干燥。忌用铁器，以免变质。

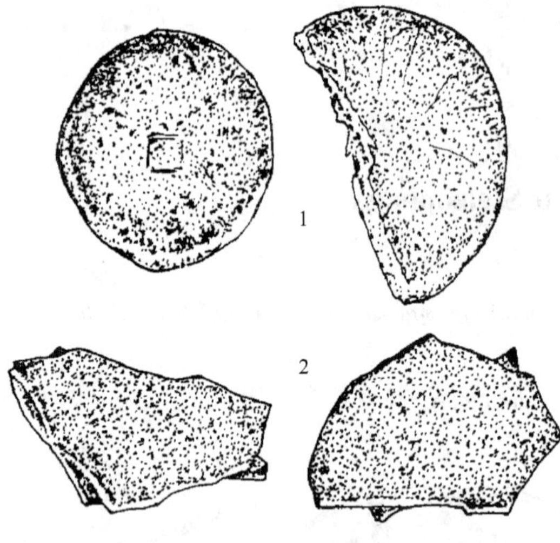

图13-28　蟾酥药材图
1.团蟾酥；2.片蟾酥

【性状鉴别】 药材呈扁圆形团块或片状。棕褐色或红棕色。团块状者质坚，不易折断，断面棕褐色，角质状，微有光泽；片状者质脆，易碎，断面红棕色，半透明。气微腥，味初甜而后有持久的麻辣感，粉末嗅之作嚏。粉末少许置于锡箔纸上，加热即熔成油状(图13-28)。

以色红棕、断面角质状、半透明、有光泽者为佳。

【化学成分】 主含多种强心甾体化合物，主要是蟾酥毒素及其分解产物，如华蟾酥毒基、脂蟾毒配基、蟾毒灵、羟基华蟾毒配基、蟾毒配基等及蟾毒配基类的酯类。另含吲哚类生物碱(蟾酥碱、蟾酥甲碱等)、甾醇类(如胆甾醇、麦角甾醇等)、洋地黄毒苷元、肾上腺素及多种氨基酸。

脂蟾毒配基、蟾毒灵等具有显著兴奋呼吸和升压作用。蟾毒灵具有较强的局部麻醉作用。

【理化鉴别】

(1) 本品断面蘸水，即呈乳白色隆起。

(2) 取本品粉末0.1g，加甲醇5ml，浸泡1小时，滤过，滤液加对二甲氨基苯甲醛固体少量，滴加硫酸数滴，即显蓝紫色(吲哚类化合物反应)。

(3) 取本品粉末0.1g，加三氯甲烷5ml，浸泡1小时，滤过，滤液蒸干，残渣加醋酐少量使溶解，滴加硫酸，初显蓝紫色，渐变为蓝绿色(甾醇类反应)。

(4) 本品以蟾酥对照药材、脂蟾毒配基及华蟾酥毒基对照品为对照，进行薄层色谱法试验。

供试品色谱中，在与对照药材色谱相应的位置上，显相同颜色的斑点；在与对照品色谱相应的位置上，显相同的一个绿色及一个红色斑点。

【含量测定】 照高效液相色谱法测定，本品按干燥品计算，含华蟾酥毒基($C_{26}H_{34}O_6$)和脂蟾毒配基($C_{24}H_{32}O_4$)的总量不得少于6.0%。

【功效】 解毒，止痛，开窍醒神。用于痈疽疔疮，咽喉肿痛，中暑吐泻，腹痛神昏，手术麻醉。用量0.015～0.03g。

干蟾（蟾酥皮）

干蟾为同科动物中华大蟾蜍或黑眶蟾蜍除去内脏的干燥体，又称蟾蜍皮。性凉，味辛。有小毒。清热解毒，利水消肿。

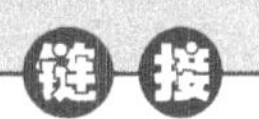

鸡 内 金

Endothelium Corneum Gigeriae Galli

【来源】 为脊索动物门雉科动物家鸡(*Gallus gallus domesticus* Brisson)的干燥沙囊内壁。

【产地】 全国大部分地区均产。

【采收加工】 杀鸡后，取出鸡肫，立即剥下内壁，洗净，干燥。

【性状鉴别】

1. 药材 呈不规则皱缩的囊状卷片，完整者长3～4cm，宽约3cm，厚约2mm。表面黄色、黄绿色或黄褐色，薄而半透明，具明显的条状皱纹。质脆，易碎，断面角质样，有光泽。气微腥，味微苦。

2. 饮片

(1) 炒鸡内金：为不规则碎片，表面暗黄褐色至焦黄色，用放大镜观察，显颗粒状或微细泡状。轻折即断，断面有光泽。

(2) 醋鸡内金：形同炒鸡内金，有醋气、味。

以个大、色黄、完整不破碎者为佳。

【化学成分】 主含胃蛋白酶，淀粉酶，角蛋白，多种氨基酸(如谷氨酸、精氨酸、天冬氨酸、缬氨酸等)，胃激素，多种维生素(维生素B_1、维生素B_2，烟酸，维生素C)及铝、钙、铁、镁、铜、锌等成分。

【检查】 本品含水分不得过15.0%，总灰分不得过2.0%，酸不溶性灰分不得过1.0%。

【浸出物】 本品含醇溶性浸出物(热浸法，稀乙醇作溶剂)不得少于7.5%。

【功效】 健胃消食，涩精止遗。用于食积不消，呕吐泻痢，小儿疳积，遗尿，遗精。用量3～9g。

龟 甲

Carapax et Plastrum Testudinis

【别名】 龟板

【来源】 为脊索动物门龟科动物乌龟[*Chinemys reevesii*(Gray)]的背甲及腹甲。

【产地】 主产于浙江、江苏、安徽、湖北、湖南等省。

【采收加工】 全年均产，秋、冬两季为多。捕捉后将龟杀死或用沸水烫死，除去筋肉，取其腹甲及背甲晒干或晾干。两种加工品分别称为“血板”或“烫板”。

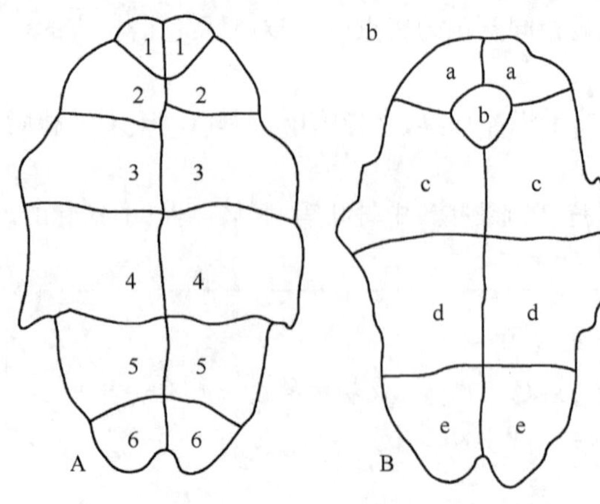

图 13-29　龟甲（腹甲）药材图

A. 1. 喉盾；2. 肱盾；3. 胸盾；4. 腹盾；5. 股盾；6. 肛盾

B. a. 上板；b. 内板；c. 舌板；d. 下板；e. 剑板

【性状鉴别】

1. 药材　背甲及腹甲由甲桥相连，背甲稍长于腹甲，与腹甲常分离。背甲呈长椭圆形拱状，长 7.5 ~ 22cm，宽 6 ~ 18cm；外表面棕褐色或黑褐色，脊棱 3 条；颈盾 1 块，前窄后宽；椎盾 5 块，第 1 椎盾长大于宽或近相等，第 2 ~ 4 椎盾宽大于长；肋盾两侧对称，各 4 块；缘盾每侧 11 块；臀盾 2 块。腹甲呈板片状，近长方椭圆形，长 6.4 ~ 21cm，宽 5.5 ~ 17cm；外表面淡黄棕色至棕黑色，盾片 12 块，每块常具紫褐色放射状纹理，腹盾、胸盾和股盾中缝均长，喉盾、肛盾次之，肱盾中缝最短；内表面黄白色至灰白色，有的略带血迹或残肉，除净后可见骨板 9 块，呈锯齿状嵌接；前端钝圆或平截，后端具三角形缺刻，两侧残存呈翼状向斜上方弯曲的甲桥。质坚硬。气微腥，味微咸（图 13-29）。

2. 饮片

（1）龟甲：为不规则的小碎块，表面淡黄色或黄白色，有紫褐色放射状纹理。内面黄白色，边缘呈锯齿状。质坚硬，可自骨板缝处断裂。气微腥，味微咸。

（2）醋龟甲：形如龟甲。表面淡黄色，质松脆，略有醋气。

以略带血迹、身干、个大、无残肉、洁净者为佳。

【化学成分】　主含蛋白质、骨胶原，其中含有天冬氨酸、苏氨酸、蛋氨酸、苯丙氨酸、亮氨酸等多种氨基酸。另含碳酸钙约 50%。

背甲胶经酸水解，有与腹甲胶相同的 16 种氨基酸。

【功效】　滋阴潜阳，益肾强骨，养血补心。用于阴虚潮热，骨蒸盗汗，头晕目眩，虚风内动，筋骨痿软，心虚健忘。用量 9 ~ 24g，先煎。

龟甲胶

龟甲胶为龟甲经水煎煮、浓缩制成的固体胶。呈长方形或方形的扁块，长约 2.6cm，宽 2~2.5cm，深褐色。质硬而脆，断面光亮，对光照视，半透明。气微腥，味淡。滋阴，养血，止血。

链接

鳖　甲

Carapax Trionycis

【来源】　为脊索动物门鳖科动物鳖（*Trionyx sinensis* Wiegmann）的背甲。

【产地】　野生或饲养。主产于湖北、安徽、湖南、浙江、江苏、河南等地。

【采收加工】　全年均可捕捉，以秋、冬两季为多，捕捉后杀死，置沸水中烫至背甲上的硬皮能剥落时取出，剥取背甲，去净残肉，晒干。

【性状鉴别】

1. 药材　呈椭圆形或卵圆形，背面隆起，长 10 ~ 15cm，宽 9 ~ 14cm，外表面黑褐色或墨绿色，略有光泽，具细网状皱纹及灰黄色或灰白色斑点，中间有一条纵棱，两侧各有左右对称的横凹纹 8 条，外皮脱落后，可见锯齿状嵌接缝。内表面类白色，中部有突起的脊椎骨，颈骨向内卷曲，两侧各有肋骨8条，伸出边缘。质坚硬。气微腥，味淡（图13-30）。

2. 饮片

（1）鳖甲：呈不规则的碎片，外表面黑褐色或墨绿色，内表面类白色。质坚硬。气微腥，味淡。

（2）醋鳖甲：形同饮片鳖甲，但呈淡黄色，质酥脆，略具醋气。

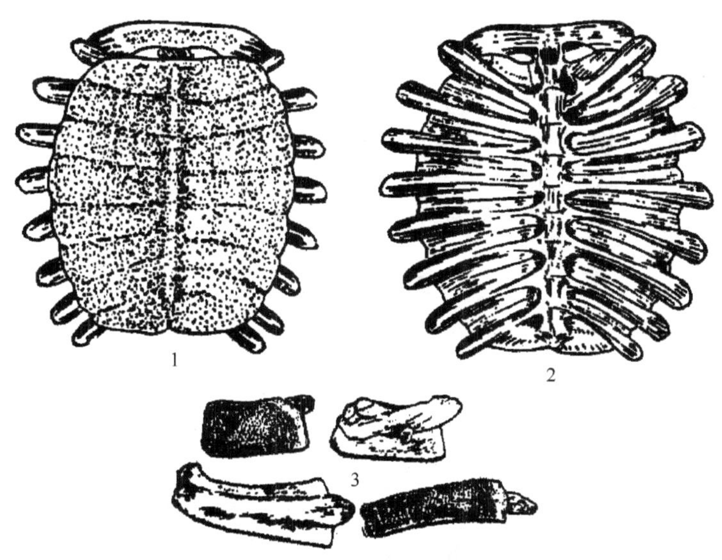

图13-30　鳖甲药材图

1. 外表面；2. 内表面；3. 骨板

以块大、甲厚、无残肉、洁净、无腐臭者为佳。

【化学成分】　主含骨胶原、碳酸钙、磷酸钙、碘等。

【浸出物】　本品含醇溶性浸出物（热浸法，稀乙醇作溶剂）不得少于5.0%。

【功效】　滋阴潜阳，软坚散结，退热除蒸。用于阴虚发热，劳热骨蒸，虚风内动，经闭癥瘕，久疟。用量9～24g，捣碎，先煎。

鳖甲胶

鳖甲胶为鳖甲经煎熬、浓缩制成的固体胶。呈扁方块状，棕褐色，具凹纹，半透明，质坚脆，断面不平坦，具光泽。滋阴，退热，补血。

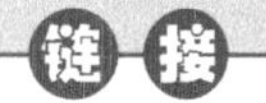

阿　胶

Colla Corii Asini

【别名】　驴皮胶　东阿胶

【来源】　为脊索动物门马科动物驴（*Equus asinus* L.）的皮，经煎煮、浓缩而成的固体胶。

【产地】　主产于山东、浙江。以山东省东阿县所产最著名。

【采收加工】　将驴皮浸泡，去毛，切成小块，再漂泡洗净，分次水煎，滤过，合并滤液，用文火浓缩（加适量黄酒、冰糖、豆油）至稠膏状，冷凝，切块，阴干。

【性状鉴别】　药材：为长方形或方形胶块，黑褐色，有光泽。质硬而脆，断面光亮，碎片对光照视显棕色半透明。气微,味微甘。

以色乌黑、光亮、透明、无腥气者为佳。

【化学成分】 主含胶原蛋白及其水解产物赖氨酸、精氨酸、组氨酸等多种氨基酸。

【检查】 本品含水分不得过15.0%,总灰分不得过1.0%。

(1)重金属:含重金属不得过百万分之三十。

(2)砷盐:含砷盐不得过百万分之三。

(3)水不溶物:水不溶物不得过2.0%。

(4)挥发性碱性物质:本品每100克中含挥发性碱性物质以氮(N)计,不得过0.10g。

【含量测定】 照氮测定法测定,本品含总氮(N)量不得少于13.0%。

【功效】 补血滋阴,润燥,止血。用于血虚萎黄,眩晕心悸,肌痿无力,心烦不眠,虚风内动,肺燥咳嗽,劳嗽咯血,吐血尿血,便血崩漏,妊娠胎漏。烊化兑服,用量3~9g。

穿 山 甲
Squama Manis

【别名】 山甲 甲片

【来源】 为脊索动物门鲮鲤科动物穿山甲(*Manis pentadactyla* Linnaeus)的鳞甲。

【产地】 主产于广西、贵州、云南等省区。

【采收加工】 全年均可捕捉。杀死后去净骨肉,放入沸水中略烫,取下鳞甲,洗净,晒干。

【性状鉴别】 药材:呈扇面形、三角形、菱形或盾形的扁平片状或半折合状,中间较厚,边缘较薄,大小不一,长宽各为0.7~5cm。外表面黑褐色或黄褐色,有光泽,宽端有数十条排列整齐的纵纹及数条横线纹;窄端光滑。内表面色较浅,中部有1条明显突起的弓形横向棱线,其下方有数条与棱线相平行的细纹。角质,半透明,坚韧而有弹性,不易折断。气微腥,味淡(图13-31)。

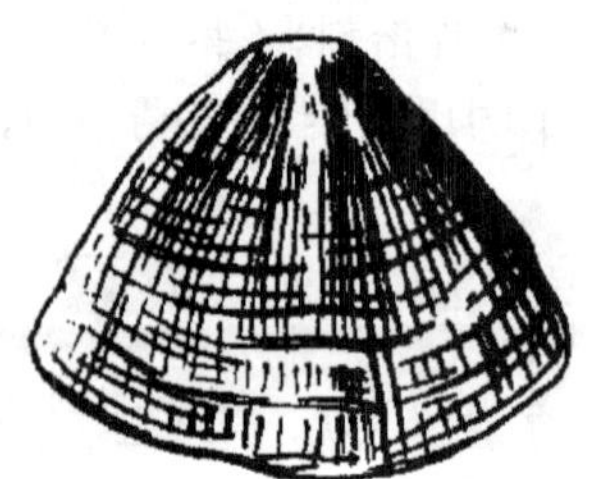
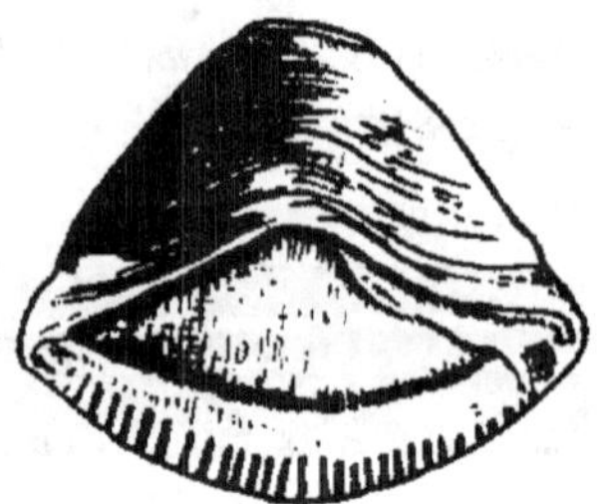

图13-31 穿山甲药材图

以片匀,色青黑或灰黑,半透明、无臭气、不带筋肉者为佳。商品分全甲和片甲两种,或按大小分为大甲片和小甲片。

【化学成分】 鳞片含大量角蛋白、多种氨基酸等。

【理化鉴别】 本品以穿山甲对照药材为对照,进行薄层色谱法试验,分别置日光及紫外光灯(365nm)下检视。供试品色谱中,在与对照药材色谱相应的位置上,分别显相同颜色的斑点或荧光斑点。

【检查】 杂质不得过4%。

【功效】 通经下乳,消肿排脓,搜风通络。用于乳汁不通,痈肿疮毒,经闭,关节痹痛,麻木拘挛。用量5~9g。

动物类其他常用药材简介

名称	来源	性状特征	功效
石决明	为鲍科动物杂色鲍(*Haliotis diversicolor* Reeve)、皱纹盘鲍(*H. discus hannai* Ino)、羊鲍(*H. ovina* Gmelin)、澳洲鲍[*H. ruber* (Leach)]、耳鲍(*H. asinina* Linnaeus)或白鲍[*H. laevigata* (Donovan)]的贝壳	**杂色鲍**呈长卵圆形,内面观略呈耳形,长 7~9cm,宽 5~6cm,高约 2cm。表面暗红色,有多数不规则螺肋和细密生长线,螺旋部小,体螺部大,从螺旋部顶处开始向右排列有 20 余个疣状突起,末端 6~9 个开孔,孔口与壳面平。内面光滑,具珍珠样彩色光泽。壳较厚,质坚硬,不易破碎。气微,味微咸 **皱纹盘鲍**呈长椭圆形,表面灰棕色 **羊鲍**呈近圆形 **澳洲鲍**呈扁平卵圆形,表面砖红色 **耳鲍**呈耳状,狭长略扭曲,表面具翠绿色、紫色及褐色等斑纹 **白鲍**呈卵圆形,表面砖红色	平肝潜阳、清肝明目
牡蛎	为牡蛎科动物长牡蛎(*Ostrea gigas* Thunberg)、大连湾牡蛎(*O. talienwhanensis* Grosse)或近江牡蛎(*O. rivularis* Gould)的贝壳。	**长牡蛎**呈长片状,背腹缘几平行,长 10~50cm,高 4~15cm。右壳较小,鳞片坚厚,层状或层纹状排列。壳外面平坦或具数个凹陷,淡紫色、灰白色或黄褐色;内面瓷白色,壳顶二侧无小齿。左壳凹陷深,鳞片较右壳粗大,壳顶附着面小。质硬,断面层状,洁白。气微,味微咸 **大连湾牡蛎**呈类三角形,背腹缘呈八字形 **近江牡蛎**呈圆形、类圆形或三角形	重镇安神,潜阳补阴,软坚散结
海螵蛸	为乌　科动物无针乌贼(*Sepiella maindroni* de Rochebrune)或金乌贼(*Sepia esculenta* Hoyle)的干燥内壳	**无针乌贼**呈扁长椭圆形,中间厚,边缘薄,长 9~14cm,宽 2.5~3.5cm,厚约 1.3cm。背面有瓷白色脊状隆起,两侧略显微红色,有不甚明显的细小疣点;腹面白色,自尾端到中部有细密波状横层纹;角质缘半透明,尾部较宽平,无骨针。体轻,质松,易折断,断面粉质,显疏松层纹。气微腥,味微咸 **金乌贼**长 13~23cm,宽约至 6.5cm。背面疣点明显,略呈层状排列;腹面的细密波状横层纹占全体大部分,中间有纵向浅槽;尾部角质缘渐宽,向腹面翘起;末端有 1 骨针,但多已断落	收敛止血、涩精止带,制酸、敛疮
僵蚕	为蚕蛾科昆虫家蚕(*Bombyx mori* Linnaeus) 4~5 龄的幼虫感染(或人工接种)白僵菌[*Beauveria bassiana* (Bals.) Vuillant]而致死的干燥体	**僵蚕**略呈类圆柱形,多弯曲皱缩,长 2~5cm,直径 0.5~0.7cm。表面灰黄色,被有白色粉霜状的气生菌丝和分生孢子。头部较圆,足 8 对,体节明显,尾部略呈二分歧状。质硬而脆,易折断,断面平坦,外层白色,中间有亮棕色或亮黑色的丝腺环 4 个,习称"胶口镜面"。气微腥,味微咸	祛风定惊,化痰散结
海龙	为鱼纲海龙科动物刁海龙[*Solenognathus hardwickii* (Gray)]、拟海龙[*Syngnathoides biaculeatus* (Bloch)]或尖海龙(*Syngnathus acus* Linnaeus)的干燥体	**刁海龙**体狭长侧扁,长 30~50cm。表面黄白色或灰褐色。头部前方具 1 管状长吻,吻长为眼后头长的 2 倍,口小,无牙,两眼圆而深陷,头与体轴略呈钝角。躯干部宽 2~3cm,五棱形,尾部前方六棱形,后方渐细,四棱形,尾端卷曲。背棱两侧各有 1 列灰黑色斑点状色带。全体被以具花纹的骨环及细横纹,各骨环内有突起粒状棘。胸鳍短宽,背鳍较长,有的不明显,无尾鳍。骨质,坚硬。气微腥,味微咸	温肾壮阳,散结消肿

续表

名称	来源	性状特征	功效
海龙		**拟海龙**体长扁平，全长20～22cm，表面灰黄色 **尖海龙**体细长呈鞭状，全长10～30cm，表面黄褐色，有尾鳍，质脆易撕裂	
五灵脂	为鼯鼠科动物复齿鼯鼠（*Trogopterus xanthipes* Milne-Edwards）的干燥粪便	**灵脂块**呈不规则的块状，大小不一。表面黑棕色、红棕色或棕褐色。凹凸不平，有油润性光泽。黏附的粪粒呈长椭圆形，表面常裂碎，显纤维性。质硬，断面黄棕色或棕褐色，不平坦，有的可见粪粒，间或有黄棕色树脂状物质。气腥臭，带有柏树叶样气味，味苦辛 **灵脂米**为长椭圆形颗粒，长5～15mm，直径3～6mm。表面黑棕色或红棕色。较平滑或微粗糙，常可见淡黄色的纤维残痕，有的略显光泽。体轻、质松，易折断，断面黄绿色或黄褐色、不平坦，纤维性。气微，味微苦	活血，化瘀，止痛
水牛角	为牛科动物水牛（*Bubalus bubalis* Linnaeus）的角	呈稍扁平而弯曲的锥形，长短不一。表面棕黑色或灰黑色，一侧有数条横向的沟槽，另一侧有密集的横向凹陷条纹。上部渐尖，有纵纹，基部略呈三角形，中空。角质，坚硬。气微腥，味淡	清热解毒，凉血，定惊
桑螵蛸	为螳螂科昆虫大刀螂（*Tenodera sinensis* Saussure）、小刀螂［*Statilia maculata*（Thunberg）］或巨斧螳螂［*Hierodula patellifera*（Serville）］的干燥卵鞘，分别习称"团螵蛸"、"长螵蛸"、"墨螵蛸"	**团螵蛸**略呈圆柱形或半圆形，由多层膜状薄片叠成，长2.4～4.0cm，宽2～3cm。表面浅黄褐色，上面带状隆起不明显，底面平坦或有凹沟。体轻，质松而韧，横断面可见外层为海绵状，内层为许多放射状排列的小室，室内各有一细小椭圆形卵，深棕色，有光泽。气微腥，味淡或微咸。 **长螵蛸**略呈长条形，一端较细，长2.5～5.0cm，宽1.0～1.5cm。表面灰黄色，上面带状隆起明显，带的两侧各有一条暗棕色浅沟及斜向纹理，质硬而脆。 **黑螵蛸**略呈平行四边形，长2～4cm，宽1.5～2.0cm。表面灰褐色，上面带状隆起明显，两侧有斜向纹理，近尾端微向上翘。质硬而韧	益肾固精，缩尿，止浊
哈蟆油	为蛙科动物中国林蛙（*Rana temporaria chensinensis* David）雌蛙的干燥输卵管	呈不规则块状，弯曲而重叠，长1.5～2.0cm，厚1.5～5.0mm。表面黄白色，呈脂肪样光泽，偶有带灰白色薄膜状干皮。摸之有滑腻感，在温水中浸泡体积可膨胀10～15倍。气腥，味微甘，嚼之有黏滑感	补肾益精，养阴润肺
燕窝	为雨燕科动物金丝燕（*Collocalia esculenta* L.）及同属多种燕类用唾液或唾液与绒羽等混合凝结所筑成的巢窝	呈不整齐的半月形，长6.5～10.0cm，宽约3～5cm，类白色或黄白色，凹陷成兜状。附着于岩石的一面较平坦，外面微隆起，附着面黏液凝结成层排列较整齐，较隆起面细致，呈波状，窝的内部粗糙，呈丝瓜络样。质硬而脆，断面微似角质。入水则柔软而膨大	养阴润燥，益气补中

小结

通过本章学习，要求掌握常用动物类中药材的品种来源、主产地、采收加工、性状特征、显微特征、主要成分、理化鉴别方法、《中国药典》对该品种的检查、浸出物和含量测定的规定以及对性状易混中药的鉴别要点。要善于总结比较本类中药在性状与显微鉴别、成分与理化鉴别之间的联系与规律，从而找出各种中药鉴别间的异同。动物类药材的鉴别，既需要熟悉动物分类学相关知识，又要有动物解剖学的基础，这就要求我们了解动物学的基本分类方法，熟悉与药材相关的七个动物门类。动物类药材所含化学成分差异很大，所采取的理化鉴别方法将依据其化学成分的性质而定。对《中国药典》(2005 年版)一部关于本类各药材规定的各类检查的最高限量、浸出物测定以及有效成分含量测定的最低限量必须熟练掌握。

目标检测

一、名词解释

1. 宝气　2. 胶口镜面　3. 方胜纹　4. 佛指甲　5. 当门子　6. 银皮　7. 冒槽　8. 二杠　9. 单门　10. 莲花　11. 乌金衣　12. 挂甲　13. 通天眼

二、填空题

1. 目前动物界共分为 28 门，其中与药用有关的主要有________个门。

2. 珍珠的多数磨片在暗视野中可见珍珠特有的彩光，一圈圈具有红、橙、黄、绿、青、紫色虹彩般的光泽，称________。

3. 药材僵蚕是 4～5 龄的家蚕幼虫感染(或人工接种)________而致死的干燥体。

4. 在商品流通过程中，药材蛤蚧通常是以________的方式出售。

5. 金钱白花蛇商品根据盘径大小分为________个等级。其中以________为商品主流。

6. 具有“龙头、虎口”、“翘鼻头”特征的药材是________。

7. 本章所讲的三种蛇类药材当中，________为无毒蛇类。

8. 具有“马头蛇尾瓦楞身”特征的药材是________。

9. 根据原动物不同，流通中把鹿茸分为________和________两种。

10. 雉科动物家鸡(*Gallus gallus domesticus* Brisson)的干燥沙囊角质内壁入药时称作________。

三、选择题

A_1 型题

1. 下列药材当中，属于分泌物入药的是
   A. 牛黄　B. 麝香　C. 五灵脂
   D. 羚羊角　E. 僵蚕

2. 下列药材当中，属于病理产物入药的是
   A. 牛黄　B. 麝香　C. 五灵脂
   D. 羚羊角　E. 僵蚕

3. 下列药材当中，属于排泄物入药的是
   A. 牛黄　B. 麝香　C. 五灵脂
   D. 羚羊角　E. 僵蚕

4. 下列药材当中，由于感染致病菌而形成的药材是
   A. 牛黄　B. 麝香　C. 蟾酥

D. 羚羊角　　E. 僵蚕

5. 下列药材需要经过煎熬、浓缩而形成的药材是

A. 牛黄　　B. 阿胶　　C. 蟾酥

D. 羚羊角　　E. 僵蚕

6. “二杠”是下列哪类药材的规格

A. 马鹿茸　　B. 羚羊角　　C. 花鹿茸

D. 海马　　E. 僵蚕

7. “莲花”是下列哪类药材的规格

A. 马鹿茸　　B. 羚羊角　　C. 花鹿茸

D. 海马　　E. 僵蚕

8. 在采收加工过程中,注意避免人体皮肤刺激的药材是

A. 马鹿茸　　B. 哈蟆油　　C. 花鹿茸

D. 斑蝥　　E. 僵蚕

四、简答题

1. 如何采收加工鹿茸?
2. 如何对麝香进行经验鉴别?
3. 描述蛤蚧的药材性状。
4. 概括蕲蛇的性状鉴别要点。
5. 通常有哪些方法可以用来鉴别珍珠的真伪?

第 14 章　矿物类中药

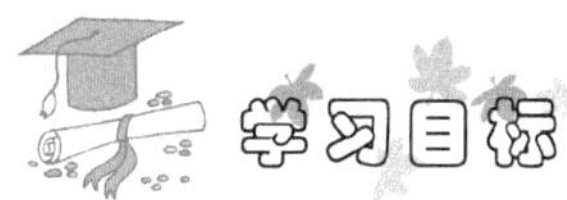

1. 掌握常用矿物药的性状、主要成分、理化鉴别、检查、含量测定
2. 熟悉矿物类中药的性质及其鉴定方法
3. 了解矿物类中药的分类

第 1 节　矿物类中药概述

矿物是由地质作用而形成的天然单质或化合物。矿物类中药包括可供药用的天然矿物、矿物加工品及动植物化石等。

矿物类中药的使用同样有着悠久的历史，公元前 2 世纪已能从丹砂中制炼出水银；11 世纪的北宋年间，我国已能从人尿中提取制造“秋石”。从本草的记载来看，《五十二病方》记载矿物药 21 种，春秋战国时期《山海经》记载矿物药 64 种，秦汉时期的《神农本草经》载有玉石类药物 41 种，《名医别录》增矿物药 32 种，唐《新修本草》又增 14 种，《本草拾遗》增矿物药 17 种，即在唐代矿物药种类已达 104 种。到宋代的《证类本草》等书中的矿物药已达到 139 种。明代的《本草纲目》载矿物类药物 161 种，随后的《本草纲目拾遗》又增 38 种。

矿物类中药的数量虽较植物类、动物类为少，但从医疗价值上看，同样不可缺少。

一、矿物的性质

矿物多为天然矿产的无机化合物和少量的自然元素。大多数是固体，极少为液体(如水银)。由于每一种矿物都有一定的化学组成和内部构造，具有一定的形态和物理、化学性质，利用这些性质的不同，可鉴别不同种类的矿物。现将具有鉴别意义的特性介绍如下。

1. 结晶形状　自然界的绝大部分矿物都是由结晶质组成。晶体和非晶体本质上的区别，在于组成物质的质点是否作有规律的排列，凡是质点呈规律排列者为晶体，反之为非晶体。经 X 射线研究证明，晶体外表的几何形态和绝大部分物理化学性质都和它内部质点的规律排列有关。

根据晶体的习性，把一些性质相同的划分为 1 个系列，称为晶系。矿物药根据不同的晶形、晶轴之间的关系，分为 7 个晶系：即等轴晶系，如大青盐；单斜晶系，如石膏；六方晶系，如石英；斜方晶系，如硫黄；三方晶系，如方解石；三斜晶系，如斜长石；四方晶系，如黄铜矿。

2. 结晶习性　多数固体矿物为结晶形，其形状各不相同。其中有些为含水化合物，含水情况有两种：一种为未加入晶格的吸附水或自由水；另一种是加入晶格参与组成的，包括以水分子(H_2O)形式存在的结晶水，如石膏 $CaSO_4 \cdot 2H_2O$ 和以 H^+、OH^- 等离子形式存在的结晶水，如滑石 $Mg_3(Si_4O_{10})(OH)_2$。

3. 透明度　矿物透光能力的大小为透明度。把矿物磨至 0.03mm 标准厚度时比较其透明度，分为 3 类：①透明体：能容许绝大部分光线通过，隔着它可以清晰地透视另一物体，如无色水晶、石英等；②半透明体：能通过一部分光线，隔着它不能看清另一物体，如辰砂、雄黄等；③不透明体:光线几乎完全不能通过,即使是在边缘部分或薄片,也不透光,如赭石、铅丹等。

4. 颜色　主要是矿物对自然光线中不同波长的光波均匀吸收或选择吸收所表现的性质。一般分为3类。

(1) 本色:是矿物的成分和内部构造所决定的颜色,如辰砂的朱红色,自然铜的铜黄色。

(2) 外色:由外来的带色杂质、气泡等包裹体所引起,与矿物本身的成分和构造无关,如紫石英、大青盐等。

(3) 假色:某些矿物中,有时可见变彩现象,这是由于投射光受晶体内部裂缝面、解理面及表面氧化膜的反射所引起的光波干涉作用而产生的颜色,如云母。

(4) 条痕色:矿物在白色瓷板上划过后所留下的粉末痕迹称为条痕,粉末的颜色称为条痕色。条痕色比矿物表面的颜色更为固定,因而更具有鉴定意义。矿物本身颜色与粉末颜色有的相同,如朱砂;也有的不相同,如自然铜本身为铜黄色而粉末为黑色。

5. 光泽　矿物表面对于投射光线的反射能力称为光泽。反射能力的强弱,也就是光泽强度。矿物单体的光滑平面的光泽由强至弱分为:金属光泽,如自然铜;半金属光泽,如磁石;玻璃光泽,如硼砂。

6. 比重　比重是鉴定矿物重要的物理常数。各种矿物的比重在一定条件下为一常数。如石膏为2.3,朱砂为8.09~8.20。

7. 硬度　指矿物抵抗外来作用(如刻划、压力、研磨)的能力。不同矿物有不同的硬度,通常采用摩氏硬度计来确定矿物的相对硬度,将矿物分为10个硬度等级。这10个矿物的硬度级数和以压入法测得的绝对硬度(kg/mm^2)见表14-1。

表14-1　各种矿物的硬度表

矿物	滑石	石膏	方解石	萤石	磷灰石	正长石	石英	黄玉	钢玉	金刚石
硬度	1	2	3	4	5	6	7	8	9	10
绝对硬度	2.4	36	109	189	536	759	1120	1427	2060	10060

实际工作中经常是用4级法来代替摩氏硬度计的10级,指甲相当于2.5,铜钥匙约为3,小刀约为5.5,钢锉为7。矿物类中药中最大的硬度一般不超过7。

8. 脆性、延展性、弹性和挠性　脆性指矿物容易被击破或压碎的性质,如自然铜、硫黄等。延展性是指矿物能被压成薄片或抽成细丝的性质,如金、铜等。弹性指矿物在外力作用下而变形,外力取消后,在弹性限度内,能恢复原状的性质,如云母等。挠性指矿物在外力作用下趋于弯曲而不发生折断,除去外力后不能恢复原状的性质,如滑石等。

9. 磁性　指矿物具有可以被永久磁铁或电磁铁吸引,或矿物本身能吸引铁物体的性质,如磁铁矿。

10. 解理、断口　矿物受力后沿一定结晶方向裂开成光滑平面的性质称为解理。所裂成的平面称为解理面。其形成和晶体的构造类型有关,如云母、方解石等。矿物受力后不是沿一定结晶方向断裂,断裂面不规则和不平整的,这种断裂面称为断口。非晶质矿物可产生断口。断口形态有下列几种:平坦状、贝壳状、锯齿状、参差状。

11. 气味　有些矿物具有特殊的气味,尤其是矿物受捶击、加热或湿润时较为明显。如雄黄燃烧有砷的蒜臭;胆矾具涩味;石盐具咸味等。

二、矿物类中药的分类

矿物类中药的分类是以矿物中所含主要的或含量最多的某种化合物为根据的。药学上通常是以阳离子的种类来分类的，因为阳离子起着较主要的作用。

1. 汞化合物类　如朱砂、轻粉、白降丹等。

2. 铁化合物类　如自然铜、代赭石、磁石、禹粮石、金礞石等。

3. 铜化合物类　如胆矾、铜绿等。

4. 铅化合物类　如密陀僧、铅丹等。

5. 铝化合物类　如赤石脂、白矾等。

6. 砷化合物类　如雄黄、雌黄、信石等。

7. 矽化合物类　如白石英、云母、青礞石、浮石等。

8. 镁化合物类　如滑石、阳起石、阴起石等。

9. 钙化合物类　如石膏、寒水石、龙骨、钟乳石、紫石英、花蕊石等。

10. 钠化合物类　如芒硝、硼砂、大青盐、秋石、紫硇砂等。

11. 其他类　如炉甘石、硫黄、硝石、白硇砂等。

《中国药典》(2005 年版)一部采用阴离子分类法，将阴离子种类划分为类，把化学组成类似和结晶体结构相同的种类归为族，族下为种。如朱砂、雄黄、自然铜等为硫化物类矿物，石膏、芒硝、白矾等为硫酸盐类矿物，赭石、信石等为氧化物类矿物，滑石为硅酸盐类矿物，炉甘石为碳酸盐类矿物等。本教材采用药典分类法。

三、矿物类中药的鉴定

首先是根据矿物的一般性质进行鉴定，如形状、颜色、质地、气味。还应注意其硬度、条痕色、结晶习性、透明度、比重等的检查。粉末状矿物，可用显微镜观察其形状、透明度和颜色等。

在矿物的鉴定中，将矿物磨片(厚 0.03mm)用偏光显微镜观察透明的非金属矿物的晶形、解理、折射率等；用反射偏光显微镜对不透明与半透明矿物磨片进行物理、化学性质的测定。对矿物类中药还可应用物理、化学方法对其成分进行定性和定量分析，尤其是对有剧毒的中药及外形无明显特征的粉末尤为必要。对某些矿物类中药，《中国药典》还规定了含量测定，如雄黄、朱砂。

随着现代科学技术的迅速发展，国内外对矿物药的鉴定已采用了许多新技术，如 X 射线衍射法、热分析法、光谱分析法和 X 射线光谱分析法等。这些先进的分析技术，不仅能快速、准确地进行定性和定量分析，而且还能测定微量元素和有害元素。

第 2 节　常用矿物类中药选论

朱　砂★

Cinnabaris

【别名】　丹砂　汞砂

【来源】　为硫化物类矿物辰砂族辰砂。

【产地】　主产于贵州、湖南、四川、广西、云南等地。

【采收加工】　挖出矿石后，选取纯净者，用水淘去杂石和泥沙，用磁铁吸尽含铁的杂质。

【性状鉴别】

1. 药材　为粒状或块状集合体。呈颗粒状、粉末状或块片状。表面鲜红色或暗红色，条痕红色至褐红色，具光泽。体重，质脆，硬度 2 ~ 2.5，相对密度 8.09 ~ 8.20。气微，无味。其中呈细小颗粒或粉末状，色红明亮，有闪烁的光泽，触之不染手者，习称“朱宝砂”；呈不规则板片状，斜

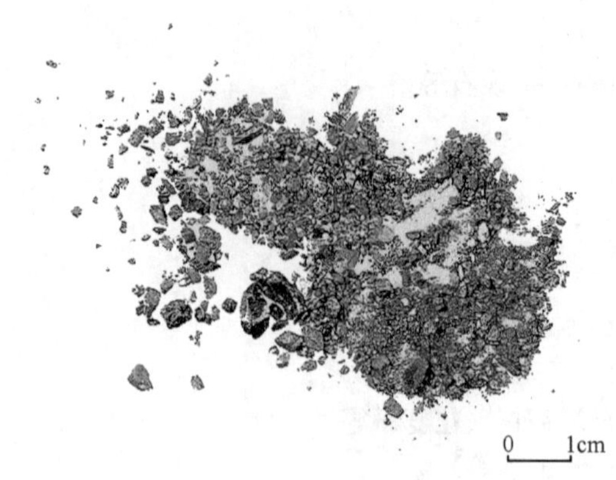

图 14-1　朱砂药材外形图

方形或长条形，大不厚薄不一，边缘不整齐，色红而鲜艳，光亮如镜面而微透明，质较松脆者，习称“镜面砂”；块状较大，方圆形或多角形，颜色发暗或呈灰褐色，体重，质坚，不易碎者，习称“豆瓣砂”（图 14-1）。

以色鲜红、有光泽、质脆者为佳。

2. 饮片　朱砂粉：为朱红色极细粉末，体轻，用手撮之无颗粒状物，以磁铁吸之，无铁末。气微，无味。

【化学成分】　主含硫化汞（HgS）。

【理化鉴别】

（1）取本品粉末，用盐酸湿润后，在光洁的铜片上摩擦，铜片表面显银白色光泽，加热烘烤后，银白色即消失。

（2）取本品粉末 2g，加盐酸-硝酸（3∶1）的混合液 2ml 使溶解，蒸干，加水 2ml 使溶解，滤过，滤液显汞盐与硫酸盐的鉴别反应。

【检查】

1. 铁　取本品 1g，加稀盐酸 20ml，加热煮沸 10 分钟，放冷，滤过，滤液置 250ml 量瓶中，加氢氧化钠试液中和后，加水至刻度。取 10ml，照铁盐检查法检查，如显颜色，与标准铁溶液 4ml 制成的对照液比较，不得更深（0.1%）。

2. 朱砂粉　除检查铁盐外，还应检查可溶性汞盐。取本品 1g，加水 10ml，搅匀，滤过，滤液不得显汞盐的鉴别反应。

【含量测定】　照滴定法测定，朱砂含硫化汞（HgS）不得少于 96.0%；朱砂粉含硫化汞（HgS）不得少于 98.0%。

【应用】

1. 传统功效　有毒。清心镇惊，安神解毒。用于心悸易惊，失眠多梦，癫痫发狂，小儿惊风，口疮，喉痹，疮疡肿毒。用量 0.1～0.5g。

2. 现代应用　本品具有镇静、抗惊厥、广谱杀菌、化腐生肌等作用，临床用于神经性呕吐、面神经炎等。

【附注】

（1）人工朱砂：是以 80% 水银、20% 的硫黄为原料，加热升华而成，称为“灵砂”或“平口砂”，含硫化汞 99% 以上。商品为大小不等的碎块，全体暗红色，断面呈纤维柱状，习称“马牙柱”，具宝石样或金属光泽。质松脆，易破碎。气微，味淡。X 射线衍射分析表明，人工朱砂与朱砂的特征衍射线在峰位和强度上均相同，都是由较纯的三方晶系 HgS 组成。

（2）银朱：亦是由水银和硫黄制成的汞硫化物，亦含硫化汞。与人工朱砂是同原料、同方法，在同一罐内制成。只是结晶的部位不同。X 射线检查，物相成分是相同的，只是微量成分有一定差异。本品为细粒、疏散土状的深红色粉末。质重，具强光泽。吸湿易结块，捻之极细而染指。中医多作外用。除供医药用外，亦作化工原料。

石　膏★

Gypsum Fibrosum

【来源】　为硫酸盐类矿物硬石膏族石膏。

【产地】　主产于湖北省。山东、山西、河南、湖南、四川、贵州等省亦产。

【采收加工】　采挖后，除去泥沙及杂石。

【性状鉴别】

1. 药材　为纤维状的结晶集合体。呈长块状、板块状或不规则块状。全体白色、灰白色或淡黄色，有的半透明，条痕白色。体重，质软，硬度 1.5～2，相对密度 2.3，用指甲能刻划，易纵向断裂，纵断面具纤维状纹理，显绢丝样光泽。气微，味淡（图 14-2）。

以色白、块大、质松脆、纵断面如丝、无夹层、无杂石者为佳。

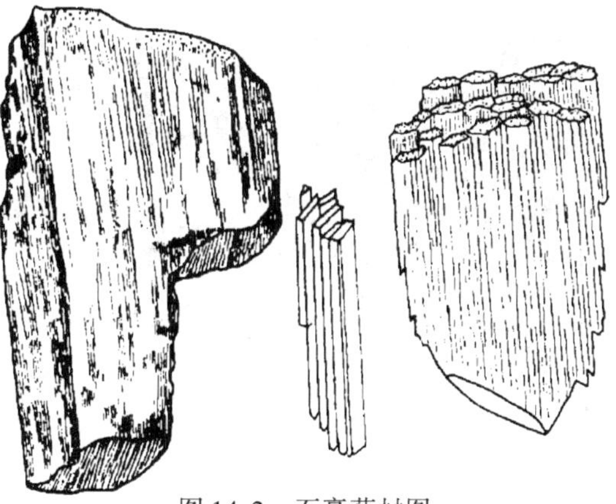

图 14-2　石膏药材图

2. 饮片

（1）生石膏：呈长条状或不规则小块，长约 3cm，宽约 1cm。白色至类白色，具玻璃样光泽，并有纵向纤维状纹理。质坚硬，断面不平坦。气微，味淡。

（2）煅石膏：为白色粉末或疏松的块状物。表面透出微红色的光泽，不透明。体较轻，质软，易碎，捏之成粉。气微，味淡。

【化学成分】　主要含水硫酸钙（$CaSO_4 \cdot 2H_2O$）。

【理化鉴别】

（1）取本品一小块（约 2g），置具有小孔软木塞的试管内，灼烧，管壁有水生成，小块变为不透明体。

（2）本品粉末约 0.2g，于 140℃ 烤 20 分钟，加水 1.5ml 搅拌，放置 5 分钟，呈黏结固体（熟石膏遇水变为具有黏性的固体）。

（3）取本品粉末 0.2g，加稀盐酸 10ml，加热使溶解，溶液显钙盐与硫酸盐的鉴别反应。

【检查】　本品含重金属不得过百万分之十，含砷盐不得过百万分之二。

【含量测定】　照滴定法测定，本品含含水硫酸钙（$CaSO_4 \cdot 2H_2O$）不得少于 95.0%。

【应用】

1. 传统功效　清热泻火，除烦止渴。用于外感热病，高热烦渴，肺热咳喘，胃火亢盛，头痛、牙痛，用量 15～60g，先煎。

2. 现代应用　本品具有解热、解痉、消炎、收敛等作用，临床用于治疗烫伤、大骨节病、退热、流行性感冒、牙痛、血栓闭塞性脉管炎、急性肠炎等症。

芒　硝*

Natrii Sulfas

【来源】　为硫酸盐类芒硝族矿物芒硝，经加工精制而成的结晶体。

【产地】　多产于海边盐碱地区及矿泉、潮湿山洞中。

【采收加工】　将天然产的不纯芒硝（俗称“皮硝”、“土硝”），加水溶解，放置，使杂质沉淀，滤过，滤液加热浓缩，放冷后析出结晶，即为芒硝。

【性状鉴别】　药材：呈棱柱状、长方形或不规则块状及粒状。无色透明或类白色半透明，暴露空气中则表面逐渐风化而覆盖一层白色粉末（无水硫酸钠），条痕白色。质脆易碎，断面具玻璃样光泽，硬度 1.5～2，相对密度 1.48。断口贝壳状。气微，味苦、咸（图 14-3）。

以无色、透明、呈长条棱柱状结晶者为佳。

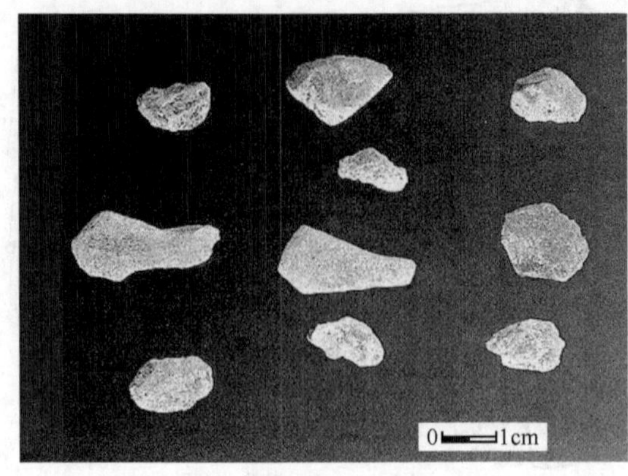

图 14-3 芒硝药材外形图

【化学成分】 主含含水硫酸钠($Na_2SO_4 \cdot 10H_2O$)。

【理化鉴别】

(1)取本品少许,在火焰中燃烧,火焰呈黄色。

(2)本品的水溶液显钠盐与硫酸盐的鉴别反应。

【检查】

1. 铁盐与锌盐 取本品5g,加水20ml溶解后,加硝酸2滴,煮沸5分钟,滴加氢氧化钠试液中和,加稀盐酸1ml、亚铁氰化钾试液1ml与适量水使成50ml,摇匀,放置10分钟,不得发生浑浊或显蓝色。

2. 镁盐 取本品2g,加水20ml溶解后,加氨试液与磷酸氢二钠试液各1ml,5分钟内,不得发生浑浊。

3. 干燥失重 取本品,在105℃干燥至恒重,减少重量应为51.0%~57.0%。

4. 重金属 本品含重金属不得过百万分之十。

5. 砷盐 本品含砷盐不得过百万分之十。

【含量测定】 照重量法测定,本品按干燥品计算,含硫酸钠(Na_2SO_4)不得少于99.0%。

【应用】

1. 传统功效 泻热通便,润燥软坚,清火消肿。用于实热便秘,大便燥结,积滞腹痛,肠痈肿痛;外治乳痈,痔疮痛。用量6~12g。

2. 现代应用 本品具有致泻、利胆、抗感染等作用,临床用于治疗外科感染(丹毒、蜂窝织炎、急性乳腺炎等)、阑尾脓肿、血栓性浅表静脉炎、痔疮、肛裂、肛瘘、骨伤肿胀、消化性溃疡等。

【附注】 玄明粉 Natrii Sulfas Exsiccatus 为芒硝经风化干燥制得。主含硫酸钠(Na_2SO_4)。为白色粉末。气微,味咸。有引湿性。功效与芒硝同。

白 矾*

Alumen

【别名】 明矾

【来源】 为硫酸盐类矿物明矾石经加工提炼制成的结晶。

【产地】 主产于甘肃、山西、安徽、湖北、浙江等省区。

【采收加工】 将采得的明矾石打碎后用水溶解,滤液加热浓缩,放冷后析出结晶。

【性状鉴别】 药材呈不规则的块状或粒状。无色或淡黄白色,透明或半透明。表面略平滑或凹凸不平,具细密纵纹,有玻璃样光泽。质硬而脆,硬度为3.5~4,相对密度为2.6~2.8。气微,味酸、微甘而极涩(图14-4)。

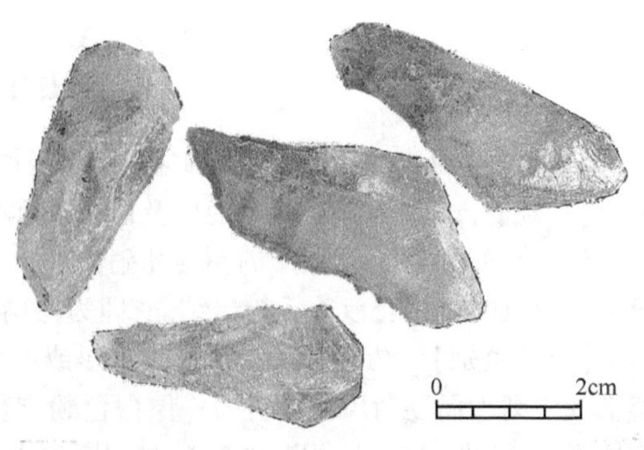

图 14-4 白矾药材外形图

以块大、无色透明、无杂质者为佳。

【化学成分】　主含含水硫酸铝钾[$KAl(SO_4)_2 \cdot 12H_2O$]。

【理化鉴别】　本品水溶液显铝盐、钾盐与硫酸盐的鉴别反应。

【检查】

1. 铵盐　取本品 0.1g,加无氨蒸馏水 100ml 使溶解,取 10ml,置比色管中,加无氨水 40ml 与碱性碘化汞钾试液 2ml,如显色,与氯化铵溶液(取氯化铵 31.5mg,加无氨蒸馏水使成 1000ml 1ml)、碱性碘化汞钾试液 2ml 及无氨蒸馏水 49ml 的混合液比较,不得更深。

2. 铜盐与锌盐　取本品 1g,加水 100ml 与稍过量的氨试液,煮沸,滤过,滤液不得显蓝色,滤液中加醋酸使成酸性后,再加硫化氢试液,不得发生浑浊。

3. 铁盐　取本品 0.35g,加水 20ml 溶解后,加硝酸 2 滴,煮沸 5 分钟,滴加氢氧化钠试液中和至微显浑浊,加稀盐酸 1ml、亚铁氰化钾试液 1ml 与水适量使成 50ml,摇匀,1 小时内不得显蓝色。

4. 重金属　本品含重金属不得过百万分之二十。

【含量测定】　照滴定法测定,本品含含水硫酸铝钾[$KAl(SO_4)_2 \cdot 12H_2O$]不得少于 99.0%。

【应用】

1. 传统功效　外用解毒杀虫、燥湿止痒;内服止血止泻,祛除风痰。外治用于湿疹,疥癣,聤耳流脓;内服用于久泻不止,便血,崩漏,癫痫发狂。枯矾收湿敛疮,止血化腐。用于湿疹湿疮,聤耳流脓,阴痒带下,鼻衄齿衄,鼻瘜肉。外用适量,研末敷或化水洗患处。内服 0.6~1.5g。

2. 现代应用　本品具有抗菌、收敛、止血等作用,临床用于蛔虫病、蛲虫病、腋臭、肺结核咳血等。

雄　黄

Realgar

【别名】　雄精　腰黄　飞雄黄　明雄

【来源】　为硫化物类矿物雄黄族雄黄。

【产地】　主要于湖南、湖北、贵州、云南、四川等地。

【采收加工】　采挖后,除去杂质。或由低品位矿石浮选生产的精矿粉。

【性状鉴别】

1. 药材　为块状或粒状集合体,呈不规则块状或粉末。全体呈深红色或橙红色,条痕淡橘红色。块状者表面常覆有橙黄色粉末,以手触之易被染成橙黄色。晶面具金刚石样光泽。质脆,易碎,硬度为 1.5~2.0,相对密度为 3.4~3.6。断口呈贝壳状,暗红色,具树脂样光泽。微有特异臭气,味淡。燃烧时易熔融成红紫色液体,火焰为蓝色,并生成黄白色烟,有强烈蒜臭气。其颜色鲜艳、半透明、有光泽、质松脆的习称“明雄”或“雄黄精”。精矿粉为粉末状或粉末集合体,质松脆,手捏即成粉,橙黄色,无光泽(图 14-5)。

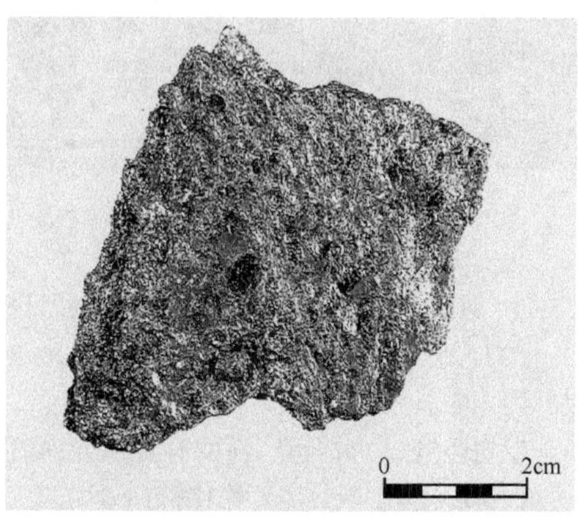

图 14-5　雄黄药材外形图

以色红、块大、质松脆、有光泽者为佳。

2. 饮片　雄黄粉：为橙红色的极细粉，易粘手。气特异。

【化学成分】　主含二硫化二砷（As_2S_2）。

【理化鉴别】

（1）取本品粉末10mg，加水湿润后，加氯酸钾饱和的硝酸溶液2ml，溶解后，加氯化钡试液，生成大量白色沉淀。放置后，倾出上层酸液，再加水2ml，振摇，沉淀不溶解（检查硫的反应）。

（2）取本品粉末0.2g，置坩埚内，加热熔融，产生白色或黄白色火焰，伴有白色浓烟。取玻片覆盖后，有白色冷凝物，刮取少量，置试管内加水煮沸使溶解，必要时滤过，溶液加硫化氢试液数滴，即显黄色，加稀盐酸后生成黄色絮状沉淀，再加碳酸铵试液，沉淀复溶解（检查砷的反应）。

【检查】　三氧化二砷：照砷盐检查法（第一法）检查，所显砷斑颜色不得深于标准砷斑。

【含量测定】　照滴定法测定，本品含砷量以二硫化二砷（As_2S_2）计，不得少于90.0%。

【功效】　有毒。解毒杀虫，燥湿祛痰，截疟。用于痈肿疔疮，蛇虫咬伤，虫积腹痛，惊痫，疟疾。用量0.05～0.1g，入丸散用。外用适量，熏涂患处。

当心雄黄中毒

雄黄中有时含砷的氧化物，服用后易引起中毒，故须先经检验，然后应用。雄黄遇热易分解产生剧毒的三氧化二砷，所以忌用为煅。内服宜慎；不可久用；孕妇禁用。

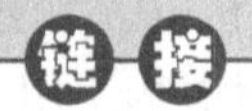

自 然 铜
Pyritum

【来源】　为硫化物类矿物黄铁矿族黄铁矿。

【产地】　主产于四川、广东、云南、江苏等省。

【采收加工】　采挖后，除去杂质，敲成小块。

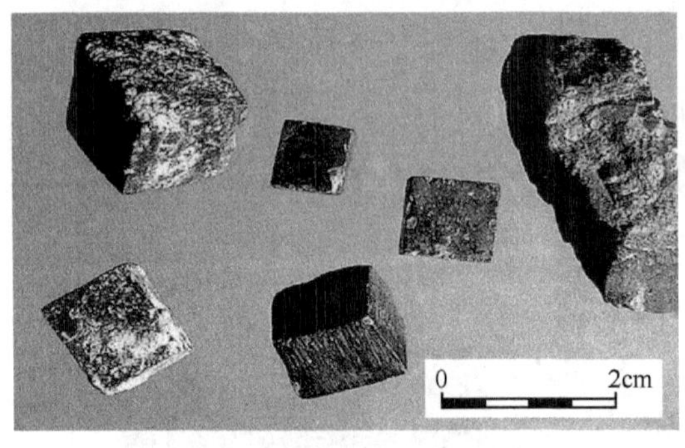

图14-6　自然铜药材外形图

【性状鉴别】

1. 药材　集合体呈致密块状。晶体多呈立方体，边长0.2～2.5cm。表面亮淡黄色，有金属光泽；有的表面显黄棕色或棕褐色，无金属光泽。具条纹，相邻晶面上的条纹互相垂直。条痕绿黑色或棕红色。体重，质硬脆，易砸碎，硬度6～6.5，相对密度4.9～5.2。断面黄白色，有金属光泽；或断面棕褐色，可见银白色亮星。气微，无味（图14-6）。

2. 饮片

（1）生自然铜：呈不规则形小块，长0.2～2.5cm。外表面黄棕色至黄褐色，碎断面呈淡黄色，具金属光泽。质坚硬。气微。

（2）煅自然铜：呈不规则形小块，长0.2～2.5cm。表面红褐色、棕褐色至黑褐色，无光泽。质酥脆。略具醋气。

以块整齐、色黄而亮、断面有金属光泽者为佳。

【化学成分】　主含二硫化铁（FeS_2）。

【理化鉴别】

（1）本品灼烧，产生蓝色火焰，并发生二氧化硫刺激性气体。

(2) 取本品粉末 1g,加稀盐酸 4ml,振摇,滤过,滤液加亚铁氰化钾试液,即生成深蓝色沉淀。

【功效】 散瘀,接骨,止痛。用于跌扑肿痛,筋骨折伤。用量 3 ~ 9g。

赭　　石

Haematitum

【别名】 代赭石

【来源】 为氧化物类矿物刚玉族赤铁矿。

【产地】 主产于山西、河北。广东、湖南、四川、河南等地亦产。

【采收加工】 采挖后,选取表面有“钉头”者,除去杂石。

【性状鉴别】

1. 药材　为鳞状、豆状、肾状集合体,多呈不规则的扁平块状。表面棕红色或灰黑色,多具金属光泽,常附有少量棕红色粉末,条痕樱红色或红棕色。一面有多数直径约 1cm 的圆形乳头状突起,习称“钉头”,另一面与突起相对应处有同样大小的凹窝。体重,质硬,硬度 5.5 ~ 6.0,相对密度 5.0 ~ 5.3,砸碎后断面显层叠状。气微,味淡(图 14-7)。

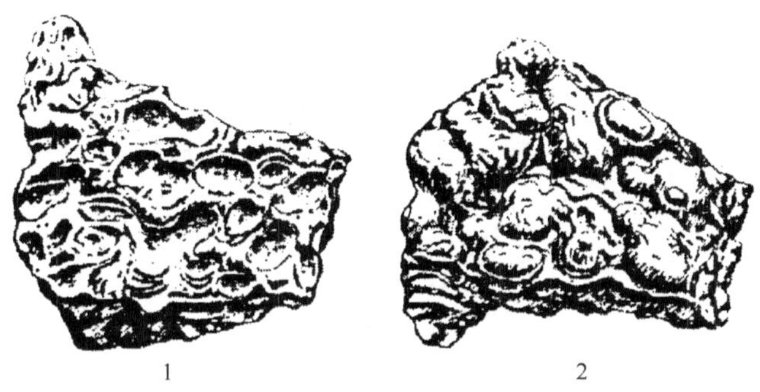

图 14-7　钉头赭石

1. 反面;2. 正面

以色棕红、断面层次明显、有“钉头”,无杂石者为佳。

2. 饮片

(1) 赭石:为不规则形的小块。表面棕红色至暗棕红色,有的可见圆形突起或凹窝,有的具金属光泽。质坚硬,断面常见层叠状。气微。

(2) 煅赭石:形同生代赭石。表面暗红棕色至棕黑色。质较松。断面灰黑色。略具醋气。

【化学成分】 主含三氧化二铁(Fe_2O_3)。

【理化鉴别】 取本品粉末 0.1g,置试管中,加盐酸 2ml,振摇,静置。取上清液 2 滴,加硫氰酸铵试液 2 滴,溶液即显血红色;另取上清液 2 滴,加亚铁氰化钾试液 1 ~ 2 滴,即生成蓝色沉淀;再加 25% 氢氧化钠溶液 5 ~ 6 滴,沉淀变成棕色。

【含量测定】 照滴定法测定,本品含铁(Fe)不得少于 45.0% 。

【功效】 平肝潜阳,降逆,止血。用于头晕耳鸣,呕吐,噫气,呃逆,喘息,吐血,衄血,崩漏下血。用量 9 ~ 30g。

信　　石

Arsenicum Sublimatum

【别名】 砒石

【来源】 为天然的砷华矿石,或由毒砂(硫砷铁矿,FeAsS)、雄黄加工制成。

【产地】 主产于江西、湖南、广东等省。

【采收加工】 选取天然砷华矿石,除去杂质。或取毒砂、雄黄,砸成小块,燃之,雄黄燃烧,生成气态的三氧化二砷及二氧化硫,通过冷凝管道,使三氧化二砷得到充分冷凝,即为信石。二氧化硫另从烟道排出。

【性状鉴别】 药材:商品分为红信石和白信石两种,药用以红信石为主。

(1) 红信石(红砒):呈不规则块状,大小不一。粉红色,具黄色与红色彩晕,略透明或不透明,具玻璃样光泽或无光泽。质脆,易砸碎,断面凹凸不平或呈层状纤维样的结构。气微。本品极毒,不可口尝!

(2) 白信石(白砒):呈无色或白色,其余特征同红信石。质较纯,毒性比红砒强。

【化学成分】 主含三氧化二砷(As_2O_3)。常含硫、铁等杂质,故呈红色。

【理化鉴别】

(1) 取本品少许置闭口管中加热,产生白色升华物(纯品137℃升华),镜检可见大量的四面体或八面体结晶。.

(2) 上述升华物少许置试管中,加水2ml,加10%氢氧化钠溶液4滴,煮沸,使溶解,冷却,冷后加硝酸银试液2滴,产生黄色沉淀。

(3) 本品水溶液为弱酸性,通入硫化氢后,产生三硫化二砷的黄色沉淀。

【功效】 有大毒!蚀疮去腐,平喘化痰,截疟。内服治哮喘、疟疾;外用治痔疮、瘰疬、癣疥、溃疡腐肉不脱。用量2~4mg。

滑 石

Talcum

【来源】 为硅酸盐类矿物滑石族滑石。

【产地】 主产于山东、江苏、陕西、辽宁、福建、浙江、广东、广西、河北等省区。

【采收加工】 全年可采。采挖后除去泥沙及杂石。

【性状鉴别】

1. 药材 多为块状集合体。呈不规则的块状。表面白色、黄白色或淡蓝灰色,有蜡样光泽,条痕白色。质软,细腻,手摸有滑润感,硬度为1,相对密度为2.7~2.8,用指甲可以刮下白粉,无吸湿性,置水中不崩散。气微,无味。

以色白、滑润者为佳。

2. 饮片 滑石粉:为类白色或黄白色的极细无砂性粉末,手摸之有滑腻感,粘手。气微,味淡。在水、稀盐酸或稀氢氧化钠溶液中均不溶解。

【化学成分】 主含含水硅酸镁[$Mg_3(Si_4O_{10})(OH)_2$]

【理化鉴别】 取本品粉末0.2g,置铂坩埚中,加等量氟化钙或氟化钠粉末,搅拌,加硫酸5ml,微热,立即将悬有1滴水的铂坩埚盖盖上,稍等片刻,取下坩埚盖,水滴出现白色混浊。

【功效】 利尿通淋,清热解暑,祛湿敛疮。用于热淋,石淋,尿热涩痛,暑湿烦渴,湿热水泻;外治湿疹,湿疮,痱子。用量10~20g。外用适量。

炉 甘 石

Calamina

【来源】 为碳酸盐类矿物方解石族菱锌矿。

【产地】　主产于广西。四川、湖南等省亦产。

【采收加工】　全年可采。采挖后，洗净，晒干，除去杂石。

【性状鉴别】

1. 药材　为块状集合体。呈不规则的块状。表面灰白色或淡红色，无光泽，凹凸不平，多孔，似蜂窝状。条痕白色。体轻，质松易碎。硬度为5.0，相对密度为4.1～4.5。断面灰白色或淡棕色，有吸湿性。气微，味微涩（图 14-8）。

以体轻、质松、色白者为佳。

2. 饮片　煅炉甘石：为灰白色或白色的极细粉。质轻松。气微，味苦。

【化学成分】　主含碳酸锌（$ZnCO_3$）。

煅烧后分解为氧化锌（ZnO）。

【理化鉴别】

（1）取本品粗粉 1g，加稀盐酸 10ml，即泡沸。将此气体通入氢氧化钙试液中，即生成白色沉淀。

（2）取本品粗粉 1g，加稀盐酸 10ml 使溶解，滤过，滤液加亚铁氰化钾试液，即生成白色沉淀，或杂有微量的蓝色沉淀。

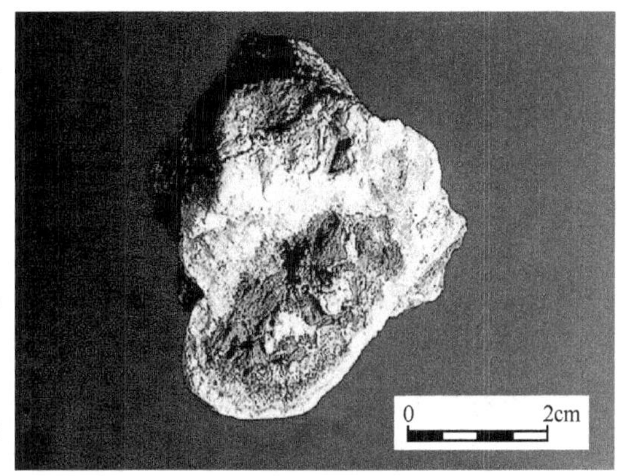

图 14-8　炉甘石药材外形图

【含量测定】　照滴定法测定，本品按干燥品计算，含氧化锌（ZnO）不得少于 40.0%。

【功效】　解毒明目退翳，收湿止痒敛疮。用于目赤肿痛，眼缘赤烂，翳膜胬肉，溃疡不敛，湿疮，皮肤瘙痒。外用适量。

硫　黄

Sulfur

【来源】　为自然元素类矿物硫族自然硫。

【产地】　主产于山西、陕西、河南、湖北、湖南、江苏、四川、台湾等地。

【采收加工】　全年可采。采挖后，加热熔化，除去杂质；或用含硫矿物经加工制得。

【性状鉴别】　药材：呈不规则块状。黄色或略呈绿黄色。表面不平坦，呈脂肪光泽，常有多数小孔。用手握紧置于耳旁，可闻轻微的爆裂声。体轻，质松，易碎，断面常呈针状结晶形。有特异的臭气，味淡（图 14-9）。

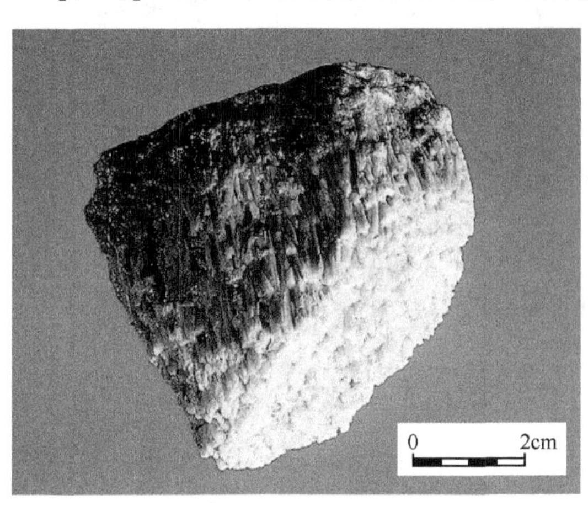

图 14-9　硫黄药材外形图

【化学成分】　主含硫（S）。

【理化鉴别】　取本品燃烧，易熔融，火焰为蓝色，并有二氧化硫的刺激性臭气。

【含量测定】　照滴定法测定，本品含硫（S）不得少于 98.5%。

【功效】　外用解毒杀虫疗疮；内服补火助阳通便。外治用于疥癣，秃疮，阴疽恶疮；内服用于阳痿足冷，虚喘冷哮，虚寒便秘。外用适量，研末油调涂敷患处。内服 1.5～3.0g，炮制后入丸散服。

龙　骨
Os Draconis

【来源】 为古代哺乳动物三趾马、犀类、鹿类、牛类、象类等的骨骼化石或象类门齿的化石。前者习称龙骨,后者习称“五花龙骨”。

【产地】 主产于山西、内蒙古、陕西、河北、河南等省区。

【采收加工】 全年可采。采挖后,除去泥土和杂质。要将骨与齿分开。

【性状鉴别】

1. 龙骨　呈骨骼状或已破碎呈不规则的块状,大小不一。表面白色、灰白色或浅棕色,多较平滑,有的具纹理或裂隙,或具棕色条纹和斑点。质硬,不易破碎,断面不平坦,白色,有的中空,摸之细腻如粉质,关节处有多数蜂窝状小孔。吸湿性强,舔之粘舌。无臭,无味。以质硬、色白、吸湿性强为佳。

2. 五花龙骨　呈不规则块状,大小不一,偶见圆柱状或剖开的圆柱状,长短不一,直径 6 ~ 25cm。全体呈淡灰白色或淡黄白色,或淡黄棕色,夹有蓝灰及红棕色深浅粗细不同的纹理。表面平滑,略有光泽,有的可见小裂隙。质硬,较酥脆,易成片状剥落,吸湿力强,舐之黏舌。无臭,无味。以体轻、质脆、分层、有蓝、灰、红、棕等色的花纹、吸湿性强者为佳。五花龙骨质量较好。

【化学成分】 主含碳酸钙、磷酸钙。

【理化鉴别】 取本品粉末约 2g,加稀硝酸 10ml,即泡沸,放出二氧化碳气体,将此气体通入氢氧化钙试液中,既产生白色沉淀。待沸泡停止,滴加氢氧化钠试液中和后,滤过,滤液显钙盐与磷酸盐的鉴别反应。

【功效】 镇惊安神,收敛涩精,外用生肌敛疮。用于心悸易惊,失眠多梦,遗精,自汗,盗汗,崩漏带下,疮口不敛,阴囊湿痒。用量 15 ~ 30g,先煎。外用研末调敷。

通过本章学习,要求掌握下列知识点:学习矿物类药材,首先要求我们了解什么是矿物,矿物类药材的定义及性质;矿物类药材的形状、颜色、质地、气味,硬度、条痕色、结晶习性、透明度、比重等;粉末状矿物,可用显微镜观察其形状、透明度和颜色等;常用矿物类中药材的品种来源、主产地、采收加工、性状特征、主成分、理化鉴别方法、《中国药典》对该品种的检查、浸出物和含量测定的规定以及对性状易混中药的鉴别要点;要善于总结比较本类中药在性状、成分与理化鉴别之间的联系与规律,从而找出各种中药鉴别间的异同;矿物类药材所含化学成分多种多样,所采取的理化鉴别方法将依据其化学成分的性质而定;《中国药典》(2005 年版)一部对本类各药材规定的各类检查的最高限量、浸出物测定以及有效成分含量测定的最低限量必须熟练掌握。

目标检测

一、名词解释

1. 透明度　2. 本色　3. 条痕色　4. 假色　5. 光泽　6. 硬度　7. 脆性　8. 延展性　9. 弹性　10. 挠性　11. 磁性　12. 解理　13. 断口

二、填空题

1. 矿物类中药包括可供药用的________、________及________等。
2. 药学上对于矿物类中药通常是以________的种类来分类的。
3. 朱砂的主要成分是________。
4. 具有“钉头”的矿物类药材是________。
5. 主含含水硫酸铝钾[$KAl(SO_4)_2 \cdot 12H_2O$]的矿物类药材是________。

三、单选题

1. 朱砂的条痕色是
   A. 黑色　B. 白色　C. 红色
   D. 蓝色　E. 黄色
2. 自然铜的条痕色是
   A. 黑色　B. 白色　C. 红色
   D. 蓝色　E. 黄色
3. 石膏的断面具有什么样的光泽
   A. 金属光泽　B. 玻璃光泽　C. 绢丝样光泽
   D. 半金属光泽　E. 脂肪光泽
4. 口尝白矾,最明显的味道感觉是
   A. 酸　B. 涩　C. 苦
   D. 咸　E. 甜
5. 主含成分为硫酸钠($Na_2SO_4 \cdot 10H_2O$)的药材是
   A. 朱砂　B. 白矾　C. 雄黄
   D. 芒硝　E. 石膏

四、简答题

1. 如何利用理化方法鉴别朱砂?
2. 描述白矾的性状特征。
3. 概括石膏的性状特征。

第15章　中成药的鉴定

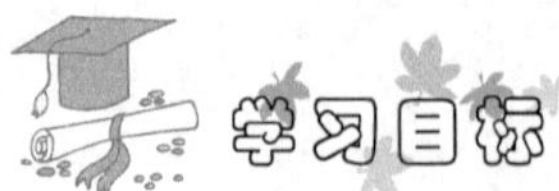

1. 掌握典型中成药的处方组成、制法、性状鉴别、显微鉴别、主成分、理化鉴别、检查、含量测定
2. 熟悉中成药鉴定的内容与方法
3. 了解中成药鉴定的应用概况

第1节　中成药鉴定概述

一、中成药鉴定的应用概况

中成药在我国已有数千年的应用历史，是中医药宝库的重要组成部分。目前，经批准生产的中成药有数千种，治疗范围遍及临床各科，其中不少为广大群众熟知乐用。由于中成药具有疗效好、不良反应少、使用方便等优点，在国内外均享有很高的声誉。

中成药指以中药材为原料，在中医药理论指导下，按规定处方或标准制成一定剂型的现成药物。大多数中成药是根据疗效确切、应用广泛的中药单方、秘方或验方，经过精心研制，申报批准后大量生产的，其剂型既有传统的丸、散、膏、丹、锭、酒、露、茶等，也有现代创新的片剂、针剂、冲剂、胶丸剂、胶囊剂、气雾剂等。

中成药鉴定(Chinese patent medicines authentication)就是通过一定的检测手段和方法对中成药的组成进行品种和质量把关，控制中成药的质量。中成药鉴定的对象是成药的组分(中药品种)和起主要作用的有效成分、毒性成分或指标性成分，目的是对它们做出定性、定量的客观评价。

由于中成药的剂型和组成药物(包括原辅料)多，成分极其复杂甚至尚未清楚，所含药材已失去了原有性状特征，仅凭肉眼很难辨认，给鉴定工作带来了很大的困难。自古以来，就有“丸散膏丹，神仙难辨”的说法。

中成药的质量问题一直被中医药工作者所重视，历代本草著作都有关于中药制剂质量标准方面的记载和论述，如经典医书《伤寒论》、《金匮要略》、《太平惠民和剂局方》等。但长期以来，传统的中成药质量控制手段是从对处方的审订、炮制方法和制剂工艺入手，进行详细规定，而且这些规定大都是实际应用的经验总结。过去，由于大多数中药的有效成分尚不十分清楚，致使中成药鉴别与质量标准研究工作发展缓慢，加之绝大多数中成药没有科学的质量标准可用于鉴定组成药物的存在和品质的优劣，直接影响到中成药的质量和临床疗效，也阻碍了中成药的出口。

近年来，国家有关部门加强了中成药的生产和质量管理，规定凡申报生产的中药制剂均应设定主要药物的定性鉴别和不少于一种主要药物的有效成分含量测定。这对保证中成药的质量起到了积极的作用。同时随着科学仪器的进步，多学科的协作，中成药鉴别和质量控制也逐渐发展和成熟起来。《中国药典》等国家药品标准也逐版提高了中药制剂的检查标准,增加了现代化的检测手段,如《中国药典》从 1977 年版开始收载显微鉴别法对含有原药材粉末的中成药进行定性鉴别,1985 年版对中成药鉴别采用了薄层色谱法,1990 年版开始采用薄层扫描法(1种)和分光光度法(7 种)对中成药进行含量测定,1995 年版采用薄层扫描法和光谱法进行含量测定的中成药分别增加到 9 种和 18 种,并开始应用高效液相色谱法(3 种)进行含量测定,2000年版用高效液相色谱法进行含量测定的中成药有 50 种,薄层扫描法 30 种,分光光度法 25 种,并开始应用气相色谱法对 4 种中成药进行含量测定,2005 年版在控制中成药质量水平上又有大幅度提高。同时,有关各种新技术、新方法在中成药质量控制和研究中也不断涌现,如指纹图谱应用于中药注射剂的质量控制等。

二、中成药鉴定的内容及方法

中成药鉴定主要包括定性鉴别、含量测定、浸出物测定和检查等内容,其他如有害物质检查、杂菌检查、水分测定、装量差异等项,均不在此叙述。

(一) 定性鉴别

中成药的定性鉴别就是通过适当的方法确定该成方制剂中全部或部分中药材的存在,或某些有效成分与特征性成分是否含有。常用的中成药定性鉴别法有性状鉴别、显微鉴别和理化鉴别。

中成药定性鉴别时,首先要对中成药进行性状鉴别,然后再进行显微鉴别或理化鉴别;对于以药材粉末或部分药材粉末组成的丸、散、丹、锭及片剂等,可以根据组成中药的细胞、组织、内含物或其他特征,应用显微鉴别方法予以鉴别;对于以中药提取物制成的中成药,则必须根据组成中药所含主要化学成分或特征性成分的理化性质,选择适当的理化鉴别方法予以鉴别。通常应首选处方中的君药、贵重药和毒剧药,所选择的鉴别药物数不应少于总数的 30% 。当使用的药材为多来源品种时,则应通过比较,找出共同的反应或组织特征,加以规定。例如,含有黄连粉末的中药制剂,在设计黄连的鉴别时,就不能以石细胞的存在作为显微鉴别特征,因为云连无石细胞,而应选择中柱鞘纤维或理化鉴别反应。

1. 性状鉴别　性状鉴别指依据中成药的形状(剂型)、颜色、气味等进行鉴别。如牛黄解毒丸为黄棕色大蜜丸,有冰片香气,味微甜而后苦、辛;复方丹参片除去糖衣后片心呈褐色,气芳香,味微苦。应注意中成药的性状往往与其内在质量密切相关。

2. 显微鉴别　显微鉴别是一种常规的、专属性较强、快速、简便、准确的方法。凡以中药材原粉入药的中成药制剂,如丸、散、膏、丹、片、锭、胶囊等剂型,均可以应用显微鉴别法进行定性分析。

由于中成药组成药物多,各种药材间的粉末显微特征互相干扰,其鉴别远比单味中药粉末困难的多。通常需根据处方,对各组成中药的粉末显微特征进行分析、比较,排除某些类似的细胞、组织及内含物的干扰,选取各药材在该成药中具专属性的显微特征,作为鉴别依据。因此,单一粉末中药的主要特征在制剂中有时不一定作为鉴别依据,而某些次要的特征反而起鉴别作用。

中成药显微鉴别的制片,一般与单味中药相同,即用甘油醋酸试液或蒸馏水装片观察淀粉粒;用水合氯醛液装片不加热观察菊糖,加热透化后观察细胞、组织特征。制片时的取样方法是:如为散剂或胶囊剂,可用刀尖或牙签挑取少量粉末;如为蜜丸,可将药丸切开,从切面中央挑取少量装片，或将蜜丸切碎，加水搅拌，离心，倾去水液，如此反复数次以洗净蜜糖，取沉淀装片；如为水泛丸或片、锭，可刮取全切面取样或用乳钵将整个丸、片研碎取样；如为以朱砂包衣的丸、丹，也可将丸衣和丸心分别装片观察。不论用什么方法取样，均须注意取样的代表性，并观察足够数量的标本片(一般不少于5片)。

偏光显微镜常用于淀粉粒和矿物晶体的观察。通过普通显微镜和偏光显微镜的对照观察，可使中成药显微鉴别的速度和准确性大为提高。偏光显微镜的应用，还为计算机的图像处理提供了方便。偏光显微镜配件简单，无需重新购置高档显微镜，只要在现有显微镜上增加一套偏光装置即可。

中成药显微鉴别要点：

(1) 了解剂型制法，熟悉组方药材，分析可能检出的药物数量。

(2) 分析处方，排除交叉干扰，选取各药在中成药中的专属性特征，作为鉴别依据。一般每味组成药物选取1个能代表该药的专属特征即可，如果该特征与其他组成药物有类似组织、细胞，内含物或赋形剂相交叉，则应选取其他特征。如果改换其他特征亦较难时，可考虑增加1～2个辅助性特征，但要本着少而精的原则，避免繁乱。

(3) 熟练正规操作，确保结果正确。要求操作者必须具备扎实的中药鉴定学理论基础和娴熟的显微观察技术及摄影技术。

(4) 对于未知组成样品的鉴别，只要掌握大量单味药材粉末的显微特征，并积累丰富的鉴别经验，必要时还可采用其他多种手段，就同样可以逐步解决。

3. 理化鉴别　中成药的理化鉴别主要是根据各组分中药所含有效成分或有效部位及其特征性成分的理化性质，选择适当的理化反应或应用色谱等方法鉴定组方中各种中药的存在。

常用的理化鉴别方法有显色反应、沉淀反应、升华法、荧光法、薄层色谱法、纸色谱法、气相色谱法、高效液相色谱法等。对于中药复方制剂，原则上应选择其中的君药、臣药、毒剧药、贵重药、易混淆与紧俏中药中的有效成分作为理化鉴别的对象。如有效成分尚不明确，则可考虑鉴别其主要成分或特征性成分，但均需做阴性对照，经过比较，确证无干扰，并能说明某一中药的存在时才可采用。每味药均应选择1～2个较专属的理化鉴别反应。

(二)含量测定

目前，中成药的质量仍以其中一个或数个主要药物(君药和臣药)的有效成分或主要成分的含量测定结果作为品质评价和质量控制的依据。常用的含量测定方法有薄层色谱法、高效液相色谱法、气相色谱法等。

中药制剂组成复杂，大多数中药制剂的有效成分还不十分清楚，因而有效成分的含量测定尚不能完全普遍应用。在实际工作中选择含量测定药物的原则是：

1. 对主药有效成分明确的中药制剂应测定其有效成分的含量，如元胡止痛片应分别测定其主要镇痛成分延胡索总碱和四氢帕马丁的含量。

2. 对主药有效成分不清楚的中药制剂，应测定其特征性成分的含量。

3. 对主药大类成分如生物碱、黄酮、挥发油、皂苷等清楚的，则应测定这些总成分的含量，如2005年版《中国药典》采用重量法测定地奥心血康胶囊中甾体总皂苷，以甾体总皂苷元计，不得少于35.0%。

4. 对于含有剧毒性成分的中药制剂则要测定其有毒成分的含量，如含马钱子、生川乌、草乌、斑蝥、蟾酥的制剂必须测定其有毒成分的含量。

5. 对于贵重药材如西洋参、人参、牛黄、麝香在制剂中的投料量的测定，以便确定制剂的质量优劣，如采用薄层扫描法测定龟龄集中人参皂苷 Rg_1 的含量，每粒含人参以人参皂苷 Rg_1 计不得少于 0.055mg。

6. 选择在原料加工炮制中或制备、贮藏过程中易损失、破坏的成分进行含量或限度测定。如采用气相色谱法测定冠心苏合丸中龙脑和异龙脑的含量，规定每丸含冰片（$C_{10}H_{18}O$）应为 80.0～120.0mg。

7. 含量测定方法无法建立时，可测定其浸出物含量作为质量控制指标，但必须具有针对性和控制质量的意义。

含量测定时，多采用萃取法制备供试液，所选溶剂的沸点不宜太高（如正丁醇）或太低（如乙醚）；通常让样品溶液通过 C_{18} 预处理小柱，除去叶绿素等色素物质后再进样；薄层色谱法和高效液相色谱法均必须有好的分离度，同时做阴性对照；标准品与吸收度必须有良好的线性关系，分光光度法的相关系数 $r=0.999$，薄层扫描定量法和高效液相色谱法 $r=0.99$；通过比较同一供试液或斑点在不同间隔时间的观测值，选定最佳测定时间范围，使有色物质的紫外吸收在一定时间范围内保持稳定；精密度试验时，要求同一样品观测值的相对标准差 RSD 应小于 5%；重现性试验时，同一批样品 5 次观测值的相对标准差 RSD 应小于 5%；回收试验时，一般要求回收率在 95%～105%；中成药中有效成分的含量限度应根据实测数据制定（至少有 10 批样品 20 个数据）；含量测定用的对照标准品必须用化学纯品，合成品含量在 99% 以上，提取品在 98% 以上，低于 90% 的标准品不能用于含量测定。

（三）浸出物测定

对于有效成分或指标性成分不清楚的中成药，无法进行含量测定，但当浸出物的指标能相对控制中成药的质量时，可进行浸出物的测定。另外，如含量测定项所测含量值甚微时，应同时建立浸出物测定项。

根据浸出溶剂的不同，主要有水溶性浸出物、醇溶性浸出物以及醚溶性浸出物的测定，如刺五加片测定醇溶性浸出物（热浸法，甲醇为溶剂）每片不得少于 80mg。

（四）检查

按我国药典要求，中成药需要检查的项目大体分为 3 类。

1. 一般杂质检查　是针对原料药材由于收购或生产过程中可能混入的掺杂物或前处理不当而产生的杂质进行检查。如异物、灰分、酸不溶灰分、重金属、砷盐、微生物细菌、残留农药等，如 2005 年版《中国药典》规定甘草浸膏总灰分不得过 12.0%，黄连上清丸含重金属不得过百万分之二十五，注射双黄连（冻干）含砷盐不得过百万分之二。

2. 特殊杂质检查　针对原料药材掺假及有毒成分的限量检查，如大黄流浸膏和三黄片要求检查土大黄苷；附子理中丸用薄层色谱法限定乌头碱的含量。

3. 剂型规定的检查项目　包括重量差异、装量差异、最低装量、溶散时限、崩解时限、融变时限、溶化性、均匀度、水分、粒度、澄明度、甲醇量、微生物限度、气雾剂的喷射速率和喷出总量、注射剂的热原、无菌、钾离子、草酸盐、鞣质、蛋白质、不溶性微粒、树脂、溶血与凝聚等内容。

第 2 节　常用中成药鉴定选论

本节仅选了 4 个中成药鉴定实例，有关其他常用中成药的鉴定和分析将在《中药制剂分析》中详尽介绍，这里不再赘述。

二 妙 丸★

Ermiao Wan

【处方】 苍术(炒)500g 黄柏(炒)500g

【制法】 取以上2味药,粉碎成细粉,过筛,混匀,用水泛丸,干燥,即得。

【性状鉴别】 本品为黄棕色的水丸;气微香,味苦涩。

【显微鉴别】 取本品,置显微镜下观察:草酸钙针晶细小,长10~32μm,不规则地充塞于薄壁细胞中(苍术)。木栓石细胞淡黄色,壁极厚,有的胞腔不明显(苍术)。纤维束鲜黄色,周围细胞含草酸钙方晶,形成晶纤维,含晶细胞壁木化增厚(黄柏)。石细胞鲜黄色,呈不规则分枝状(黄柏)(图15-1)。

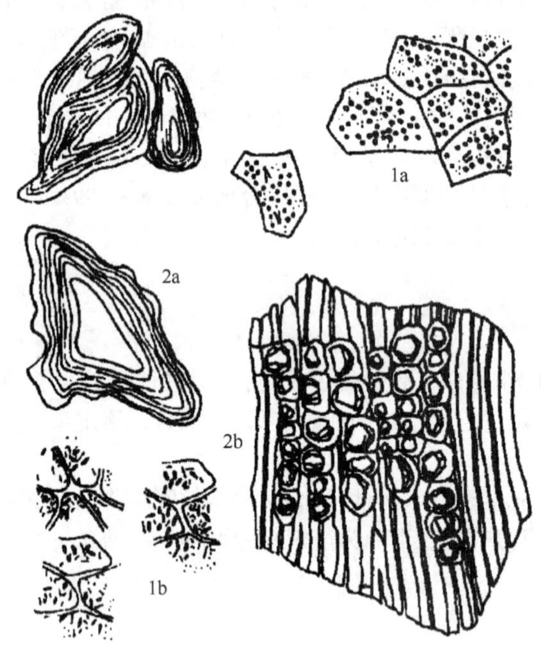

图15-1 二妙丸显微图

1a. 木栓石细胞(苍术) 1b. 草酸钙针晶(苍术);2a. 分枝状石细胞(黄柏)2b. 晶纤维(黄柏)

【化学成分】 主含盐酸小檗碱、挥发油等。

【理化鉴别】 本品以苍术对照药材为对照,进行薄层色谱法试验。供试品色谱中,在与对照药材色谱相应的位置上,显相同颜色的斑点;再以黄柏对照药材和盐酸小檗碱对照品为对照,进行薄层色谱法试验,置紫外光灯(365nm)下检视。供试品色谱中,在与对照药材及对照品色谱相应的位置上,显相同的黄色荧光斑点。

【检查】 应符合丸剂项下有关的各项规定。

【含量测定】 本品以盐酸小檗碱对照品为对照,照薄层色谱法(薄层色谱扫描法)进行荧光扫描,激发波长λ=365nm,测量供试品吸光度积分值与对照品吸光度积分值,计算,即得。

本品每1克含黄柏以盐酸小檗碱($C_{20}H_{17}NO_4$. HCl)计,不得少于3.0 mg。

【功效】 燥湿清热。用于湿热下注,足膝红肿热痛,下肢丹毒,白带,阴囊湿痒。口服,一次6~9g,一日2次。

九 分 散★

Jiufen San

【处方】 马钱子粉 250g 麻黄 250g 乳香(制)250g 没药(制)250g

【制法】 以上 4 味药,除马钱子粉外,其余麻黄等 3 味药粉碎成细粉,与马钱子粉配研,过筛,混匀,即得。

【性状鉴别】 本品为黄褐色至深黄褐色的粉末,遇热或重压易粘结;气微香,味微苦。

【显微鉴别】 取本品,置显微镜下观察。

(1) 单细胞非腺毛似纤维,多碎断,基部膨大似石细胞,木化(马钱子)。

(2) 气孔特异,保卫细胞侧面观呈哑铃状。纤维上附有小晶体(麻黄)。

(3) 不规则团块淡黄色或淡黄棕色,由无色或淡黄色油滴和小颗粒聚集而成,加苏丹Ⅲ试液,油滴呈红色(乳香)。

(4) 不规则碎块淡黄色,碎块洞穴中含有微黄色油滴,加苏丹Ⅲ试液,油滴呈红色(没药)(图 15-2)。

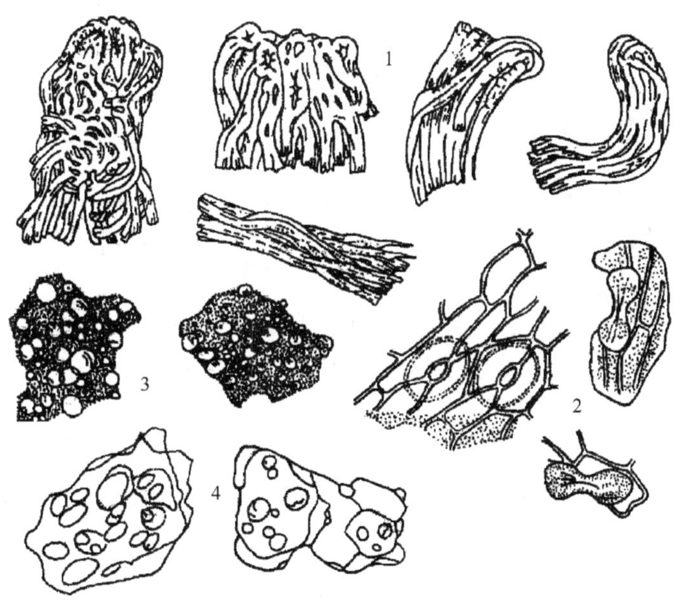

图 15-2 九分散显微图

1. 马钱子非腺毛;2. 麻黄表皮细胞及气孔;3. 乳香团块;4. 没药碎块

【化学成分】 主含士的宁、马钱子碱、盐酸麻黄碱、树脂及挥发油等。

【理化鉴别】 本品以士的宁对照品、马钱子碱对照品及盐酸麻黄碱对照品为对照,进行薄层色谱法试验。供试品色谱中,在与盐酸麻黄碱对照品色谱相应的位置上,显相同颜色的斑点;再喷以稀碘化铋钾试液,在与士的宁对照品色谱和马钱子碱对照品色谱相应的位置上,显相同颜色的斑点。

【检查】 除装量差异不得过 ±3.0% 外,其他应符合散剂项下有关的各项规定。

【含量测定】 本品以士的宁对照品为对照,进行薄层色谱法试验,扫描,波长:$\lambda_s = 254nm$,$\lambda_R = 325nm$,测量供试品吸光度积分值与对照品吸光度积分值,计算,即得。

本品按干燥品计算,每包含马钱子以士的宁($C_{21}H_{22}N_2O_2$)计,应为 4.5 ~ 5.5mg。

【功效】 活血散瘀,消肿止痛。用于跌扑损伤,瘀血肿痛。口服,一次 2.5g,一日 1 次,饭后服用;外用,创伤青肿未破者以酒调敷患处。本品含毒性药,不可多服;孕妇禁用;小儿及体弱者遵医嘱服用;破伤出血者不可外敷。

二 陈 丸
Erchen Wan

【处方】 陈皮250g 半夏(制)250g 茯苓150g 甘草75g

【制法】 以上4味药,粉碎成细粉,过筛,混匀。另取生姜50g,捣碎,加水适量,压榨取汁,与上述粉末泛丸,干燥,即得。

【性状鉴别】 本品为灰棕色至黄棕色的水丸;气微香,味甘、微辛。

【显微鉴别】 取本品,置显微镜下观察:不规则分枝状团块无色,遇水合氯醛液溶化;菌丝无色或淡棕色,直径4~6μm(茯苓)。草酸钙针晶成束,长32~144μm,存在于黏液细胞中或散在(半夏)。草酸钙方晶成片存在于薄壁组织中,呈多面形、菱形或双锥形,直径3~34μm,长5~53μm(陈皮)。气孔类圆形,直径18~26μm,副卫细胞不清晰(陈皮)。纤维束周围薄壁细胞含草酸钙方晶,形成晶纤维(甘草)(图15-3)。

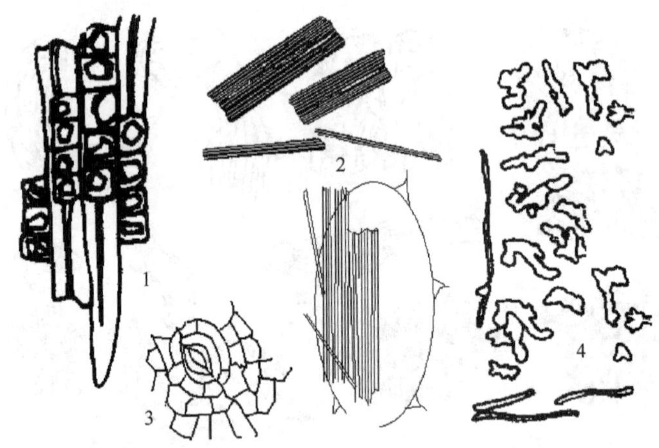

图15-3 二陈丸显微图

1. 晶鞘纤维(甘草);2. 草酸钙针晶(半夏);3. 不定式气孔(陈皮);4. 多糖团块与菌丝(茯苓)

【化学成分】 主含橙皮苷、β-谷甾醇、甘草酸、多糖、多种氨基酸等。

【理化鉴别】 本品以橙皮苷对照品为对照,进行薄层色谱法试验,置紫外光灯(365nm)下检视,供试品色谱中,在与对照品色谱相应的位置上,显相同颜色的荧光斑点。另以甘草对照药材和甘草酸单铵盐对照品为对照,进行薄层色谱法试验,置紫外光灯(365nm)下检视,供试品色谱中,在与对照药材及对照品色谱相应的位置上,显相同颜色的荧光斑点。

【检查】 应符合丸剂项下有关的各项规定。

【含量测定】 照高效液相色谱法测定,本品每1克含陈皮以橙皮苷($C_{28}H_{34}O_{15}$)计,不得少于10.0mg。

【功效】 燥湿化痰,理气和胃。用于痰湿停滞导致的咳嗽痰多,胸脘胀闷,恶心呕吐。口服,一次9~15g,一日2次。

六味地黄丸
Liuwei Dihuang Wan

【处方】 熟地黄160g 制山茱萸80g 山药80g 牡丹皮60g 茯苓60g 泽泻60g

【制法】 取以上 6 味药，粉碎成细粉，过筛，混匀。每 100 克粉末加炼蜜 35 ~ 50g 与适量的水，泛丸，干燥，制成水蜜丸；或加炼蜜 80 ~ 110g 制成小蜜丸或大蜜丸，即得。

【性状鉴别】 本品为黑棕色的水蜜丸、黑褐色的小蜜丸或大蜜丸，味甜而酸。

【显微鉴别】 取本品置显微镜下观察：淀粉粒三角状卵形或矩圆形，直径 24 ~ 40μm，脐点短缝状或人字状（山药）；不规则分枝状团块无色，遇水合氯醛液溶化；菌丝无色，直径 4 ~ 6μm（茯苓）；薄壁组织灰棕色至黑棕色，细胞多皱缩，内含棕色核状物（熟地黄）；草酸钙簇晶存在于无色薄壁细胞中，有时数个排列成行（牡丹皮）；果皮表皮细胞橙黄色，表面观类多角形，垂周壁略连珠状增厚（山茱萸）；薄壁细胞类圆形，有椭圆形纹孔，集成纹孔群（泽泻）；草酸钙针晶束存在于黏液细胞中，长 80 ~ 240μm（山药）；木栓细胞长方形，壁稍厚，浅红色（牡丹皮）；内皮层细胞垂周壁波状弯曲，较厚，木化，有稀疏细孔沟（泽泻）（图 15-4）。

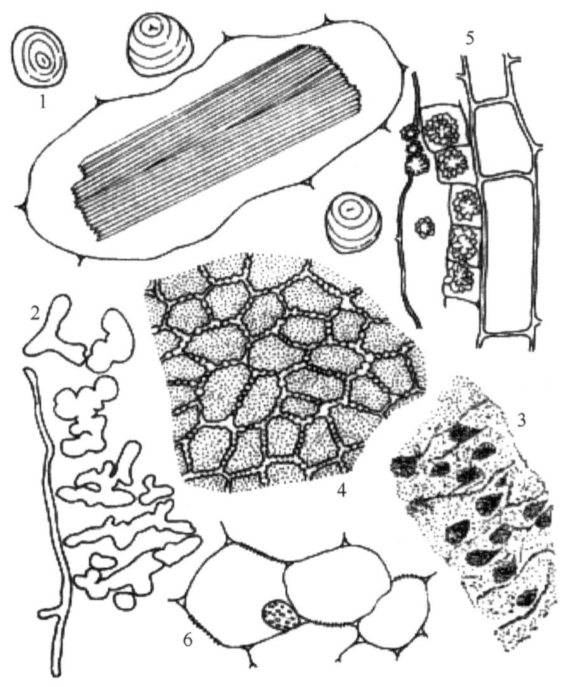

图 15-4　六味地黄丸显微图

1. 山药（淀粉粒及草酸钙针晶束）；2. 茯苓（菌丝团块）；3. 熟地黄（多糖团块）；4. 山茱萸（果皮表皮细胞）；5. 牡丹皮（草酸钙簇晶）；6. 泽泻（薄壁细胞）

【化学成分】 主含马钱苷、丹皮酚、熊果酸、多糖等。

【理化鉴别】 本品以丹皮酚对照品为对照，进行薄层色谱法试验。供试品色谱在与对照品色谱相应的位置上，显相同的蓝褐色斑点。

【含量测定】

（1）山茱萸：本品照高效液相色谱法测定，含山茱萸以马钱苷（$C_{17}H_{26}O_{10}$）计，水蜜丸每 1 克不得少于 0. 70mg；小蜜丸每 1 克不得少于 0. 50mg；大蜜丸每丸不得少于 4. 5mg。

（2）牡丹皮：本品照高效液相色谱法测定，含牡丹皮以丹皮酚（$C_9H_{10}O_3$）计，水蜜丸每 1 克不得少于 0. 9mg；小蜜丸每 1 克不得少于 0. 70mg；大蜜丸每丸不得少于 6. 3mg。

【检查】 应符合丸剂项下有关的各项规定。

【功效】 滋阴补肾。用于肾阴亏损，头晕耳鸣，腰膝酸软，骨蒸潮热，盗汗遗精，消渴。口服，水蜜丸一次 6g，小蜜丸一次 9g，大蜜丸一次 1 丸，一日 2 次。

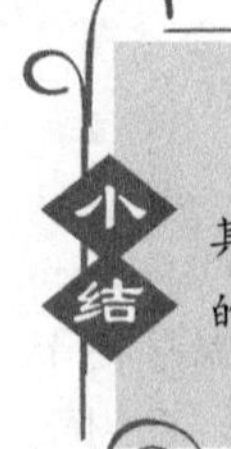

通过本章学习，要求掌握下列知识点：中成药鉴定的含义、目的、内容及方法，尤其是显微鉴别的制片要求及特征选取，仪器分析的方法等最为关键；代表性中成药的处方组成、性状、显微鉴别、主要成分、理化鉴别及含量测定等。

目标检测

一、选择题

A_1 型题

1. 中成药二妙丸是由苍术和下列哪味药材组成
   A. 黄连　B. 黄柏　C. 黄芩　D. 大黄
2. 中成药显微鉴别时，其“透化”的目的是
   A. 使细胞组织减少　B. 使细胞组织变小　C. 使细胞组织解离　D. 使细胞组织溶解
3. 气相色谱法用于中成药定性鉴别主要适用于
   A. 含挥发性成分的成药　B. 含酸类成分的成药
   C. 含生物碱成分的成药　D. 含苷类成分的成药
4. 目前要求制定指纹图谱质量标准的中成药剂型为
   A. 浓缩丸　B. 滴丸　C. 滴眼液　D. 注射液

X 型题

5. 中成药九分散由下列哪些药材组成
   A. 马钱子　B. 麻黄　C. 乳香　D. 没药
6. 对中成药采用荧光鉴别时通常采用的紫外光波长为
   A. 200nm　B. 250nm　C. 254nm　D. 365nm
7. 中成药的定性鉴别主要包括
   A. 基源鉴别　B. 性状鉴别　C. 显微鉴别　D. 理化鉴别
8. 六味地黄丸是由地黄、山药、泽泻等 6 味药材组成
   A. 山茱萸　B. 猪苓　C. 茯苓　D. 牡丹皮

二、问答题

1. 简述中成药定性鉴别的内容及意义。
2. 如何进行中成药显微鉴别？
3. 写出二陈丸的处方组成及显微鉴别特征。

实　　验

实验1　中药的水分测定、灰分测定及浸出物测定

【目的要求】

1. 掌握水分测定、灰分测定及浸出物测定的常用方法。

2. 了解水分测定、灰分测定及浸出物测定的意义。

【仪器试剂】

1. 仪器　水分测定器、分析天平、扁形称量瓶、干燥器、培养皿、氯化钙干燥管、干燥箱、电热套、电炉、坩埚、马福炉、表面皿、锥形瓶(250ml、500ml)、蒸发皿、移液管(20ml、25ml、50ml、100ml)、无灰滤纸、恒温水浴锅、烧杯、漏斗、粉碎机。

2. 试剂　甲苯(化学纯)、乙醇、乙醚、亚甲蓝、10% 硝酸铵溶液、稀盐酸溶液、五氧化二磷(干燥剂)。

【实验材料】　大青叶或柴胡等(烘干法)、当归或肉桂等(甲苯法)、生大黄或生地黄等(灰分测定)、生地黄或巴戟天等(冷浸法测水浸物)、甘草或续断等(热浸法测水浸物)、连翘(冷浸法测醇浸物)、杜仲(热浸法测醇浸物)、独活(测醚浸物)。

【实验内容】

1. 中药的水分测定　《中国药典》(2005 年版)一部规定,中药的水分测定方法有烘干法、甲苯法、减压干燥法、气相色谱法等4 种。测定用的供试品,一般先破碎成直径不超过3mm 的颗粒或碎片,但直径和长度在3mm 以下的可不破碎;减压干燥法需通过二号筛(24 目)。

(1) 烘干法:适用于不含或少含挥发性成分的中药。测定方法:取大青叶(或柴胡等供试品)2~5g,平铺在干燥至恒重的扁形称量瓶中,厚度不得超过5mm,如为疏松物质则不超过10mm,精密称定重量(W_1);打开瓶盖在100℃~105℃干燥5 小时,将瓶盖盖好,移至干燥器中,冷却30 分钟,精密称定;再在上述温度干燥1 小时,冷却,称重,至连续两次称重的差异不超过5mg 为止(W_2)。根据减失的重量,计算供试品中的含水量(%)。

$$中药材的含水量(\%)=\frac{W_1-W_2}{W_1}\times 100\%$$

(2) 甲苯法:适用于含挥发性成分的中药。仪器装置,如图1-1 所示,A 为500ml 的短颈圆底烧瓶;B 为水分测定管;C 为直形冷凝管,外管长40cm。使用前,全部仪器应清洁,并置烘箱中烘干备用。另取甲苯约250ml,加少量蒸馏水充分振摇,放置后弃去水层,再蒸馏甲苯后备用,或用化学纯甲苯直接测定。

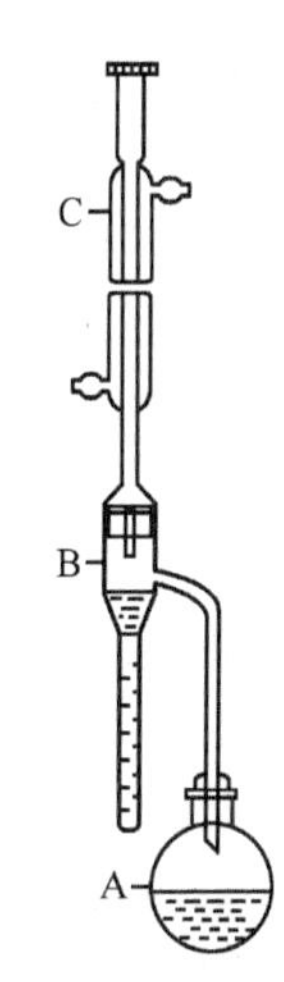

实验图1-1　水分测定器

测定方法:取经粉碎的当归(或肉桂等供试品)约20g(约相当于含水量1~4ml),精密称定,置A 瓶中,加甲苯约200ml,必要时加入干燥洁净的沸石或玻璃珠数粒,将仪器各部分连接,自直形冷凝管顶端加入甲苯,至充满水分测定管的狭细部分。将圆底烧瓶置电热套中

缓缓加热,待甲苯开始沸腾时,调节温度,使每秒钟馏出2滴。待水分完全馏出,即测定管刻度部分的水量不再增加时,将冷凝管内部先用甲苯冲洗,再用饱蘸甲苯的长刷或其他适宜的方法,将管壁上附着的甲苯推下,继续蒸馏5分钟,放冷至室温,拆卸装置,如有水粘附在水分测定管壁上,可用蘸甲苯的铜丝推下,放置,使水分与甲苯完全分离(可加亚甲蓝粉末少量,使水染成蓝色,以便分离观察)。读取水量,并计算供试品中的含水量(%)。

$$中药材的含水量(\%)=\frac{水分量(ml)}{供试品重量(g)}\times 100\%$$

减压干燥法和气相色谱法测定中药材含水量的鉴定实例略。

2. 中药的灰分测定

(1) 总灰分测定法:取粉碎后过二号筛的生大黄(或生地黄)粗粉5g,置炽灼至恒重的坩埚中,称定重量(精确至0.01g),缓缓炽热,注意避免燃烧,至完全炭化时,逐渐升高温度至500℃~600℃,使完全灰化并至恒重。根据残渣重量,计算供试品中总灰分的含量(%)。

$$中药材的总灰分含量(\%)=\frac{残渣重量}{供试品重量}\times 100\%$$

(2) 酸不溶性灰分测定法:取上项测得的总灰分,在坩埚中小心加入稀盐酸约10ml,用表面皿覆盖坩埚,置水浴上加热10分钟,表面皿用热水5ml冲洗,洗液并入坩埚中,用无灰滤纸滤过,坩埚内的残渣用水洗于滤纸上,并洗涤至洗液不显氯化物反应为止。将滤渣连同滤纸移至同一坩埚内,干燥并炽灼至恒重。根据残渣重量,计算供试品中含酸不溶性灰分的百分数。

$$中药材的酸不溶性灰分含量(\%)=\frac{酸处理并烧灼后残渣重量}{供试品重量}\times 100\%$$

3. 中药的浸出物测定

(1) 水溶性浸出物的测定

1) 冷浸法:取生地黄(或巴戟天等供试品)粗粉约4g,精密称重(精确至0.01g),置250~300ml的锥形瓶中,精密加水100ml,密塞,冷浸,前6小时内时时振摇,再静止18小时,用干燥滤器迅速滤过,精密量取续滤液20ml,置已干燥至恒重的蒸发皿中,在水浴上蒸干后,于105℃干燥3小时,置干燥器中冷却30分钟,迅速精密称定重量。以干燥品计算供试品中水溶性浸出物的含量(%)。

2) 热浸法:取粉碎过二号筛的甘草(或续断等供试品)粗粉2~4g,精密称重(精确至0.01g),置100~250ml的锥形瓶中,精密加水50~100ml,密塞,称定重量,静止1小时后,连接回流冷凝管,加热至沸腾,并保持微沸1小时。放冷后取下锥形瓶,密塞,再称定重量,用水补足减失的重量,摇匀,用干燥滤器滤过,精密量取滤液25ml,置已干燥至恒重的蒸发皿中,在水浴上蒸干后,于105℃干燥3小时,置干燥器中冷却30分钟,迅速精密称定重量。以干燥品计算供试品中水溶性浸出物的含量(%)。

(2) 醇溶性浸出物测定法

1) 冷浸法:取连翘粗粉约4g,精密称重(精确至0.01g),照水溶性浸出物的冷浸法测定,以65%乙醇代替水。《中国药典》(2005年版)一部规定,连翘醇溶性浸出物含量,青翘不得少于30.0%,老翘不得少于16.0%。

2) 热浸法:取杜仲粗粉约2~4g,精密称重(精确至0.01g),照水溶性浸出物的热浸法测定,以75%乙醇代替水。《中国药典》(2005年版)一部规定,杜仲含醇溶性浸出物不得少于11.0%。

(3) 挥发性醚浸出物测定法:取粉碎过四号筛的独活粗粉2~5g,精密称重(精确至0.01g),置五氧化二磷干燥器中干燥12小时,置索氏提取器中,加乙醚适量,加热回流8小时,取乙醚液,置干燥至恒重的蒸发皿中,放置,挥去乙醚,残渣置五氧化二磷干燥器中干燥18小时,精密称重，缓缓加热至105℃，并以105℃干燥至恒重。其减失重量即为独活含挥发性醚浸出物的重量，据此计算样品中含醚溶性浸出物的含量（%）。

【操作要点】

1. 水分测定时，为防止水分测定管和直形冷凝管的内壁挂水珠，可先用硅酮丙酮溶液处理内壁。

2. 总灰分测定时，如供试品不易灰化，可将坩埚放冷，加热水或10%硝酸铵溶液2ml，使残渣湿润，然后置水浴上蒸干，残渣照前法炽灼至坩埚内容物完全灰化。

3. 水溶性浸出物测定时，应注意：测定用的供试品应粉碎，要求能通过二号筛，并混合均匀；应称取2份样品同时测定，并且2份的平均相对偏差应少于5%；浸出物于水浴上蒸至近干时，应注意避免爆蒸而造成损失，尽量使浸出物均匀平铺于蒸发皿中；需以干燥品计算供试品中水溶性浸出物的百分含量时，应扣除由平行操作而测得水分的量。

4. 挥发性醚浸出物测定时，应注意：测定用的供试品应粉碎，要求能通过四号筛，并混合均匀；为防止醚浸出物中的水分，由于最后的加热蒸发而干扰测定，应注意及时更换干燥器中的五氧化二磷干燥剂和足够的干燥时间（规定残渣置五氧化二磷干燥器中，干燥18小时）。

【实验报告】

1. 简述实验操作过程，记录实验数据，分析实验结果，根据实验结果确定供试品是否符合药用标准，并作实验总结。

2. 查阅《中国药典》（2005年版）一部对本次实验药材的水分、灰分及浸出物的限量要求。

实验2　大黄的鉴定

【目的要求】

1. 掌握大黄的性状特征及显微鉴定特征。

2. 熟悉大黄的理化鉴定方法。

3. 练习显微制片法及有关操作。

【仪器试剂】

1. 仪器　生物显微镜、紫外分析仪、升华装置（有孔石棉板、酒精灯、三角架、金属圈）、临时制片用具（载玻片、盖玻片、解剖针、镊子、吸水纸、擦镜纸等）、常用学习用具（钢笔或中性笔、铅笔、橡皮、尺子等）。

2. 试剂　水合氯醛试液、蒸馏水、稀甲醇、稀乙醇、氢氧化钠溶液。

【实验材料】　大黄药材及其粉末。

【实验内容】

1. 性状鉴定要点　观察大黄药材或饮片的性状特征。注意表面颜色及白色网状纹理，断面髓部“星点”的有无，质地，气味，口嚼是否有砂粒感等。

本品呈类圆柱形、圆锥形、卵圆形或不规则块片状，长3～17cm，直径3～10cm。除尽外皮者表面黄棕色至红棕色，有的可见类白色网状纹理及“星点”（异常维管束）散在，残留的外皮棕褐色，多具绳孔及粗皱纹。质坚实，断面淡红棕色或黄棕色，颗粒性。根茎髓部宽广，有“星点”环列或散在；根形成层环明显，木质部发达，具放射状纹理，无“星点”。气清香，味苦微涩，嚼之粘牙，有砂粒感，唾液染成黄色。

2. 显微鉴定要点

（1）取大黄粉末少许，按“透化制片法”，制作水合氯醛透化片，置于显微镜下观察：注意草酸钙簇晶的大小，颜色，棱角等特征。注意网纹导管和具缘纹孔导管的区别。本品粉末黄棕色。

①草酸钙簇晶多而大，直径20～160μm，有的可达190μm。②导管多为大型网纹，并有具缘纹孔及细小螺纹导管，非木化。③淀粉粒甚多，单粒呈类球形或多角圆形，脐点星状；复粒由2～8分粒组成。掌叶大黄草酸钙簇晶棱角大多短钝，唐古特大黄草酸钙簇晶棱角大多长宽而尖，药用大黄草酸钙簇晶棱角大多短尖。

(2) 取大黄粉末少许，按"水装片法"制片，置于显微镜下观察：区分单粒淀粉与复粒淀粉，注意淀粉粒的形状、脐点及复粒数目。

3. 理化鉴定

(1) 蒽醌反应：取大黄粉末少量，置于滤纸上，滴加氢氧化钠溶液几滴，滤纸显红色（检查大黄中羟基蒽醌类化合物）。

(2) 荧光试验：取大黄粉末的稀甲醇浸出液，滴于滤纸上，再滴加稀乙醇扩散后，呈黄色至淡棕色环，置紫外光灯下观察，显棕色至棕红色荧光（检查蒽醌衍生物），不得显持久的亮蓝紫色荧光（检查土大黄苷）。

3. 微量升华 ①取一长方形的金属片，置于有圆孔的石棉板上。②金属片上放一个小金属圈（内径约1.5cm，高约0.8cm），对准石棉板的圆孔。③金属圈内放大黄药材粉末适量，再在金属圈上放置一干净载玻片。④用酒精灯在石棉板下缓缓加热。⑤当载玻片上出现升华物时，取下载玻片，反转放冷，制片于显微镜下观察。可见黄色针状结晶或羽毛状结晶（高温时产生）。

【操作要点】

1. 加热透化时，先进行预热，并且酒精灯火苗不宜太大。

2. 在显微镜下，草酸钙簇晶呈无色或银灰色，边缘呈钝齿状。

3. 荧光试验时，必须在暗室进行，紫外光对人的眼睛和皮肤有损伤，应避免与紫外光较长时间接触。

4. 微量升华实验时，若无金属片，可用载玻片代替。

5. 微量升华时注意火候，不要将药材烤焦，防止载玻片上产生焦油状物，而影响升华物的观察。

【实验报告】

1. 描述大黄主要性状特征。

2. 画出大黄粉末显微特征图。

3. 记录大黄理化鉴定结果。

4. 大黄的根与根茎在断面上有什么不同？

5. 水合氯醛透化有什么作用？

6. 为什么常用荧光试验鉴别真伪大黄？

7. 怎样识别显微制片中的草酸钙簇晶与气泡。

实验3 黄连的鉴定

【目的要求】

1. 掌握黄连的性状特征。

2. 掌握黄连粉末显微特征。

3. 熟悉黄连的理化鉴定操作方法。

【仪器试剂】

1. 仪器 生物显微镜、紫外分析仪、临时制片用具（载玻片、盖玻片、解剖针、镊子、吸水纸、擦镜纸等）、常用学习用具（钢笔或中性笔、铅笔、橡皮、尺子等）。

2. 试剂 蒸馏水、乙醇、硝酸溶液。

【实验材料】　黄连药材及其粉末。

【实验内容】

1. 性状鉴定要点　观察黄连药材的性状特征。注意表面颜色、不规则隆起的环节、“过桥”、质地、断面纹理、气味等特征。

(1) 味连：多集聚成簇，常弯曲，形如鸡爪，单枝根茎长 3～6cm，直径 3～8mm。表面灰黄色或黄褐色，粗糙，有不规则结节状隆起、须根及须根残基，有的节间表面平滑如茎杆，习称“过桥”；上部多残留褐色鳞叶，顶端常留有残余的茎或叶柄。质硬，断面不整齐，皮部橙红色或暗棕色，木部鲜黄色或橙黄色，呈放射状排列，髓部有的中空。气微，味极苦。

(2) 雅连：多为单枝，微弯曲，略呈圆柱形，长 4～8cm，直径 0.5～1cm。“过桥”较长。顶端有少许残茎。

(3) 云连：多为单枝，弯曲呈钩状，较细小。

2. 显微鉴定要点　取黄连粉末少许，按“水装片法”制作黄连粉末的水装片，置于显微镜下观察：注意石细胞形状，颜色，壁厚及孔沟；注意中柱鞘纤维、木纤维与木薄壁细胞的区别；鳞叶细胞壁的特点；导管的类型与大小；淀粉粒的有无等。

(1) 味连根茎横切面：木栓层为数列细胞。皮层较宽，石细胞鲜黄色，单个或成群散在。中柱鞘纤维成束，或伴有少数石细胞，均显黄色。维管束外韧型，环列。木质部黄色，均木化，木纤维较发达。髓部均为薄壁细胞，无石细胞。

雅连与味连相似，但髓部有石细胞。云连皮层、中柱鞘及髓部均无石细胞。

(2) 味连：粉末黄棕色或黄色。气微，味极苦。石细胞鲜黄色，类方形、类圆形、类长方形或近多角形，直径 25～64μm，长至 102μm，壁厚，壁孔明显。中柱鞘纤维鲜黄色，纺锤形或梭形，直径 27～37μm，长 136～185μm，壁厚。木纤维鲜黄色，较细长，直径 10～13μm，壁较薄，有稀疏点状纹孔。鳞叶表皮细胞绿黄色或黄棕色，细胞长方形或长多角形，壁微波状弯曲，或作连珠状增厚。木薄壁细胞类长方形，壁稍厚，有纹孔。导管为网纹或孔纹，短节状。淀粉粒多单粒，类圆形，直径 2～3μm。

雅连与味连相似，但石细胞较多，较大，直径 23～102μm，长可达 252μm。云连则无石细胞和中柱鞘纤维。

3. 理化鉴定

(1) 荧光试验：黄连根茎横断面在紫外光灯(365nm)下观察，显金黄色荧光，木质部尤为明显。

(2) 小檗碱反应：取黄连粉末或薄切片置载玻片上，加 95% 乙醇 1～2 滴及 30% 硝酸 1 滴，加盖玻片放置片刻，置于显微镜下观察，有黄色针状或针簇状结晶析出(硝酸小檗碱)。

【操作要点】

1. 木纤维与中柱鞘纤维的区别　木纤维明显壁薄而腔大，而中柱鞘纤维壁厚腔小，均为鲜黄色。

2. 鳞叶细胞长方形，壁波状弯曲，壁薄腔大。

3. 理化实验中，滴加硝酸后，必须加盖玻片，方可置于显微镜下观察。

【实验报告】

1. 描述黄连的主要性状特征。

2. 画出黄连粉末显微特征图。

3. 记述理化鉴定结果。

4. 双子叶植物根茎的断面有何特点？

5. 黄连中的有效成分是什么？理化鉴定的原理是什么？

实验4　甘草的鉴定

【目的要求】

1. 掌握甘草的性状特征。

2. 掌握甘草粉末显微特征。

3. 熟悉甘草的理化鉴定操作方法。

【仪器试剂】

1. 仪器　生物显微镜、紫外分析仪、临时制片用具(载玻片、盖玻片、解剖针、镊子、吸水纸、擦镜纸等)、常用学习用具(钢笔或中性笔、铅笔、橡皮、尺子等)。

2. 试剂　蒸馏水、乙醇、硫酸溶液。

【实验材料】　甘草药材及其粉末。

【实验内容】

1. 性状鉴定要点　观察甘草药材的性状特征。注意表面木栓层的颜色、栓皮脱落处皮层的颜色,断面木质部放射纹理,尤以味的特征等。

根呈圆柱形,长25～100cm,直径0.6～3.5cm。外皮松紧不一,表面红棕色或灰棕色,有显著的纵皱纹、沟纹、皮孔及稀疏的细根痕。质坚实,断面略显纤维性,黄白色,粉性,形成层环明显,射线放射状,有的有裂隙。根茎呈圆柱形,表面有芽痕,断面中央有髓。气微,味甜而特殊。

2. 显微鉴定要点　取甘草粉末少许,按"水装片法"制片,置于显微镜下观察:注意纤维、晶鞘纤维的颜色与区别。注意具缘纹孔导管、网纹导管的特征;淀粉粒的形状、脐点有无,木栓细胞、棕色块状物的特点等。

本品粉末淡棕黄色,味甜而特殊。①纤维成束,直径8～14μm,壁厚,微木化,周围薄壁细胞含草酸钙方晶,形成晶纤维。②草酸钙方晶多见。③具缘纹孔导管较大,稀有网纹导管。④木栓细胞多角形,红棕色,微木化。⑤淀粉粒多为单粒,卵圆形或椭圆形,脐点点状。⑥棕色块状物形状不一。

3. 理化鉴定

(1) 泡沫反应:取甘草粉末少许,置于试管中,加蒸馏水3～5ml,用力振摇,可产生持久的泡沫。

(2) 甘草甜素反应:取甘草粉末少量,置于白瓷板上,加80%的硫酸溶液数滴,均显黄色,渐变为橙黄色。

【操作要点】

1. 晶纤维与木纤维的区别　晶纤维壁上带有草酸钙方晶,而区别木纤维。

2. 泡沫反应所用的试管,应选用2cm×10cm规格试管,加入蒸馏水量一般为试管的1/5左右,不宜超过1/3。

3. 振摇时应缓缓摇摆振摇,不得上下振摇。

【实验报告】

1. 描述甘草的主要性状特征。

2. 画出甘草粉末显微特征图。

3. 记述甘草理化鉴定结果。

4. 双子叶植物根的断面有何特征?

5. 甘草中的主要有效成分是什么?泡沫反应是鉴定哪种化学成分?

实验5 麦冬的鉴定

【目的要求】

1. 掌握麦冬的性状特征。

2. 掌握麦冬块根的横切面组织构造特征。

3. 熟练掌握徒手切片的基本操作。

【仪器试剂】

1. 仪器 生物显微镜、紫外分析仪、临时制片用具(刀片、载玻片、盖玻片、解剖针、镊子、培养皿、吸水纸、擦镜纸等)、常用学习用具(钢笔或中性笔、铅笔、橡皮、尺子等)。

2. 试剂 水合氯醛试液、稀甘油、蒸馏水。

【实验材料】 麦冬药材

【实验内容】

1. 性状鉴定要点 观察麦冬药材的性状特征。注意表面颜色、纹理、质地是否柔软,断面中央木心的有无及气味等特征。

本品呈纺锤形,两端略尖,长1.5~3cm,直径0.3~0.6cm。表面黄白色或淡黄色,有细纵皱纹。质柔韧,断面黄白色,半透明,中柱细小。气微香,味甘、微苦。

2. 显微鉴定要点

(1) 取麦冬药材,按“徒手切片法”,切30~50个麦冬薄片,练习切片方法,巩固切片技术。

(2) 制作麦冬切片的水装片,置于显微镜下观察:表皮、皮层、中柱、髓部。尤其注意单子叶植物块根的辐射型维管束;中柱部分的韧皮部束数目;内皮层及其凯氏带加厚等特征。

块根横切面:①表皮细胞1列,根被为3~5列木化细胞。②皮层宽广,散有含草酸钙针晶束的黏液细胞,有的针晶直径至10μm;内皮层细胞壁均匀增厚,木化,有通道细胞,外侧为1列石细胞,其内壁及侧壁均增厚,纹孔细密。③中柱较小,韧皮部束16~22个,木质部由导管、管胞、木纤维以及内侧的木化细胞连结成环层。④髓小,薄壁细胞类圆形。

(3) 理化鉴定:荧光试验:取麦冬薄片,置于紫外灯(365nm)下观察,显浅蓝色荧光。

【操作要点】

1. 切片时刀片要与材料垂直。

2. 滑动切片,有利于切出薄片。

3. 刀口湿润,切好的薄片放于蒸馏水中。

4. 防止切伤手指。

5. 麦冬为单子叶植物块根,维管束呈辐射型。

【实验报告】

1. 描述麦冬的主要性状特征。

2. 画出麦冬横切面简图和粉末显微特征图。

3. 记述麦冬理化鉴定结果。

4. 单子叶植物块根的断面有何特征?

5. 怎样才能切好薄片?

实验6 半夏的鉴定

【目的要求】

1. 掌握半夏的性状特征。

2. 掌握半夏的粉末特征。

3. 熟悉半夏的理化鉴别方法。

【仪器试剂】

1. 仪器　生物显微镜、紫外分析仪、临时制片用具(刀片、载玻片、盖玻片、解剖针、镊子、培养皿、吸水纸、擦镜纸等)、常用学习用具(钢笔或中性笔、铅笔、橡皮、尺子等)。

2. 试剂　水合氯醛试液、稀甘油、蒸馏水。

【实验材料】　半夏药材及其粉末。

【实验内容】

1. 性状鉴定要点　本品呈类球形,有的稍扁斜,直径1~1.5cm。表面白色或浅黄色,顶端有凹陷的茎痕,周围密布麻点状根痕;下面钝圆,较光滑。质坚实,断面洁白,富粉性。无臭,味辛辣,麻舌而刺喉。

2. 显微鉴定要点　取半夏粉末,按"水合氯醛加热透化法",制作粉末临时装片,置显微镜下观察。

本品粉末淡黄白色。①淀粉粒甚多,单粒类圆形、半圆形或圆多角形,直径2~20μm,脐点呈裂缝状、人字形或星状;复粒由2~6分粒组成。②草酸钙针晶束存在于椭圆形黏液细胞中,或随处散在,针晶长20~110μm。③螺纹导管直径10~24μm。

【实验报告】

1. 描述半夏的主要性状特征。

2. 绘半夏粉末显微特征图。

3. 半夏粉末的淀粉粒与甘草、大黄有何区别?

实验7　沉香的鉴定

【目的要求】

1. 掌握沉香药材的性状鉴别要点。

2. 掌握沉香的粉末及理化鉴别特征。

3. 熟悉沉香的组织鉴别特征。

【仪器试剂】　显微镜、甘油醋酸试液、水合氯醛试液、盐酸、香草醛。

【实验材料】　白木香药材及粉末。

【实验内容】

1. 药材的性状鉴别要点　本品呈不规则块状、片状或盔帽状,有的为小碎块。表面凹凸不平,有刀痕,可见黑褐色树脂与黄白色木部相间的斑纹,偶有孔洞及凹窝,表面多呈朽木状。质较坚实,断面刺状。气芳香,味苦。燃烧时气香浓,有油渗出。

2. 显微鉴别要点

(1) 沉香横切面:①木射线宽1~2列细胞,呈径向延长,壁非木化或微木化,有的具壁孔,含棕色树脂状物质。射线周围的木薄壁细胞有时因含树脂而破坏,形成不整齐的树脂带。②导管呈圆形、多角形,直径42~130μm,2~10个成群存在,偶有单个散在,有的含棕色树脂状物质。③木纤维多角形,占大部分,直径20~45μm。④内涵韧皮部薄壁组织常呈长椭圆状或条带状,常与射线相交,细胞壁薄,非木化,内含树脂状物及丝状物(菌丝)。其间散有少数纤维,筛管群多颓废。⑤有的细胞内含少数草酸钙柱晶。

(2) 沉香切向纵切面:①木射线条状排列,宽1~2列细胞,高4~20个细胞。②导管为具缘纹孔,长短不一,多为短节导管,两端平截,具缘纹孔排列紧密,互列,导管直径42~130 μm,内含黄棕色树脂团块。③纤维细长,直径约20~145 μm,壁较薄,有单纹孔。④内涵韧皮部细胞长方形。⑤管胞壁较薄,有具缘纹孔。

(3) 沉香径向纵切面:①木射线排列成横向带状,高4~20层细胞,细胞为方形或略长方形。②纤维,径向壁上有单纹孔,余同切向纵切面。

(4) 沉香粉末:淡棕色。有特异香气,味苦。①纤维状管胞长梭形,多成束,直径20~30μm,壁较薄,有具缘纹孔。②纤维直径25~45μm,径向壁上有单斜纹孔。③具缘纹孔导管多见,直径约至130μm,具缘纹孔排列紧密,互列,导管内棕色树脂团块常破碎脱出。④木射线细胞单纹孔较密。⑤草酸钙柱晶,长68μm,直径9~15μm。

3. 理化鉴别要点　取本品粉末进行微量升华,得黄褐色油状物,香气浓郁,于油状物上加盐酸1滴与香草醛颗粒少量,再滴加乙醇1~2滴,渐显樱红色,放置后颜色加深。

【实验报告】

1. 绘沉香组织和粉末特征图。

2. 记录沉香理化鉴定的结果。

实验8　厚朴、黄柏的鉴定

【目的要求】

1. 掌握厚朴、黄柏的性状鉴别要点。

2. 掌握厚朴、黄柏的粉末鉴别特征。

3. 熟悉厚朴、黄柏的理化鉴别方法。

【仪器试剂】　显微镜、紫外光灯、稀甘油、甘油醋酸试液、水合氯醛试液、氯试液等。

【实验材料】　厚朴和黄柏的药材及粉末。

【实验内容】

1. 性状鉴别要点

(1) 厚朴

1) 干皮:呈卷筒状或双卷筒状,长30~35cm,厚2~7mm,习称"筒朴";近根部干皮一端展开如喇叭口,长13~25cm,厚3~8mm,习称"靴筒朴"。外表面灰棕色或灰褐色,粗糙,有时呈鳞片状,较易剥落,有明显的椭圆形皮孔和纵皱纹。刮去粗皮者显黄棕色。内表面紫棕色或深紫褐色,具细密纵纹,划之显油痕。质坚硬,不易折断,断面外部灰棕色,颗粒性;内部紫褐色或棕色,纤维性,富油性,有的可见多数发亮的细小结晶。气香,味辛辣、微苦。

2) 根皮(根朴):呈单筒状或不规则块片,有的弯曲似"鸡肠",习称"鸡肠朴"。质硬,易折断,断面纤维性。嚼之残渣较多。余同干皮。

3) 枝皮(枝朴):皮薄,呈单筒状,长10~20cm,厚1~2mm。表面灰棕色,具皱纹。质脆,易折断,断面纤维性。余同干皮。

(2) 黄柏:呈板片状或浅槽状,长宽不等,厚3~6mm。外表面黄棕色或黄褐色,较平坦或具纵沟纹,有的可见皮孔痕及残存的灰褐色粗皮。内表面暗黄色或淡棕黄色,具细密的纵棱纹。体轻,质较硬,断面深黄色,纤维性,呈裂片状分层。气微,味极苦,嚼之有黏性,可使唾液染成黄色。

2. 横切面构造

(1) 厚朴横切面:注意观察①木栓层细胞;有的可见落皮层。②皮层外侧有石细胞环带,内侧散有多数油细胞及石细胞群。③韧皮部射线宽1~3列细胞;纤维多数个成束;亦有油细胞散在。

(2) 黄柏横切面:①残存的木栓层细胞长方形,内含棕色物质。②皮层中散有纤维群及石细胞群,石细胞大多分枝状,壁极厚,层纹明显。③韧皮部纤维束切向排列呈断续的层带(硬韧部),纤维束周围薄壁细胞中常含草酸钙方晶。④射线常弯曲而细长。⑤薄壁细胞中含有细小的淀粉粒和草酸钙方晶,黏液细胞随处可见。

3. 粉末特征

(1) 厚朴:粉末棕色。①纤维壁甚厚,有的呈波浪形或一边呈锯齿状。②石细胞类方形、椭圆形,卵圆形或不规则分枝状,有时可见层纹。③油细胞椭圆形或类圆形,含黄棕色油状物。

(2) 黄柏:绿黄色或黄色。注意观察:①纤维鲜黄色,周围薄壁细胞含草酸钙方晶,形成晶纤维;含晶细胞壁木化增厚。②石细胞鲜黄色,类圆形或纺锤形,有的呈分枝状,枝端锐尖,壁厚,层纹明显。③黏液细胞类球形。④淀粉粒细小,类圆形。

(3) 理化鉴别

1) 取黄柏断面,置紫外光灯(365nm)下观察,显亮黄色荧光。

2) 取黄柏粉末1g,加乙醇10ml,振摇数分钟,滤过,滤液加硫酸1ml,沿管壁滴加氯试液1ml,在两液接界处显红色环。

【实验报告】

1. 绘厚朴粉末和组织结构特征图。

2. 绘黄柏粉末特征图。

3. 记录黄柏的理化实验结果。

实验9 蓼大青叶、番泻叶的鉴定

【目的要求】

1. 掌握蓼大青叶、番泻叶的性状鉴别要点。

2. 掌握蓼大青叶、番泻叶的粉末及组织特征。

3. 熟悉蓼大青叶、番泻叶的理化鉴别方法。

【仪器试剂】 显微镜、紫外光灯、稀甘油、水合氯醛试液等。

【实验材料】 蓼大青叶、番泻叶等药材及其粉末。

【实验内容】

1. 性状鉴别要点

(1) 蓼大青叶:叶多皱缩、破碎,蓝绿色或黑蓝色。完整者展平后呈椭圆形或卵圆形,长3~8cm,宽2~5cm,先端钝,基部渐狭,全缘。叶脉浅黄棕色,于下表面略突起。叶柄扁平,偶带膜质托叶鞘。质脆。气微,味微涩而稍苦。

(2) 番泻叶:呈长卵形或卵状披针形,长1.5~5cm,宽0.4~2cm,全缘,叶端急尖,叶基稍不对称。上表面黄绿色,下表面浅黄绿色,无毛或近无毛,叶脉稍隆起。革质。气微弱而特异,味微苦,稍有黏性。

2. 显微鉴别要点

(1) 蓼大青叶叶片横切面:①上、下表皮各1列细胞,切向延长,下表皮细胞稍小。②叶肉为异面叶型,栅栏组织不通过主脉,由2~3列细胞组成,细胞短柱状;叶肉细胞内含大型草酸钙簇晶及多量蓝色至蓝黑色色素。③主脉向下突出,维管束外韧型,6~8个排列成环,上方一个较大,每个维管束韧皮部外围均有纤维束,纤维壁厚且木化。

(2) 番泻叶叶片横切面:①表皮细胞1列,部分细胞内含黏液质,上、下表面均有气孔,下表面非腺毛较多。②叶肉组织为等面型,上表面的栅栏组织通过主脉;海绵组织细胞中常含草酸钙簇晶。③主脉维管束外韧型,上、下两侧均有纤维束,纤维外方薄壁细胞含草酸钙方晶,形成晶纤维。

（3）蓼大青叶粉末特征：粉末蓝绿色。气微，味微涩而稍苦。①表皮细胞多角形，垂周壁平直或微波状弯曲。②气孔多为平轴式。③腺毛头部多为4～8个细胞，柄2个细胞并列，亦有多细胞构成多列的。④非腺毛多列性，壁木化增厚。⑤叶肉细胞内含蓝色至蓝黑色色素颗粒；草酸钙簇晶多见，直径12～80μm。

（4）番泻叶粉末特征：粉末淡绿色或黄绿色。①表皮细胞：多角形，垂周壁平直。②气孔主为平轴式，副卫细胞多为2个，少有3个。③非腺毛：单细胞，长100～350μm，直径12～25μm，壁厚，具疣状突起，木化，基部稍弯曲。④晶纤维多见，方晶直径12～15μm。⑤草酸钙簇晶直径9～20μm。

3. 理化鉴别

（1）蓼大青叶：取本品粉末进行微量升华，可得蓝色或紫红色细小针状、片状或簇状结晶。本品粉末水浸液在紫外光灯下显蓝色荧光。

（2）番泻叶：①本品粉末遇碱液显红色。②取本品粉末25mg，加水50ml及盐酸2ml，置水浴中加热15分钟，放冷，加乙醚40ml，振摇提取，分取醚层，通过无水硫酸钠脱水，滤过，取滤液5ml，蒸干，放冷，加氨试液5ml，溶液显黄色或橙色，置水浴中加热2分钟后，变为紫红色。（蒽醌类反应）

【实验报告】

1. 绘蓼大青叶粉末特征图。

2. 绘番泻叶叶片横切面简图。

3. 记录理化鉴别结果。

实验10　丁香、红花的鉴别

【目的要求】

1. 掌握丁香、红花的性状鉴别要点。

2. 掌握丁香、红花的粉末鉴别特征。

3. 熟悉丁香、红花的理化鉴别方法。

【仪器试剂】　显微镜、试管、蒸发皿、酒精灯、稀甘油、水合氯醛试液、三氯甲烷、3%氢氧化钠的氯化钠饱和液、乙醇、三氯化铁试液、10%碳酸钠溶液、醋酸。

【实验材料】　丁香、红花等药材及其粉末。

【实验内容】

1. 药材性状鉴别要点

（1）丁香：呈研棒状，长1～2cm。花冠圆球形，直径约0.3～0.5cm，花瓣4，覆瓦状抱合，棕褐色至褐黄色，花瓣内为雄蕊和花柱，搓碎后可见众多黄色细粒状的花药。萼筒圆柱状，略扁，有的稍弯曲，红棕色或棕褐色，上部有4枚三角状的萼片，十字状分开；质坚而重，富油性。气芳香浓烈，味辛辣，有麻舌感。投入水中，萼筒部垂直向下。

（2）红花：为不带子房的管状花，长约1～2cm。花冠红黄色或红色，筒部细长，先端5裂，裂片呈狭条形，长5～8mm；雄蕊5，花药聚合呈筒状，黄白色；柱头长圆柱形，顶端微分叉，微露出花药筒外。质柔软。气微香，味微苦。花浸水中，水染成金黄色。

2. 显微鉴别要点

（1）丁香萼筒中部横切面：①表皮细胞1列，有较厚的角质层和气孔。②皮层外侧散有2～3列径向延长的椭圆形油室，长150～200μm；其下有20～50个小型双韧维管束，断续排列成环，维管束外围有少数中柱鞘纤维,壁厚,木化,内侧为数列薄壁细胞组成的通气组织,有大型细胞间隙。③中心轴柱薄壁组织间散有多数细小维管束。④薄壁细胞含众多细小草酸钙簇晶。

(2) 丁香粉末特征:粉末暗棕色至红棕色,香气浓郁。①油室众多,较大。②纤维梭状,两端钝圆,壁厚,壁沟明显。③花粉粒众多,无色或淡黄色,极面观三角形;赤道表面观双凸镜形,具3副合沟。④草酸钙簇晶众多,较小,常排列成行。⑤花冠的表皮细胞类多角形,垂周壁连珠状增厚。⑥花粉囊内壁细胞具条状或网状增厚,表面观多角形,垂周壁连珠状,平周壁具条状纹理,呈菊花瓣状。

(3) 红花粉末特征:粉末橙红色。气微香,味微苦。①花粉粒类圆形、椭圆形或橄榄形,直径约至60μm,外壁有刺状突起,具3个萌发孔。②花冠、花丝、柱头碎片多见,有长管道状分泌细胞,常位于导管旁,含黄棕色至红棕色分泌物。花冠裂片顶端表皮细胞外壁突起呈绒毛状。③花柱表皮细胞分化成圆锥形末端较尖的单细胞毛。④薄壁细胞中偶见草酸钙小方晶。

3. 理化鉴别

(1) 丁香

1) 取本品粉末约0.8g,置试管中,加三氯甲烷2ml,浸渍约5min,吸取三氯甲烷浸液2~3滴于载玻片上,速加3%氢氧化钠的氯化钠饱和液1滴,加盖玻片,不久,即有簇状细针形丁香酚钠结晶产生。

2) 取上项三氯甲烷液蒸干,加乙醇2ml,加三氯化铁试液1~2滴,呈暗绿色。

(2) 红花

1) 取本品2g,加水20ml浸渍过夜,溶液显金黄色,而花不褪色。滤过,残渣加10%碳酸钠溶液8ml,浸渍,滤过。滤液加醋酸使成酸性,即发生红色沉淀。

2) 取本品1g,加稀乙醇10ml浸渍,倾取浸出液,将一滤纸条悬挂于浸出液内,5分钟后把滤纸条放入水中,随即取出,滤纸条上部显淡黄色,下部显淡红色(检查红花苷)。

【实验报告】

1. 绘丁香粉末和萼筒横切面简图。

2. 绘红花粉末图。

3. 记录理化实验结果。

实验11 五味子的鉴定

【目的要求】

1. 掌握五味子的药材性状与显微鉴别特征。

2. 熟悉五味子的理化鉴别方法。

3. 熟悉果实类药材的性状及显微鉴别要点。

【仪器试剂】

1. 仪器 显微镜、酒精灯、载玻片、盖玻片、培养皿、解剖针、镊子、刀片、吸水纸、硅胶 GF_{254} 薄层板及薄层色谱用具、回流装置、紫外分析仪。

2. 试剂 水合氯醛试液、稀甘油、三氯甲烷试液、石油醚、甲酸乙酯、甲酸。

【实验材料】

五味子[*Schisandra chinensis* (Turcz.) Baill.]的药材标本及粉末、五味子对照药材、五味子甲素对照品。

【实验内容】

1. 性状鉴别 药材呈不规则的球形或扁球形,直径5~8mm。表面红色、紫红色或暗红色,皱缩，显油润；有的表面呈黑红色或出现"白霜"。果肉柔软，种子1～2，肾形，表面棕黄色，有光泽，种皮薄而脆。果肉气微，味酸；种子破碎后，有香气，味辛、微苦。

2. 显微鉴别

（1）横切面构造：取五味子果实横切片，置显微镜下观察，可见：外果皮为1列方形或长方形细胞，壁稍厚，外被角质层，散有油细胞；中果皮薄壁细胞10余列，含淀粉粒，散有小型外韧型维管束；内果皮为1列小方形薄壁细胞。种皮最外层为1列径向延长的石细胞，壁厚，纹孔及孔沟细密；其下为数列类圆形、三角形或多角形的石细胞，纹孔较大；石细胞层下为数列薄壁细胞，种脊部位有维管束；油细胞层为1列长方形细胞，含棕黄色油滴；再下为3～5列小形细胞；种皮内表皮为1列小细胞，壁稍厚；胚乳细胞含脂肪油滴及糊粉粒。

（2）粉末特征：粉末暗紫色。取本品粉末适量，置载玻片上，加1～2滴水合氯醛试液，用解剖针搅拌均匀，置酒精灯上缓缓加热透化，至药材粉末透明为止，加稀甘油封片，镜检。可见：种皮表皮石细胞表面观呈多角形或长多角形，直径18～50μm，壁厚，孔沟极细密，胞腔内含深棕色物。种皮内层石细胞呈多角形、类圆形或不规则形，直径约至83μm，壁稍厚，纹孔较大。果皮表皮细胞表面观类多角形，垂周壁略呈连珠状增厚，表面有角质线纹；表皮中散有油细胞。中果皮细胞皱缩，含暗棕色物，并含淀粉粒。

3. 理化鉴别　取本品粉末1g，加三氯甲烷20ml，加热回流30分钟，滤过，滤液蒸干，残渣加三氯甲烷1ml使溶解，作为供试品溶液。另取五味子对照药材1g，同法制成对准药材溶液。再取五味子甲素对照品，加三氯甲烷1ml制成每1毫升含1mg的溶液，作为供试品溶液。照薄层色谱法试验，吸取上述三种溶液各2μl，分别点于同一硅胶GF_{254}薄层板上，以石油醚（30～60℃）-甲酸乙酯-甲酸（15∶5∶1）的上层溶液为展开剂，展开，取出，晾干，置紫外光灯（254nm）下检视。供试品色谱中，在与对照药材和对照品色谱相应的位置上，显相同颜色的斑点。

【操作要点】

1. 性状鉴定应重点观察五味子果实的果肉与种子的形态及气味的特征。

2. 观察五味子果实横切面组织构造时，应从外果皮开始观察，由外向内依次观察并记录各部分组织构造的特征，特别注意分辨种皮及以下组织的特征，如石细胞层、油细胞层及内外种皮等。

3. 粉末显微鉴定时，应注意粉末的颜色、种皮表皮石细胞与种皮内层石细胞的异同、油细胞等特征。

4. 薄层色谱鉴定时，注意供试品溶液与对照药材溶液及对照品溶液的配制与点样，供试品与对照药材及对照品必须在相同色谱条件下进行展开，展距在无特殊规定情况下一般为10cm。

【实验报告】

1. 简述五味子药材性状特征。

2. 绘五味子果实横切面简图及粉末图（种皮表皮石细胞、内种皮石细胞、油细胞）。

3. 记录五味子薄层色谱鉴别的结果，并做出分析。

实验12　小茴香的鉴定

【目的要求】

1. 掌握小茴香的药材性状与显微鉴别特征。

2. 熟悉小茴香的理化鉴别方法。

3. 熟悉果实类药材的性状及显微鉴别要点。

4. 熟悉伞形科植物双悬果的一般性状及组织构造特征。

【仪器试剂】

1. 仪器 显微镜、酒精灯、载玻片、盖玻片、培养皿、解剖针、镊子、刀片、吸水纸、毛笔、硅胶G薄层板及薄层色谱用具。

2. 试剂 水合氯醛试液、稀甘油、浓盐酸、2,4-二硝基苯肼试液、间苯三酚试液、乙醚、乙醇、三氯甲烷试液、石油醚、乙酸乙酯。

【实验材料】

小茴香(*Foeniculum vulgare* Mill.)的药材标本及粉末、茴香醛标准对照品。

【实验内容】

1. 性状鉴别 本品为双悬果,呈圆柱形,有的稍弯曲,长4~8mm,直径1.5~2.5mm。表面黄绿色或淡黄色,两端略尖,顶端残留有黄棕色突起的花柱基,基部有时有细小的果梗。分果呈长椭圆形,背面有纵棱5条,接合面平坦而较宽。横切面略呈五边形,背面的四边约等长。有特异香气,味微甜、辛。

2. 显微鉴别

(1) 横切片制备:取一段圆柱形的木髓(接骨木髓或通草)从中间纵剖为二,在半片木髓一端的中部用刀背压出一条小沟,把果实放在沟中,将另一半木髓合上,用线扎紧。用刀将上端修平后即可开始切片。将切片用蘸水的毛笔从刀背上拂下,放入盛有蒸馏水或50%乙醇的培养皿中,选取透明薄片用水合氯醛试液透化装片观察。另取薄片滴加间苯三酚试液及浓盐酸,装片观察木化组织(如木化网纹细胞、纤维束等)。

(2) 分果横切面构造:取小茴香分果横切片,置显微镜下观察,可见:外果皮为1列扁平细胞,外被角质层;中果皮纵棱处有维管束,其周围有多数木化网纹细胞,背面纵棱间各有大的椭圆形棕色油管1个,接合面有油管2个,共6个;内果皮为1列扁平薄壁细胞,细胞长短不一;种皮细胞扁长,含棕色物;胚乳细胞多角形,含多数糊粉粒,每个糊粉粒中含有细小草酸钙簇晶。

(3) 粉末特征:粉末绿黄色或黄棕色。取本品粉末适量,置载玻片上,加1~2滴水合氯醛试液,用解剖针搅拌均匀,置酒精灯上缓缓加热透化,至药材粉末透明为止,加稀甘油封片,镜检。可见:外果皮碎片表面观细胞类多角形或类方形,壁稍厚,气孔类圆形,不定式;木化网纹细胞棕色,壁较厚,具较大的卵圆形网状纹孔;油管碎片黄棕色至深红棕色,分泌细胞表面观呈多角形,含红棕色物;内果皮镶嵌细胞,表面观5~8个狭长细胞为1组,以其长轴相互作不规则方向嵌列;内胚乳细胞多角形,含多数糊粉粒,每个糊粉粒中含细小草酸钙簇晶。

3. 理化鉴别

(1) 取本品粉末0.5g,加乙醚5ml,冷浸1小时,过滤,滤液浓缩至约1ml,加2,4-二硝基苯肼盐酸试液2~3滴,溶液呈橘红色(茴香醚反应)。

(2) 取本品粉末2g,加乙醚20ml,超声处理10分钟,滤过,滤液挥干,残渣加三氯甲烷1ml使溶解,作为供试品溶液。另取茴香醛对照品,加乙醇制成每1ml含1μl的溶液,作为对照品溶液。吸取供试品溶液5μl,对照品溶液1μl,分别点于同一以羧甲基纤维素钠为黏合剂的硅胶G薄层板上,以石油醚(60~90℃)-乙酸乙酯(17∶2.5)为展开剂,展开至8cm,取出,晾干,喷以二硝基苯肼试液。供试品色谱中,在与对照品色谱相应的位置上,显相同的橙红色斑点。

【操作要点】

1. 性状鉴定应重点观察小茴香分果的两端、接合面及气味的特征。香气如不明显,可将几个果实放在一起用手摩擦后再试。

2. 制备小茴香分果横切片时,应切取接近柱基下方的部分,才能观察到埋藏在胚乳中的胚。

3. 粉末显微鉴定时,应注意粉末的颜色、木化网纹细胞、油管碎片、内胚乳细胞、内果皮细胞、糊粉粒及草酸钙簇晶等特征。

4. 内果皮细胞呈镶嵌状排列为伞形科植物双悬果的共同特征之一。

【实验报告】

1. 描述小茴香药材的性状。

2. 绘小茴香果实横切面简图及粉末图。

3. 记录小茴香理化鉴别的结果，并做出分析。

实验 13　苦杏仁的鉴定

【目的要求】

1. 掌握苦杏仁的药材性状与显微鉴别特征。

2. 熟悉苦杏仁的理化鉴别方法。

3. 熟悉种子类药材的性状及显微鉴别要点。

【仪器试剂】

1. 仪器　显微镜、酒精灯、载玻片、盖玻片、培养皿、解剖针、镊子、刀片、吸水纸、试管、乳钵、恒温水浴锅。

2. 试剂　水合氯醛试液、稀甘油、三硝基苯酚试纸。

【实验材料】

山杏(*Prunus armeniaca* L. var. *ansu* Maxim.)的药材标本、种子及粉末。

【实验内容】

1. 性状鉴别　本品呈扁心形，长 1 ~ 1.9cm，宽 0.8 ~ 1.5cm，厚 0.5 ~ 0.8cm。表面黄棕色至深棕色，一端尖，另端钝圆，肥厚，左右不对称，尖端一侧有短线形种脐，圆端合点处向上具多数深棕色的脉纹。种皮薄，子叶 2，乳白色，富油性。气微，味苦。

2. 显微鉴别

(1) 横切面构造：取苦杏仁种子横切片，置显微镜下观察，可见：种皮表皮细胞为 1 列薄壁细胞，散有近圆形的橙黄色石细胞；内为多列薄壁细胞，有小型维管束；外胚乳为 1 薄层颓废细胞；内胚乳为 1 至数层方形细胞，内含糊粉粒及脂肪油；子叶薄壁细胞多角形，含糊粉粒及脂肪油。

(2) 粉末特征：粉末黄白色。取本品粉末适量，置载玻片上，加 1 ~ 2 滴水合氯醛试液，用解剖针搅拌均匀，置酒精灯上缓缓加热透化，至药材粉末透明为止，加稀甘油封片，镜检。可见：种皮石细胞单个散在或数个成群，淡黄色或黄棕色，侧面观多呈贝壳形、卵圆形或类圆形，底部较宽，18 ~ 60μm，壁厚 3 ~ 5μm，层纹无或少见，孔沟较密，上部壁厚 5 ~ 10μm，层纹明显，孔沟少；表面观细胞类圆形或类多角形，壁稍厚，纹孔大而密。种皮外表皮细胞黄棕色或棕色，多皱缩，常与石细胞相连。子叶细胞含糊粉粒和油滴；较大的糊粉粒中含细小草酸钙簇晶，直径 2 ~ 6μm。此外尚有内胚乳细胞及螺纹导管等组织细胞。

3. 理化鉴别

(1) 取本品数粒，加水共研，发生苯甲醛的特殊香气。

(2) 取本品数粒，捣碎，称取粉末 0.1g，置试管中，加水数滴至湿润，试管中悬挂一条三硝基苯酚试纸，用软木塞塞紧，温水浴中加热 10 分钟，试纸显砖红色(氰苷反应)。

【操作要点】

1. 性状鉴定应重点观察苦杏仁种子的形状、表面特征、胚乳、子叶、气味等特征。苦杏仁有小毒，口尝时当心中毒。

2. 观察横切片时，应注意分辨种皮各层组织细胞及内胚乳与子叶细胞。

3. 粉末显微鉴定时，应注意粉末的颜色、种皮石细胞、子叶细胞、内胚乳细胞等特征。

4. 理化鉴别时,要注意及时记录实验现象及结果。

【实验报告】

1. 描述苦杏仁药材的性状。

2. 绘苦杏仁种子横切面简图及粉末图(种皮石细胞及子叶细胞)。

3. 记录苦杏仁理化鉴别的结果,并简要说明其原理。

4. 总结种子类药材的性状鉴别及显微鉴别要点。

实验 14 麻黄的鉴定

【实验目的】

1. 掌握麻黄的性状、显微鉴别特征,识别并描绘麻黄茎的横切面和麻黄的粉末特征。

2. 熟悉麻黄的理化鉴别方法。

【实验内容】 麻黄的性状鉴定,麻黄的粉末显微鉴定,麻黄的理化鉴定。

【实验步骤】

1. 准备器材、试剂 显微镜,临时制片用具(酒精灯、载玻片、盖玻片、镊子、擦镜纸、吸水纸等),试管,10ml 分液漏斗,水合氯醛试液,稀甘油,蒸馏水,稀盐酸,氢氧化钠(钾)液,稀氨溶液(俗称氨水),氯仿,氨制氯化铜试液,二硫化碳试液,麻黄药材标本,茎横切片,麻黄粉末,三脚架,石棉网,小铁圈。学习用品(橡皮、尺子、钢笔或中性笔、铅笔等)等。

2. 实验操作

(1) 性状鉴定:观察麻黄的原药材的鉴别特征。特别注意:三种麻黄的区别。

(2) 显微鉴定

1) 茎横切片观察:对照教材观察麻黄茎横切片,从外向内有哪些部分?特别注意几种纤维的位置。

2) 粉末观察:观察粉末颜色、气、味。将水合氯醛透化制片置于显微镜下观察:①气孔的保卫细胞呈电话听筒型或哑铃型。②导管分子端壁具麻黄式穿孔板。③嵌晶纤维。④角质层突起。⑤棕色块。⑥草酸钙砂晶。⑦石细胞。

(3) 理化鉴定:取粉末 0.2 克,加水 5ml 与稀盐酸 1 ~ 2 滴,煮沸 2 ~ 3 分钟,滤液置分液漏斗中,加氨试液数滴使成碱性,再加氯仿 5ml,振摇提取。分取氯仿液,置二支试管中一管加氨制氯化铜试液与二硫化碳试液各。5 滴,振摇,静置,氯仿层显深黄色;另一管为空白,以氯仿 5 滴代替二硫化碳 5 滴,振摇后氯仿层无色或显微黄色。

【实验报告】

1. 怎样区分嵌晶纤维与晶鞘纤维?

2. 怎样区分三种麻黄?

3. 画麻黄粉末特征图。

实验 15 茯苓、猪苓的鉴定

【目的要求】

1. 掌握茯苓、猪苓的药材性状与显微鉴别特征。

2. 熟悉茯苓的理化鉴别方法及其原理。

【仪器试剂】

1. 仪器 显微镜、酒精灯、载玻片、盖玻片、培养皿、解剖针、镊子、刀片、吸水纸、蒸发皿、试管、恒温水浴锅。

2. 试剂　水合氯醛试液、浓硫酸、冰醋酸、5% 氢氧化钾试液、碘化钾试液、α-萘酚试液甲酸乙酯、丙酮。

【实验材料】

茯苓［*Poria cocos*（Schw.）Wolf］和猪苓［*Polyporus umbellatus*（Pers.）Fries］的药材标本及粉末。

【实验内容】

1. 茯苓的鉴定

（1）性状鉴别

1）茯苓个：呈类球形、椭圆形或不规则的块状，大小不一。外皮薄而粗糙，棕褐色至黑褐色，有明显的皱缩纹理。体重，质坚实，不易破裂，断面颗粒性，外层淡棕色，内部白色，少数淡红色，有的中间抱有松根（习称"茯神"）。气微，味淡，嚼之粘牙。

2）茯苓皮：为削下的茯苓外皮。形状大小不一。外面棕褐色至黑褐色，内面白色或淡棕色，体软质松，略具弹性。

3）茯苓块：为去皮后切制的茯苓，呈块片状，大小不一。白色、淡红色或淡棕色。

4）茯神：为类方形的片块，边长 4～5cm，厚 0.5～0.7cm。表面白色至类白色，较平坦，中间或一侧有类圆形松根木。质硬，折断面较粗糙。气微，味淡。

（2）显微鉴别：粉末　灰白色。

1）用水装片，可见无色不规则颗粒状团块或末端钝圆的分枝状团块。

2）用水合氯醛液装片，团块逐渐溶化，露出菌丝。菌丝细长，稍弯曲，有分枝，无色或浅棕色（外层菌丝）。

3）粉末加 α-萘酚及浓硫酸，团块物即溶解，可显橙红色至深红色。

（3）理化鉴别

1）取茯苓粉末 1g，加丙酮 10ml，加热回流 10 分钟，滤过，滤液蒸干，残渣加冰醋酸 1ml 使溶解，再加硫酸 1 滴，显淡红色，后变淡褐色（麦角甾醇反应）。

2）取茯苓片或粉末少许，加 α-萘酚试液及浓硫酸，溶解并显橙红色至红色；加碘化钾碘试液 1 滴，显深红色（多糖类显色反应）。

2. 猪苓的鉴定

（1）性状鉴别：菌核呈不规则条形、类圆形或扁块状，有的有分枝，长 5～25cm，直径 2～6cm。表面黑色、灰黑色或棕黑色，皱缩或有瘤状突起。质地致密而体轻，能浮于水面，断面细腻，类白色或黄白色，略呈颗粒状。气微，味淡。

（2）显微鉴别：粉末　灰黄白色。

1）菌丝团大多无色（内部菌丝），少数棕色（外层菌丝）。菌丝细长，弯曲，有的可见横隔，有分枝或呈结节状膨大。

2）草酸钙结晶众多，呈双锥八面体形或不规则多面体形，有时可见数个结晶聚集在一起。

【操作要点】

1. 注意区分茯苓的各种药材商品的性状以及茯苓与猪苓在性状方面的异同。

2. 粉末显微鉴定时，应注意茯苓与猪苓的粉末颜色及显微特征的异同。

3. 掌握茯苓理化鉴别反应的原理。

【实验报告】

1. 比较茯苓与猪苓在药材性状及显微鉴别方面的异同。

2. 分别绘茯苓与猪苓的粉末图，并简要说明其特征。

3. 记录茯苓理化鉴别的结果,并说明其原理。

实验 16 动物类中药的鉴定

【目的要求】

1. 掌握下列药材的性状鉴别特征 珍珠、全蝎、蛤蚧、海马、地龙、水蛭、斑蝥、蜂蜜、蜈蚣、土鳖虫、蟾酥、石决明、牡蛎、海螵蛸、桑螵蛸、僵蚕、海龙、哈蟆油。

2. 掌握麝香的显微鉴定特征。

3. 掌握麝香、牛黄及鹿茸的理化鉴定方法。

【仪器试剂】

1. 仪器 显微鉴定常用的器具、试管、试管、酒精灯、烧杯、吸管、电动离心机、超声波振荡器、小漏斗、蒸发皿、紫外分析仪、电吹风。

2. 试剂 甘油醋酸试液、水合氯醛试液、硫酸、浓过氧化氢溶液(30%)、氢氧化钡试液、盐酸、氯仿、醋酐、2% 茚三酮溶液、10% 氢氧化钠溶液、0.5% 硫酸铜溶液。

【实验材料】 目的要求项列出的动物类药材及麝香粉末、梅花鹿茸粉末、牛黄粉末等。

【实验内容】

1. 药材性状鉴定要点

(1) 珍珠:呈类球形、长圆形、卵圆形或棒形,直径 1.5 ~ 8mm。表面类白色、浅粉红色、淡黄绿色或淡蓝色,半透明,光滑或微有凸凹,具特有的彩色光泽,习称“宝气”。质坚硬,破碎面显层纹。无臭,无味。

(2) 全蝎:头胸部与前腹部呈扁平长椭圆形,后腹部呈尾状,皱缩弯曲,完整者体长约 6cm。头胸部呈绿褐色,前面有一对短小的螯肢及一对较大的钳状脚须,形似蟹螯,背面覆有梯形背甲,腹面有足 4 对,均为 7 节,末端各具 2 爪钩;前腹部由 7 节组成,第 7 节色深,背甲上有 5 条隆脊线。背面绿褐色,后腹部棕黄色,6 节,节上均有纵沟,末节有锐钩状毒刺,毒刺下方无距。

(3) 蛤蚧:呈扁片状,头颈部及躯干部长 9 ~ 18cm,腹部宽 6 ~ 11cm,尾长 6 ~ 12cm。头略呈三角形,两眼多凹陷成窟窿,口内有细齿,无异型犬牙。吻部半圆形,吻鳞不切鼻孔,与鼻鳞相连,上鼻鳞左右各一片,中间被额鳞隔开,上唇鳞 12 对,下唇鳞(包括颏鳞)21 对。腹背呈椭圆形,腹薄。背部灰黑色或银灰色,有黄白色或灰绿色斑点散在或密集成不显著的斑纹,脊椎骨及两侧肋骨突起。四足均具五趾,趾间仅具蹼迹,足底有吸盘。尾细而坚实,微显骨节,有 6 ~ 7 个明显银灰色环节。全身密被圆形或多角形微有光泽的细鳞。

(4) 海马:线纹海马体呈扁长形弯曲,体长约 30cm。黄白色。头略似马头,有冠状突起,前方有一管状长吻,口小,无牙,两眼深陷。躯干部七棱形,尾部四棱形,渐细卷曲,体上有瓦楞形的节纹,并具短棘。体轻,骨质坚硬,不易折断。刺海马体长 15 ~ 20cm。头部及体上环节间的棘细而尖。大海马体长 20 ~ 30cm,黑褐色。三斑海马体侧背部第 1、4、7 节的短棘基部各有一黑斑。小海马(海蛆) 体形小,长 7 ~ 10cm,黑褐色节纹及短棘均较细小。

(5) 地龙:广地龙呈长条状薄片,弯曲,边缘略卷,长 15 ~ 20cm,宽 1 ~ 2cm。全体具环节,背部棕褐色至紫灰色,腹部浅黄棕色;第 14 ~ 16 环节为生殖带,习称“白颈”,较光亮。体前端稍尖,尾端钝圆,刚毛圈粗糙而硬,色稍浅,雄生殖孔在第 18 节腹侧刚毛圈一小孔突上,外缘有数环绕的浅皮褶,内侧刚毛圈隆起,前面两边有横排小乳突,每边 10 ~ 20 个不等。受精囊孔 2 对,位于 7/8 ~ 8/9 节一椭圆形突起上。体轻,略呈革质,不易折断。气腥,味微咸。沪地龙长 8 ~ 15cm,宽 0.5 ~ 1.5cm。受精囊孔 3 对,在 6/7 ~ 8/9 节间。通俗环毛蚓的雄交配腔能全部翻出,呈花菜状或阴茎状;威廉环毛蚓的雄交配腔呈纵向裂缝状;栉盲环毛蚓的雄生殖孔内侧有 1 或多个小乳突。

（6）水蛭：蚂蟥呈扁平纺锤形，有多数环节，长4～10cm，宽0.5～2cm。背部黑褐色或黑棕色，稍隆起，用水浸后，可见黑色斑点排成5条纵纹；腹面平坦，棕黄色。两侧棕黄色，前端略尖，后端钝圆，两端各具1吸盘，前吸盘不显著，后吸盘较大。质脆，易折断，断面胶质状。气微腥。水蛭呈扁长圆柱形，体多弯曲扭转，长2～5cm，宽0.2～0.3cm。折断面不平坦，无光泽。柳叶蚂蟥狭长而扁，长5～12cm，宽0.1～0.5cm。两端稍细，前吸盘不显著，后吸盘圆大。

（7）斑蝥：南方大斑蝥呈长圆形，长1.5～2.5cm，宽0.5～1cm。头及口器向下垂，有较大的复眼及触角各1对，触角多已脱落。背部具革质鞘翅1对，黑色，具3条黄色或棕黄色的横纹；鞘翅下面有棕褐色薄膜状透明内翅2片。胸腹部乌黑色，胸部有足3对；腹部呈环节状，有黑色绒毛。气特异而臭，刺激性强，不宜口尝。黄黑小斑蝥较小，长1～1.5cm，完整的触角末节基部与前节等宽。

（8）蜂蜜：为半透明、带光泽、浓稠的液体，白色至淡黄色或橘黄色至黄褐色，放久或遇冷渐有白色颗粒状结晶析出。气芳香，味极甜。

（9）蜈蚣：呈扁平长条形，长9～17cm，宽0.5～1cm。全体由22个环节组成。头部暗红色或红褐色，略有光泽，有头板覆盖，头板近圆形，前端稍突出，两侧贴有颚肢一对，前端两侧有触角一对。躯干部第一背板与头板同色，其余20个背板为棕绿色或墨绿色，有光泽，自第四背板至第二十背板上常有两条纵沟线；腹部淡黄色或棕黄色，皱缩；自第二节起，每节两侧有步足一对；步足黄色或红褐色，偶有黄白色，呈弯钩形，最末一对步足尾状，故又称尾足，易脱落。质脆，断面有裂隙。气微腥，有特殊刺鼻的臭气，味辛，微咸。

（10）土鳖虫：地鳖呈扁平卵圆形，长1.3～3cm，宽1.2～2.4cm。前端较狭，后端较宽，背部紫褐色，具光泽，无翅。前胸背板较发达，盖住头部；腹背板9节，呈覆瓦状排列。腹面红棕色，头部较小，有丝状触角1对，常脱落，胸部有足3对，具细毛和刺。腹部有横环节。质松脆，易碎。气腥臭，味微咸。冀地鳖呈长椭圆形，长2.2～3.7cm，宽1.4～2.5cm。背部黑棕色，通常在边缘带有淡黄褐色斑块及黑色小点。

（11）蟾酥：呈扁圆形团块或片状。棕褐色或红棕色。团块状者坚硬，不易折断，断面棕褐色，角质状，微有光泽；片状者质脆，易碎，断面红棕色，半透明。气微腥，味微甘，而后有持久的麻辣感，粉末嗅之作嚏。

（12）石决明：杂色鲍呈长卵圆形，内面观略呈耳形，长7～9cm，宽5～6cm，高约2cm。表面暗红色，有多数不规则螺肋和细密生长线，从螺旋部顶处开始向右排列有20余个疣状突起，末端6～9个开孔，孔口与壳面平。内面光滑，具珍珠样彩色光泽。壳较厚，质坚硬，不易破碎。气微，味微咸。皱纹盘鲍呈长椭圆形，长8～12cm，宽6～8cm，高2～3cm。表面灰棕色，有多数粗糙而不规则的皱纹。羊鲍近圆形，长4～8cm，宽2.5～6cm，高0.8～2cm。澳洲鲍呈扁平卵圆形，长13～17cm，宽11～14cm，高3.5～6cm。表面砖红色，螺旋部约为壳面的1/2。耳鲍狭长，略扭曲，呈耳状，长5～8cm，宽2.5～3.5cm，高1cm。表面光滑，具翠绿色、紫色及褐色等多种颜色形成的斑纹。白鲍呈卵圆形，长11～14cm，宽8.5～11cm，高3～6.5cm。表面砖红色，光滑。

（13）牡蛎：长牡蛎呈长片状，背腹缘几平行，长10～50cm，高4～15cm。右壳较小，鳞片坚厚，层状排列。壳外面平坦或具数个凹陷，淡紫色、灰白色或黄褐色；内面瓷白色，壳顶二侧无小齿。左壳凹陷深，鳞片较右壳粗大，壳顶附着面小；质硬，断面层状，洁白；气微，味微咸。大连湾牡蛎呈类三角形，背腹缘呈八字形。近江牡蛎呈圆形、卵圆形或三角形等；右壳外面稍不平，有灰、紫、棕、黄等色，环生同心鳞片。

（14）海螵蛸：无针乌贼呈扁长椭圆形，中间厚，边缘薄，长9～14cm，宽2.5～3.5cm，厚约1.3cm。背面有瓷白色脊状隆起，两侧略显微红色，有不甚明显的细小疣点；腹面白色，自尾端到中部有细密波状横层纹；角质缘半透明，尾部较宽平，无骨针。体轻，质松，易折断，断面粉质，显疏松层纹。气微腥，味微咸。金乌贼长 13～23cm，宽约至 6.5cm。背面疣点明显，末端有 1 骨针，但多已断落。

（15）桑螵蛸：团螵蛸略呈圆柱形或半圆形，由多层膜状薄片叠成，长 2.4～4cm，宽 2～3cm；表面浅黄褐色，上面带状隆起不明显，底面平坦或有凹沟；体轻，质松而韧，横断面可见外层为海绵状，内层为许多放射状排列的小室，室内各有一细小椭圆形卵，深棕色，有光泽；气微腥，味淡或微咸。长螵蛸略呈长条形，一端较细，长 2.5～5cm，宽 1～1.5cm；表面灰黄色，上面带状隆起明显，带的两侧各有一条暗棕色浅沟及斜向纹理，质硬而脆。黑螵蛸略呈平行四边形，长 2～4cm，宽 1.5～2cm；表面灰褐色，上面带状隆起明显，两侧有斜向纹理，近尾端微向上翘。质硬而韧。

（16）僵蚕：略呈类圆柱形，多弯曲皱缩，长 2～5cm，直径 0.5～0.7cm；表面灰黄色，被有白色粉霜状的气生菌丝和分生孢子；头部较圆，足 8 对，体节明显，尾部略呈二分歧状；质硬而脆，易折断，断面平坦，外层白色，中间有亮棕色或亮黑色的丝腺环 4 个，习称“胶口镜面”。

（17）海龙：刁海龙体狭长侧扁，长 30～50cm；表面黄白色或灰褐色；头部前方具 1 管状长吻，口小，无牙，两眼圆而深陷，头与体轴略呈钝角；躯干部宽 3cm，五棱形，尾部前方六棱形，后方渐细，四棱形，尾端卷曲；背棱两侧各有 1 列灰黑色斑点状色带；全体被以具花纹的骨环及细横纹，各骨环内有突起粒状棘；胸鳍短宽，背鳍较长，有的不明显，无尾鳍；骨质，坚硬。气微腥，味微咸。拟海龙体长平扁，躯干略呈四棱形，全身 20～22cm；表面灰黄色，头常与体轴成一直线。尖海龙体细长，呈鞭状，全长 10～30cm，未去皮膜；表面黄褐色，有的腹面可见育儿囊，有尾鳍。质较脆弱，易撕裂。

（18）哈蟆油：呈不规则块状，弯曲而重叠，长 1.5～2cm，厚 1.5～5mm。表面黄白色，呈脂肪样光泽，偶有带灰白色薄膜状干皮。摸之有滑腻感，在温水中浸泡体积可膨胀。气腥，味微甘，嚼之有黏滑感。

2. 显微鉴定要点

（1）必须观察片：麝香粉末棕褐色或黄棕色。为无数不定形颗粒状物集成的半透明或透明团块，淡黄色或淡棕色；团块中包埋或散在有方形、柱状、八面体或簇状结晶，结晶透明或半透明，有的边缘不平整，方形结晶直径 10～61μm，簇状结晶直径 11～66μm，柱状结晶长约至 92μm，尚有较多细小颗粒状或不规则状结晶；并可见圆形油滴，偶见毛及内皮层膜组织。

（2）选择观察片

1）金钱白花蛇：①背鳞外表面：鳞片呈黄白色，具众多细密纵直条纹，间距 1.1～1.7μm，沿鳞片基部至先端方向径向排列。此为本品粉末鉴定的重要依据。②背鳞横切面：内、外表皮均较平直，真皮不向外方突出，真皮中色素较少。

2）鹿茸：梅花鹿茸粉末：淡黄色。表皮角质层表面颗粒状；茸毛脱落后的毛窝呈圆洞状。毛茸多破碎，毛干中部直径 13～50μm，表面由扁平细胞（鳞片）呈覆瓦状排列的毛小皮包围，细胞的游离缘指向毛尖，皮质有棕色色素；髓质断续或无。毛根常与毛囊相连，基部膨大作撕裂状。未骨化组织表面具多数不规则的块状突起物。骨碎片棕色、淡黄色或淡灰色，呈不规则形碎块，表面有纵纹及点状孔隙；骨陷窝较多，呈类圆形或类梭形，大小及排列不一。边缘骨小管隐约可见，呈放射状沟纹。横断面可见大的圆孔洞，边缘凹凸不平。角化梭形细胞多散在，多散在，无色或淡黄色，具折光性；类长圆形，略扁，直径 9～18μm，长 36～77μm；侧面观呈梭形。

3. 理化鉴定要点

（1）牛黄：取本品少量，加清水调和，涂于指甲上，能将指甲染成黄色，习称“挂甲”。取本品粉末少量，加氯仿 1ml，摇匀，再加硫酸与浓过氧化氢溶液（30%）各 2 滴，振摇，即显绿色（检查胆红素)。取本品粉末0.1g,加盐酸1ml及氯仿10ml,充分振摇,混匀,氯仿层呈黄褐色,分取氯仿层,加氢氧化钡试液5ml,振摇,即生成黄褐色沉淀,分离除去水层和沉淀,取氯仿层约1ml,加醋酐1ml,硫酸2滴,摇匀,放置,溶液呈绿色(检查胆固醇)。

(2) 鹿茸:取本品粉末0.1g,加水4ml,加热15分钟,放冷,滤过。取滤液1ml,加2%茚三酮溶液3滴,摇匀,加热煮沸数分钟,显蓝紫色;另取滤液1ml,加10%氢氧化钠溶液2滴,摇匀,滴加0.5%硫酸铜溶液,显蓝紫色(检查蛋白质和氨基酸)。

(3) 麝香:取毛壳麝香用特制槽针从囊孔插入,转动槽针,撮取麝香仁,立即检视,槽内的麝香仁逐渐膨胀高出槽面,习称"冒槽"。麝香仁油润,颗粒疏松,无锐角,香气浓烈。不应有纤维等异物或异常气味。取麝香仁粉末少量,置手掌中,加水湿润,用手搓之成团,轻揉即散,不应粘手、染手、顶指或结块。取麝香仁少量,撒于炽烧的坩埚中灼烧,初则迸裂,随即融化膨胀起泡似珠,香气浓烈四溢,应无毛、肉焦臭,无火焰或火星出现。灰化后,残渣呈白色或灰白色。

【实验报告】

1. 写出梅花鹿茸与马鹿茸的药材性状的主要区别点。

2. 绘出麝香仁粉末显微特征图,并标示出分泌物团块、结晶与油滴。

3. 记录牛黄的理化鉴定结果。

4. 记录鹿茸的理化鉴定结果。

5. 记录麝香的理化鉴定结果。

实验17　矿物类中药的鉴定

【目的要求】

1. 掌握下列药材的性状鉴别特征:朱砂、石膏、芒硝、白矾、自然铜、雄黄、赭石、胆矾、滑石、炉甘石、硫黄、龙骨、玄明粉。

2. 掌握朱砂、芒硝、石膏的理化鉴别方法。

【仪器试剂】

1. 仪器　铜片、酒精灯、蒸发皿、小漏斗、试管、坩埚、玻片、药匙、具小孔软木塞、铂丝。

2. 试剂　盐酸、稀盐酸、硝酸、氢氧化钠试液、氯化钡试液、氯酸钾饱和的硝酸溶液、硫化氢试液、碳酸铵。

【实验材料】目的要求项下列出的矿物类中药、朱砂粉末、芒硝粉末与石膏粉末。

【实验内容】

1. 药材性状鉴别要点

(1) 朱砂:呈块片状、颗粒状或粉末状。鲜红色或暗红色,条痕红色至褐红色,具光泽,半透明。体重,质脆,硬度2~2.5,比重8.09~8.20,条痕红色。无臭,无味。其中呈细小颗粒或粉末状,色红明亮,触之不染手者,习称"朱宝砂";呈不规则片状,斜方形或长条形,大不厚薄不一,边缘不整齐,色红而鲜艳,光亮如镜面而微透明,质较松脆者,习称"镜面砂";块较大,方圆形或多角形,颜色发暗或呈灰褐色,质生而坚,不易碎者,习称"豆瓣砂"。

(2) 石膏:为纤维状的集合体,呈长块状、板块状或不规则块状。白色、灰白色或淡黄色,有的半透明。体重,质软,纵断面具绢丝样光泽。气微,味淡。

(3) 芒硝:为棱柱状、长方形或不规则块状及粒状。无色透明或类白色半透明。质脆,易碎,断面呈玻璃样光泽。无臭,味咸。

(4) 白矾:呈不规则的块状或粒状。无色或淡黄白色,透明或半透明。表面略平滑或凹凸不平,具细密纵纹,有玻璃样光泽。质硬而脆,硬度为3.5~4,相对密度为2.6~2.8。气微,味酸、微甘而极涩 。

(5) 自然铜:晶形多呈立方体,集合体呈致密块状。表面亮淡黄色,有金属光泽;有的黄棕色或棕褐色,无金属光泽。具条纹,条痕绿黑色或棕红色,体重,质坚硬或稍脆,易砸碎,硬度6~6.5,比重4.9~5.2。断面黄白色,有金属光泽;或断面棕褐色,可见银白色亮星。无臭,无味。

(6) 雄黄:为块状或粒状集合体,呈不规则块状,大小不一。全体呈深红色或橙红色,条痕淡橘红色。块状表面常覆有橙黄色粉末,以手触之易被染成橙黄色。晶体为柱状,具金刚石样光泽。质脆,易碎,断面具树脂样光泽。硬度为1.5~2.0,比重为3.4~3.6。微有特殊臭气,味淡。精矿粉为粉末状或粉末集合体,质松脆,手捏之即成粉,橙黄色,无光泽。

(7) 赭石:为鲕状、豆状、肾状集合体,多呈不规则的扁平块状,大小不一。暗棕红色或灰黑色,条痕樱红色或红棕色,有的有金属光泽。一面多有圆形的乳头状突起,习称“钉头”,另一面与突起相对处有同样大小的凹窝。体重,质硬,硬度5.5~6,比重5~5.3,砸碎后断面显层叠状。气微,味淡。

(8) 胆矾:呈不规则的块状结晶体,大小不一。深蓝色或淡蓝色,微带浅绿。晶体具玻璃样光泽,半透明至透明。质脆,易碎,碎块呈棱柱状。断面光亮,条痕无色或带浅蓝色,断口贝壳状。无臭,味酸涩。

(9) 滑石:呈不规则的块状。白色、黄白色或淡蓝灰色,有蜡样光泽。质软,细腻,手摸有滑润感,体重而易砸碎,硬度为1,相对密度为2.7~2.8,可在黑板上书写,条痕白色。无吸湿性,置水中不崩散。气微,无味。

(10) 炉甘石:本品为块状集合体,呈不规则的块太,灰白色或淡红色。表面粉性,无光泽,凹凸不平,多孔,似蜂窝状。体轻,易碎。无臭,味微涩。

(11) 硫黄:呈不规则块状。黄色或略呈绿黄色。表面不平坦,呈脂肪光泽,常有多数小孔。用手握紧置于耳旁,可闻轻微的爆裂声。体轻,质松,易碎,断面常呈针状结晶形。有特异的臭气,味淡。

(12) 龙骨:龙骨呈骨骼状或已破碎呈不规则的块状,大小不一;表面白色、灰白色或黄白色,多较平滑,有的具纹理、裂隙或具棕色条纹和斑块。体重、质硬,断面不平坦,色白而粗糙,细腻如粉质,关节处有多数蜂窝状小孔;无臭,味淡,有吸湿性,舐之粘舌。五花龙骨呈不规则块状,大小不一,完整者呈圆柱形,长短不一,直径5~25cm;内外均为黄白色或灰白色,夹有多数蓝灰色及红棕色深浅、粗细不同的花纹,偶有不具花纹者。表面平滑,有的略有光泽,时有小裂纹;质硬,较酥脆,完整者断面有多数年轮状同心环圈,敲之层层分离,易成片状剥落;无臭,味淡,吸湿力强,舐粘于舌上。

(13) 玄明粉:为芒硝经风化干燥制得。为白色粉末。气微,味咸。有引湿性。

2. 理化鉴定要点

(1) 朱砂:取本品粉末,用盐酸湿润后,在光洁的铜片上摩擦,铜片表面显银白色光泽,加热燃烧后,银白色即消失(检查汞盐)。另取本品粉末2g,加盐酸-硝酸(3:1)的混合液2ml使溶解,蒸干,加水2ml使溶解,滤过滤滤液显汞盐与硫酸钾1.5g,加热使溶解,放冷,加水50ml,并加1%主高锰酸钾溶液至显粉红色,再滴加2%硫酸亚铁溶液至红色消失后,加硫酸铁铵指示液2ml,用硫氰酸铵滴定液(0.1mol/L)滴定,即得,每1毫升的硫氰酸铵滴定液(0.1mol/L)相当于11.63mg的硫化汞(HgS)。

(2) 芒硝:取本品少许,在火焰中燃烧,焰呈黄色(检查钠盐)。本品的水溶液显钠盐与硫酸盐的鉴别反应。

(3) 石膏:取本品一小块(约2g),置具有小也软木塞的试管内,灼烧,管壁有水生成小块变为不透明体(结晶水逸出,含水硫酸钙变成无水硫酸钙)。取本品粉末约2g,于140℃烤20分钟,加水 1.5ml 搅拌，放置 5 分钟，呈凝结固体。取本品粉末 0.2g，加稀盐酸 10ml，加热使溶解，滤过；取滤液 2ml，加氯气化钡溶液生成白色沉淀；分离，沉淀在盐酸或硝酸中均不溶解（检查硫酸盐）。取铂丝，用盐酸湿润后，蘸取本品粉末，在无色火焰中燃烧，火焰为砖红色（检查钙盐）。

【实验报告】

1. 写出石膏与芒硝、朱砂与雄黄的药材性状区别点。
2. 记录朱砂、芒硝、石膏的理化鉴定结果。

实验 18 中成药的显微鉴定

【目的要求】 掌握二妙丸、九分散的显微鉴定特征。

【仪器试剂】 显微鉴定常用实验器具及试剂。

【实验材料】 二妙丸、九分散。

【实验内容】

1. 二妙丸的显微特征

（1）草酸钙针晶：细小，长 10～32μm，不规则充塞于薄壁细胞中（苍术）。

（2）木栓石细胞：淡黄色，壁极厚，有的胞腔不明显（苍术）。

（3）晶纤维：纤维鲜黄色，大多成束，周围细胞含草酸钙方晶，含晶细胞壁木化（黄柏）。

（4）石细胞：鲜黄色，呈不规则分枝状（黄柏）。

2. 九分散的显微特征

（1）单细胞非腺毛似纤维，多碎断，基部膨大似石细胞，木化（马钱子）。

（2）气孔特异，保卫细胞侧面观呈哑铃状。纤维上附有小晶体（麻黄）。

（3）不规则团块淡黄色或淡黄棕色，由无色或淡黄色油滴和小颗粒聚集而成，加苏丹Ⅲ试液，油滴呈红色（乳香）。

（4）不规则碎块淡黄色，碎块洞穴中含有微黄色油滴，加苏丹Ⅲ试液，油滴呈红色（没药）。

【实验报告】 绘出二妙丸、九分散的显微鉴定特征图。

参考文献

国家食品药品监督管理局执业药师资格认证中心. 2008. 中药学专业知识(二). 北京:中国医药科技出版社
国家药典委员会. 2005. 中华人民共和国药典(2005 年版)一部. 北京:化学工业出版社
贺兴东,钟赣生. 1996. 临床中药手册. 北京:人民卫生出版社
康廷国. 2003. 中药鉴定学. 北京:中国中医药出版社
王永珍. 1998. 中药鉴定学实验指导. 上海:上海科学技术出版社
肖培根,连文琰. 1999. 中药植物原色图鉴. 北京:中国农业出版社
肖培根. 2006. 新编中药志(第 5 卷). 北京:化学工业出版社
徐国钧. 1996. 中国药材学(上、下册). 北京:中国医药科技出版社
堐榜琴. 2008. 中药鉴定技术. 北京:中国医药科技出版社
张贵君. 2002. 中药鉴定学. 北京:科学出版社
张贵君. 2002. 中药鉴定学实验. 北京:科学出版社
张贵君. 2002. 中药商品学. 北京:人民卫生出版社
赵奎君. 1998. 生药学实验. 北京:中国医药科技出版社
郑宏钧,詹亚华. 2001. 现代中药材鉴别手册. 北京:中国医药科技出版社
郑俊华. 2001. 生药学实验指导. 北京:北京医科大学出版社

《实用中药鉴定学》教学基本要求

一、前　　言

为了适应我国高等职业教育改革和发展的需要,全面推进素质教育,以 2005 年版《中国药典》为指南,注重中药鉴定的科学性、实用性和普及性,突出岗位的职业性、服务的社会性和人才的高等性,特制定《实用中药鉴定学》教学基本要求,供中药类等专业使用。

本教学基本要求包括理论教学和实验教学两大部分。理论教学共 15 章,分述中药鉴定学的含义、研究对象、任务、发展历史,中药资源与产地,采收与产地加工,中药鉴定的依据、程序及方法以及植物药、动物药、矿物药、中成药等内容,要求重点掌握品种 106 种,熟悉品种 107 种,了解品种 91 种,合计 304 种。

本书建议安排教学总学时 104 学时,其中理论 68 学时,实验 36 学时。各校可根据具体情况适当增减。

二、教学内容及要求

总　　论

第 1 章　绪论

第 1 节　实用中药鉴定学的定义与研究对象

第 2 节　实用中药鉴定学的目的与任务

第 3 节　中药鉴定学的发展简史

第 4 节　中药的资源与产地

第 5 节　中药的分类及命名

要求:1. 掌握中药鉴定的含义及中药命名的方法。

2. 掌握本草的含义及历代重要本草的主要内容和学术价值。

3. 掌握天然中药资源的分布概况及主要药材产区。

4. 了解中药鉴定的任务及中药的分类方法。

第 2 章　中药材的采收与产地加工

第 1 节　中药材的采收

第 2 节　中药材的产地加工

要求:1. 掌握中药材的采收加工与品质的关系。

2. 掌握各类药材合理采收的原则。

3. 熟悉中药材产地加工的常用方法。

第 3 章　中药的鉴定

第 1 节　中药鉴定的依据

第 2 节　中药鉴定的一般程序

第 3 节　中药鉴定的常用方法

要求:1. 掌握中药鉴定的依据及常用方法。
2. 熟悉中药鉴定的一般程序。
3. 了解中药鉴定新技术。

各　论

植物药

第4章　根及根茎类中药

第1节　根类中药概述

第2节　根茎类中药概述

第3节　常用根及根茎类中药选论

掌握品种(38种):大黄*、牛膝、川牛膝、草乌、附子、白芍、赤芍、黄连、葛根、粉葛、甘草*、黄芪*、人参*、西洋参*、三七*、当归、川芎、防风、柴胡*、羌活、北沙参、秦艽、龙胆*、丹参、黄芩、地黄、巴戟天*、桔梗、党参、木香、白术、半夏*、川贝母*、浙贝母、麦冬、山药*、郁金、天麻*。

熟悉品种(34种):狗脊、绵马贯众、细辛、何首乌*、虎杖、商陆、太子参、川乌、威灵仙、防己、地榆、延胡索、板蓝根、苦参*、远志、白芷、前胡、徐长卿、玄参、胡黄连、茜草、紫草、南沙参、天花粉、苍术、川木香、泽泻、香附、天南星、石菖蒲*、百部、知母、姜黄、莪术。

了解品种(19种):银柴胡、白头翁、升麻、北豆根、山豆根、白蔹、藁本、续断、白薇、紫菀、三棱、黄精、玉竹、天冬、重楼、土茯苓、干姜、射干、白及。

要求:1. 掌握品种要求掌握药材的来源、产地、采收加工、性状鉴别、显微鉴别、化学成分、理化鉴别、检查、浸出物、含量测定;掌握贵重药材常见伪品或混淆品及其主要鉴别特征。
2. 熟悉品种要求熟悉药材的来源、性状鉴别、化学成分、理化鉴别、浸出物、含量测定。
3. 了解品种要求了解药材的来源与性状。
4. 掌握牛膝与川牛膝,葛根、山药与天花粉,人参与西洋参,熟地黄与酒黄精,木香与川木香,莪术与三棱等6组性状易混中药的鉴别要点。

第5章　茎木类中药

第1节　茎木类中药概述

第2节　常用茎木类中药选论

掌握品种(3种):木通*、沉香*、钩藤。

熟悉品种(5种):大血藤、苏木、鸡血藤、降香、通草。

了解品种(7种):桂枝、桑枝、海风藤、青风藤、络石藤、竹茹、灯心草。

要求:掌握品种、熟悉品种、了解品种基本同根及根茎类中药,掌握易混药材苏木、降香与沉香的性状鉴别要点。

第6章　皮类中药

第1节　皮类中药概述

第2节　常用皮类中药选论

掌握品种(7种):牡丹皮、厚扑、肉桂、杜仲、黄柏、关黄柏、秦皮*。

熟悉品种(4种):桑白皮、香加皮、地骨皮、白鲜皮。

了解品种(5种):土荆皮、苦楝皮、五加皮、紫荆皮、地枫皮。

要求:掌握品种、熟悉品种、了解品种基本同根及根茎类中药,掌握易混药材地骨皮与香加皮的性状鉴别要点。

第7章　叶类中药

第1节　叶类中药概述

第2节　常用叶类中药选论

掌握品种(4种):蓼大青叶、大青叶、番泻叶*、石韦。

熟悉品种(3种):艾叶、枇杷叶、罗布麻叶。

了解品种(8种):侧柏叶、紫苏叶、银杏叶、荷叶、桑叶、人参叶、杜仲叶、功劳叶。

要求:掌握品种、熟悉品种、了解品种基本同根及根茎类中药,掌握易混药材大青叶与蓼大青叶的性状鉴别要点。

第8章　花类中药

第1节　花类中药概述

第2节　常用花类中药选论

掌握品种(7种):丁香、金银花、山银花、红花、、款冬花、菊花、西红花*。

熟悉品种(4种):辛夷、槐花、洋金花、蒲黄。

了解品种(6种):旋覆花、芫花、月季花、玫瑰花、凌霄花、葛花。

要求:掌握品种、熟悉品种、了解品种基本同根及根茎类中药。

第9章　果实种子类中药

第1节　果实类中药概述

第2节　种子类中药概述

第3节　常用果实种子类中药选论

掌握品种(14种):五味子、南五味子、木瓜、苦杏仁、桃仁、补骨脂、沙苑子、小茴香、山茱萸、连翘、马钱子、枸杞子、砂仁、豆蔻。

熟悉品种(16种):葶苈子、山楂、金樱子、决明子、枳壳、吴茱萸、陈皮、巴豆、酸枣仁、女贞子、菟丝子、瓜蒌、牵牛子、薏苡仁、栀子*、槟榔。

了解品种(20种):火麻仁、乌梅、覆盆子、蛇床子、牛蒡子、天仙子、鹤虱、益智、王不留行、川楝子、银杏、使君子、木蝴蝶、大风子、冬瓜子、路路通、千金子、草果、草豆蔻、红豆蔻。

要求:掌握品种、熟悉品种、了解品种基本同根及根茎类中药,掌握易混药材苦杏仁与桃仁,小茴香与蛇床子的性状鉴别要点。

第10章　全草类中药

第1节　全草类中药概述

第2节　常用全草类中药选论

掌握品种(9种):麻黄、金钱草*、肉苁蓉、广藿香、荆芥、益母草、薄荷、穿心莲、青蒿。

熟悉品种(9种):槲寄生、淫羊藿、紫花地丁、紫苏梗、茵陈、蒲公英、白花蛇舌草、锁阳、石斛。

了解品种(10种):鱼腥草、广金钱草、车前草、鹅不食草、半枝莲、半边莲、刘寄奴、香薷、木贼、伸筋草。

要求:掌握品种、熟悉品种、了解品种基本同根及根茎类中药,掌握易混药材金钱草与广金钱草的性状鉴别要点。

第11章　藻菌地衣类中药

第1节　藻菌地衣类中药概述

第2节　常用藻菌地衣类中药选论

掌握品种(3种):冬虫夏草*、茯苓、猪苓。

熟悉品种(3种):海藻、昆布、灵芝。

了解品种(4 种):云芝、雷丸、马勃、松萝。

要求:掌握品种、熟悉品种、了解品种基本同根及根茎类中药。

第 12 章 树脂类及其他类中药

第 1 节 树脂类中药概述

第 2 节 其他类中药概述

第 3 节 常用树脂类及其他类中药选论

掌握品种(4 种):乳香、没药、血竭*、五倍子。

熟悉品种(7 种):海金沙、儿茶、芦荟、青黛*、冰片(附天然冰片)、苏合香、安息香。

了解品种(2 种):松香、阿魏。

要求:掌握品种基本同根及根茎类中药,对显微鉴别不作要求。掌握易混药材海金沙与蒲黄的性状鉴别要点。

动物药

第 13 章 动物类中药

第 1 节 动物类中药概述

第 2 节 常用动物类中药选论

掌握品种(11 种):珍珠*、全蝎、蛤蚧*、金钱白花蛇*、蕲蛇*、乌梢蛇*、海马、麝香*、鹿茸、牛黄*(附人工牛黄、体外培植牛黄)、羚羊角。

熟悉品种(12 种):地龙、水蛭、斑蝥、蜂蜜、蜈蚣、土鳖虫、蟾酥、鸡内金、龟甲、鳖甲、阿胶、穿山甲。

了解品种(10 种):石决明、牡蛎、海螵蛸、桑螵蛸、僵蚕、燕窝、五灵脂、海龙、水牛角、哈蟆油。

要求:掌握品种、熟悉品种、了解品种基本同根及根茎类中药。

矿物药

第 14 章 矿物类中药

第 1 节 矿物类中药概述

第 2 节 常用矿物类中药选论

掌握品种(4 种):朱砂、石膏、芒硝、白矾。

熟悉品种(8 种):自然铜、雄黄、赭石、信石、滑石、炉甘石、硫黄、龙骨。

要求:掌握品种掌握来源、产地、采收加工、性状鉴别、化学成分、理化鉴别、检查、含量测定;熟悉品种熟悉来源、性状鉴别、化学成分、理化鉴别、含量测定。

中成药

第 15 章 中成药的鉴定

第 1 节 中成药鉴定概述

第 2 节 常用中成药鉴定选论

掌握品种(2 种):二妙丸、九分散。

熟悉品种(2 种):二陈丸、六味地黄丸。

要求:掌握品种掌握处方组成、制法、性状鉴别、显微鉴别、化学成分、理化鉴别、检查、含量测定;熟悉品种熟悉处方组成、制法、性状鉴别、化学成分、理化鉴别、含量测定。

三、教学学时数分配建议表

1. 理论教学

序号	内容	学时数
1	第 1 章　绪论	2
2	第 2 章　中药材的采收与产地加工	2
3	第 3 章　中药的鉴定	6
4	第 4 章　根及根茎类中药	12
5	第 5 章　茎木类中药	2
6	第 6 章　皮类中药	4
7	第 7 章　叶类中药	2
8	第 8 章　花类中药	4
9	第 9 章　果类种子类中药	8
10	第 10 章　全草类中药	4
11	第 11 章　藻菌地衣类中药	2
12	第 12 章　树脂类及其他类中药	2
13	第 13 章　动物类中药	12
14	第 14 章　矿物类中药	2
15	第 15 章　中成药的鉴定	4
	合计	68

2. 实验教学

序号	内容	学时数
1	实验 1　中药的水分测定、灰分测定及浸出物测定	2
2	实验 2　大黄的鉴定	2
3	实验 3　黄连的鉴定	2
4	实验 4　甘草的鉴定	2
5	实验 5　麦冬的鉴定	2
6	实验 6　半夏的鉴定	2
7	实验 7　沉香的鉴定	2
8	实验 8　厚朴、黄柏的鉴定	2
9	实验 9　蓼大青叶、番泻叶的鉴定	2
10	实验 10　丁香、红花的鉴定	2
11	实验 11　五味子的鉴定	2
12	实验 12　小茴香的鉴定	2
13	实验 13　苦杏仁的鉴定	2
14	实验 14　麻黄的鉴定	2
15	实验 15　茯苓、猪苓的鉴定	2
16	实验 16　动物类中药的鉴定	2
17	实验 17　矿物类中药的鉴定	2
18	实验 18　中成药的显微鉴定	2
	合计	36

目标检测选择题参考答案

第1章

1. A　2. D　3. B　4. B　5. A　6. C　7. D B　8. E　9. ABCDE

第2章

1. A　2. D　3. B　4. A　5. C　6. D　7. E　8. B　9. C　10. C　11. A　12. D　13. ABD
14. ACD　15. ABCDE　16. ABCD

第3章

1. C　2. B　3. C　4. E　5. A　6. E　7. B　8. C　9. B　10. D　11. A　12. B　13. C　14. E
15. A　16. A　17. D　18. E　19. A　20. B　21. C　22. E　23. BE　24. ABC　25. ADE
26. ABD　27. BCDE　28. ABD　29. BCDE　30. ACDE　31. ACDE　32. CD

第4章

1. D　2. C　3. B　4. D　5. D　6. A　7. B　8. D　9. A　10. B　11. C　12. C　13. A
14. A　15. B　16. C　17. A　18. C　19. D　20. D　21. A　22. B　23. D　24. A　25. D
26. ACD　27. ABCDE　28. ABC　29. ABDE　30. ABCDE

第5章

1. C　2. B　3. A　4. D　5. C　6. C　7. C　8. C　9. B　10. C　11. ABC　12. ACD　13. BCD
14. ABD　15. AB　16. AC　17. ABC　18. ABCD　19. BCD　20. ACD

第6章

1. B　2. C　3. A　4. D　5. C　6. B　7. A　8. B　9. A　10. A　11. ABCDE　12. ABE
13. ABCDE　14. ACE　15. ABC　16. ABCE　17. ACDE　18. BC　19. ABCDE　20. BCDE

第7章

1. D　2. C　3. B　4. A　5. C　6. B　7. D　8. A　9. ABC　10. ABCD　11. AB　12. AC
13. ABCD　14. AD　15. ABCD

第8章

1. D　2. C　3. A　4. D　5. B　6. A　7. A　8. B　9. BCD　10. ABD　11. ABCD　12. ABCD
13. BD　14. ABC　15. ABD

第9章

1. A　2. D　3. B　4. E　5. C　6. B　7. A　8. B　9. C　10. E　11. A　12. A　13. E　14. D
15. C　16. A　17. B　18. E　19. B　20. C　21. D　22. A　23. CE　24. ABCD　25. CE
26. ABD　27. BC　28. BCDE

第10章

1. A　2. B　3. C　4. A　5. C　6. C　7. C　8. C　9. D　10. B　11. D　12. A　13. B　14. C
15. A　16. B　17. A　18. D　19. D　20. B　21. BCD　22. ACDE　23. ABCDE　24. BCE
25. ABCDE　26. ABCD　27. ABCD

第11章

1. D　2. B　3. C　4. A　5. ABCDE　6. ABC　7. ABD　8. ABC

第12章

1. B　2. B　3. B　4. E　5. A　6. B　7. E　8. B　9. C　10. D　11. A　12. ABCDE
13. ABC

第13章

1. B　2. A　3. C　4. E　5. B　6. C　7. A　8. D

第14章

1. C　2. A　3. C　4. B　5. D

第15章

1. B　2. C　3. A　4. D　5. ABCD　6. CD　7. BCD　8. ACD